Klinikmanual Psychiatrie, Psychosomatik und Psychotherapie

Frank Schneider (Hrsg.)

Klinikmanual Psychiatrie, Psychosomatik und Psychotherapie

2., aktualisierte Auflage

Mit 10 Abbildungen und 103 Tabellen

Unter Mitarbeit von Sabrina Weber-Papen

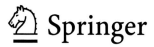 Springer

Herausgeber
Prof. Dr. Dr. Frank Schneider
Uniklinik RWTH Aachen
Klinik für Psychiatrie, Psychotherapie und Psychosomatik
Aachen, Deutschland

Ergänzendes Material finden Sie unter
http://extras.springer.com   978-3-642-54570-2

ISBN 978-3-642-54570-2   978-3-642-54571-9 (eBook)
DOI 10.1007/978-3-642-54571-9

Die Deutsche Nationalbibliothek verzeichnet diese Publikation in der Deutschen
Nationalbibliografie; detaillierte bibliografische Daten sind im Internet über http://
dnb.d-nb.de abrufbar.

Umschlaggestaltung: deblik Berlin
Fotonachweis Umschlag: © deblik Berlin

Gedruckt auf säurefreiem und chlorfrei gebleichtem Papier

Springer-Verlag ist Teil der Fachverlagsgruppe Springer Science+Business Media
www.springer.com

Vorwort

Das Klinikmanual »Psychiatrie, Psychosomatik und Psychotherapie« ist für Assistenzärzte und Studenten im Praktischen Jahr in den Fächern Psychiatrie, Psychosomatik und Psychotherapie sowie für Psychologische Psychotherapeuten in der Ausbildung geplant und geschrieben worden. Die häufigsten und wichtigsten Probleme im stationären Alltag und in der ambulanten Krankenversorgung von Patienten mit psychischen Erkrankungen werden klar benannt, die Antworten auf die dringlichsten Fragen sind schnell auffindbar, zuverlässig und praxisnah. Wir haben daher den Umfang dieses Manuals auch in der vollständig überarbeiteten und aktualisierten zweiten Auflage bewusst auf das Notwendigste beschränkt, um den ärztlich und psychologisch tätigen Kolleginnen und Kollegen einen raschen und gezielten Zugriff auf die gewünschten Informationen zu ermöglichen.

Beschrieben sind Diagnostik, Differenzialdiagnostik und Therapie psychischer Erkrankungen. Zentrale Kriterien für die Aufnahme von Informationen waren Evidenzbasierung und Leitlinienorientierung. Vorrangig wird somit das Wissen vermittelt, das durch die Leitlinien der wissenschaftlichen Fachgesellschaften, Cochrane Reviews oder Metaanalysen evaluiert wurde. Allerdings ist auch die für die Arbeit notwendige klinische Erfahrung umfangreich eingeflossen.

Das Buch ist von Praktikern für Praktiker geschrieben: Im Wesentlichen sind es jetzige und frühere ärztliche und psychologische Mitarbeiter der Klinik für Psychiatrie, Psychotherapie und Psychosomatik am Uniklinikum RWTH Aachen sowie einige Experten von außerhalb. Allen Beteiligten möchte ich recht herzlich dafür danken, dass die schwierigen, komplexen und herausfordernden Fragestellungen der Praxis auf prägnante und interessante Art dargestellt wurden. Obwohl wir alle eine besonders hohe Sorgfalt bei der Darstellung einzelner Kapitel haben walten lassen, mag dem geneigten Leser noch diese oder jene Unzulänglichkeit auffallen. Darum wären wir für Anregungen und Verbesserungsvorschläge für zukünftige Auflagen sehr dankbar.

Neben den einzelnen Autoren hat in ganz besonderer Weise die Ärztin und Diplom-Psychologin Frau Sabrina Weber-Papen bei der Zusammenstellung geholfen, daneben auch Frau Anette Schürkens und Frau Dr. Jessica Junger. Ihnen bin ich sehr zu Dank verpflichtet, ebenso Frau Renate Scheddin und Frau Natalie Brecht vom Springer-Verlag. Beide waren stets sehr gerne bereit, zusammen mit den Autoren und dem Herausgeber die inzwischen zweite Auflage des Klinikmanuals zu entwickeln. Frau Angela Wirsig-Wolf hat sich als Lektorin in besonderem Maße eingebracht. Ihnen allen möchte ich für die Unterstützung ganz herzlich danken.

Frank Schneider
Aachen, im Herbst 2015

Inhaltsverzeichnis

IV Psychiatrische Notfälle

V Forensische Psychiatrie

Autorenverzeichnis

Belz, Martina, Dr. phil.
Psychologische Psychotherapeutin
Abteilung Klinische Psychologie und Psychotherapie
Universität Bern
Fabrikstr. 8, 3012 Bern, Schweiz
martina.belz@psy.unibe.ch

Caspar, Franz, Prof. Dr. phil.
Psychologischer Psychotherapeut
Leiter, Abteilung Klinische Psychologie und Psychotherapie
Universität Bern
Fabrikstr. 8, 3012 Bern, Schweiz
franz.caspar@psy.unibe.ch

Dyck, Miriam, Dr. rer. medic.
Psychiatrische Tagesklinik Heinsberg
Katharina Kasper ViaNobis GmbH
ViaNobis – Die Fachklinik
Genneper Str. 2, 52525 Heinsberg
M.Dyck@vianobis.de

Frölich, Lutz, Prof. Dr. med.
Arzt für Psychiatrie und Psychotherapie
Leiter, Abteilung Gerontopsychiatrie
Zentralinstitut für Seelische Gesundheit
J5, 68159 Mannheim
lutz.froelich@zi-mannheim.de

Grözinger, Michael, Prof. Dr. med.
Arzt für Psychiatrie und Psychotherapie
Oberarzt, Klinik für Psychiatrie, Psychotherapie und Psychosomatik
Uniklinik RWTH Aachen
Pauwelsstr. 30, 52074 Aachen
mgroezinger@ukaachen.de

Habel, Ute, Prof. Dr. rer. soc.
Psychologische Psychotherapeutin
Leitende Psychologin, Leiterin Sektion Neuropsychologie
Klinik für Psychiatrie, Psychotherapie und Psychosomatik
Uniklinik RWTH Aachen
Pauwelsstr. 30, 52074 Aachen
uhabel@ukaachen.de

Härter, Martin, Prof. Dr. med. Dr. phil.
Psychologischer Psychotherapeut
Direktor, Institut und Poliklinik für Medizinische Psychologie
Zentrum für Psychosoziale Medizin
Universitätsklinikum Hamburg-Eppendorf
Martinistr. 52 , 20246 Hamburg
m.haerter@uke.uni-hamburg.de

Hausner, Lucrezia, Dr. med.
Ärztin für Psychiatrie und Psychotherapie
Abteilung Gerontopsychiatrie
Zentralinstitut für Seelische Gesundheit
J5, 68159 Mannheim
lucrezia.hausner@zi-mannheim.de

Henkel, Karsten, Dr. med.
Arzt für Psychiatrie und Psychotherapie sowie Neurologie, Geriatrie
Oberarzt, Klinik für Psychiatrie, Psychotherapie und Psychosomatik
Uniklinik RWTH Aachen
Pauwelsstr. 30, 52074 Aachen
khenkel@ukaachen.de

Hiemke, Christoph, Prof. Dr. rer. nat.
Leiter, Neurochemisches Labor
Psychiatrische Klinik und Poliklinik
Klinikum der Johannes Gutenberg-Universität Mainz
Untere Zahlbacher Str. 8, 55101 Mainz
hiemke@mail.uni-mainz.de

Hölscher, Frank, Dr. rer. medic.
Psychologischer Psychotherapeut
Gutenbergstr. 6, 44139 Dortmund
therapie-dortmund@web.de

Kuth, Nicole, Prof. Dr. med.
Ärztin für Allgemeinmedizin
Leiterin, Lehrgebiet Allgemeinmedizin
Uniklinik RWTH Aachen
Pauwelsstr. 30, 52074 Aachen
nkuth@ukaachen.de

Lange-Asschenfeldt, Christian, PD Dr. med.
Arzt für Psychiatrie und Psychotherapie sowie Neurologie
Leitender Oberarzt, Abteilung Gerontopsychiatrie
Klinik und Poliklinik für Psychiatrie und Psychotherapie
LVR-Klinikum Düsseldorf – Kliniken der Heinrich-Heine Universität Düsseldorf
Bergische Landstr. 2, 40629 Düsseldorf
christian.lange-asschenfeldt@lvr.de

Mathiak, Klaus, Prof. Dr. med. Dr. rer. nat.
Arzt für Psychiatrie und Psychotherapie sowie Psychosomatische Medizin
Leitender Oberarzt für Psychosomatik
Klinik für Psychiatrie, Psychotherapie und Psychosomatik
Uniklinik RWTH Aachen
Pauwelsstr. 30, 52074 Aachen
kmathiak@ukaachen.de

Möller, Olaf, Dr. med.
Arzt für Psychiatrie und Psychotherapie
Agentur für Arbeit Aachen-Düren
Roermonder Str. 51, 52072 Aachen
olaf.moeller2@arbeitsagentur.de

Neuner, Irene, Prof. Dr. med.
Ärztin für Psychiatrie und Psychotherapie sowie Neurologie
Oberärztin, Klinik für Psychiatrie, Psychotherapie und Psychosomatik
Uniklinik RWTH Aachen
Pauwelsstr. 30, 52074 Aachen
ineuner@ukaachen.de

Nickl-Jockschat, Thomas, Junior-Prof. Dr. med.
Arzt für Psychiatrie und Psychotherapie
Oberarzt, Klinik für Psychiatrie, Psychotherapie und Psychosomatik
Uniklinik RWTH Aachen
Pauwelsstr. 30, 52074 Aachen
tnickl-jockschat@ukaachen.de

Niebling, Wilhelm, Prof. Dr. med.
Arzt für Allgemeinmedizin
Leiter, Lehrbereich Allgemeinmedizin
Universität Freiburg
Elsässer Str. 2m, 79110 Freiburg
wilhelm.niebling@uniklinik-freiburg.de

Paulzen, Michael, Dr. med. Dipl.-Kfm.
Arzt für Psychiatrie und Psychotherapie
Oberarzt, Klinik für Psychiatrie, Psychotherapie und Psychosomatik
Uniklinik RWTH Aachen
Pauwelsstr. 30, 52074 Aachen
mpaulzen@ukaachen.de

Schneider, Frank, Prof. Dr. med. Dr. rer. soc.
Arzt für Psychiatrie und Psychotherapie
Psychologischer Psychotherapeut
Direktor, Klinik für Psychiatrie, Psychotherapie und Psychosomatik
Uniklinik RWTH Aachen
Pauwelsstr. 30, 52074 Aachen
fschneider@ukaachen.de

Vernaleken, Ingo, Prof. Dr. med.
Arzt für Psychiatrie und Psychotherapie
Leitender Oberarzt, Klinik für Psychiatrie, Psychotherapie und Psychosomatik
Uniklinik RWTH Aachen
Pauwelsstr. 30, 52074 Aachen
ivernaleken@ukaachen.de

Veselinovic, Tanja, Dr. med.

Ärztin für Psychiatrie und Psychotherapie
Oberärztin, Klinik für Psychiatrie, Psychotherapie und Psychosomatik
Uniklinik RWTH Aachen
Pauwelsstr. 30, 52074 Aachen
tveselinovic@ukaachen.de

Wälte, Dieter, Prof. Dr. phil.

Psychologischer Psychotherapeut
Leiter der Psychosozialen Beratungsstelle, Klinische Psychologie und Persönlich-
keitspsychologie
Fachbereich Sozialwesen
Hochschule Niederrhein
Richard-Wagner-Str. 101, 41065 Mönchengladbach
dieter.waelte@hs-niederrhein.de

Weber-Papen, Sabrina, Dipl.-Psych., Ärztin

Klinik für Psychiatrie, Psychotherapie und Psychosomatik
Uniklinik RWTH Aachen
Pauwelsstr. 30, 52074 Aachen
sweber@ukaachen.de

Witzko, Martin

Arzt für Innere Medizin und Kardiologie
Dekan-Wagner-Str. 4a, 84032 Altdorf/Landshut
info@altdorf-doctor.de

Zwanzger, Peter, Prof. Dr. med.

Arzt für Psychiatrie und Psychotherapie
Ärztlicher Direktor, Chefarzt Allgemeinpsychiatrie und Psychosomatik
kbo-Inn-Salzach-Klinikum
Gabersee 7, 83512 Wasserburg am Inn
peter.zwanzger@kbo.de

Abkürzungsverzeichnis

ACE	Angiotensin Converting Enzyme
AChE	Acetylcholinesterase
ACR	American College of Rheumatology
ACTH	Adrenokortikotropes Hormon
AD	Antidepressiva
ADAS	Alzheimer's Disease Assessment Scale
ADH	Antidiuretisches Hormon
ADHS	Aufmerksamkeitsdefizit-/Hyperaktivitätsstörung
AESB	Alkoholentzugssymptombogen
AIDS	Acquired Immune Deficiency Syndrome (erworbenes Immundefektsyndrom)
ALAT	Alanin-Aminotransferase
AMDP	Arbeitsgemeinschaft für Methodik und Dokumentation in der Psychiatrie
AMPA	α-Amino-3-hydroxy-5-methyl-4-isoxazolpropionsäure
AP	Antipsychotika
APA	American Psychiatric Association
ASAT	Aspartat-Aminotransferase
ASS	Acetylsalicylsäure
AT	Autogenes Training
AWMF	Arbeitsgemeinschaft der Wissenschaftlichen Medizinischen Fachgesellschaften
BAK	Blutalkoholkonzentration
BDI	Beck-Depressions-Inventar
BeWo	Betreutes Wohnen
BGB	Bürgerliches Gesetzbuch
BKS	Blutkörperchensenkung
BMAS	Bundesministerium für Arbeit und Soziales
BMI	Body-Mass-Index
BtM	Betäubungsmittel
BtMVV	Betäubungsmittel-Verschreibungsverordnung
BZgA	Bundeszentrale für gesundheitliche Aufklärung
CBASP	Cognitive Behavioral Analysis System of Psychotherapy
CCT	Kraniale Computertomographie
CDT	Carbohydrat-defizientes Transferrin
CERAD	Consortium to Establish a Registry for Alzheimer's Disease
CFT	Culture Fair Test (Grundintelligenztestskala)
CK	Kreatinkinase
COPD	Chronisch obstruktive Lungenerkrankung
CRP	C-reaktives Protein
CT	Computertomographie
CYP	Cytochrom-P450-Enzyme

DBT	Dialektisch-Behaviorale Therapie
DD	Differenzialdiagnose/n
DED	Depression Executive Dysfunction
DLBD	Demenz bei Lewy-Körperchen-Erkrankung
DemTect	Demenzdetektionstest
DGPPN	Deutsche Gesellschaft für Psychiatrie und Psychotherapie, Psychosomatik und Nervenheilkunde
DSM	Diagnostic and Statistical Manual of Mental Disorders

EEG	Elektroenzephalogramm
EFT	Emotionsfokussierte Therapie
EKG	Elektrokardiogramm
EKT	Elektrokonvulsionstherapie
EMDR	Eye-Movement Desensitization and Reprocessing
EMG	Elektromyogramm
EOG	Elektrookulogramm
EPS	Extrapyramidalmotorische Störungen
EtG	Ethylglukuronid

FamFG	Gesetz über das Verfahren in Familiensachen und in den Angelegenheiten der freiwilligen Gerichtsbarkeit
FGA	First Generation Antipsychotics
FSH	Follikelstimulierendes Hormon
FTD	Frontotemporale Demenz
FTND	Fagerstrøm-Test for Nicotine Dependence

GAF	Globales allgemeines Funktionsniveau
GAS	Generalisierte Angststörung
G-BA	Gemeinsamer Bundesausschuss
GBL	Gamma-Butyrolacton
GdS	Grad der Schädigungsfolge
GGT	Gamma-Glutamyl-Transferase
GHB	Gamma-Hydroxybuttersäure
GIT	Gastrointestinaltrakt
GnRH	Gonadotropin-Releasing-Hormon
GOT	Glutamat-Oxalacetat-Transaminase
GPT	Glutamat-Pyruvat-Transaminase
GT	Gesprächstherapie

HE	Hepatische Enzephalopathie
HE	Hounsfield-Einheiten
HEE	High Expressed Emotions
HIV	Humanes Immundefizienz-Virus
HPA	Hypothalamus-Hypophysen-Nebennierenrinden-Achse
HWZ	Halbwertszeit

ICD	International Classification of Diseases
ICF	International Classification of Functioning, Disability and Health
IE	Internationale Einheit
i.m.	Intramuskulär
INR	International Normalized Ratio
IPT	Interpersonelle Psychotherapie
IRRT	Imagery Rescripting and Reprocessing Therapy
i.v.	Intravenös
KG	Körpergewicht
KHK	Koronare Herzkrankheit
KI	Kontraindikation
KOP	Klärungsorientierte Psychotherapie
KZG	Kurzzeitgedächtnis
LART	Links anterior, rechts temporal
LH	Luteinisierendes Hormon
LZG	Langzeitgedächtnis
MAOH	Monoaminoxidasehemmer
MCI	Mild Cognitive Impairment (leichte kognitive Störung)
MCV	Mittleres korpuskuläres Erythrozytenvolumen
MDA	3,4-Methylendioxy-N-ethylamphetamin („Eve")
MdE	Minderung der Erwerbsfähigkeit
MDE	Major Depressive Episode
MDMA	3,4-Methylendioxymethamphetamin („Ecstasy")
MHE	Minimale hepatische Enzephalopathie
MMPI	Minnesota Multiphasic Personality Inventory
MMST	Mini-Mental-Status-Test
MNS	Malignes neuroleptisches Syndrom
MPH	Methylphenidat
MRT	Magnetresonanztomographie
MWT	Mehrfachwahl-Wortschatz-Test
NaCl	Natriumchlorid
NaSSA	Noradrenerges und spezifisch serotonerges Antidepressivum
NET	Narrative Expositionstherapie
NET	Noradrenalintransporter (Norepinephrintransporter)
NMDA	N-Methyl-D-Aspartat
NSAR	Nichtsteroidale Antirheumatika
NSMRI	Nichtselektive Monoaminrückaufnahmeinhibitoren
NW	Nebenwirkung
PA	Psychoanalyse
PET	Positronenemissionstomographie
PIA	Psychiatrische Institutsambulanz
PLMS	Periodic Leg Movement in Sleep

PMR	Progressive Muskelrelaxation
p.o.	Per os
PP	Psychodynamische Psychotherapie
PsychKG	Psychisch-Kranken-Gesetz
PsychThG	Psychotherapeutengesetz
PTBS	Posttraumatische Belastungsstörung
PTT	Partielle Thromboplastinzeit
REM	Rapid Eye Movements
RLS	Restless-Legs-Syndrom
RR	Blutdruck nach Riva-Rocci
rTMS	Repetitive transkranielle Magnetstimulation
SET	Schlafentzugstherapie
SERT	Serotonintransporter
SGA	Second Generation Antipsychotics
SGB	Sozialgesetzbuch
SIADH	Syndrom der inadäquaten Sekretion des antidiuretischen Hormons
SKID	Strukturiertes Klinisches Interview für DSM-IV
SNRI	Selektive Noradrenalinrückaufnahmeinhibitoren
SPECT	Single-Photon-Emissions-Computertomographie
SSNRI	Selektive Serotonin- und Noradrenalinrückaufnahmeinhibitoren
SSRI	Selektive Serotoninrückaufnahmeinhibitoren
StGB	Strafgesetzbuch
StPO	Strafprozessordnung
StVG	Straßenverkehrsgesetz
TAP	Testbatterie zur Aufmerksamkeitsprüfung
TDM	Therapeutisches Drugmonitoring
TFDD	Test zur Früherkennung von Demenz mit Depressionsabgrenzung
TfP	Tiefenpsychologische Therapie
THC	Tetrahydrocannabinol
TIA	Transitorische ischämische Attacke
TMS	Transkranielle Magnetstimulation
TPHA	Treponema-pallidum-Hämagglutinationstest
TRH	Thyreotropin-Releasing-Hormon
TSH	Thyroidea-Stimulating-Hormon
TZA	Tri-/Tetrazyklische Antidepressiva
UAW	Unerwünschte Arzneimittelwirkungen
UBG	Unterbringungsgesetze
VersMedV	Versorgungsmedizin-Verordnung
VT	Verhaltenstherapie
WHO	Weltgesundheitsorganisation
WIE	Wechsler-Intelligenztest für Erwachsene
ZNS	Zentralnervensystem

Grundlagen

Leitsymptome

M. Paulzen, F. Schneider

F. Schneider (Hrsg.), *Klinikmanual Psychiatrie, Psychosomatik und Psychotherapie*,
DOI 10.1007/978-3-642-54571-9_1, © Springer-Verlag Berlin Heidelberg 2016

1.1   Psychopathologischer Befund

— Kernstück der psychiatrischen Untersuchung
— Querschnittsbild der seelischen Verfassung des Patienten zum Zeitpunkt
  der Untersuchung (Verhalten und Erleben des Patienten)
— Grundlage für diagnostische Entscheidungen und therapeutische Maßnahmen
— Erfassung der Leitsymptome psychischer Erkrankungen zur Erstellung des
  psychopathologischen Befundes

▪ Diagnostische Hilfe: AMDP-System
— Einsatz standardisierter klinischer Verfahren zur systematischen Erfassung
  psychopathologischer Phänomene
— Das im deutschen Sprachraum am stärksten verbreitete System zur Erfassung
  der Psychopathologie ist das AMDP-System (Arbeitsgemeinschaft für Metho-
  dik und Dokumentation in der Psychiatrie):
    — Gehört zur Gruppe der Fremdbeurteilungsverfahren
    — Besteht aus 5 Dokumentationsbelegen zur Erfassung anamnestischer
      Daten sowie psychischer (s. unten) und somatischer Symptome (Schlaf-
      und Vigilanzstörungen, Appetenz- und gastrointestinale Störungen,
      kardiorespiratorische Störungen sowie andere vegetative Beschwerden,
      neurologische und weitere Störungen)
    — Datenquellen für die Beurteilung von Erleben und Verhalten sind
      die Selbstaussagen des Patienten sowie Beobachtungen durch den Unter-
      sucher oder andere Personen

■■ **Psychischer Befund**
- Das AMDP-System erfasst die 100 wichtigsten psychopathologischen Symptome
- Jedes Symptom wird präzise dargestellt durch:
  - Definition, Erläuterungen und Beispiele
  - Hinweise zur Graduierung sowie abzugrenzende Begriffe
- Für jedes Symptom wird festgelegt, inwieweit die Bewertung auf Selbstaussagen des Patienten (S) oder Fremdbeobachtungen durch Dritte (F) bzw. beidem (SF) beruht
- Bewertung der Symptome auf einer 5-stufigen Skala: nicht vorhanden, leicht, mittel und schwer; eine 5. Kategorie »keine Aussage« steht zur Verfügung, wenn der Patient bezüglich bestimmter Symptome nicht explorierbar ist (z. B. mutistischer Patient) oder wenn nicht hinreichend Informationen vorliegen, um ein Symptom eindeutig zu bewerten (z. B. unklare Angaben des Patienten)
- Hilfreich für die Erfassung des psychischen Befundes ist der halbstrukturierte Interviewleitfaden zum AMDP-System (Fähndrich u. Stieglitz 2007); zur Dokumentation des psychischen Befundes ▶ Arbeitsmaterial AMDP-Bogen: Psychischer Befund

❯ Der psychische Befund muss immer vollständig erhoben werden: Beschreibung aller Beobachtungen (nicht nur der pathologischen Erscheinungen, sondern des gesamten gesunden wie auffälligen Erlebens und Verhaltens); auch das Fehlen einer erwarteten Störung sollte vermerkt werden.

■ **Merkmalsbereiche**
- Unterteilung psychopathologischer Symptome in Merkmalsbereiche (❏ Tab. 1.1)
- Zur Einschätzung der psychosozialen Integration des Patienten, seiner interpersonellen Kompetenzen und des Krankheitsverhaltens sind im Verlauf eines jeden Gesprächs neben der Psychopathologie im engeren Sinne folgende Punkte zu beurteilen:
  - Äußeres Erscheinungsbild (Kleidung, Körperpflege, Gestik, Mimik, Physiognomie)
  - Verhalten in der Untersuchungssituation (Dissimulation, interaktionelles Verhalten)
  - Sprechverhalten bzw. Sprache (Klang, Modulation, prosodische Merkmale wie Intonation, Sprechrhythmus und Akzent, Sprechstörungen wie Stammeln und Stottern, Sprachverständnis und Ausdrucksvermögen)
- Eine klinische Einschätzung des Intelligenzniveaus sollte ebenfalls vorgenommen werden

◻ Tab. 1.1 Psychopathologische Merkmalsbereiche. (In Anlehnung an das AMDP-System, AMDP 2007)

Merkmalsbereich	Symptome
Äußeres Erscheinungsbild	Kleidung, Körperpflege, Gestik, Mimik
Bewusstseinsstörungen	Quantitativ (Bewusstseinsverminderung) und qualitativ (Bewusstseinstrübung, -einengung, -verschiebung)
Orientierungsstörungen	Zeitlich, örtlich, situativ, zur Person
Aufmerksamkeits- und Gedächtnisstörungen	Auffassungsstörungen, Konzentrationsstörungen, Merkfähigkeitsstörungen
Formale Denkstörungen	Verlangsamung, Hemmung, umständliches Denken, eingeengtes Denken, Perseveration, Grübeln, Gedankendrängen, Ideenflucht, Vorbeireden, gesperrt/Gedankenabreißen, inkohärent/zerfahren, Neologismen
Befürchtungen, Zwänge	Misstrauen, Hypochondrie, Phobien, Zwangsdenken, Zwangsimpulse, Zwangshandlungen
Wahn	Wahnstimmung, Wahnwahrnehmung, Wahneinfall, Wahngedanken, systematisierter Wahn, Schuldwahn, Verarmungswahn, hypochondrischer Wahn
Sinnestäuschungen	Illusionen, Halluzinationen auf verschiedenen Sinnesmodalitäten
Ich-Störungen	Derealisation, Depersonalisation, Gedankenausbreitung, -entzug, -eingebung, andere Fremdbeeinflussungserlebnisse
Störungen der Affektivität	Ratlosigkeit, Eindruck der Gefühllosigkeit, affektarm, Störung der Vitalgefühle, deprimiert/depressiv, hoffnungslos, ängstlich, euphorisch, dysphorisch, gereizt, innerlich unruhig, »klagsam-jammrig«, Insuffizienzgefühle, gesteigertes Selbstwertgefühl, Schuldgefühle, Verarmungsgefühle, ambivalent, Parathymie, affektlabil, Affektdurchlässigkeit (-inkontinenz), affektstarr
Antriebs- und psychomotorische Störungen	Antriebsarm, antriebsgehemmt, antriebsgesteigert, motorisch unruhig, Parakinesen, Hyperkinesen, Akinese, Hypokinese, Stupor, Raptus, maniert/bizarr, theatralisch, mutistisch, logorrhoisch
Zirkadiane Besonderheiten	Morgens schlechter, abends schlechter, abends besser
Sonstige Merkmale	Aggressivität, Selbstbeschädigung, Suizidalität, Mangel an Krankheitseinsicht, Mangel an Krankheitsgefühl, Ablehnung der Behandlung, sozialer Rückzug, soziale Umtriebigkeit

■ ■ Bewusstseinsstörungen
━ Bewertung auf der Basis der Gesamtbeurteilung und des Gesamteindrucks des Patienten im Untersuchungsgespräch
━ **Quantitative Bewusstseinsstörungen** (Bewusstseinsverminderung): Störungen der Vigilanz (Wachheit)
  ━ Weisen nahezu immer auf eine organische Ätiologie (inklusive Intoxikation) hin
  ━ Unterschieden werden nach zunehmendem Grad der Bewusstseinsstörung:
    – Benommenheit: Patient ist verlangsamt
    – Somnolenz: Patient ist schläfrig-benommen, aber leicht erweckbar
    – Sopor: Patient ist nur durch starke Reize weckbar
    – Koma: Patient ist bewusstlos, nicht weckbar
━ **Qualitative Bewusstseinsstörungen** (Bewusstseinsveränderung) weichen weniger vom Grad als vielmehr der Art nach von normalen Bewusstseinszuständen ab:
  ━ Bewusstseinstrübung: Zusammenhang des Erlebens geht verloren, das Bewusstsein ist wie zerstückelt, Denken und Handeln sind verworren; häufig im Delir, aber auch bei Intoxikationen
  ━ Bewusstseinseinengung: Einengung des Bewusstseinsumfangs, z. B. durch Fokussierung auf ein bestimmtes Erleben oder Thema; häufig in affektiven Ausnahmezuständen
  ━ Bewusstseinsverschiebung: Bewusstseinsänderung, z. B. subjektives Gefühl der Intensitäts- und Helligkeitssteigerung bezüglich Wachheit oder Wahrnehmung; häufig im Drogenrausch

■ ■ Orientierungsstörungen
━ Mangelndes Bescheidwissen über Zeit, Ort, Situation und/oder eigene Person
━ Bei falschen Angaben ist Nachfragen notwendig, um dieses Merkmal gegen andere (z. B. Konzentrationsstörungen) abzugrenzen
━ Zeitliche Orientierung ist am leichtesten störbar, gefolgt von situativer Orientierung, Orientierung zum Ort und zuletzt zur eigenen Person

---

Praxistipp

━ **Zeitliche Orientierung:** Überprüfung durch Erfragen von Datum, Wochentag, Kalenderjahr oder Jahreszeit
━ **Örtliche Orientierung:** bezieht sich auf die Kenntnis des Ortes, an dem sich der Patient gerade befindet

- **Situative Orientierung:** Fähigkeit, die gegenwärtige Situation (z. B. Untersuchungssituation) zu erkennen und richtig einzuordnen (»Was meinen Sie, welchen Beruf ich habe?« – unter Bezugnahme auf weißen Kittel des Arztes)
- **Orientierung zur Person:** spiegelt das Wissen um Aspekte der eigenen Person (Name, Alter, Geburtsdatum, -ort) und sonstiger wichtiger lebensgeschichtlicher Gegebenheiten wider (»Sind Sie verheiratet?«, »Welchen Beruf haben Sie?«)

■■ Aufmerksamkeits- und Gedächtnisstörungen

Hinweise auf Störungen in diesem Bereich ergeben sich aufgrund von Beobachtungen in der Untersuchungssituation oder Angaben des Patienten (◘ Tab. 1.2).

◘ **Tab. 1.2** Aufmerksamkeits- und Gedächtnisstörungen. (In Anlehnung an das AMDP-System, AMDP 2007)

Aufmerksamkeits- und Gedächtnisstörungen	Datenquelle	Beschreibung
Auffassungsstörungen	SF	Störung der Fähigkeit, Äußerungen oder Texte in ihrer Bedeutung zu begreifen und sinnvoll miteinander zu verbinden
Konzentrationsstörungen	SF	Verminderte Fähigkeit, die Aufmerksamkeit einer Tätigkeit oder einem Thema ausdauernd zuzuwenden
Merkfähigkeitsstörungen	SF	Herabgesetzte oder aufgehobene Fähigkeit, sich neue Informationen über einen Zeitraum von ca. 10 min zu merken
Gedächtnisstörungen	SF	Herabgesetzte oder aufgehobene Fähigkeit, Informationen längerfristig (länger als ca. 10 min) zu speichern bzw. Erlerntes aus dem Gedächtnis abzurufen
Konfabulationen	F	Erinnerungslücken werden vom Patienten mit Einfällen gefüllt, die dieser tatsächlich für Erinnerungen hält (z. B. beim Korsakow-Syndrom)
Paramnesien	S	Scheinerinnerungen, Erinnerungstäuschungen, -verfälschungen, Gedächtnisillusionen oder Trugerinnerungen

---

Praxistipp

- **Prüfung der Konzentration**
  - Fortlaufend von einer Zahl den gleichen Betrag abziehen lassen (z. B. bei 102 beginnend jeweils 7 subtrahieren)
  - Wochentage rückwärts aufsagen lassen
- **Prüfung der Auffassungsfähigkeit**
  - Überprüfung der Fähigkeit, Wahrnehmungen in ihrer Bedeutung zu begreifen und sinnvoll miteinander zu verbinden, z. B. indem der Sinn von Sprichwörtern erklärt werden soll (z. B. »Der Apfel fällt nicht weit vom Stamm«)
- **Prüfung der Merkfähigkeit**
  - Begriffe vorsagen (z. B. »Apfel, Schlüssel, Blume«) und kurze Zeit (nach 1 oder 5 min) erneut abfragen
- **Prüfung des Gedächtnisses**
  - Abfragen biografischer Inhalte

■ ■ Formale Denkstörungen

Formale Denkstörungen umfassen Störungen des Denkablaufs; sie finden ihren Ausdruck in sprachlichen Äußerungen des Patienten (◻ Tab. 1.3).

◻ **Tab. 1.3** Die wichtigsten formalen Denkstörungen. (In Anlehnung an das AMDP-System, AMDP 2007)

Formale Denk-störungen	Daten-quelle	Beschreibung
Denkverlang-samung	F	Vom Untersucher beobachtete Verlangsamung des Denkens mit schleppendem Ablauf (aus den sprach-lichen Äußerungen zu erschließen)
Denk-hemmung	S	Das Denken wird vom Patienten subjektiv als gebremst, wie gegen einen inneren Widerstand, empfunden
Eingeengtes Denken	SF	Der inhaltliche Gedankenumfang ist eingeschränkt, der Patient ist einem oder wenigen Themen verhaftet und auf wenige Zielvorstellungen fixiert
Perseveration	F	Haftenbleiben an zuvor gebrauchten Worten oder Angaben, die im aktuellen Gesprächszusammenhang nicht mehr sinnvoll sind

◘ Tab. 1.3 (Fortsetzung)		
Formale Denk-störungen	Daten-quelle	Beschreibung
Grübeln	S	Unablässiges Beschäftigtsein mit (nicht nur, aber meist) unangenehmen Themen, die vom Patienten nicht als fremd erlebt werden
Ideenflucht	F	Vermehrung von Einfällen, die aber nicht mehr von einer Zielvorstellung straff geführt werden. Das Ziel des Denkens kann aufgrund dazwischenkommender Asso-ziationen ständig wechseln oder verloren gehen
Gesperrt/ Gedanken-abreißen	SF	Plötzlicher Abbruch eines sonst flüssigen Gedanken-gangs ohne erkennbaren Grund, was vom Patienten erlebt (Gedankenabreißen) und/oder vom Interviewer beobachtet wird (gesperrt)

▪▪ Befürchtungen und Zwänge

━ Zwänge (◘ Tab. 1.4): immer wieder gegen inneren Widerstand sich auf-drängende Gedanken oder Handlungen, die als weitgehend unsinnig erlebt werden, sich aber nicht oder nur schwer unterbinden lassen, da bei Unter-drückung Angst auftritt

━ Befürchtungen entsprechen eher Sorgen

▪▪ Wahn

━ **Unkorrigierbar** falsche Beurteilung der Realität, die erfahrungsunabhängig auftritt und an der mit **subjektiver Gewissheit** festgehalten wird, auch wenn sie im Widerspruch zur Erfahrung und zur Überzeugung der gesun-den Mitmenschen steht

━ Unterschieden werden verschiedene Wahnmerkmale (◘ Tab. 1.5)

▪▪ Sinnestäuschungen

Sinnestäuschungen werden anhand des Vorhandenseins oder der Abwesenheit einer Reizquelle und/oder der Fähigkeit bzw. der Unfähigkeit zur Realitätskon-trolle differenziert (◘ Tab. 1.6).

☐ Tab. 1.4 Befürchtungen und Zwänge. (In Anlehnung an das AMDP-System, AMDP 2007)

Befürchtungen und Zwänge	Daten-quelle	Beschreibung
Hypochondrie	S	Ängstlich getönte Beziehung zum eigenen Körper, an dem z. B. Missempfindungen wahrgenommen werden, mit der unbegründeten Befürchtung, körperlich krank zu sein oder zu werden; normale Körpervorgänge erhalten oft eine übermäßige Bedeutung
Phobien	S	Angst vor bestimmten Objekten oder Situationen, die zumeist vermieden werden; Subtypen sind z. B. soziale Phobien, Agoraphobie, Klaustrophobie, spezifische Phobien
Zwangsdenken	S	Zwanghafte Gedanken oder Vorstellungen, wie z. B. Zwangsgrübeln und Zwangsbefürchtungen
Zwangs-impulse	S	Zwanghafte Impulse, bestimmte Handlungen aus-zuführen (z. B. sich oder andere zu verletzen)
Zwangs-handlungen	S	Auf der Grundlage von Zwangsimpulsen oder -handlungen immer wieder ausgeführte Handlungen, wie z. B. Wasch- oder Kontrollzwang

■ ■ Ich-Störungen

Ich-Störungen umfassen Störungen des Einheitserlebens, der Identität im Zeitverlauf, der Ich-Umwelt-Grenze, der »Ich-Haftigkeit« aller Erlebnisse sowie Erlebnisweisen, in denen körperliche Vorgänge sowie das eigene Denken, Fühlen oder Handeln als von außen gelenkt empfunden werden (☐ Tab. 1.7).

■ ■ Störungen der Affektivität

Störungen der Affektivität im Sinne von Veränderungen der Gefühlslage, werden teilweise aus dem Gesprächsverlauf erschlossen, müssen aber auch gezielt exploriert werden (☐ Tab. 1.8).

Praxistipp

Hilfreiche Einstiegsfrage: »Können Sie mir berichten, wie es Ihnen in den letzten 3–4 Tagen von der Stimmung und vom Befinden her ging?«

□ Tab. 1.5 Wahn. (In Anlehnung an das AMDP-System, AMDP 2007)

Merkmale	Wahnformen	Daten-quelle	Beschreibung
Formale Wahn-merkmale	Wahnwahr-nehmung	S	Reale Sinneswahrnehmungen erhalten eine abnorme Bedeutung (meist im Sinne der Eigenbeziehung). Die Wahnwahrneh-mung ist eine wahnhafte Fehlinterpreta-tion einer an sich richtigen Wahrnehmung
	Wahn-stimmung	S	Die erlebte Atmosphäre des Betroffenseins, der Erwartungsspannung und des bedeu-tungsvollen Angemutetwerdens in einer verändert erlebten Welt. Diese Stimmung besteht in einem Bedeutungzu-messen und Inbeziehungsetzen, Meinen, Vermuten und Erwarten, das vom Gesun-den nicht nachvollzogen werden kann. Meist nur zu Beginn der Wahnentwicklung
	Wahn-dynamik	SF	Emotionale Anteilnahme am Wahn, die Kraft des Antriebs und die Stärke der Affekte, die im Zusammenhang mit dem Wahn wirksam werden
Inhaltliche Wahn-merkmale	Beziehungs-wahn	S	Wahnhafte Eigenbeziehung; selbst belang-lose Ereignisse werden Ich-bezogen gedeu-tet; der Patient ist davon überzeugt, dass es nur seinetwegen geschieht
	Beeinträch-tigungs- und Verfol-gungswahn	S	Der Patient erlebt sich selbst als Ziel von Feindseligkeiten. Er fühlt sich wahnhaft bedroht, beleidigt, verspottet, die Umge-bung trachte ihm nach seiner Gesundheit oder dem Leben
	Eifersuchts-wahn	S	Wahnhafte Überzeugung, vom Lebens-partner betrogen und hintergangen worden zu sein
	Schuldwahn	S	Wahnhafte Überzeugung, Schuld auf sich geladen zu haben (z. B. gegenüber Gott, anderen sittlichen Instanzen, Gesetzen)
	Verarmungs-wahn	S	Wahnhafte Überzeugung, nicht genug finanzielle Mittel zum Lebensunterhalt zu haben
	Hypochon-drischer Wahn	S	Wahnhafte Überzeugung, krank zu sein

◼ Tab. 1.6 Sinnestäuschungen. (In Anlehnung an das AMDP-System, AMDP 2007)

Sinnes-täuschungen	Daten-quelle	Beschreibung
Illusionen	S	Verfälschte wirkliche Wahrnehmungen. Die tatsächlich vorhandene, gegenständliche Reizquelle wird verkannt (im Gegensatz zur Wahnwahrnehmung)
Stimmenhören	S	Form der akustischen Halluzination, bei der menschliche Stimmen wahrgenommen werden, ohne dass tatsächlich jemand spricht. Die Stimmen können den Patienten direkt ansprechen, imperativ oder kommentierend seine Handlungen begleiten oder in Rede und Gegenrede über ihn sprechen (dialogisch). Vorkommen u. a. bei schizophrenen Psychosen
Andere akustische Halluzinationen	S	Akustische Halluzinationen, die nicht Stimmen beinhalten (Akoasmen – amorphe akustische Halluzinationen)
Optische Halluzinationen	S	Wahrnehmen von Lichtblitzen, Mustern, Gegenständen, Personen oder ganzen Szenen ohne entsprechende Reizquelle (Vorkommen u. a. beim Alkoholentzugsdelir)
Körper-halluzinationen	S	Taktile oder haptische Halluzinationen (Wahrnehmen von nicht vorhandenen Objekten auf Haut und Schleimhäuten) und Störungen des Leibempfindens (Zönästhesien, qualitativ abnorme Leibsensationen)
Pseudo-halluzinationen	S	Trugwahrnehmungen, bei denen die Unwirklichkeit vom Patienten erkannt wird

◼ **Tab. 1.7** Ich-Störungen. (In Anlehnung an das AMDP-System, AMDP 2007)		
Ich-Störungen	Daten-quelle	Beschreibung
Derealisation	S	Verändertes Erfahren der Umgebung oder des Zeiterlebens
Depersonalisation	S	Störung des Einheitserlebens der Person im Augenblick oder der Identität in der Zeit des Lebenslaufes. Der Patient kommt sich selbst fremd, unwirklich, unmittelbar verändert, als oder wie ein anderer und/oder uneinheitlich vor
Gedankenausbreitung	S	Der Patient ist überzeugt, dass ihm die Gedanken nicht mehr alleine gehören, andere an seinen Gedanken Anteil haben und wissen, was er denkt (Gedankenlesen)
Gedankenentzug	S	Der Patient ist der Überzeugung, dass ihm seine Gedanken weggenommen oder »entzogen« werden
Gedankeneingebung	S	Gedanken und Vorstellungen werden als von außen her beeinflusst, gemacht, gelenkt, gesteuert, eingegeben, aufgedrängt empfunden
Andere Fremdbeeinflussungserlebnisse	S	Fühlen, Streben, Wollen oder Handeln werden als von außen gemacht erlebt

■ ■ **Antriebs- und psychomotorische Störungen**
— Störungen, welche die Energie, Initiative und Affektivität eines Menschen (Antrieb) sowie die durch psychische Vorgänge geprägte Gesamtheit des Bewegungsablaufs (Psychomotorik) betreffen (◼ Tab. 1.9)
— Hinweise ergeben sich meist aus der Beobachtung des Patienten

■ ■ **Zirkadiane Besonderheiten**
— Schwankungen der Befindlichkeit und des Verhaltens des Patienten während einer 24-h-Periode (z. B. Befinden morgens schlechter)
— Sind eher von nachrangiger Bedeutung

◼ Tab. 1.8 Störungen der Affektivität. (In Anlehnung an das AMDP-System, AMDP 2007)

Störungen der Affektivität	Daten-quelle	Beschreibung
Ratlos	F	Der Patient findet sich stimmungsmäßig nicht mehr zurecht und begreift seine Situation, seine Umgebung oder Zukunft kaum oder gar nicht mehr
Eindruck der Gefühllosigkeit	S	Der Patient erlebt sich als gefühlsverarmt, leer, verödet, nicht nur für Freude, sondern auch für Trauer (bis sich innerlich tot fühlen)
Affektarm	F	Die Anzahl (das Spektrum) gezeigter Gefühle ist vermindert. Wenige oder nur sehr dürftige Affekte (z. B. gleichgültig, unbeteiligt, teilnahmslos) sind beobachtbar
Störung der Vitalgefühle	S	Herabgesetztes Gefühl von Kraft und Lebendigkeit, der körperlichen und seelischen Frische und Ungestörtheit
Deprimiert/depressiv	SF	Niedergedrückte und niedergeschlagene Stimmung
Hoffnungslos	S	Pessimistische Grundstimmung, fehlende Zukunftsperspektive. Der Glaube an eine positive Zukunft ist vermindert oder abhanden gekommen
Insuffizienzgefühle	S	Das Vertrauen in die eigene Leistungsfähigkeit oder den eigenen Wert ist vermindert oder verloren gegangen
Schuldgefühle	S	Der Patient macht sich Selbstvorwürfe, fühlt sich für eine Tat, für Gedanken oder Wünsche verantwortlich, die seiner Ansicht nach vor einer weltlichen oder religiösen Instanz, anderen Personen oder sich selbst gegenüber verwerflich sind
Ambivalent	S	Koexistenz widersprüchlicher Gefühle, Vorstellungen, Wünsche, Intentionen und Impulse, die als gleichzeitig vorhanden und meist auch als quälend erlebt werden (z. B. jemanden gleichzeitig lieben und hassen)
Affektstarr	F	Verminderte affektive Modulationsfähigkeit. Hier ist die Schwingungsfähigkeit (Amplitude) verringert

□ Tab. 1.9 Störungen des Antriebs und der Psychomotorik. (In Anlehnung an das AMDP-System, AMDP 2007)

Störungen des Antriebs und der Psychomotorik	Daten-quelle	Beschreibung
Antriebsarm	SF	Mangel an Aktivität, Energie, Schwung, Elan, Initiative und Anteilnahme
Antriebsgehemmt	S	Energie, Initiative und Anteilnahme werden vom Patienten als gebremst/blockiert erlebt. Der Patient will etwas Bestimmtes machen, schafft es aber nicht
Antriebs-gesteigert	SF	Zunahme an Aktivität, Energie, Initiative und Anteil-nahme
Motorisch unruhig	SF	Gesteigerte und ungerichtete motorische Aktivität (z. B. Patient kann nicht still sitzen)
Manieriert, bizarr	F	Alltägliche Bewegungen und Handlungen (auch Gestik, Mimik und Sprache) erscheinen dem Beobachter verstiegen, verschroben, posenhaft und verschnörkelt
Mutistisch	F	Wortkargheit bis zum Nichtsprechen (Verstummen)
Logorrhoisch	F	Verstärkter bis unkontrollierbarer Redefluss/-drang

■■ **Andere Störungen**

— Auffälligkeiten im Sozial- und Krankheitsverhalten (z. B. sozialer Rückzug, Mangel an Krankheitseinsicht, Ablehnung der Behandlung) sowie eigen- und fremdaggressive Erlebens- und Verhaltensweisen (z. B. Selbstbeschädi-gung, Suizidalität, Aggressivität)

Beispiel eines unauffälligen psychischen Befundes
Der Patient ist wach, bewusstseinsklar sowie zeitlich, örtlich, zur Person und Situation voll orientiert. Er ist freundlich zugewandt im Kontakt. Das äußere Erscheinungsbild wirkt gepflegt. Die Aufmerksamkeit ist durchgehend gerich-tet, die Konzentrationsfähigkeit nicht beeinträchtigt. Die Auffassungsgabe ist ungestört. Es finden sich keine Störungen der Merkfähigkeit und des Gedächt-nisses. Der formale Gedankengang ist geordnet. Es liegen keine Befürchtun-

gen oder Zwänge vor. Es gibt keine Hinweise für wahnhafte Erlebnisweisen, Wahrnehmungsstörungen oder Ich-Störungen. Die Stimmungslage ist ausgeglichen, die affektive Schwingungsfähigkeit voll erhalten. Es zeigen sich keine Auffälligkeiten des Antriebs oder der Psychomotorik. Zirkadiane Besonderheiten finden sich nicht. Die Intelligenz erscheint vom Gesamteindruck her im Normbereich zu liegen. Der Patient distanziert sich klar und glaubhaft von Suizidalität und wirkt absprachefähig. Es liegen keine Hinweise auf Eigen- oder Fremdgefährdung vor.

Beispiel eines psychischen Befundes eines depressiven Patienten

Der Patient ist wach, bewusstseinsklar sowie zeitlich, örtlich, zur Person und Situation voll orientiert. Er wirkt im Kontakt unsicher. Das äußere Erscheinungsbild erscheint vernachlässigt. Konzentration und Aufmerksamkeit sind deutlich beeinträchtigt, die Auffassungsgabe ist dagegen ungestört. Der Patient zeigt Unsicherheiten bei der zeitlichen Einordnung biografischer Ereignisse, das Gedächtnis und die Merkfähigkeit sind ansonsten nicht gestört. Der formale Gedankengang ist verlangsamt, der Patient beschreibt eine Denkhemmung sowie ständiges Grübeln (er beschäftige sich gedanklich unablässig mit seinem Arbeitsplatzverlust). Es liegen Befürchtungen, allerdings keine Zwänge vor. Es gibt keine Hinweise für wahnhafte Erlebnisweisen, Wahrnehmungsstörungen oder Ich-Störungen. Die Stimmung ist insgesamt deutlich depressiv gedrückt mit einem Stimmungstief am Morgen. Die gedrückte und pessimistische Grundstimmung wird von einer eingeschränkten affektiven Schwingungsfähigkeit begleitet, der Patient empfindet sich selbst als gefühlsverarmt. Er macht Insuffizienz- und Schuldgefühle deutlich. Der Antrieb wirkt vermindert, psychomotorisch erscheint der Patient unruhig-angespannt. Der Patient ist sozial rückzügig. Es besteht eine Krankheits- und Behandlungseinsicht. Er beschreibt passive lebensmüde Gedanken ohne konkrete suizidale Handlungsabsichten oder -impulse. Der Patient wirkt absprache- und bündnisfähig. Es liegen keine Hinweise auf eine akute Eigen- oder Fremdgefährdung vor.

Weiterführende Literatur

AMDP (2007) Das AMDP-System. Manual zur Dokumentation psychiatrischer Befunde. Hogrefe Testzentrale, Göttingen

Fähndrich F, Stieglitz R-D (2007) Leitfaden zur Erfassung des psychopathologischen Befundes. Halbstrukturiertes Interview anhand des AMDP-Systems. Hogrefe, Göttingen

Paulzen M, Schneider F (2012) Leitsymptome. In: Schneider F (Hrsg) Facharztwissen Psychiatrie und Psychotherapie. Springer, Heidelberg, S. 37–46

Schneider F, Frister H, Olzen D (2015) Begutachtung psychischer Störungen, 3. Aufl. Springer, Heidelberg

Diagnostik

F. Schneider, W. Niebling, U. Habel, T. Nickl-Jockschat

F. Schneider (Hrsg.), *Klinikmanual Psychiatrie, Psychosomatik und Psychotherapie*,
DOI 10.1007/978-3-642-54571-9_2, © Springer-Verlag Berlin Heidelberg 2016

2.1 Ärztliche Gesprächsführung

- Wichtigstes Element der psychiatrischen Diagnostik: das psychiatrisch-psychotherapeutische Gespräch
    - Zur Informationsgewinnung im Rahmen der Diagnostik
    - Zum Aufbau einer **tragfähigen Arzt-Patient-Beziehung**
- Grundlegende Regeln der Gesprächsführung:
    - Patienten aussprechen lassen
        - Zu frühe Strukturierung des Gesprächs führt dazu, dass Patienten ihr eigentliches Anliegen nicht vorbringen, sie verunsichert werden und die Kommunikation dauerhaft gestört bleibt
    - Aktives Zuhören mit verbalen (kurzes Nachfragen, Zusammenfassungen) und nonverbalen Elementen (Kopfnicken, Blickkontakt) unterstützen
    - Emotionen zulassen und aufgreifen
    - Dem Patienten vermitteln, dass es wichtig und von Interesse ist, wie er selbst seine Probleme und Schwierigkeiten sieht:
        - »Was meinen Sie denn selbst?«
        - »Haben Sie eine Erklärung dafür?«
        - »Was befürchten Sie denn?«
    - Pausen (»kommunikative Knotenpunkte«) akzeptieren
    - Gezielt nachfragen:
        - »Seit wann haben Sie diese Beschwerden?«
        - »Wie würden Sie diese Gefühle beschreiben?«
        - »Gibt es auslösende Situationen?«
    - Eigenes Verständnis des Gesagten dem Gesprächspartner zurückmelden, durch wortwörtliche oder umschreibende Wiedergabe oder Zusammenfassungen

❯ ▬ Eindeutige Fragen stellen
▬ Eine dem Patienten angepasste Sprache wählen, keine Fachbegriffe verwenden
▬ Konkrete statt allgemeine Fragen, offene statt suggestive Fragen stellen
▬ Begriffe, die der Patient verwendet, selbst aufgreifen

2.2   Anamneseerhebung

▬ Inhalte der psychiatrischen Anamnese:
  ▬ Soziodemografische Daten (Name, Geschlecht, Geburtsdatum, -ort, Adresse, telefonische Erreichbarkeit von Angehörigen, Familienstand)
  ▬ Spezielle Krankheitsanamnese
  ▬ Eigenanamnese
  ▬ Familienanamnese

❯ Bei allen psychischen Erkrankungen, v. a. in besonderen Situationen – wie z. B. bei schizophrenen, affektiv erkrankten, dementen oder bewusstseinsgestörten Patienten – sind ergänzende fremdanamnestische Angaben für eine Beurteilung wichtig. Diese sollten – gegebenenfalls nach entsprechender Schweigepflichtentbindung – eingeholt werden.

2.2.1   Spezielle Krankheitsanamnese

▬ Aktuelle und frühere Symptomatik, Krankheitsbeginn und -verlauf (Wann und unter welchen Umständen traten die aktuellen Symptome auf? Was verändert die Beschwerden? Ist es manchmal stärker oder weniger stark?)
▬ Psychische Erkrankungen können mit spezifischen somatischen Symptomen einhergehen, die aktiv erfragt werden sollten:
  ▬ Schlafstörungen (Einschlafstörungen, Durchschlafstörungen, morgendliches Früherwachen)
  ▬ Appetitstörungen, Libidostörungen
  ▬ Gastrointestinale Störungen (Übelkeit, Erbrechen, Meteorismus, Obstipation, Diarrhö, Hypersalivation, Geschmacksstörungen)
  ▬ Kardiorespiratorische Beschwerden (Atemnot, Palpitationen, Schwindel)
  ▬ Vegetative Störungen (Hyperhidrosis, Miktionsstörungen)
  ▬ Schmerzen (Zephalgie, Rückenschmerzen, Dysmenorrhö)
  ▬ Müdigkeit und Adynamie, Schweregefühl der Beine, Hitzegefühl oder Frösteln

❯ Immer muss Suizidalität abgeklärt werden!

2.2.2 **Eigenanamnese**

- **Soziale Anamnese (Biografie)**
- ■ **Frühe Entwicklung**
- Wo aufgewachsen, frühkindliche Entwicklung (wann Laufen, wann Sprechen gelernt, wann sauber gewesen?), Primordialsymptome (Nägelkauen, Bettnässen, verlängertes Daumenlutschen, Haareausreißen, Ängste, Angstträume, Stottern)
- Entwicklung in Pubertät und Adoleszenz, besondere Konfliktkonstellationen, Wohnorte, Kindergarten, Grundschule

- ■ **Soziale Beziehungen**
- In der »Altfamilie«: Verhältnis zu Mutter, Vater, Geschwistern und anderen Bezugspersonen, Erziehungsstil der Eltern, Kindheitserinnerungen
- Gegebenenfalls in der »Neufamilie«: Art und Dauer der Partnerbeziehung (Partnerkonflikte?), Trennungen; Einstellungen zur aktuellen Beziehung, Einstellungen zu den Kindern
- Sonstige Partnerbeziehungen: Freunde/Freundinnen (wie viele?, wie lange?), Beziehung zu Arbeitskollegen, sonstige Sexualpartner

- ■ **Freizeitgestaltung**
- Interessen, Hobbys (Art und Dauer)

- ■ **Schule und Beruf**
- Schulbildung (wann, wie lange, welche Schulform, Schulabschluss?) und -leistung (Lieblingsfächer, besondere Schwierigkeiten, Klasse wiederholt?)
- Berufsausbildung und Beruf, Berufswechsel (warum?)
- Militär (Probleme beim Militär? Ausgemustert? Warum?)
- Aktuelle berufliche Situation (zufrieden mit beruflicher Situation?)
- Sonstiges: wirtschaftliche Situation (Vermögen, finanzielle Probleme, Schulden), Wohnverhältnisse, religiöse Einstellungen, Fahrerlaubnis (Fahrerlaubnis mal entzogen worden? Warum?), ggf. Aufenthaltsstatus, Verurteilungen und Haft (warum?)

- **Vegetative Anamnese**
- Schlaf, Appetit, Gewichtsveränderungen, sexuelle Lust und Potenz, Durst, Miktion, Stuhlgang, Allergien, Überempfindlichkeiten, körperliches Grundgefühl (z. B. Wohlbefinden, Mattigkeit)

- **Gynäkologische Anamnese**
- Menarche, Menopause, Menstruation (letzte Menstruation, Frequenz, Dauer, Stärke, Regelmäßigkeit, Menstruationsbeschwerden), Partus, Abortus, gynäkologische Operationen

- **Psychosexuelle Anamnese**
- Eine umfassende psychosexuelle Anamnese ist nicht in jedem Fall notwendig
- Inhalte der psychosexuellen Anamnese:
    - Angaben zur Sexualaufklärung (durch Erziehungsberechtigten, Schule oder andere Vertrauensperson?), Beginn der Pubertät, erster Samenerguss, besondere Ängste, Belastungen oder Verhaltensänderungen während der Pubertät, erster Geschlechtsverkehr
    - Sexuelle Erlebnisfähigkeit (früher bzw. aktuell), Masturbationsverhalten, weitere Sexualkontakte in partnerschaftlichen Beziehungen (häufiger Wechsel des Sexualpartners, Qualität und Zufriedenheit der jeweiligen sexuellen Beziehungen?), Einstellung zur Promiskuität, Einstellung zur Verhütung, sexuelle Funktionsstörungen, spezielle sexuelle Präferenzen, ungewöhnliche sexuelle Phantasien (z. B. Gewalt- oder Unterwerfungsphantasien, besondere sexuelle Rituale oder Inszenierungen), homoerotische Neigungen
    - Sexuelle Missbrauchserlebnisse, Inzesterlebnisse

> ❯ Dezent und der Situation angepasst Sexualität erfragen.

- **Medikamentenanamnese**
- Einnahme von Psychopharmaka, internistischen und anderen Medikamenten, Medikamentenunverträglichkeiten
    - Welche Medikamente werden in welcher Dosis regelmäßig oder gelegentlich eingenommen?
    - Gab es schlechte Erfahrungen mit früher verordneten Arzneimitteln?

- **Suchtanamnese**
- Schädlicher Alkohol-, Tabak-, Drogen- oder Medikamentenkonsum (z. B. Schlafmittel, Schmerzmittel, Beruhigungsmittel, Schlankheitsmittel, Laxanzien)
- Nicht stoffgebundene Süchte (z. B. Spielsucht, Internet)

- **Frühere Erkrankungen**
  - Chronologische Erfassung früherer somatischer und psychischer Erkrankungen und bisheriger diagnostischer und therapeutischer Maßnahmen (auch Fragen nach Besonderheiten bei Schwangerschaft oder Geburt)
    - Operationen, Unfälle (speziell mit Schädel-Hirn-Traumata)
    - Krankenhausaufenthalte, Kuren

2.2.3 Familienanamnese

- Angaben zu Erkrankungen von Eltern, Großeltern, Geschwistern und Kindern sowie zu Todesursachen bereits verstorbener Angehöriger
- Übersicht zu den Besonderheiten des Patienten in seiner Familie (Stellung in der Geschwisterreihe, Kontakt zu den Eltern, Partnern, Kindern)
- Familiäre Belastung im Hinblick auf psychische Erkrankungen

> Von besonderer Relevanz sind affektive oder schizophrene Erkrankungen, Suchterkrankungen, versuchte oder vollendete Suizide in der Familienanamnese.

2.3 Körperliche Untersuchung

- Bei jedem psychisch Kranken ist
  - möglichst beim Erstkontakt
  - eine körperliche Untersuchung durchzuführen
- Dies beinhaltet eine allgemeinkörperliche und neurologische Untersuchung, wobei je nach Fragestellung ggf. symptomorientiert auch nur Untersuchungen einzelner Bereiche in Betracht kommen

2.3.1 Allgemeinkörperliche Untersuchung

- Allgemeinzustand, Ernährungszustand, Größe und Gewicht
- Haut, Gesichtsfarbe und Schleimhäute; Narben, Tätowierungen, Piercings, Hämatome
- Kopf und Hals, Lymphknoten, Schilddrüse
- Inspektion, Perkussion des Thorax, Auskultation von Lunge, Herz und Halsgefäßen
- Periphere Pulse, Blutdruck

- Abdomen: Spontanlagerung, Form der Bauchdecken, abdomineller Behaarungstyp, Striae, Narben, Rektusdiastase, Druckschmerzhaftigkeit, Abwehrspannung, Resistenzen, Palpation von Leber und Milz, Darmgeräusche, Klopf- oder Druckdolenz des Nierenlagers
- Wirbelsäule: Klopf- oder Druckdolenz, Lordosen, Kyphosen, Skoliosen, Beckenstand, Muskelverspannungen
- Extremitäten: Beweglichkeit, Defekte, Muskelkontur, Druckempfindlichkeit der Muskeln oder Muskelansätze, Veränderungen der Gelenke

2.3.2 Neurologische Untersuchung

- **Hirnnervenstatus** (◘ Tab. 2.1)
- **Motorik:** Muskeltrophik, Tonus, Armvorhalteversuch, Beinvorhalteversuch, Feinmotorik, Kraftprüfung
- **Eigenreflexe:** Bizepssehnenreflex (BSR), Radiusperiostreflex (RPR), Trizepssehnenreflex (TSR), Trömner-Reflex, Knipsreflex, Adduktorenreflex, Patellarsehnenreflex (PSR), Tibialis-posterior-Reflex, Achillessehnenreflex (ASR), Rossolimo-Reflex
- **Kloni:** Patellarklonus, Fußklonus
- **Physiologische Fremdreflexe:** Glabellareflex, Mayer-Grundgelenkreflex, Bauchhautreflex (BHR), Cremasterreflex, Analreflex
- **Pathologische Fremdreflexe (Pyramidenbahnzeichen):** Babinski-Reflex (träge Dorsalflexion der Großzehe nach druckvollem Bestreichen des seitlichen Fußsohlenrandes), Gordon-Reflex (Dorsalflexion der Großzehe bei Druck auf die Wadenmuskulatur), Oppenheim-Reflex (tonische Dorsalflexion der Großzehe bei kräftigem Entlangstreichen am medialen Tibiarand), Chaddock-Reflex (träge Dorsalflexion der Großzehe mit Beugung und Spreizung der übrigen Zehen bei Druck hinter dem Außenknöchel oder Bestreichen des lateralen Fußrandes)
- **Nervendehnungszeichen:** Meningismus, Lasègue, umgekehrter Lasègue, Kernig, Brudzinski, Lhermitte
- **Koordination:** Finger-Nase-Versuch (FNV), Finger-Finger-Versuch (FFV), Knie-Hacken-Versuch (KHV), Diadochokinese, Romberg-Versuch, Unterberger-Tretversuch, Gangprüfung
- **Sensibilität:** Berührungsempfindung, Schmerzempfindung, Spitz-stumpf-Diskrimination, Temperaturempfindung, Lagesinn, Vibrationsempfindung

■ **Tab. 2.1** Überprüfung der Hirnnervenfunktionen

Hirnnerv	Funktion	Überprüfung
N. olfaktorius (N. I)	Riechen	Frage nach Geruchsver-änderungen Riechproben
N. opticus (N. II)	Sehen (Visus) Gesichtsfeld	Visustafeln oder Text lesen lassen Orientierend Fingerperimetrie Spiegelung des Augenhinter-grunds
N. oculomotorius (N. III) N. trochlearis (N. IV) N. abducens (N. VI)	Augenmotilität	Augenfolgebewegungen Nach Doppelbildern fragen Lichtreaktion der Pupillen
N. trigeminus (N. V)	Sensibilität im Gesichtsbereich Motorisch Kaumuskulatur	Trigeminusdruckpunkte im Gesicht berühren, Kornealreflex Kaumuskulatur prüfen, Masseterreflex
N. facialis (N. VII)	Mimische Muskulatur Geschmack	Grimassieren (Stirn runzeln, Nase rümpfen, Mund spitzen, Backen aufblasen lassen) Frage nach Geschmack Geschmacksproben
N. vestibuloco-chlearis (N. VIII)	Hören, Gleich-gewicht	Fingerreiben vor dem Ohr, Flüstersprache Weber-Test, Rinne-Test Augenfolgebewegungen prüfen
N. glossopharyngeus (N. IX)	Würgereflex, Pharynxsensibilität, Geschmack/Sensi-bilität hinteres Zungendrittel	Rachenhinterwand mit Mundspatel berühren
N. vagus (N. X)	Würgereflex Schlucken	Wie N. IX und Schluckversuch
N. accessorius (N. XI)	M. sternocleido-mastoideus M. trapezius	Schulterhebung prüfen Kopfwendung gegen Widerstand
N. hypoglossus (N. XII)	Zungenmotilität	Zunge herausstrecken lassen (Abweichung zur kranken Seite)

2.4   Laborchemische Untersuchungen

2.4.1   Allgemeine Laboruntersuchungen

- Zum Ausschluss organisch begründbarer psychischer Erkrankungen sollten bei Aufnahme jedes Patienten mindestens folgende Basislaborparameter erhoben werden: Blutbild und Differenzialblutbild, C-reaktives Protein (CRP), Glutamat-Oxalacetat-Transaminase (GOT), Glutamat-Pyruvat-Transaminase (GPT), Gamma-Glutamyltransferase (GGT), alkalische Phosphatase (AP), Laktatdehydrogenase (LDH), Bilirubin, Kreatinin, Harnstoff, Gesamteiweiß, Glukose, Natrium, Kalium, Kalzium, TSH, Urinstatus
- Zur Überwachung von Arzneimittelnebenwirkungen sind vor einer Psychopharmakotherapie sowie im Verlauf der Therapie weitere regelmäßige Laborkontrollen indiziert
- Bei entsprechendem klinischen Verdacht sind neben der Basisdiagnostik weitere, spezifische Laborparameter zu erheben (◘ Tab. 2.2, ◘ Tab. 2.3)

◘ **Tab. 2.2** Laborchemische Basisdiagnostik bei psychischen Auffälligkeiten. (Aus Schneider u. Hettmann 2012)

Laborwerte	Erhöht (↑) Erniedrigt (↓)	Mögliche psychiatrische Relevanz und Beispiele für somatische Differenzialdiagnosen (DD)
Serum		
Alkalische Phosphatase (AP)	↑	– Organische psychische Erkrankungen DD: Knochentumoren, Hyperparathyreoidismus, Hyperthyreose, Akromegalie – Alkoholerkrankung DD: Cholestase (Leber-, Gallenwegserkrankungen) – Therapie mit Antikonvulsiva DD: durch andere Arzneimittel induziert wie z. B. Allopurinol, Verapamil, manche Antibiotika
Amylase	↑	– Therapie mit Valproinsäure, Alkoholerkrankung, Essstörungen DD: Erkrankungen des Pankreas (Pankreatitis, Tumor)
Bilirubin (gesamt)	↑	– Organische psychische Erkrankungen DD: Hämolyse – Alkoholerkrankung, Virushepatitiden bei Opiatabhängigkeit DD: Leber-, Gallenwegserkrankungen – Carbamazepintherapie DD: durch andere Arzneimittel induziert wie z. B. manche Antibiotika

▣ Tab. 2.2 (Fortsetzung)

Laborwerte	Erhöht (↑) Erniedrigt (↓)	Mögliche psychiatrische Relevanz und Beispiele für somatische Differenzialdiagnosen (DD)
Blutkörperchensenkungsgeschwindigkeit (BKS)	↑	– Organische psychische Erkrankungen DD: Entzündungen, Infektionen (v. a. bakteriell), maligne Erkrankungen
Erythrozyten, Hämoglobin	↓	– Alkoholerkrankung, Carbamazepintherapie DD: Anämie, medikamentös induzierte Panzytopenie
	↑	– Opiatentzug DD: Erbrechen, Diarrhö
γ-Glutamyltransferase (γ-GT)	↑	– Alkoholerkrankung DD: Leber- und Gallenwegserkrankungen – Angststörung DD: Herzinfarkt – Therapie mit Antipsychotika, malignes neuroleptisches Syndrom, Therapie mit Antidepressiva oder Antikonvulsiva DD: durch andere Arzneimittel induziert wie z. B. NSAR, manche Antibiotika, Statine
Glukose (nüchtern)	↓/↑	– Organische depressive Störung, organische Angststörung (bei Hypoglykämie) DD: Diabetes mellitus (oder dessen Therapie)
	↓	– Organische psychische Erkrankungen DD: Hypophyseninsuffizienz, Nebennierenninsuffizienz, Insulinom – Münchhausen-Syndrom DD: faktitielle Hypoglykämie (Insulin, Sulfonylharnstoffe)
GOT, GPT	↓	– Anorexia nervosa, Alkoholerkrankung DD: Vitamin-B_6-Mangel
	↑	– Alkoholerkrankung DD: Lebererkrankungen – Angststörung DD: Herzerkrankungen (GOT erhöht) – Therapie mit Antipsychotika, malignes neuroleptisches Syndrom, Therapie mit Antidepressiva oder Antikonvulsiva DD: durch andere Arzneimittel induziert wie z. B. Statine, NSAR, Heparinbehandlung

◼ **Tab. 2.2** (Fortsetzung)

Laborwerte	Erhöht (↑) Erniedrigt (↓)	Mögliche psychiatrische Relevanz und Beispiele für somatische Differenzialdiagnosen (DD)
Harnsäure	↑	– Alkoholerkrankung, Essstörung DD: Gicht, maligne Neoplasien, Hungerzustände
Harnstoff	↑	– Organische psychische Erkrankungen DD: maligne Neoplasien – Anorexia nervosa DD: häufiges Erbrechen, Katabolie – Bulimia nervosa DD: eiweißreiche Kost – Depression, Demenz, Vergiftungswahn, Delir DD: Exsikkose, Sepsis
Kalium	↓	– Essstörungen, Alkoholerkrankung, Opiatentzug DD: Erbrechen, Diarrhö, verminderte intestinale Kaliumaufnahme – Angststörung DD: Herzinfarkt, Asthma
	↑	– Organische psychische Erkrankungen DD: Niereninsuffizienz, Addison-Krise, systemischer Lupus erythematodes, Tumorzelllyse – Suizidversuch, Intoxikationen DD: Muskeltraumata, Digitalisintoxikation, Rhabdomyolyse
Kalzium (gesamt)	↓	– Organische psychische Erkrankungen DD: Niereninsuffizienz, M. Cushing, Hypoparathyreoidismus, akute Pankreatitis, osteoblastische Knochenmetastasen – Therapie mit Lithium, Antikonvulsiva DD: durch andere Arzneimittel induziert wie z. B. Thiaziddiuretika
	↑	– Organische psychische Erkrankungen DD: Hyperthyreose, Hyperparathyreodismus, Morbus Addison, Akromegalie, Sarkoidose, Knochenmetastasen
Kreatinin	↑	– Analgetikamissbrauch, malignes neuroleptisches Syndrom DD: Einnahme anderer Arzneimittel wie z. B. Cephalosporine – Rhabdomyolyse nach Suizidversuch DD: chronische Niereninsuffizienz, akutes Nierenversagen

◪ **Tab. 2.2** (Fortsetzung)

Laborwerte	Erhöht (↑) Erniedrigt (↓)	Mögliche psychiatrische Relevanz und Beispiele für somatische Differenzialdiagnosen (DD)
Laktatdehydrogenase (LDH), γ-Laktatdehydrogenase (GLDH)	↑	– Organische psychische Erkrankungen DD: Hämolyse, Epilepsie – Alkoholerkrankung, Anorexia nervosa DD: Lebererkrankungen, Vitamin-B_{12}-, Folsäuremangel – Angststörung DD: Herzinfarkt – Malignes neuroleptisches Syndrom DD: arzneimittelinduziert, z. B. durch Aspirin, Paracetamol, Allopurinol, Cumarine
Leukozyten, Granulozyten	↓	– Alkoholerkrankung DD: Lebererkrankungen, megaloblastäre Anämie – Therapie mit trizyklischen Antidepressiva, Phenothiazinen, Clozapin, Carbamazepin DD: durch andere Arzneimittel induziert wie z. B. Zytostatika, Thyreostatika
	↑	– Organische psychische Erkrankungen DD: Infektionen, Leukämie, metabolische Erkrankungen, maligne Neoplasien – Suizidversuch, Opiatentzug DD: Blutverlust, Intoxikationen – Malignes neuroleptisches Syndrom, Lithiumtherapie DD: durch andere Arzneimittel induziert wie z. B. Kortison
Lipase	↑	– Therapie mit Valproinsäure, Alkoholerkrankung, Essstörungen DD: Erkrankungen des Pankreas (Pankreatitis, Tumor)
Lipide (Cholesterin, Triglyzeride)	↑	– Organische depressive Störung, Psychosen, Demenz, Anorexia nervosa, Lithiumtherapie DD: Hypothyreose – Organische depressive Störung, organische Angststörung (bei Hypoglykämie) DD: Diabetes mellitus
Mittleres korpuskuläres Erythrozytenvolumen (MCV)	↑	– Alkoholerkrankung, Anorexia nervosa DD: Lebererkrankungen, Vitamin-B_{12}-, Folsäuremangel

◼ **Tab. 2.2** (Fortsetzung)

Laborwerte	Erhöht (↑) Erniedrigt (↓)	Mögliche psychiatrische Relevanz und Beispiele für somatische Differenzialdiagnosen (DD)
Natrium	↓	– Opiatentzug, Essstörungen DD: Erbrechen, Diarrhö – Alkoholerkrankung, Psychosen DD: Polydipsie – Einnahme von Antidepressiva, Antipsychotika, Carbamazepin, Morphine, Diuretikamissbrauch bei Essstörungen, chronischer Steroidmissbrauch DD: durch andere Arzneimittel induziert wie z. B. ACE-Hemmer
Partielle Thromboplastinzeit (PTT)	↓	– Organische psychische Erkrankungen DD: Entzündungen
	↑	– Organische psychische Erkrankungen DD: Autoimmunerkrankungen, Blutverlust, Hämophilie, maligne Neoplasien – Alkoholerkrankung DD: Lebererkrankungen, Vitamin-K-Mangel – Trizyklische Antidepressiva, selektive Serotoninwiederaufnahmehemmer sowie Antipsychotika können die Wirkung von Antikoagulanzien verstärken DD: arzneimittelinduziert (Heparin, Cumarine)
Protein	↓	– Anorexia nervosa, Depression, Vergiftungswahn DD: Hungerzustände, Katabolie – Alkoholerkrankung, Psychosen DD: Polydipsie
Quick-Test (TPZ), INR	Quick ↓ bzw. INR ↑	– Alkoholerkrankung DD: Lebererkrankungen, Vitamin-K-Mangel – Trizyklische Antidepressiva, selektive Serotoninwiederaufnahmehemmer sowie Antipsychotika können die Wirkung von Antikoagulanzien verstärken DD: arzneimittelinduziert, z. B. Cumarine, Salicylate, Paracetamol
Thrombozyten	↓	– Organische psychische Erkrankungen DD: Kollagenosen, Sarkoidose, Leukämie, maligne Lymphome – Therapie mit Carbamazepin, Analgetikamissbrauch DD: durch andere Arzneimittel induziert, z. B. Heparin, Zytostatika

◖ Tab. 2.2 (Fortsetzung)

Laborwerte	Erhöht (↑) Erniedrigt (↓)	Mögliche psychiatrische Relevanz und Beispiele für somatische Differenzialdiagnosen (DD)
TSH (wenn pathologisch fT_3 und fT_4)	↓	– Organische affektive Störungen, organische Angststörung, Schlafstörungen, schizophreniform imponierende Psychosen DD: Hyperthyreose
	↑	– Organische depressive Störung, Psychosen, Demenz, Anorexia nervosa, Lithiumtherapie DD: Hypothyreose
Urin		
Cortisol (24-h-Urin)	↑	– Organische psychische Erkrankung, depressive Störung DD: Cushing-Syndrom
Eiweiß	Positiv	– Organische psychische Erkrankungen DD: Infekte, maligne Neoplasien – Analgetikamissbrauch DD: Nephropathien – Suizidversuch, Intoxikation (Medikamente, Alkohol, Drogen) DD: Intoxikationen, Rhabdomyolyse
Erythrozyten	Positiv	– Organische psychische Erkrankung DD: Nephritiden, maligne Neoplasien – Analgetikamissbrauch DD: Nephropathien – Carbamazepintherapie DD: Blutungsneigung bei Thrombozytopenie
Glukose	Positiv	– Organische depressive Störung, organische Angststörung (bei Hypoglykämie) DD: Diabetes mellitus
Keton	Positiv	– Organische depressive Störung, organische Angststörung (bei Hypoglykämie) DD: Diabetes mellitus – Anorexia nervosa, Vergiftungswahn DD: Hungerzustände, Erbrechen
Leukozyten	Positiv	– Organische psychische Erkrankungen DD: Pyelonephritiden, Harnwegsinfekte

◼ **Tab. 2.2** (Fortsetzung)

Laborwerte	Erhöht ($\uparrow$) Erniedrigt ($\downarrow$)	Mögliche psychiatrische Relevanz und Beispiele für somatische Differenzialdiagnosen (DD)
pH	Sauer	– Anorexia nervosa, Vergiftungswahn DD: Hungerzustände – Malignes neuroleptisches Syndrom DD: Fieber anderer Ursache
	Alkalisch	– Organische psychische Erkrankungen DD: Harnwegsinfekte
Urobilinogen	Positiv	– Intoxikationen, Suizidversuch, organische psychische Erkrankungen DD: Hämolyse – Alkoholerkrankung DD: Lebererkrankungen

◼ **Tab. 2.3** Fakultative Laboruntersuchungen bei psychischen Auffälligkeiten. (Aus Schneider u. Hettmann 2012)

Laborwerte	Erhöht ($\uparrow$) Erniedrigt ($\downarrow$)	Mögliche psychiatrische Relevanz und Beispiele für somatische Differenzialdiagnosen (DD)
ACTH	$\uparrow$	– Organische depressive Störung DD: Nebennierenrindeninsuffizienz
Adrenalin, Noradrenalin, Metanephrine, Vanillinmandelsäure (24-h-Urin)	$\uparrow$	– Organische Angststörung DD: Phäochromozytom
Carbohydratdefizientes Transferrin (CDT)	$\uparrow$	– Alkoholerkrankung DD: Lebererkrankungen, schwere Lungen-, Pankreas- und Herzerkrankungen, maligne Erkrankungen, Schwangerschaft, erheblicher Eisenmangel, niedrige Ferritinwerte
C-reaktives Protein (CRP)	$\uparrow$	– Organische psychische Erkrankungen DD: Entzündungen, Tuberkulose, Sarkoidose, rheumatische Erkrankungen, Parasitenbefall

◻ **Tab. 2.3** (Fortsetzung)

Laborwerte	Erhöht (↑) Erniedrigt (↓)	Mögliche psychiatrische Relevanz und Beispiele für somatische Differenzialdiagnosen (DD)
Insulin-like growth factor 1 (IGF-1)	↑	– Organische psychische Erkrankungen DD: Akromegalie
Kreatinkinase (CK)	↑	– Organische Angststörung DD: Herzinfarkt – Andere organische psychische Erkrankungen DD: Epilepsie – Psychosen DD: körperliche Aktivität – Suizidversuch DD: Traumata, Rhabdomyolyse, Intoxikationen – Nach Injektion eines Depotantipsychotikums DD: andere intramuskuläre Injektionen
Cystatin C	↑	– Organische psychische Erkrankungen DD: Nierenfunktionsstörung
FSH, LH, Gestagene, Östrogene, Testosteron	↓/↑	– Affektive Störungen, Anorexie (niedrige Konzentration von Geschlechtshormonen) DD: Klimakterium, Sexualhormonstörungen
Parathormon	↓/↑	– Organische depressive Störung, kognitive Störungen bis hin zu Demenz DD: Hypo-, Hyperparathyreoidismus
Vitamine (B_1, B_6, B_{12}, Folsäure)	↓	– Alkoholerkrankung, B_{12}-Mangel-Psychose, organische depressive Störung, Demenz DD: Makrozytäre/hyperchrome Anämie, Malassimilation, Polyneuropathie

2.4.2 Alkoholbestimmung

— Bestimmung der **Atemalkoholkonzentration** als schnell durchzuführendes Screeningverfahren mittels einfach zu handhabender Geräte (z. B. Alkotest der Firma Dräger)

— Genauer ist die Bestimmung der **Blutalkoholkonzentration (BAK)** durch eine Blutentnahme
  — BAK sollte aber stets individuell bewertet werden (eine BAK von z. B. 1,5‰ wirkt bei einem alkoholgewöhnten und -abhängigen Menschen anders als auf einen Menschen, der selten und wenig Alkohol konsumiert)
  — Alkoholabbaurate beträgt durchschnittlich 0,15‰/h bei einer Variation von 0,10–0,20‰/h

— Bestimmung von **Ethylglukuronid (EtG)** im Blutserum oder im Urin: eignet sich zum Nachweis von Alkoholkonsum, der Stunden bis wenige Tage zurückliegt, jedoch durch eine Blutalkoholbestimmung nicht mehr erfassbar ist
  — EtG ist ein Phase-II-Metabolit des Alkohols
  — Halbwertszeit im Serum beträgt ca. 2–3 h
  — Nachweisbarkeit im Urin beträgt ca. 3,5 (+/-1,5) Tage

— Zur Objektivierung eines **chronischen Alkoholkonsums** können folgende Laborparameter dienen:
  — **Gamma-Glutamyltransferase (GGT):** steigt bei starkem Alkoholkonsum erst nach mehreren Monaten an; bei Abstinenz fallen erhöhte Werte aber schon nach Tagen bis Wochen wieder ab
  — **Mittleres korpuskuläres Erythrozytenvolumen (MCV):** steigt ebenfalls erst nach längerem erhöhten Alkoholkonsum an, ist aber aufgrund der 3-monatigen Lebensdauer der Erythrozyten noch längere Zeit (auch bei Abstinenz) erhöht
  — **Carbohydratdefizientes Transferrin (CDT):** steigt bei einem mindestens 2- bis 3-wöchigen täglichen Konsum von mehr als 60 g Alkohol an; der Wert normalisiert sich bei Abstinenz innerhalb von 2–3 Wochen wieder (bei Männern aber langsamer als bei Frauen)
    – Besitzt eine höhere Sensitivität (50–90%) und Spezifität (80–100%) als GGT und MCV, dennoch sind auch hier falsch-positive Befunde möglich
    – Erhöhte CDT-Werte z. B. auch bei Schwangerschaft, deutlichem Eisenmangel, niedrigen Ferritinwerten oder malignen Erkrankungen, bei genetisch determinierter Variante des Transferrins, bei biliärer Zirrhose, bei Autoimmunhepatitis, fortgeschrittener Leberinsuffizienz, bei schweren Lungen-, Pankreas- und Herzerkrankungen oder bei der seltenen Glukanose
    – Die Sensitivität des CDT-Wertes als »Alkoholmarker« ist bei Frauen insgesamt geringer als bei Männern

> ■ **Tab. 2.4** Zeitraum der Nachweisbarkeit relevanter Substanzgruppen beim Urindrogenscreening. (Aus Schneider u. Hettmann 2012)

Substanz	Zeitraum
Amphetamine	Ca. 1–3 Tage
Barbiturate	Ca. 24 h bis 7–21 Tage (je nach Präparat und Halbwertszeit)
Benzodiazepine	Bis zu einer Woche (bei Leberinsuffizienz bis zu 2 Wochen) (abhängig von Präparat, Metaboliten und Halbwertszeit)
Cannabis	Einmalige Einnahme: ca. 3–4 Tage Gelegentliche Einnahme: ca. 10 Tage Regelmäßige, dauerhafte Einnahme: bis ca. 35 Tage
Kokain	Ca. 1–2 Tage
Methadon	Bis zu 5 Tage
Opiate	Ca. 1–4 Tage

2.4.3 Urindrogenscreening

— Urindrogenscreening zum Nachweis eines **aktuellen** Drogenkonsums (■ Tab. 2.4)
— Wegen Gefahr der Manipulation: Urinabgabe nur unter direkter Sichtkontrolle

2.4.4 Liquoruntersuchung

— Indikation: Bei V. a. entzündlichen (z. B. Multiple Sklerose oder Herpes-simplex-Enzephalitis) oder tumorösen Prozess im ZNS (**Cave:** dann häufig erhöhter Hirndruck! s. unten), bei unklaren Bewusstseinszuständen, bei V. a. eine demenzielle Erkrankung

❯ Vor Durchführung einer Lumbalpunktion müssen ein erhöhter Hirndruck (mittels Bildgebung oder Augenhintergrundspiegelung), Gerinnungsstörungen (Thrombozytenzahl <20.000/ml absolute Kontraindikation, Thrombozytenzahl <50.000/ml relative Kontraindikation, INR >1,5) und Entzündungen im Punktionsbereich ausgeschlossen werden.

— Durchführung der Lumbalpunktion:
  – Vor Durchführung der Lumbalpunktion: Aufklärung (über das Vorgehen und mögliche Komplikationen) sowie schriftliches Einverständnis des Patienten (mind. 24 h vor der Punktion)
  – Steriles Arbeiten!
  – Am nach vorne gebeugten (runder Rücken) oder liegenden Patienten
  – Punktion zwischen dem 4. und 5. oder 3. und 4. Lendenwirbel
  – Nach der Punktion Bettruhe von etwa 2 h
  – Patient soll nach der Punktion viel trinken wegen Gefahr des postpunktionellen Kopfschmerzes
  – Bei postpunktionellem Kopfschmerz: ausreichende Flüssigkeitszufuhr und ggf. symptomatische Schmerztherapie, Inspektion der Einstichstelle (Liquorkissen? Liquoraustritt?)
— Zur Beurteilung des Liquors ◘ Tab. 2.5

◘ **Tab. 2.5** Beurteilung des lumbal entnommenen Liquors. (Aus Schneider u. Hettmann 2012)

Parameter	Normal	Pathologisch
Farbe	Farblos, wasserklar	Xanthochromer Überstand, z. B. bei Subarachnoidalblutung Trübung: Pleozytose, z. B. bei Meningitis Gelbfärbung: Eiweiß ↑, z. B. bei Stoppliquor
Zellzahl	Leukozyten <5/µl, keine Erythrozyten	Pleozytose >5 Leukozyten/µl, z. B. bei viralen oder chronisch entzündlichen Erkrankungen, Traumen, Durchblutungsstörungen, nach epileptischem Anfall, nach vorangegangener Lumbalpunktion; massive Pleozytose (>100 Zellen) ist ein Hinweis auf eine bakterielle Meningitis
Zellbild	70–100 % Lymphozyten, bis 30 % Monozyten	Verschiebung der Zellverhältnisse, z. B. bei chronischer Entzündung (lymphozytär), bakterieller Meningitis (granulozytär), Tumoren
Glukose	40–70 mg/dl (2,2–3,9 mmol/l)	Erhöhung z. B. bei Diabetes mellitus, Tumoren Erniedrigung z. B. bei bakterieller Meningitis
Laktat	10–23,5 mg/dl (1,1–2,5 mmol/l)	Erhöhung z. B. bei zerebraler Hypoxie, bakterieller Meningitis, intrakraniellen Blutungen, Hirntumoren
Eiweiß	20–50 mg/dl (0,2–0,5 g/l)	Erhöhung z. B. bei Tumoren, entzündlichen Prozessen, degenerativen Prozessen

2.5 Apparative Untersuchungen

2.5.1 Elektroenzephalographie

- Messung der Hirnfunktion durch Ableitung von Potenzialschwankungen an der Oberfläche der Hirnrinde mittels Elektroden an der Schädeloberfläche
- Indikation: zur Diagnostik und Differenzialdiagnostik bei epileptischen Syndromen, bei V. a. metabolisch-toxische Einflüsse (Delirien, Intoxikationen), unklaren Bewusstseinszuständen, bei V. a. demenzielle Erkrankungen
- Unterschieden werden folgende Frequenzbereiche:
  - Alpha-Wellen: 8–13 Hertz
    - Bei den meisten Menschen bei entspannter Wachheit und geschlossenen Augen vorkommender Grundrhythmus; über den okzipitalen Hirnregionen ableitbarer Grundrhythmus
    - Wird bei Augenöffnen durch Beta-Wellen ersetzt (sog. Berger-Effekt)
  - Beta-Wellen: 14–30 Hertz
    - Kommen bei etwa 5 % aller Menschen als normale EEG-Grundrhythmusvariante vor
    - Treten auch bei aktiver Angespanntheit, infolge des Einflusses von Psychopharmaka sowie während des REM-Schlafes auf
  - Theta-Wellen: 4–7 Hertz
    - Treten vermehrt bei Schläfrigkeit und in leichten Schlafphasen auf (► Kap. 20)
    - Sind im Wachzustand bei Kindern physiologisch, können bei Erwachsenen Ausdruck von Hirnläsionen oder -funktionsstörungen sein
  - Delta-Wellen: <4 Hertz
    - Treten im Tiefschlaf auf (► Kap. 20)
    - Sind im Wachzustand bei Säuglingen/Kindern physiologisch, können bei Erwachsenen Ausdruck von Hirnläsionen oder -funktionsstörungen sein
- Häufige Pathologien im EEG:
  - Sog. epilepsietypische Potenziale (z. B. Spikes, Sharp Waves, Spike-Wave-Komplexe)
  - Zeichen einer Allgemeinveränderung (z. B. Grundrhythmusverlangsamung oder Veränderung der Rhythmizität) oder
  - Eine lokal begrenzte Verlangsamung (Herdbefund)

> **Praxistipp**
>
> Beispiel eines **EEG-Normalbefunds im entspannten Wachzustand:** Alpha-Grundrhythmus mit frontookzipitaler Gliederung. Berger-Effekt positiv. Keine Seitendifferenz, kein Herdbefund, keine epilepsietypischen Potenziale.

2.5.2 Bildgebung

- Klassische schnittbildgebende Verfahren sind die kraniale Computertomographie und die kraniale Magnetresonanztomographie
    - Können valide Aussagen zu hirnstrukturellen Auffälligkeiten geben
- In der klinischen Diagnostik v. a. zu 2 wesentlichen Zwecken eingesetzt:
    - Ausschluss symptomatischer psychischer Erkrankungen, die infolge zerebraler Raumforderungen, vaskulärer oder entzündlicher Prozesse oder als Folge von Traumata auftreten (etwa bei der Abklärung von Schizophrenien oder affektiven Störungen)
    - Sicherung, bzw. Erhärtung einer Verdachtsdiagnose, z. B. bei neurodegenerativen Erkrankungen
    - Indikation einer solchen zerebralen Bildgebung: Besonders indiziert bei Erstmanifestation einer diagnostisch unklaren, schweren und/oder länger währenden psychischen Erkrankung
    - Bei Auffälligkeiten in der Anamnese, der neurologischen Untersuchung und/oder im EEG
- Neben den klassischen schnittbildgebenden Verfahren kommen in der psychiatrischen Diagnostik manchmal auch nuklearmedizinische Verfahren wie die Positronenemissionstomographie (PET) oder Single-Photon-Emissions-Computertomographie (SPECT) zur Anwendung

- **Kraniale Computertomographie**
- Mittels Röntgenstrahlung werden rechnergestützt Schichtaufnahmen angefertigt
    - Angefertigt werden zahlreiche Röntgenaufnahmen aus verschiedenen Raumrichtungen, welche mittels Detektoren erfasst werden, anschließend 3-dimensionale Rekonstruktion
    - Schichtdicken üblicherweise zwischen 1 und 10 mm
- Röntgenstrahlung wird bei der Durchdringung von Gewebe je nach Dichte des Gewebes in unterschiedlichem Maße abgeschwächt
    - Schwächungswerte der Röntgenstrahlen werden in Graustufen dargestellt
        - Angabe der Schwächungswerte in Hounsfield-Einheiten (HE); Luft = -1000 HE, Wasser = 0 HE, kompakter Knochen = 1000 HE

— Bei der CT-Untersuchung wird ein diagnostisch relevanter Dichtebereich festgelegt, welchem die Grauwerte zugeordnet werden (sog. Fensterung)
  – Je enger ein Fenster, desto stärker der Kontrast
  – Durch die Lage des Fensters wird die Helligkeit, bzw. die Schwärzung dargestellt

❯ Regionen geringerer Strahlenabsorption stellen sich als dunklere Bildanteile (z. B. Liquor, Luft), Regionen hoher Strahlenabsorption als hellere Bildanteile (z. B. Knochen) dar.

— Üblich sind sowohl Nativuntersuchungen als auch Scans nach intravenöser Gabe eines jodhaltigen Kontrastmittels
  — Verstärkte Anreicherung von Kontrastmittel z. B. in abnormen Gefäßen (etwa bei Tumoren), hyperämischen Bereichen oder bei gestörter Blut-Hirn-Schranke

❯ Bei V. a. einen neoplastischen oder entzündlichen Prozess sollte ein Scan mit Kontrastmittel erfolgen. Vor der Applikation müssen zur Vermeidung von Komplikationen die Nieren- und Schilddrüsenparameter kontrolliert werden (sofern es sich nicht um eine akute Notfallsituation handelt, dann allerdings strenge Risikoabwägung!). Ebenso sollte eine mögliche Allergie gegen jodhaltiges Kontrastmittel erfragt werden!

— Vorteile:
  — Gute Verfügbarkeit
  — Schnell durchführbar
  — Vergleichsweise kostengünstig
  — Möglichkeit des raschen Ausschlusses einer grobmorphologischen Pathologie in Notfallsituationen, z. B. bei deliranten Patienten
  — Aufgrund der Kürze der Scans auch Anwendbarkeit bei unruhigen Patienten
  — Gute Toleranz bei Patienten mit Klaustrophobie
— Nachteile:
  — Strahlenbelastung
  — Im Vergleich zur cMRT schlechtere Kontrastdiskriminierung der intrakraniellen Gewebetypen und niedrigere Sensitivität und Spezifität bei zerebrovaskulären Läsionen, entzündlichen und neoplastischen Prozessen, v. a. bei Nativscans
  — Schlechtere Detektion atrophischer Prozesse, daher hinsichtlich der Frage nach einem demenziellen Prozess der cMRT unterlegen

❯ Die Strahlenbelastung einer cCT entspricht in etwa der einer konventionellen Röntgenuntersuchung des Schädels in 3 Ebenen (etwa 2 mSv).

- **Kraniale Magnetresonanztomographie**
- Basiert auf dem Einsatz sehr starker Magnetfelder (in der Diagnostik i.d.R. 1,5–3 Tesla)
- In der psychiatrischen Diagnostik kommt die strukturelle kraniale Magnetresonanztomographie zum Einsatz, je nach Fragestellung mit oder ohne Kontrastmittel
- Es werden Rückschlüsse gezogen aus den Protonendichten unterschiedlicher Körperregionen
- Anatomische Strukturen bilden sich in verschiedenen Grauwerten ab, die Grauwertverteilung ist von den Aufnahmeparametern abhängig
  - Sog. T1-gewichtete Aufnahmen: wasserhaltige Strukturen stellen sich als hypointens dar:
    - Liquor cerebrospinalis erscheint dunkel
    - Das Kortexband stellt sich gegenüber der weißen Substanz als hypointenser (dunkler) dar
  - Sog. T2-gewichtete Aufnahmen: eignen sich v. a. für die Detektion von Veränderungen im Bereich der weißen Substanz
    - Liquor cerebrospinalis ist hyperintens
    - Die weiße Substanz stellt sich gegenüber dem Kortexband als hypointenser (dunkler) dar
  - FLAIR-Sequenz (»fluid-attenuated inversion recovery«): ein wichtiges Anwendungsgebiet ist die Diagnostik bzw. Verlaufskontrolle der Enzephalomyelitis disseminata
    - Hirnparenchym stellt sich in den Graustufen einer T2-gewichteten Aufnahme dar
    - Liquor cerebrospinalis zeigt sich aber hypointens
- Vorteile:
  - Keine Strahlenbelastung
  - Im Vergleich zur Computertomographie bessere räumliche Auflösung
  - Hohe Kontrastdiskriminierung im Bereich des Hirnparenychms
- Nachteile:
  - Im Vergleich zur cCT relativ lange Dauer der Untersuchung (sehr unruhige Patienten müssen ggf. sediert werden)
  - Hohe Lautstärkepegel
  - Relativ hohe Kosten
  - »Beengende Verhältnisse«, die ein Problem bei klaustrophobischen Patienten sein können (diese müssen ggf. sediert werden oder ggf. Anwendung eines offenen MR-Systems)

— Kontraindikationen:
  — Vorhandensein magnetischer Fremdkörper im oder am Körper des Patienten (z. B. Metallclips, Splitter nach Unfällen oder Kriegsverletzungen, magnetische Gefäßclips)
  — Tätowierungen, v. a. im Untersuchungsgebiet (Gefahr der Erhitzung metallhaltiger Bestandteile und dadurch von Verbrennungen)
  — Herzschrittmacher
  — Bei einer Untersuchung mit Kontrastmittel: Allergie gegen paramagnetische Kontrastmittel

> Bei Frauen, die eine Spirale aus Metall tragen, kann diese durch die MRT-Untersuchung verrutschen. Der Sitz der Spirale sollte daher nach der MRT-Untersuchung durch einen Gynäkologen kontrolliert werden.

■ **Positronenemissionstomographie (PET) oder Single-Photon-Emissions-Computertomographie (SPECT)**
— Nuklearmedizinische Verfahren
— Stellen Hirnstoffwechselvorgänge oder Rezeptor-/Transporterverteilungen dar
— Indikation: v. a. zur Differenzialdiagnose und Früherkennung neurodegenerativer Erkrankungen (insbesondere von Demenzerkrankungen)
  — Zur Anwendung kommt dabei häufig ein 18FDG-PET

2.6 Testpsychologische Untersuchung

— Testpsychologische Befunde können wertvolle zusätzliche Informationen zur Diagnose oder Differenzialdiagnose sowie zur Bestimmung des Verlaufs einer psychischen Erkrankung geben
— Beinhalten die Durchführung standardisierter Tests zur Messung verschiedener Funktionen und Persönlichkeitsdimensionen
— Eignung als psychologischer Test ergibt sich aus folgenden Gütekriterien:
  — Validität (gibt an, wie gut der Test das Merkmal erfasst, das er zu messen vorgibt)
  — Reliabilität (gibt an, wie genau und zuverlässig der Test das Merkmal misst)
  — Objektivität (gibt an, inwieweit die Ergebnisse unabhängig sind vom Untersucher; dies wird dadurch garantiert, dass Testvorgabe und Auswertung standardisiert erfolgen)

- Unterschieden werden im Wesentlichen:
    - **Leistungstests:** Intelligenztests, allgemeine Leistungstests, spezielle Funktionsprüfungs- und Eignungstests, Entwicklungstests, Schultests
    - **Psychometrische Persönlichkeitsverfahren:** Persönlichkeitsstruktur- tests, klinische Verfahren, Einstellungs- und Interessentests
    - **Persönlichkeitsentfaltungsverfahren (projektive Verfahren):** Form- deuteverfahren, verbal-thematische Verfahren, zeichnerische und Gestal- tungsverfahren
        - Die Verwendung projektiver Verfahren wird aufgrund mangelnder Durchführungs-, Auswertungs- und Interpretationsobjektivität für den klinischen Einsatz i.d.R. nicht empfohlen
- Testpsychologische Befunde müssen ergänzt und zu einem schlüssigen Gesamtbild integriert werden durch:
    - Klinischen Eindruck
    - Verhaltensbeobachtung während der Testung
    - Ergebnisse einer Exploration
    - Alle weiteren Informationen (z. B. Krankengeschichte, Fremdanamnese)

> Allein aufgrund eines testpsychologischen Befundes darf niemals auf eine psychische Erkrankung wie beispielsweise eine Persönlichkeitsstörung oder eine Depression geschlossen werden. Testpsychologische Befunde liefern immer nur ergänzende Hinweise.

- Vor allem bei der Durchführung von Leistungstests ist die Verhaltensbeo- bachtung wesentlich, um
    - Widersprüche und Kontraste innerhalb der Gesamtleistung aufzuklären
    - Aussagen über die Leistungseinstellung (Leistungsmotivation und Anstrengung) zu gewinnen
    - Simulations- und Verfälschungstendenzen aufzudecken
    - Beziehungen zu Alltagsleistungen (Schule, Beruf, Ausbildung) herstellen zu können
- Testpsychologische Untersuchungen sollten immer von entsprechend ausge- bildeten Personen durchgeführt, ausgewertet und insbesondere interpretiert werden, i.d.R. Diplompsychologen oder Fachärzten für Psychiatrie und Psy- chotherapie

2.6.1 **Leistungstests**

- **Intelligenz**

Intelligenz

Eine operationale Definition der Intelligenz ist, dass sie das ist, was der Intelligenztest misst. Da die Abschätzungen der Intelligenz je nach Testanforderungen schwanken können, sollte man diese Definition vor Augen haben und bei Angaben von Intelligenzquotienten immer das verwendete Verfahren mit angeben.

- Intelligenz kann nach Wechsler als globale oder zusammengesetzte Fähigkeit angesehen werden, die zu zweckgerichtetem Handeln, rationalem Denken und Urteilen sowie zu Lernen in neuen Situationen befähigt
- Meist haben **IQ-Werte** einen Mittelwert von 100 und eine Standardabweichung von 15:
  - Ab einem IQ-Wert von 115 spricht man von überdurchschnittlicher Intelligenz
  - Werte im Bereich von 85 bis 114 entsprechen durchschnittlicher Intelligenz
  - Bei Werten ≤84 spricht man von unterdurchschnittlicher Intelligenz
  - Etwa zwei Drittel aller Probanden der Normstichprobe weisen Werte zwischen 85 und 115 Punkten auf
- Problematisch gestaltet sich die Anwendbarkeit der meisten Tests bei Personen mit **Sprachschwierigkeiten**, da der Inhalt der Tests häufig sprach-, kulturgebunden und bildungsabhängig ist; hier können sprachfreie Verfahren einen Ausweg bieten (z. B. CFT, SPM; ◻ Tab. 2.6)
- Bei einigen Fragestellungen ergibt sich die Notwendigkeit von **Testwiederholungen** (z. B. um Verbesserungen infolge von Therapie oder Verschlechterungen bei Abbauprozessen nachzuweisen)
  - Da es sich bei der Intelligenz um ein im Wesentlichen zeitstabiles Merkmal handelt, ist eine Testwiederholung neuropsychologisch nicht nach kurzen Zeitabständen indiziert, es kann aber sinnvoll sein, 2 verschiedene Verfahren mit unterschiedlichen Anforderungen einzusetzen

- **Aufmerksamkeit**
- Aufmerksamkeitsstörungen kennzeichnen das psychopathologische Bild der meisten psychischen Erkrankungen; sie sind nosologisch unspezifisch, haben deutliche Auswirkungen auf das alltägliche Leben der Betroffenen und sind damit von hoher klinischer Relevanz

◘ **Tab. 2.6** Auswahl gebräuchlicher Verfahren zur Intelligenzmessung

Verfahren	Einsatzbereich	Beschreibung	Bearbeitungszeit
WAIS-IV: Wechsler Adult Intelligence Scale (Petermann 2012)	16–89 Jahre Dient der Erfassung der globalen Intelligenz und wichtiger Teilbereiche der intellektuellen Leistungsfähigkeit	Deutlich modifizierte Nachfolgeversion des Wechsler-Intelligenztests für Erwachsene (WIE; von Aster et al. 2006). Neben einem Gesamt-IQ lassen sich 4 Indexwerte zu den Bereichen Sprachverständnis, wahrnehmungsgebundenes logisches Denken, Arbeitsgedächtnis und Verarbeitungsgeschwindigkeit ermitteln	Etwa 75–110 min
Grundintelligenztest Skala 2, revidierte Fassung (CFT 20-R; Weiß 2008)	Kinder und Jugendliche von 8,5 bis 19 Jahren; Erwachsene von 20 bis 60 Jahren (Kurzform) Misst die allgemeine intellektuelle Leistungsfähigkeit im nichtverbalen Bereich	Der CFT 20-R besteht aus 2 gleichartig aufgebauten Testteilen mit je 4 Untertests (Reihenfortsetzen, Klassifikationen, Matrizen und topologische Schlussfolgerungen), die die Fähigkeit erfassen, komplexe Beziehungen, Gesetzmäßigkeiten und Regelhaftigkeiten in neuartigen Situationen wahrnehmen und erfassen zu können; Verfahren ist weitgehend sprach- und kulturunabhängig	Bei Durchführung der Kurzform (1. Testteil) rund 35–40 min; insgesamt ca. 60 min
Standard Progressive Matrices (SPM; Raven et al. 2009)	Ab 6 Jahren Zur sprachfreien Erfassung des allgemeinen Intelligenzpotenzials	Die Aufgaben bestehen aus geometrischen Figuren oder Mustern, die aus jeweils 6 dargebotenen Antwortalternativen ergänzt werden sollen (»multiple choice«); Verfahren ist weitgehend sprach- und kulturunabhängig	Etwa 45 min

□ Tab. 2.6 (Fortsetzung)

Verfahren	Einsatzbereich	Beschreibung	Bearbeitungs-zeit
Mehrfach-wahl-Wort-schatztest (MWT; Lehrl 2005)	20–65 Jahre Dient der Erfassung kristalliner, auf Lernen und Erfah-rung beruhender Intelligenzkompo-nenten; da Wort-schatzleistungen relativ störungsun-anfällig sind, gilt die Messung auch als Abschätzung des prämorbiden Intelligenzniveaus	Aufgabe ist es, ein bekann-tes Wort aus 4 sinnlosen Nicht-Wort-Alternativen herauszufinden; liegt in den Versionen A und B vor	Etwa 4–6 min
Wortschatz-test (WST; Schmidt u. Metzler 1992)	16–90 Jahre Zur Einschätzung der verbalen, kristal-linen Intelligenz bzw. des prämor-biden Intelligenz-niveaus, ähnlich dem MWT	Das jeweils einzige sinnvol-le Wort soll aus 5 sinnlosen Wortgebilden herausgefun-den und markiert werden; der WST differenziert v. a. im unteren Fähigkeits-bereich	Etwa 5–10 min

- Als kognitive Basisfunktionen haben Aufmerksamkeitsprozesse Einfluss auf nahezu alle weiteren kognitiven Funktionen, wie Gedächtnis (s. im Folgen-den »Gedächtnis«) oder Exekutivfunktionen (s. im Folgenden »Exekutive Funktionen«)
- Unterschieden werden verschiedene Aufmerksamkeitskomponenten, die auch testpsychologisch gesondert erhoben werden können (□ Tab. 2.7), insbesondere:
  - **Alertness:** ungerichtete Aufmerksamkeit
    - Zustand allgemeiner Wachheit: tonische Alertness
    - Kurzfristige Aktivierungssteigerung als Reaktion auf einen Warnreiz (Orientierungsreaktion): phasische Alertness

◻ **Tab. 2.7** Aufmerksamkeitskomponenten und ihre testpsychologische Erfassung

Aufmerksamkeitskomponente	Verfahren	Einsatzbereich	Beschreibung	Bearbeitungszeit
Selektive Aufmerksamkeit	Aufmerksamkeitsbelastungstest (d2-R; Brickenkamp 2010)	9–60 Jahre	Misst Tempo und Sorgfalt des Arbeitsverhaltens bei der Unterscheidung ähnlicher visueller Reize: ein Zielreiz (d mit 2 Strichen) soll aus einer Reihe ähnlicher Distraktoren (p und d mit 1 oder mehr als 2 Strichen) so schnell wie möglich erkannt und durchgestrichen werden	Etwa 5 min
Geteilte Aufmerksamkeit	Trail-Making-Test (TMT-A und TMT-B; Reitan 1992)	20–90 Jahre	Teil A: so schnell wie möglich sollen 25 Zahlen in der richtigen Reihenfolge verbunden werden (misst visuomotorische Geschwindigkeit) Teil B: so schnell wie möglich sollen insgesamt 25 Zahlen und Buchstaben abwechselnd in der richtigen Reihenfolge verbunden werden (erfasst Fähigkeit zur kognitiven Flexibilität)	Etwa 5 min
Erfasst zahlreiche spezifische Teilfunktionen der Aufmerksamkeit: Alertness, Vigilanz, Reaktionswechsel, geteilte Aufmerksamkeit, selektive Aufmerksamkeit u. a.	Testbatterie zur Aufmerksamkeitsprüfung (TAP; Zimmermann u. Fimm 2006)	20–69 Jahre	13 Paradigmen (Version 2.0/2.1), in denen am Computer mittels Tastendruck selektiv auf Reize zu reagieren ist	In der Regel wird nicht die komplette Testbatterie durchgeführt. Die Bearbeitungszeit einzelner Untertests variiert je nach Untertest zwischen 2 und 30 min

- **Selektive oder gerichtete Aufmerksamkeit:** Fähigkeit zum flexiblen Wechsel des Aufmerksamkeitsfokus, die eine Auswahl und schnelle Reaktion auf verschiedene Reize ermöglicht, was gleichzeitig impliziert, dass irrelevante Distraktorreize ausgeblendet werden können
  - Störungen führen im Extremfall zu starker Ablenkbarkeit und perseverierendem Verhalten
- **Daueraufmerksamkeit:** längere Aufmerksamkeitszuwendungen im Sinne einer kontinuierlichen selektiven Aufmerksamkeit
- **Vigilanz:** Aufmerksamkeitserhaltung unter monotonen Reizbedingungen mit geringer Reaktionsfrequenz
- **Geteilte Aufmerksamkeit:** Fähigkeit, auf 2 oder mehr Reize gleichzeitig seine Aufmerksamkeit zu richten

- Gedächtnis
- Unterschieden werden verschiedene Gedächtniskomponenten (◘ Tab. 2.8):
  - **Kurzzeitgedächtnis:** hat eine begrenzte Kapazität: über einen Zeitraum von ca. 60 s können geringe Mengen gespeichert werden, die ca. 7 ± 2 beliebige sprachlich-auditive bzw. visuelle Einheiten umfassen
  - **Arbeitsgedächtnis:** Fähigkeit des Individuums zur aktiven Informationsverarbeitung
  - **Langzeitgedächtnis:**
    - Implizites Gedächtnis: Gedächtnisinhalte, die man nicht bewusst abrufen und verbalisieren kann
    - Explizites Gedächtnis: Gedächtnisinhalte, an die man sich bewusst erinnern kann
    - Deklaratives Gedächtnis: episodisches Gedächtnis (erlebte Inhalte des persönlichen und öffentlichen Lebens) sowie semantisches Gedächtnis (erlerntes Faktenwissen)
    - Prozedurales Gedächtnis (gelernte Handlungs-, Wahrnehmungs-, Denkprozesse und -routinen)

□ Tab. 2.8 Auswahl gebräuchlicher Testverfahren zur Erfassung von Gedächtniskomponenten

Verfahren	Einsatzbereich	Beschreibung	Bearbeitungsdauer
Wechsler Gedächtnis Test, revidierte Fassung (WMS-R; Härting et al. 2000)	16–75 Jahre Erfasst ein breites Spektrum von verbalen und nonverbalen KZG- und LZG-Komponenten sowie Aufmerksamkeitsfunktionen	Testbatterie aus 13 Untertests (unmittelbare und verzögerte Abfrage); Merkumfang für Zahlenreihen und Blockspannen vorwärts (Kurzzeitgedächtnis) und rückwärts (Arbeitsgedächtnis), kurzfristige und langfristige Reproduktion von Kurzgeschichten, Behalten und Lernen von Paarassoziationen, Orientierung und mentale Kontrolle	Etwa 45–60 min (Kurzfassung ca. 30 min); einzelne Untertests können separat durchgeführt werden
Verbaler Lern- und Merkfähigkeitstest (VLMT; Helmstaedter et al. 2001)	Ab 6 Jahren Erfasst werden unterschiedliche Parameter des episodischen Gedächtnisses für bedeutungshaltiges sprachliches Material wie Lernleistung, mittelfristige Enkodierungs- bzw. Abrufleistung und Wiedererkennensleistung	Test zum seriellen Wortlistenlernen mit nachfolgender Distraktion durch eine Interferenzliste, Abruf nach Distraktion sowie nach halbstündiger Verzögerung und einem Wiedererkennensdurchgang; der VLMT differenziert v. a. im unteren Leistungsbereich	Inklusive halbstündiger Verzögerung ca. 50–55 min
Benton-Test (Benton 2009)	Ab 7 Jahren Prüft kurz- bis mittelfristiges Gedächtnis für komplexe figurale Informationen; Leistungsabweichungen geben Hinweise auf erworbene Störungen der kognitiven Leistung	Es werden je 10 Vorlagen für 10 s dargeboten, dann sollen sie unmittelbar bzw. mit Verzögerung reproduziert bzw. wiedererkannt werden; es gibt 3 Parallelformen; die Auswertung ist recht komplex und erfordert Erfahrung	Etwa 10 min

- **Exekutive Funktionen**
- Diese umfassen alle höheren mentalen Prozesse, die ein breites neuronales Netzwerk involvieren und wesentlich sind, um zielgerichtete Handlungen auszuführen bzw. flexible Anpassung an sich wechselnde Umwelterfordernisse zu ermöglichen (◘ Tab. 2.9), u. a:
    - Planung
    - Organisation
    - Problemlösung
    - Logisches bzw. strategisches Denken
    - Interferenz-, Aufmerksamkeits- und Handlungssteuerung
    - Zielsetzung
    - Erkennung/Einhaltung von Regeln
    - Arbeitsgedächtnisleistungen
    - Kreativität und Ideenreichtum
    - Kognitive Umstellfähigkeit
    - Flexibilität
- Exekutive Beeinträchtigungen werden häufig als **frontale Dysfunktionen** (Dysexekutives Syndrom) gesehen, da der frontale Kortex maßgeblich für die meisten der genannten exekutiven Prozesse zuständig ist
- Störungen der Exekutivfunktionen können deutliche Verhaltensauffälligkeiten produzieren, z. B. perseverierendes, impulsgesteuertes Verhalten, motivationale und emotionale Beeinträchtigungen, Zwangssymptome

2.6.2 Demenzdiagnostik

- Bei der neuropsychologischen Demenzdiagnostik empfiehlt sich immer der Einsatz mehrerer Verfahren (◘ Tab. 2.10)
- Neben verschiedenen Screeningverfahren (z. B. MMST, DemTect oder TFDD) stehen für eine differenzierte Quantifizierung des Ausmaßes der kognitiven Einschränkung auch verschiedene Testbatterien zur Verfügung (z. B. CERAD-Testbatterie oder ADAS)
- Eine häufige klinische Fragestellung betrifft die Abgrenzung **depressiver Pseudodemenz** von Demenz (▶ Kap. 9):
    - Generell muss zum Ausschluss einer depressiven Pseudodemenz eine Depressionserfassung erfolgen, wozu sich neben dem klinischen Urteil zahlreiche Selbst- oder Fremdbeurteilungsverfahren anbieten (◘ Tab. 2.10)

◻ Tab. 2.9 Auswahl gebräuchlicher Verfahren zur Erfassung exekutiver Funktionen

Verfahren	Einsatzbereich	Beschreibung	Bearbeitungsdauer
Wisconsin Card Sorting Test (WCST; Grant u. Berg 1993) (Kurzform: WCST-64; Kongs et al. 2000)	6,5–89 Jahre Erfasst kognitive Flexibilität, schlussfolgerndes Denken und Regellernen	Anhand eines von 3 möglichen Kriterien müssen verschiedene Karten sortiert werden. Wesentlich ist, dass das relevante Kriterium wiederholt ohne Hinweis wechselt (was nur aus der Rückmeldung des Versuchsleiters, ob die Karte richtig oder falsch zugeordnet wurde, indirekt erschlossen werden kann); ein zuerst gelerntes Ordnungsschema muss dann aktiv unterdrückt werden, um zu einem neuen, gültigen Schema zu wechseln. Erfordert die Erstellung und Prüfung zielgerichteter Lösungsstrategien, die Fehlerkorrektur nach Rückmeldung und Konzeptanpassung an die jeweilige Rückmeldung sowie Beibehaltung des handlungsleitenden Konzepts trotz ablenkender Reize	Etwa 20–30 min (Kurzform ca. 10–15 min)
Turm von London (TL-D; dt. Version von Tucha u. Lange 2004)	6–15 Jahre und Erwachsene ab 18 Jahren Erfasst die Planungs- und Problemlösefähigkeit	3 unterschiedlich farbige Holzkugeln, die auf 3 nebeneinander positionierten vertikalen Stäben von unterschiedlicher Länge angeordnet sind, müssen in der minimal möglichen Anzahl von Zügen rearrangiert werden, um eine vorgegebene Zielkonfiguration herzustellen	Etwa 20–25 min

Test	Beschreibung	Durchführung	Dauer
Farbe-Wort-Interferenztest (STROOP-Test; Bäumler 1985)	10–85 Jahre Erfasst inhibitorische Kontrollprozesse und selektive Aufmerksamkeit	Es wird eine kognitive Interferenz erzeugt, indem dem Probanden farblich inkongruent dargestellte Farbwörter vorgelegt werden, deren Druckfarbe der Proband nennen soll. Erfordert die Fähigkeit, eine stark überlernte und automatisierte Reaktion (Lesen des Wortes) zugunsten einer eher willentlichen Reaktion (Benennung der Farbe des Wortes) aktiv zu unterdrücken	Etwa 10–15 min
Regensburger Wortflüssigkeitstest (RWT; Aschenbrenner et al. 2001)	8–15 Jahre und Erwachsene ab 18 Jahren Erfasst Wortflüssigkeit und kognitive Flexibilität im formallexikalischen und semantischen Bereich	Beinhaltet 5 Untertests zur formallexikalischen Wortflüssigkeit sowie 5 Untertests zur semantischen Wortflüssigkeit. Innerhalb von 1 oder 2 min sollen jeweils möglichst viele Worte generiert werden, die einer bestimmten Regel folgen	1–2 min pro Untertest
Trail-Making-Test (TMT-A, TMT-B; Reitan 1992)	20–90 Jahre TMT-B: erfasst geteilte Aufmerksamkeit und kognitive Flexibilität	Teil B: so schnell wie möglich sollen insgesamt 25 Zahlen und Buchstaben abwechselnd in der richtigen Reihenfolge verbunden werden (erfasst Fähigkeit zur kognitiven Flexibilität)	Etwa 5 min (TMT-A + TMT-B)

◼ **Tab. 2.10** Auswahl gebräuchlicher neuropsychologischer Tests zur Demenz-diagnostik

Verfahren	Beschreibung
Mini-Mental-Status-Test (MMST; Kessler et al. 1990)	Erfasst mit 30 Items Orientierung, Merk- und Erinnerungsfähigkeit, Aufmerksamkeit, Rechenfähigkeit, Sprache, Anweisungen befolgen, Nachzeichnen. Als auffällig im Sinne des Hinweises auf eine Demenz gilt, wer einen Wert unter dem Cut-off-Wert von 23 hat (die Cut-off-Werte variieren ja nach Quelle). Geringe Sensitivität für beginnende Demenzen
Test zur Früherkennung von Demenzen mit Depressions-abgrenzung (TFDD; Ihl u. Grass-Kapanke 2000)	Kurzer Screeningtest; erfasst unmittelbare Reproduktion, zeitliche Orientierung, Anweisungen befolgen, konstruktive Praxis, Wortflüssigkeit, verzögerte Reproduktion; Uhrentest plus Fremd- und Selbstbeurteilung der Depressivität auf 10-stufiger Ratingskala; hohe Sensitivität und Spezifität; Cut-off-Werte für Demenz und Depressivität (Demenz <35, Depressivität >8), möglich auch für Verlaufsmessungen
Demenzdetektionstest (DemTect; Kessler et al. 2000; ▶ Arbeitsmaterial Demenzdetektionstest DemTect)	Kurzer, 10-minütiger Test; erfasst werden unmittelbare Wiedergabe einer Wortliste, Zahlentranskodieren, verbale Flüssigkeit, Zahlenspanne, verzögerter Abruf; Testscores von 9 bis 12 gelten als leichte kognitive Beeinträchtigung, bei <8 Demenzverdacht (max. Score 18 Punkte); Sensitivität und Spezifität für Cut-offs werden nicht genannt
Syndrom-Kurz-Test (Erzigkeit 2001)	9 Untertests mit Zeitbegrenzung; diagnostische Abgrenzung, Schweregraderfassung, Verlaufsmessung bei leichten, mittelschweren Demenzen; Deckeneffekt bei schweren Demenzen
Uhrentest (Sunderland et al. 1989; ▶ Arbeitsmaterial Uhrentest)	Patienten sollen eine Uhr zeichnen und die Zeiger auf eine bestimmte Uhrzeit stellen. Erfasst werden damit Instruktionsverständnis, Ausführungsplanung, visuelles Gedächtnis und visuokonstruktive Ausführung. Es gibt viele Testversionen und Auswertungsrichtlinien (z. B. Sunderland et al. 1989, Wolf-Klein et al. 1989). Ist im TFDD bereits integriert
CERAD-Testbatterie (Satzger et al. 2001)	Umfasst 7 Untertests: Mini-Mental-Status-Test, Wortflüssigkeit, Modified-Boston-Naming-Test, konstruktive Praxis, Lernen, Wiedergeben und Wiedererkennen einer Wortliste. Eignet sich zur Diagnostik und Verlaufsmessung über alle Stadien der Demenz. Das Verfahren ist sensitiv, Alzheimer-orientiert, weltweiter Standard (Durchführungsdauer ca. 45 min)

◼ Tab. 2.10 (Fortsetzung)	
Verfahren	**Beschreibung**
Alzheimer's Disease Assessment Scale (ADAS; Rosen et al. 1993)	Erfasst werden kognitive Leistungen (Orientierung, Gedächtnis, Benennen von Gegenständen, Befolgen von Anweisungen), aber auch das Verhalten während des Interviews und psychopathologische Symptome. Es lassen sich 3 Testteile unterscheiden: 1. Aktiver Testteil: Der Proband bearbeitet aktiv eine Reihe von Aufgaben (Einprägen und Reproduzieren von Wörtern, Benennen von Gegenständen, Fragen zur Orientierung, Abzeichnen von einfachen geometrischen Formen, Befolgen von Anweisungen u. a.) 2. Interview (evtl. unter Einbeziehung eines Informanten), das auf affektive, motorische und psychotische Symptome abzielt 3. Verhaltensbeobachtung während der Durchführung der Untersuchung

2.6.3 Neuropsychologische Diagnostik bei Simulationsverdacht

━ Neuropsychologische Testergebnisse unterliegen nicht selten dem Problem der Verfälschbarkeit, da sich reduzierte Leistungen besonders leicht simulieren lassen

━ Simulationsverdacht besteht z. B. bei Versagen des Probanden bei einfachsten Anforderungen oder Unstimmigkeiten zwischen vorgetragenen und beobachteten Symptomen

━ Zur neuropsychologischen Diagnostik bei Simulationsverdacht wurde z. B. die computergestützte **Testbatterie zur Forensischen Neuropsychologie** (TBFN; Heubrock u. Petermann 2000) entwickelt:
  ━ Wird eingesetzt, wenn der Verdacht besteht, dass es sich bei geschilderten sensorischen (Seh- oder Hörstörungen) oder kognitiven Störungen (Gedächtnisstörungen) nicht um authentische Störungen handelt
  ━ Bezieht sich auf folgende Funktionssysteme:
    – 5 Gedächtnistests
    – 6 visuell-figurale Wahrnehmungstests
    – 11 akustische Wahrnehmungstests
  ━ Je nach Fragestellung: Anwendung eines einzelnen oder mehrerer Tests aus der Testbatterie

- Ein weiterer Test zur Symptomvalidierung ist der **Word Memory Test** (WMT; Brockhaus u. Merten 2004):
  - Besteht aus 2 Lern- und 6 Abrufdurchgängen
  - 20 Wortpaare werden mündlich oder auf dem Bildschirm dargeboten, woran sich unmittelbare und zeitlich verzögerte (um 30 min) Wiedererkennungsdurchgänge (Alternativwahlverfahren) anschließen
  - Ausgewertet werden Antwortinkonsistenzen und 3 simulationssensible Variablen
- Der Amsterdamer Kurzzeitgedächtnistest kann ebenfalls zur Diagnostik bei vorgetäuschten oder übertriebenen Gedächtnis- und Konzentrationsproblemen, negativen Antwortverzerrungen und unzureichender Leistungsmotivation herangezogen werden (AKGT; Schmand et al. 2005)
  - Computergestützte Vorgabe
  - Ausreichende Sensitivität (91%) und Spezifität (89%)

2.6.4 Psychometrische Persönlichkeitsverfahren

- Es handelt sich dabei um Fragebögen, bei denen die Probanden vorgegebene Aussagen dahingehend beurteilen sollen, inwieweit sie ihr eigenes Verhalten und Erleben charakterisieren
- Merkmalsabhängig werden die Antworten bei den einzelnen Aussagen zu Skalen zusammengefasst, die für bestimmte Interessen, Werthaltungen und Einstellungen stehen
- Dienen der quantitativen Beschreibung und Charakterisierung von Personen auf den jeweils erfassten Persönlichkeitsdimensionen; einzelne Verfahren können Hinweise auf klinisch relevante Persönlichkeitsakzentuierungen oder Persönlichkeitsstörungen geben
- Klinisch können Art und Ausmaß von Persönlichkeitsveränderungen im Rahmen hirnorganischer Psychosyndrome objektiviert werden
- Generell besteht das Problem der systematischen Verfälschung der Antworten des Probanden; einige Persönlichkeitsverfahren bieten die Möglichkeit, dies durch Kontrollskalen abzuschätzen (z. B. MMPI-2)

❯ Der alleinige Einsatz von Persönlichkeitstests berechtigt nicht zur Diagnosestellung einer Persönlichkeitsstörung.

- Psychometrische Persönlichkeitsverfahren werden unterschieden in:
  - **Persönlichkeitsstrukturtests** (◘ Tab. 2.11): mehrdimensionale Persönlichkeitstests; sie erfassen mehrere Persönlichkeitsmerkmale, wobei diese im Bereich der »normalen« Persönlichkeit angesiedelt sein müssen
  - **Einstellungs- und Interessentests**
  - **Klinische Tests** (◘ Tab. 2.12): erfassen meist ein oder mehrere klinische Merkmale, teils als Selbst-, teils aber auch als Fremdbeurteilungsverfahren

□ Tab. 2.11 Auswahl gebräuchlicher Persönlichkeitsstrukturtests

Verfahren	Einsatzbereich	Beschreibung	Bearbeitungszeit
Freiburger Persönlichkeitsinventar, revidierte Fassung (FPI-R; Fahrenberg et al. 2010)	Ab 16 Jahren Objektiver Fragebogentest zur mehrdimensionalen Persönlichkeitsdiagnostik	138 Items erfassen 10 Persönlichkeitsmerkmale, z. B. Lebenszufriedenheit, soziale Orientierung und Leistungsorientierung. Eine Offenheitsskala ermöglicht die Erfassung sozial erwünschter Antworten als Index der Verfälschungstendenz (wobei niedrige Werte auf der Offenheitsskala nicht nur hinweisend auf soziale Erwünschtheit, sondern auch Ausdruck von Selbstidealisierung oder Verschlossenheit sein können). Zusätzlich können die Sekundärskalen Extraversion und Emotionalität bestimmt werden	Etwa 20–30 min
NEO-PI-R (Ostendorf u. Angleitner 2004)	Ab 16 Jahren Fragebogen zur Messung des Fünf-Faktoren-Modells der Persönlichkeit	240 Items messen 5 Dimensionen der Persönlichkeit, Neurotizismus, Extraversion, Offenheit für Erfahrung, Verträglichkeit und Gewissenhaftigkeit durch insgesamt 30 Facetten. Weltweit das in der Forschung und Klinik wohl am häufigsten eingesetzte Persönlichkeitsverfahren	Etwa 30–45 min

◻ **Tab. 2.12** Auswahl gebräuchlicher klinischer Verfahren

Einsatzbe-reich	Verfahren	Selbstbeur-teilung (S)/ Fremdbeur-teilung (F)	Beschreibung
Allgemeines aktuelles Befinden und psychische Belastung	Symptom-Checkliste von Derogatis (SCL-90-S; Franke 2014) (Kurzform der SCL-90-R: Brief Symptom Checklist, BSCL 53-S; Franke 2015)	S	Erfasst die subjektive Beeinträchtigung durch körperliche und psychische Symptome innerhalb eines Zeitraums von 7 Tagen. Die 90 Items der SCL-90-R (bzw. 53 Items des BSI) der 9 Skalen beschreiben die Bereiche Aggressivität/Feindseligkeit, Ängstlichkeit, Depressivität, paranoides Denken, phobische Angst, Psychotizismus, Somatisierung, Unsicherheit im Sozialkontakt und Zwanghaftigkeit. Drei globale Kennwerte geben Auskunft über das Antwortverhalten bei allen Items. Es existieren aktuelle, bevölkerungsrepräsentative Normen und eine separate Normierung Studierender
Störungen durch Alkohol	Trierer Alkoholismusinventar (TAI; Funke et al. 1987)	S	Anhand von 90 Items werden Trinkgewohnheiten und Folgeerscheinungen erfasst. Die 7 Skalen des Fragebogens beziehen sich auf Schweregrad, soziales Trinken, süchtiges Trinken, Motive, Schädigung, Partnerkonflikte wegen Trinkens, Trinken wegen Partnerproblemen. Kann behandlungsrelevante und differenzialdiagnostische Informationen liefern
Schizophrenie	Positive and Negative Syndrome Scale (PANSS; Kay et al. 2005)	F	30 Items zur Beurteilung der psychopathologischen Symptomatik bei Schizophrenien oder anderen psychotischen Störungen. Der Schwerpunkt der Beurteilung liegt auf der Differenzierung von Positiv- und Negativsymptomen; zusätzlich werden allgemeine psychopathologische Symptome erfasst

	Scale for the Assessment of Positive Symptoms (SAPS; Andreasen 2005)	F	30 Items zur Beurteilung des Schweregrades der Positivsymptomatik bei Schizophrenie und anderen psychotischen Störungen. Die Skala wird fast ausschließlich gemeinsam mit der komplementären Scale for the Assessment of Negative Symptoms (SANS) eingesetzt und gestattet in Kombination mit dieser eine differenzierte Beschreibung der psychopathologischen Symptomatik in klinisch relevanten Bereichen
	Scale for the Assessment of Negative Symptoms (SANS; Andreasen 2005)	F	20 Items zur Beurteilung des Schweregrads der Negativsymptomatik bei Schizophrenie und anderen psychotischen Störungen. Erfasst werden Affektverflachung und -starrheit, sprachliche Verarmung und Denkstörungen, Antriebsdefizit und Apathie, Anhedonie und sozialer Rückzug, Aufmerksamkeitsstörungen
	Calgary Depression Rating Scale for Schizophrenia (CDSS-G; Addington et al. 2005)	F	9 Items messen die Ausprägung depressiver Symptomatik bei Schizophrenien; eignet sich zur Differenzierung depressiver und negativer Symptomatik bei Schizophrenien und zum Screening bei Verdacht auf eine komorbide Majore Depression. In 38 Sprachen verfügbar
Depression	Beck-Depressions-Inventar (BDI-II; Hautzinger et al. 2009)	S	21 Items messen die Ausprägung depressiver Symptome; ein Cut-off-Wert gibt Auskunft über die klinische Relevanz. Erfasst werden Verstimmtheit, Pessimismus, Versagensgefühle, Unzufriedenheit, Schuldgefühle, Strafbedürfnis, Selbstanklage, Suizidalität, Weinerlichkeit, Reizbarkeit, Isoliertheit, Entschlussunfähigkeit, Körperbild, Leistungsfähigkeit, Ermüdbarkeit, Appetit- und Gewichtsverlust, Hypochondrie und Libidoverlust
	Allgemeine Depressionsskala ADS-L (Langform), ADS-K (Kurzform) (Hautzinger u. Bailer 1993)	S	Erfasst werden aktuelle depressive, darunter sowohl emotionale, motivationale, kognitive, somatische als auch motorisch-interaktionale Symptome mit 20 bzw. 15 Items innerhalb der letzten Woche; Messung der Schwere der depressiven Symptomatik; als Screening einsetzbar

◻ Tab. 2.12 (Fortsetzung)

Einsatzbe-reich	Verfahren	Selbstbeur-teilung (S)/ Fremdbeur-teilung (F)	Beschreibung
Depression	Hamilton Depressionsskala (HAMD; Hamilton 2005)	F	Misst die Ausprägung depressiver Symptomatik mit 17, 21 oder 24 Items. Beurteilt werden Niedergeschlagenheit, Schuldgefühle, Suizidalität, Schlafstörungen, Antriebsverhalten, Angst und Zwänge, Vitalstörungen. Es handelt sich um die weltweit am häufigsten angewandte Skala zur Fremdbeurteilung von Depressionen
	Bech-Rafaelsen-Melancholie-Skala (BRMS; Stieglitz et al. 1998)	F	11 Items werden einheitlich auf einer 5-stufigen, hinsichtlich des Schweregrades operationalisierten Skala beurteilt. Der Gesamtwert eignet sich zur Einschätzung des Schweregrads des depressiven Syndroms im Querschnitt wie im Verlauf
	Montgomery-Asberg-Depressions-Rating-Skala (MADRS; Montgomery u. Asberg 2005)	F	10 Items zur Einschätzung des Schweregrads depressiver Symptomatik. Beurteilt werden: sichtbare und mitgeteilte Niedergeschlagenheit, Angespanntheit, Schlaf- und Appetitstörungen, Konzentrationsschwierigkeiten, Antriebsmangel, Interessenverlust, Pessimismus und Suizidalität
	Geriatrische Depressionsskala (GDS; Sheikh u. Yesavage 1986; ▶ Arbeitsmaterial Depressionsskala)	S	15 Items zur Beurteilung des Schweregrads einer Depression; speziell für die Untersuchung älterer Menschen entwickelt

Manie	Young Mania Rating Scale (YMRS; Young et al. 1978)	F	11 Items zur Erfassung manischer Symptome: gehobene Stimmung und gesteigerte motorische Aktivität, sexuelles Interesse, Schlafstörungen und Irritierbarkeit, Sprache und Denkstörungen, aggressives Verhalten, äußeres Erscheinungsbild, Krankheitseinsicht. Einsatz sowohl zur Erstdiagnostik wie auch zur weiteren Verlaufsbeobachtung
	Bech-Rafaelson-Manie-Skala (BRMAS; Bech 2005)	F	11 Items zur Abschätzung des Schweregrads eines manischen Zustands; geeignet auch zur Verlaufsbeobachtung. Beurteilt werden motorische Aktivität, Verbalaktivität, Ideenflucht, Stimme und Lautstärke, Feindseligkeit und Destruktivität, Gestimmtheit, Selbstwertgefühl, Kontakt, Schlaf, sexuelle Aktivität, Arbeit und Interessen. Als zeitlicher Bezugsrahmen gelten der Tag der Beobachtung und die 2 vorhergehenden Tage und Nächte
	Manie-Selbstbeurteilungsskala (MSS; Krüger et al. 1998)	S	Erfasst manische Symptome anhand von 48 Items. Der Test kann sowohl als diagnostisches Instrument als auch zur Erfassung von Veränderungen der Symptomatik im Therapieverlauf angewandt werden
Angst-störungen	Beck-Angst-Inventar (BAI; Margraf u. Ehlers 2007)	S	Erfassung der Schwere klinisch relevanter Angst während der letzten 7 Tage, die möglichst nicht mit Depressivität konfundiert ist; für Erwachsene und Jugendliche; 21 Items mit 4-stufigem Antwortmodus eng angelehnt an DSM-IV für Panik und generalisierte Angst, sensitiv für Therapieerfassungen
	Panik- und Agoraphobieskala (PAS; Bandelow 1997)	S, F (als Selbst- und Fremdbeurteilungsverfahren erhältlich)	Fragebogen zur Erfassung von Panik und/oder Agoraphobie. 13 Items werden zu 5 Subscores zusammengefasst, sowie 1 Zusatzitem (unerwartete vs. erwartete Panikattacken). Die 5 Subscores können getrennt ausgewertet werden und umfassen die Bereiche Panikattacken, agoraphobe Vermeidung, antizipatorische Angst, Einschränkungen im täglichen Leben sowie Gesundheitssorgen (Befürchtung körperlicher Schäden bzw. Befürchtung einer organischen Ursache). Einsatz zur Bestimmung des Schweregrads der Störung und zur Therapieeffizienzkontrolle

◘ Tab. 2.12 (Fortsetzung)

Einsatzbe-reich	Verfahren	Selbstbeur-teilung (S)/Fremdbeur-teilung (F)	Beschreibung
Zwangs-störung	Hamburger Zwangsinventar (HZI; Zaworka et al. 1983)	S	188 Items, mit denen 6 Subskalen erfasst werden: 1. Kontrollhandlun-gen, Wiederholungen von Kontrollhandlungen und gedankliches Kontrollieren nach einer Handlung, 2. Waschen und Putzen, 3. Ordnen, 4. Zählen, Berühren und Sprechen, 5. Gedankenzwänge und 6. zwang-hafte Vorstellung, sich selbst oder anderen Leid zuzufügen. Durch Vergleich der Antworten auf unterschiedlich schwierige Items können Verfälschungstendenzen abgeschätzt werden. Der Test ist, von weni-gen Einschränkungen abgesehen, bei allen Personen ab 16 Jahren, unabhängig von der übergeordneten Störung, anwendbar. Eine Kontraindikation der HZI-Vorgabe scheint bei Personen mit ausgeprägter endogener oder neurotischer Depression und bei schweren Kontrollzwängen wie auch bei Manien vorzuliegen
	Yale-Brown Obsessive Com-pulsive Scale (Y-BOCS; Good-man et al., dt. Übersetzung von Hand et al. 1991)	F	Verfahren zur Quantifizierung und Spezifizierung von Zwangsstörun-gen (in Anlehnung an das DSM) in Form eines halbstrukturierten Interviews. Anhand von 10 Items werden beurteilt: Schweregrad von Denk- und Handlungszwängen und Vermeidung sowie Zeitaufwand, Beeinträchtigung im Alltagsleben, Leidensdruck, Widerstand und ausgeübte Kontrolle über die Symptomatik. Der maximale Score liegt bei 40. Liegt inzwischen auch als Selbstbeurteilungsversion vor (vgl. Schaible 2001)

Posttraumatische Belastungsstörung (PTBS)	Clinician-Administered PTSD Scale for DSM-5 (CAPS-5; Weathers et al., dt. Übersetzung der Vorgängerversion für DSM-IV von Schnyder u. Moergeli 2002)	F	An den DSM-5-Kriterien orientiertes strukturiertes Interview zur Diagnostik (aktuell oder Lebenszeit) der PTBS und Beurteilung der PTBS-Symptomatik der letzten Woche; erfasst den dissoziativen Subtypus. Zusätzlich werden Beginn und Dauer der Symptome, subjektiver Stress, Auswirkung auf soziales Funktionsniveau und generelle PTBS-Schwere erfasst. Umfasst 30 Items, Dauer ca. 45–50 min
	Kurze Screening Skala für PTBS (Breslau Skala, Siegrist u. Maercker 2010)	S	Deutsche Fassung der Kurzen Screening Skala für Posttraumatische Belastungsstörung nach DSM-IV (Breslau et al. 1999). 7 Items, bei der 9-Item-Version werden zusätzlich Intrusionen und Flashbacks gemessen. Die englische Version zeigt eine sehr gute Testgüte. Die deutsche Version wurde an großen Stichproben in Deutschland und der Schweiz eingesetzt und weist gute Anwendungseigenschaften und eine hohe interne Konsistenz auf sowie hohe Übereinstimmung mit der mittels strukturiertem Interview erhobenen Symptomatik der PTBS
Dissoziative Störungen	Fragebogen zu dissoziativen Symptomen (FDS; Spitzer et al. 2005)	S	Screeninginstrument zur Erfassung verschiedener dissoziativer Phänomene einschließlich Depersonalisation und Derealisation
Somatoforme Störungen	Screening für somatoforme Störungen (SOMS; Rief u. Hiller 2008)	S	Dient der Erfassung von körperlichen Beschwerden ohne organische Grundlage sowie der Verlaufsbeschreibung von Personen mit somatoformen Störungen. Es werden sowohl die Kriterien von DSM-IV als auch von ICD-10 berücksichtigt. Es gibt eine Form zur Statusdiagnostik (SOMS-2) und eine zur Veränderungsmessung (SOMS-7T). Für SOMS-2 können 3 Somatisierungsindizes gebildet werden, nach DSM-IV, nach ICD-10, und ein SAD-Index zur Abklärung einer somatoformen autonomen Funktionsstörung. Die überarbeitete und neu normierte Auflage bietet nun auch Normen für die Veränderungsmessung bei gesunden Personen

◻ Tab. 2.12 (Fortsetzung)

Einsatzbe-reich	Verfahren	Selbstbeur-teilung (S)/ Fremdbeur-teilung (F)	Beschreibung
Ess-störungen	Eating Disorder Inventory-2 (EDI-2; Paul u. Thiel 2004)	S	Standardverfahren zur mehrdimensionalen Beschreibung der spezifischen Psychopathologie von Patienten mit Anorexia und Bulimia nervosa sowie anderen psychogenen Essstörungen. 11 Skalen erfassen die folgenden Dimensionen: Schlankheitsstreben, Bulimie, Unzufriedenheit mit dem Körper, Ineffektivität, Perfektionismus, Misstrauen, interozeptive Wahrnehmung, Angst vor dem Erwachsenwerden, Askese, Impulsregulation und soziale Unsicherheit
	Eating Disorder Examination Questionnaire (EDE-Q; dt. Übersetzung Hilbert u. Tuschen-Caffier 2006)	S	Zur Erfassung der spezifischen Psychopathologie von Essstörungen bei Jugendlichen und Erwachsenen; erfasst werden in 4 Subskalen gezügeltes Essverhalten, essbezogene Sorgen, Gewichtssorgen und Figursorgen
Schlaf-störungen	Epworth Sleepiness Scale (ESS; Johns 2005)	S	Screeninginstrument zur Erfassung der subjektiv erlebten Tagesschläfrigkeit bei Schlafstörungen, vor allem bei Hypersomnien
	Schlaffragebogen A und B – revidierte Fassung (SF-A/R und SF-B/R; Görtelmeyer 2011)	S	Dient der Erfassung der quantitativen und qualitativen Beschreibung und Evaluation des Schlafverhaltens und -erlebens. Der SF-A/R bezieht sich mit 25 Fragen auf die vergangene Nacht. Der SF-B/R erhebt mit 31 Fragen die vergangenen 2 Wochen. Die revidierte Form enthält zusätzliche Items und die Auswertungsvorschriften wurden überarbeitet

Persönlich-keits-störungen	Minnesota Multiphasic Personality Inventory-2 (MMPI-2; Hathaway u. McKinley, dt. Bearbeitung von Engel 2000)	S	Mit 567 Items werden 10 Basisskalen und 15 rational/faktoren-analytisch konstruierte homogene Inhaltsskalen und weitere Inhalts-komponentenskalen erfasst. Zu den Basisskalen gehören: Hypochond-rie, Depressivität, Hysterie, Psychopathie, Maskulinität/Feminität, Paranoia, Psychasthenie, Schizoidie, Hypomanie, soziale Introversion/Extraversion. Mit 3 Validitätsskalen lassen sich Verfälschungen in Richtung sozialer Erwünschtheit sowie Simulation und Dissimulation einschätzen. Die Kurzform beinhaltet nur die ersten 370 Items und deckt damit die Basis- und Validitätsskalen ab
	International Personality Disorder Examination (IPDE; Mombour et al. 1996)	F	Strukturiertes Interview zur Diagnostik von Persönlichkeitsstörungen nach ICD-10. Offizielles Instrument der WHO zur Diagnostik von Per-sönlichkeitsstörungen
	Inventar klinischer Persön-lichkeitsakzentuierungen (IKP; Andresen 2006)	S	Für Erwachsene und Jugendliche ab 16 Jahren. Dient schwerpunktmä-ßig der vollständigen dimensionalen Erfassung von Persönlichkeitsak-zentuierungen nach DSM-IV und ICD-10. Das Verfahren geht über die Diagnoseeinheiten der internationalen Klassifikationssysteme hinaus und bietet etablierte und explorative Zusatzskalen an
	Borderline-Persönlichkeits-Inventar (BPI; Leichsenring 1997)	S	Psychoanalytisch fundierter Fragebogen mit 53 Items, aus denen 4 Skalen abgeleitet werden können: Entfremdungserlebnisse und Identitätsdiffusion, primitive Abwehrmechanismen und Objektbezie-hungen, mangelhafte Realitätsprüfung, Angst vor Nähe. Zusätzlich kann ein Summenwert über 51 Items normiert werden. Verfälschungs-tendenzen bleiben unberücksichtigt

⊡ Tab. 2.12 (Fortsetzung)

Einsatzbe-reich	Verfahren	Selbstbeur-teilung (S)/ Fremdbeur-teilung (F)	Beschreibung
ADHS im Erwach-senenalter	Homburger ADHS-Skalen für Erwachsene (HASE; Rösler et al. 2008) (ADHS-SB Rösler et al. 2004)	S + F	Einsatz bei Patienten ab 18 Jahren. Das Instrument besteht aus 4 Ein-zelverfahren: (1) Die Wender Utah Rating Scale – deutsche Kurzform: WURS-K – dient der retrospektiven Diagnostik kindlicher ADHS-Symptome (2) Die ADHS-Selbstbeurteilungsskala (ADHS-SB) beinhaltet die 18 dia-gnostischen Kriterien von DSM-IV und der ICD-10-Forschungsversion (3) Die ADHS-Diagnostische Checkliste (ADHS-DC) ist eine Fremd-beurteilungsskala für Experten auf der Basis der 18 diagnostischen Kriterien von DSM-IV und der ICD-10-Forschungsversion (4) Das Wender-Reimherr-Interview (WRI) ist ein strukturiertes Inter-view mit 28 psychopathologischen Merkmalen
	Conners' Skalen zu Auf-merksamkeit und Verhalten für Erwachsene (CAARS; Conners et al.; dt. Christiansen et al. 2014)	S, F (liegt als Selbst- und Fremdbeur-teilungsver-fahren vor)	Verfahren zur Erfassung der aktuellen ADHS-Symptomatik im Er-wachsenenalter einschließlich der 18 DSM-IV-Kriterien; in 3 Versionen verfügbar: Screening, Kurzform und Langform

2.7 Diagnosestellung

- Grundlage der psychiatrischen Diagnostik bildet der psychopathologische Befund (▶ Kap. 1)
    - Die dabei erhobenen Leitsymptome können zu Syndromen (z. B. depressives Syndrom) zusammengefasst werden
    - Unter Berücksichtigung von Zeit- und Verlaufskriterien sowie den Befunden der klinischen, laborchemischen, apparativen und testpsychologischen Befunde wird dann eine Diagnose gestellt
- Diagnosestellung orientiert sich an den beiden international anerkannten Klassifikationssystemen ICD-10 (International Classification of Diseases) und DSM-5 (Diagnostic and Statistical Manual of Mental Disorders), welche die Diagnosekriterien enthalten
- ICD-10:
    - Klassifikationssystem der WHO, liegt in der 10. Version vor, wird aber derzeit für eine 11. Version überarbeitet
    - International verbindliches Klassifikationssystem, das im versorgungsärztlichen Kontext Anwendung findet
    - Umfasst nicht nur psychische Erkrankungen; die psychischen Erkrankungen werden in der F-Kategorie abgebildet (◨ Tab. 2.13)
- DSM-5:
    - Klassifikationssystem der American Psychiatric Association (APA), nationales amerikanisches Klassifikationssystem mit internationaler Verbreitung
    - Findet v. a. in der Forschung Anwendung
- Im Gegensatz zum DSM-5 existieren für die ICD-10 verschiedene Versionen, z. B. die klinisch-diagnostischen Leitlinien (finden primär in der klinischen Routine Anwendung) und die Forschungskriterien (sind stärker operationalisiert)
- Gemeinsamkeiten von ICD-10 und DSM-5:
    - Einteilung der Erkrankungen nach deskriptiven und nicht nach ätiologischen Gesichtspunkten, Beschreibung von Patienten auf Störungsebene
    - Operationalisierte Diagnostik: spezifische Symptom-, Zeit-, Verlaufs- und Ausschlusskriterien für die einzelnen Störungsbilder
    - Komorbiditätsprinzip: unterschiedliche, gemeinsam auftretende psychische Störungen bei einer Person können getrennt diagnostiziert und kodiert werden
    - Multiaxiale Diagnostik: mehrere Achsen können zur Beschreibung eines Patienten herangezogen werden (z. B. bei der ICD-10: Achse I »Psychische und somatische Störungen«, Achse II »Soziale Funktionseinschränkungen«, Achse III »Umgebungs- und situationsabhängige Einflüsse/Probleme der Lebensführung und Lebensbewältigung«)

▣ **Tab. 2.13** Hauptkategorien der ICD-10	
F0	Organische, einschließlich symptomatischer psychischer Störungen
F1	Psychische und Verhaltensstörungen durch psychotrope Substanzen
F2	Schizophrenie, schizotype und wahnhafte Störungen
F3	Affektive Störungen
F4	Neurotische-, Belastungs- und somatoforme Störungen
F5	Verhaltensauffälligkeiten mit körperlichen Störungen und Faktoren
F6	Persönlichkeits- und Verhaltensstörungen
F7	Intelligenzstörung
F8	Entwicklungsstörungen
F9	Verhaltens- und emotionale Störungen mit Beginn in der Kindheit und Jugend
F99	Nicht näher bezeichnete psychische Störungen

— Hilfreich bei der Erfassung der Diagnosekriterien können spezielle Erhebungsinstrumente sein: Checklisten, strukturierte oder standardisierte Interviews

2.8   Dokumentation

— Erhobene Befunde, veranlasste diagnostische Maßnahmen, Ergebnisse sowie therapeutische Interventionen müssen handschriftlich in einer papiergestützten Patientenakte oder elektronisch dokumentiert werden (▶ Arbeitsmaterial Dokumentationsbogen für psychische Erkrankungen)
— Die Dokumentation sollte beinhalten:
    — Äußere Bedingungen der Untersuchung (Einweisungs-/Unterbringungsmodus?) mit dem Untersuchungsanlass
    — Äußere Erscheinung des Patienten und erster Eindruck
    — Psychopathologischer Befund (▶ Kap. 1)
    — Krankheits- und Lebensgeschichte
    — Ergebnisse und Therapieplanung (Diagnose, Therapie, weitere Maßnahmen)

Weiterführende Literatur

Brähler E, Holling H, Leutner D, Petermann F (2002) Brickenkamp-Handbuch psychologischer und pädagogischer Tests. Hogrefe, Göttingen

Dahmer J (2006) Anamnese und Befund: Die ärztliche Untersuchung als Grundlage klinischer Diagnostik. Thieme, Stuttgart

Dahmer H, Dahmer J (2003) Gesprächsführung. Eine praktische Anwendung. Thieme, Stuttgart

Füeßl HS, Middeke M (2010) Anamnese und Klinische Untersuchung. Thieme, Stuttgart

Habel U, Schneider F (2012) Testpsychologische Untersuchung. In: Schneider F (Hrsg) Facharztwissen Psychiatrie und Psychotherapie. Springer, Heidelberg, S 53–66

Haug HJ, Kind H (2008) Psychiatrische Untersuchung. Ein Leitfaden für Studierende, Ärzte und Psychologen in Praxis und Klinik. Springer, Heidelberg

Nickl-Jockschat T, Vernaleken I, Schneider F (2012) Bildgebung. In: Schneider F (Hrsg) Facharztwissen Psychiatrie und Psychotherapie. Springer, Heidelberg, S 83–93

Schneider F (Hrsg) (2012) Facharztwissen Psychiatrie und Psychotherapie. Springer, Heidelberg

Schneider F, Hettmann M (2012) Laborchemische Untersuchung. In: Schneider F (Hrsg) Facharztwissen Psychiatrie und Psychotherapie. Springer, Heidelberg, S 67–75

Schneider F, Niebling W (2012) Klinische Untersuchung. In: Schneider F (Hrsg) Facharztwissen Psychiatrie und Psychotherapie. Springer, Heidelberg, S 47–51

Schneider F, Frister H, Olzen D (2015) Begutachtung psychischer Störungen. 3. Aufl. Springer, Heidelberg

Testliteratur
► Anhang

Therapie

Allgemeine Psychopharmakotherapie

I. Vernaleken, F. Schneider, W. Niebling

F. Schneider (Hrsg.), *Klinikmanual Psychiatrie, Psychosomatik und Psychotherapie*,
DOI 10.1007/978-3-642-54571-9_3, © Springer-Verlag Berlin Heidelberg 2016

3.1   Einteilung der Psychopharmaka

— Einteilung von Psychopharmaka aufgrund verschiedener Kriterien:
  — Chemische Struktur (objektiv, teilweise weniger hilfreich)
  — Wirkprinzip (hohe Eindeutigkeit, klinisch relevanter)
  — Indikationsgebiet bzw. Zielsymptomatik (klinisch relevant, z. T. schlecht abgrenzbar)
  — Klinisches Profil (klinisch relevant, z. T. aber schlecht definierbar)

3.2   Wirkprinzipien psychopharmakologischer Medikamente

— Die meisten Substanzen verändern direkt oder indirekt die Wirkung von Neurotransmittern (speziell Noradrenalin, Dopamin und Serotonin) am Rezeptor:
  — Durch direkten (kompetitiven/allosterischen) Agonismus oder (Partial-) Antagonismus am Zielrezeptor
  — Durch Hemmung der Rückaufnahme aus dem synaptischen Spalt bzw. durch Hemmung des enzymatischen Metabolismus
  — Durch Bindung an Autorezeptoren
— Insbesondere in Bezug auf die Nebenwirkungen sind direkte Rezeptorwirkungen von Bedeutung (◘ Tab. 3.1)
— Weiterer psychopharmakologischer Angriffspunkt: Second-Messenger-Systeme wie IP3-Kreislauf, Arachidonsäure
  — Pathway, GSK3-Modulation etc. (z. B. Phasenprophylaktika)
— (Neben-)wirkungen durch Modulation von Ionenkanalrezeptoren

◼ **Tab. 3.1** Klassische Nebenwirkungsprofile bei Antagonismus und Agonismus einer Auswahl wichtiger zerebraler Rezeptoren. (Vernaleken et al. 2012)

Rezeptor-wirkung	Rezeptor-typ	Nebenwirkung
Inhibition	M_1	Akkomodationsstörungen, Steigerung des Augen-innendrucks, Obstipation, Urinretention, Arrhythmien, (Prä-)Delir
Inhibition	H_1	Sedierung, Gewichtszunahme, Verschlechterung der Kognition
Inhibition	α_1	Sexuelle Inappetenz, Sedierung, orthostatische Dysregulation mit Schwindel und Tachykardie, Hyperhidrosis, Priapismus
Inhibition	D_2	Dystonien, Akathisie, Parkinsonoid, Spätdyskinesien, Prolaktinanstieg, sexuelle Appetenzstörungen
Inhibition	$5HT_2$	Gewichtszunahme, Sedation
Agonismus	$5HT_{2A}$	Anxiogenität, Agitiertheit, Depressiogenität, sexuelle Funktionsstörungen, (Psychotogenität)
Agonismus	$5HT_{2C}$	Anorexie, Dysphorie
Agonismus	$5HT_3$	Nausea, Kopfschmerzen, Schwindel
Agonismus	D_2	Übelkeit
Agonismus	$GABA_A$	Sedation, Muskelhypotonie

— Psychopharmaka können erhebliche Einflüsse auf nachgeschaltete Mechanismen der Signaltransduktion und infolgedessen auf Gentranskription und Translation sowie auf die Synthese neurotropher Faktoren haben

3.3 Antidepressiva

Mit Ausnahme tri- und tetrazyklischer Antidepressiva werden antidepressive Substanzen (◘ Tab. 3.2) mittlerweile zumeist entsprechend ihres Wirkprinzips unterteilt.

◘ **Tab. 3.2** Einteilung der auf dem deutschen Markt befindlichen oder erwarteten Antidepressiva. (Vernaleken et al. 2012)

Wirkstoffklasse	Wirkstoff	Auswahl an Handelsnamen
TZA (**tri**-/**tetra**zyklische **A**ntidepressiva) bzw. NSMRI (**n**icht-**s**elektive **M**onoamin-**R**ückaufnahme-**I**nhibitoren)	Amitriptylin/ Amitriptylinoxid	Saroten, Syneudon, Amioxid-neuraxpharm etc.
	Clomipramin	Anafranil etc.
	Doxepin	Aponal, Mareen etc.
	Imipramin	Tofranil etc.
	Maprotilin	Ludiomil etc.
	Mianserin	Mianserin Holsten etc.
	(Mirtazapin[a])	(Remergil etc.)
	Nortriptylin	Nortrilen
	Trimipramin	Stangyl
SNRI (**s**elektive **N**oradrenalin-**r**ückaufnahme**i**nhibitoren)	Reboxetin	Edronax, Solvex
	(Atomoxetin[b])	Strattera
SSRI (**s**elektive **S**erotonin**r**ück-aufnahme**i**nhibitoren)	Citalopram/ Escitalopram	Cipramil etc., Cipralex
	Fluoxetin	Fluctin etc.
	Fluvoxamin	Fevarin etc.
	Paroxetin	Seroxat etc.
	Sertralin	Zoloft etc.
SSNRI (**s**elektive **S**erotonin- und **N**oradrenalinrückauf-nahme**i**nhibitoren)	Duloxetin	Cymbalta, (Ariclaim + Yentreve ohne psych. Indikation)
	Venlafaxin	Trevilor etc.
SRE (**S**erotonin **R**euptake **E**nhancer)	Tianeptin	Tianeurax

◘ Tab. 3.2 (Fortsetzung)

Wirkstoffklasse	Wirkstoff	Auswahl an Handelsnamen
NaSSA (noradrenerges und spezifisch serotonerges Antidepressivum)	Mirtazapin	Remergil etc.
Kombinierter $5HT_{2A}$-Antagonismus und 5HT-Rückaufnahmeinhibition	Trazodon	Trazodon-neuraxpharm
Kombinierter $5HT_{2C}$-Antagonismus und Melatoninagonismus	Agomelatin	Valdoxan
Irrevsibler MAOH (irreversibler und unspezifischer **MAO-Hemmer**)	Tranylcypromin	Jatrosom N etc.
RIMA (reversibler Inhibitor der **MAO-A**)	Moclobemid	Aurorix etc.
Phytotherapeutika	Hypericumextrakt	Laif, Esbericum forte etc.

[a] Chemisch ein tetrazyklisches Antidepressivum (TZA), aber klinisch eher als NaSSA klassifiziert.
[b] Keine Zulassung als Antidepressivum.

3.3.1   Tri- und tetrazyklische Antidepressiva (TZA) / Nichtselektive Monoaminrückaufnahmeinhibitoren (NSMRI)

▪ Wirkprinzip und Wirksamkeit
— Chemische Grundstruktur: 3- oder 4-Ring-System
— Wirken hauptsächlich über eine Rückaufnahmehemmung von Serotonin und/oder Noradrenalin (Ausnahme: Trimipramin)
— Zeigen zusätzlich, bedingt durch ihre Nonselektivität, direkte Wirkungen an diversen Rezeptoren
   — Wirken in verschiedener Verteilung antagonistisch auf α_2-, H_1- oder M_1-, seltener auch D_2- Rezeptoren, wodurch sich ihr **Nebenwirkungsspektrum** erklärt (◘ Tab. 3.1 und ◘ Tab. 3.6). Insbesondere anticholinerge (M_1-) antagonistische Wirkungen schränken die Anwendbarkeit ein.

- Wirksamkeit bei depressiven Erkrankungen, die sich nur bei ausreichenden Plasmaspiegeln entfaltet (häufig aufgrund der Nebenwirkungen nicht erreichbar)
- Decken ein breites Indikationsgebiet ab (■ Tab. 3.3)
- **Amitriptylin** häufig gegebene Substanz mit guter antidepressiver Wirksamkeit; häufig wegen schmerzmodulatorischer Wirkung niedrigdosiert eingenommen, deutliche anticholinerge Komponente, die beim Derivat/Metabolit **Nortriptylin** geringer ist
- **Doxepin** zeigt eine präferenziell noradrenalinrückaufnahmehemmende Wirkung in Verbindung mit deutlich antihistaminerg vermittelten sedierenden Eigenschaften; es besitzt eine besondere Bedeutung bei der Unterstützung von Drogen- und Benzodiazepinentzugssyndromen und in der Behandlung von Schlafstörungen
- **Clomipramin** hat besonders hohe Affinität am Serotonintransporter, wodurch es trotz fehlender Selektivität zum stärksten Serotoninrückaufnahmehemmer wird
- **Imipramin** erstes dezidiertes längerfristig verfügbares Antidepressivum
- **Trimipramin** abweichendes Prinzip, wenig SERT und weniger NET-Inhibition, aber erkennbar anti-D_2, massiv anti-H_1, antiadrenerg; wichtig: keine REM-Suppression

■ **Tab. 3.3** Indikationsgebiete für TZA/NSMRI[a,b]. (Vernaleken et al. 2012)

Indikation	Präparat
Depressive Erkrankungen, depressives Syndrom	Amitriptylin (alle Präparate) Amitriptylinoxid (Amioxid-neuraxpharm) Clomipramin (alle Präparate) Doxepin (alle Präparate) Imipramin (alle Präparate) Maprotilin (alle Präparate) Mianserin (alle Präparate) Nortriptylin (Nortrilen) Tianeptin (Tianeurax) Trimipramin (wenn Angst, Unruhe oder Schlaflosigkeit im Vordergrund; alle Präparate)
Panikstörungen	Clomipramin (alle Präparate)
Phobien (außer Agoraphobie)	Clomipramin (Clomipramin Sandoz)
Angsterkrankungen, Angstsyndrome	Doxepin (alle Präparate)

▣ Tab. 3.3 (Fortsetzung)

Indikation	Präparat
Zwangserkrankungen, Zwangsneurosen	Clomipramin (alle Präparate)
Unruhe/Angst/Dysphorie (z. T. nur bei depressiver Erkrankung oder Entzug)	Doxepin (alle Präparate) Maprotilin (Ludiomil)
Schlafstörungen (z. T. nur bei depressiver Erkrankung oder Entzug)	Doxepin (alle Präparate)
(Leichte) Entzugssymptome bei Alkohol-, Arzneimittel- und Drogenentzug	Doxepin (alle Präparate)
Funktionelle Organbeschwerden Psychosomatische/organische Beschwerden mit depressivem Hintergrund	Doxepin (Aponal) Maprotilin (Ludiomil)
Kataplexie, Schlaflähmung, hypnagoge Halluzinationen bei Narkolepsie	Clomipramin (alle oralen Präparate)
Langfristige Schmerzbehandlung	Amitriptylin (Amineurin, Amitriptylin neuraxpharm, Saroten) Clomipramin (alle Präparate) Imipramin (alle Präparate)
(Funktionelle) Enuresis (>5. Lebensjahr)	Clomipramin (alle Präparate) Imipramin (alle Präparate)
Pavor nocturnus	Imipramin (alle Präparate)

[a] Nicht alle Handelspräparate müssen notwendigerweise für alle Indikationsgebiete zugelassen sein.
[b] Zu beachten ist, dass einzelne Indikationsgebiete nur für bestimmte Dosierungen bestehen, was hier nicht gesondert aufgeschlüsselt wurde.

- **Nebenwirkungen**
- TZA verursachen ca. ein Drittel mehr Nebenwirkungen als wirksame Klassen anderer Antidepressiva; in Studien ca. 10% mehr nebenwirkungsbezogene Therapieabbrüche; auch anticholinerge Nebenwirkungen reduzieren die Anwendbarkeit (Akkomodationsstörungen, Steigerung des Augeninnendrucks, Obstipation, Urinretention, Arrhythmien, [prä-]Delir) und beherrschen die Kontraindikationen

- **Eindosierungseffekte:** Viele der auch subjektiv erheblich störenden Nebenwirkungen (z. B. Schwindel, Übelkeit, Sedation und orthostatische Dysregulation) treten v. a. zu Beginn der Behandlung auf und reduzieren sich in der weiteren Therapie
- **Absetzphänomene:** Bei plötzlicher Unterbrechung einer länger andauernden Therapie: Auftreten von Übelkeit, Erbrechen, Schwindel, innerer Unruhe, Niedergeschlagenheit, Schlafstörungen, grippeähnlichen Symptomen
- **Sexuelle Funktionsstörungen** sowie Gewichtszunahme persistieren meistens
- Das seltene, aber gefährliche **Serotoninsyndrom** (▶ Kap. 28) kann bei allen TZA mit relevanter Serotonintransporterblockade auftreten
- Verlängerungen der QTc-Zeit (inkl. des arrhythmischen Potenzials) werden zunehmend für Psychopharmaka beobachtet, insbesondere für Amitriptylin
- Insbesondere bei Trimipramin Zunahme von Alpträumen

❯ Zur Optimierung von Wirkungs-Nebenwirkungs-Beziehungen sollte ein therapeutisches Drugmonitoring (TDM) durchgeführt werden.

- **Kontraindikationen**
- Kardiale Reizleitungsstörungen, QTc-Zeit-Verlängerungen, Hypokaliämie
- Schwere Leberfunktionsstörungen
- Epileptisches Krampfleiden
- Engwinkelglaukom
- Paralytischer Ileus
- Pylorusstenose
- Benigne Prostatahyperplasie, akuter Harnverhalt
- Manien oder Rapid Cycling
- Demenz oder Zustand nach Delir

- **Vorsichtige Indikationsstellung bei folgenden Gegebenheiten**
- Bipolare Störung
- Gerontopsychiatrische Patienten (aufgrund der potenziell gefährlichen arrhythmogenen Potenz und höherer Prävalenz an Glaukomerkrankungen, Prostatahyperplasie oder degenerativer Hirnerkrankung)
- Kardiale Vorschädigung
- Polypharmazie
- Diabetes mellitus
- Vorausgegangene Suizidversuche/latente Suizidalität
- Mittelschwere Leberfunktionsstörung
- Postoperativ

Beurteilung der TZA/NSMRI

- ▬ Gut wirksame Gruppe antidepressiver Substanzen
- ▬ Dennoch sollten die Nebenwirkungsraten und die Anfälligkeit für Komplikationen ein hohes Maß an Zurückhaltung in der Verordnung nahelegen, zumal es besser verträgliche Alternativen gibt
- ▬ Keine Mittel der 1. Wahl in der Behandlung der Depression oder anderer Indikationsgebiete

3.3.2 Selektive Noradrenalinrückaufnahmeinhibitoren (SNRI)

- ▪ Wirkprinzip und Wirksamkeit
- ▬ Selektive Blockade präsynaptischer Noradrenalintransporter; es kommt zur Störung des Rücktransports ausgeschütteten Noradrenalins aus dem synaptischen Spalt und konsekutiv zu einer Konzentrationserhöhung von Noradrenalin
- ▬ Wirksamkeit von **Reboxetin** (Edronax, Solvex) als einzigem in Deutschland verbliebenen Vertreter der SNRI für die Behandlung der Depression erschien in Europa zunächst belegt; die Substanz erschien als gute Alternative für die Ersteinstellung von Patienten mit depressiver Episode mit nichtsedierenden Substanzen. Unter Berücksichtigung etlicher nicht publizierter Studienergebnisse kam das Institut für Qualität und Wirtschaftlichkeit im Gesundheitswesen (IQWIG) zum Ergebnis der Unterlegenheit gegenüber den SSRI und sprach dem Medikament die Effektivität ab; weiter erhältlich, aber nicht mehr erstattungsfähig durch die GKV
- ▬ **Atomoxetin** (Strattera):
  - ▬ Zugelassen zur Behandlung von ADHS bei Kindern und Jugendlichen (≥6 Lebensjahre)
  - ▬ Anwendungssichere Alternative zu Stimulanzien, sollte jedoch aufgrund des möglichen Blutdruckanstiegs nicht bei Patienten mit schweren kardio- oder zerebrovaskulären Erkrankungen angewandt werden

- ▪ Nebenwirkungen
- ▬ Hauptsächlich noradrenerge und sympathomimetische Effekte:
  - ▬ Palpitationen
  - ▬ Hypertonie
  - ▬ Tachykardie
  - ▬ Unruhe

— Hyperhidrosis
— Tremor
— Gastrointestinale Beschwerden
— Anorexie
— Insomnie
— Miktionsbeschwerden und Harnverhalt bei Männern (sofortiges Absetzen!)
— Gelegentlich Libido- und Orgasmusstörungen
— Abgesehen von pharmakokinetischen Wechselwirkungen ist grundsätzlich auch auf pharmakodynamische Wechselwirkungen mit sympathomimetischen Substanzen (z. B. Antiasthmatika) zu achten
— Die Präparate sollten (aber müssen nicht) aufgrund des Nebenwirkungsprofils einschleichend dosiert werden
— Therapeutisches Drugmonitoring (TDM) nicht unbedingt notwendig

3.3.3 Selektive Serotoninrückaufnahmeinhibitoren (SSRI)

■ Wirkprinzip und Wirksamkeit

— Blockieren selektiv den Serotonintransporter und lassen andere Neurotransmitterrezeptoren in klinisch relevantem Maße unbeeinflusst
— Gesicherte Gleichwirksamkeit bei depressiven Episoden gegenüber TZA, SSNRI oder irreversiblen MAO-Inhibitoren, kann hinsichtlich Ansprechraten und Wirklatenz nicht sicher angenommen werden
— Ansprechraten für Zwangs- und Panikstörungen: über 60% (i.d.R. Partialremissionen; häufig höhere Dosierungen notwendig)
— Insgesamt breites Indikationsgebiet (◘ Tab. 3.4)
— Dapoxetin ist ein SSRI mit schneller C_{max} (1–2 h) zur On-demand-Therapie der Ejaculatio präcox
— Ausgehend von den SSRI wird mit Vortioxetin ein als Serotoninmodulator vermarktetes Präparat zugelassen, welches – obgleich nicht selektiv, nur rückaufnahmehemmend – wegen der primär auf das Serotoninsystem fokussierten Wirkung häufig innerhalb der Gruppe der SSRI gesondert beschrieben wird; Vortioxetin hat zusätzlich 5-HT_{1A}-agonistische, 5-HT_{1B}-partialagonistische und 5-HT_3- sowie 5-HT_7-antagonistische Wirkung. Eine erhöhte Wirksamkeit gegenüber anderen Antidepressiva kann nach aktueller Studienlage nicht angenommen werden; es gibt Hinweise auf geringere Raten von sexueller Dysfunktion

◻ Tab. 3.4 Indikationsgebiete für SSRI[a,b]. (Vernaleken et al. 2012)

Indikation	Präparate
Depressive Erkrankungen, depressives Syndrom	Citalopram (Cipramil, Citalopram beta, -neuraxpharm, -ratiopharm) Paroxetin (Paroxetin ratiopharm)
Depressive Episode (mittel bis schwer), MDE	Citalopram (Citalon, Citalopram Holsten, -Henning, -ratiopharm) Escitalopram (Cipralex) Fluoxetin (alle Präparate) Fluvoxamin (alle Präparate) Paroxetin (alle Präparate außer Paroxetin ratiopharm) Sertralin (alle Präparate) Vortioxetin
Prophylaxe depressiver Erkrankungen	Sertralin (alle Präparate)
Panikstörung mit oder ohne Agoraphobie	Citalopram (Cipramil, Citalopram beta, -neuraxpharm, -ratiopharm) Escitalopram (Cipralex) Paroxetin (alle Präparate) Sertralin (alle Präparate)
Soziale Phobie	Escitalopram (Cipralex) Paroxetin (alle Präparate außer Paroxalon) Sertralin (alle Präparate)
Generalisierte Angststörung	Escitalopram (Cipralex) Paroxetin (alle Präparate)
Posttraumatische Belastungsstörung	Paroxetin (Seroxat, Paroxetin Hormosan) Sertralin (alle Präparate)
Bulimie	Fluoxetin (alle Präparate)
Zwangsstörung	Fluoxetin (alle Präparate) Fluvoxamin (Fevarin, Fluvoxamin ratiopharm) Paroxetin (alle Präparate) Sertralin (alle Präparate)

[a] Zu beachten ist, dass einzelne Indikationsgebiete trotz gleicher Wirkstoffe nur bei bestimmten Präparaten gegeben sind und z. T. verschieden definiert sind (z. B. depressives Syndrom vs. depressive Episode).
[b] Nicht alle Handelspräparate müssen notwendigerweise für alle Indikationsgebiete zugelassen sein.

Praxistipp

Bei der Panikerkrankung stellen SSRIs die erste Wahl im Falle einer pharmakologischen Behandlungsform dar.

- ▪ Nebenwirkungen
- ▬ Insgesamt benigneres Nebenwirkungsprofil als Trizyklika
- ▬ Viele Nebenwirkungen sind nur passager vorhanden, eine langsame Auf-
  dosierung kann die initialen Effekte reduzieren
- ▬ Aus der serotoninrückaufnahmehemmenden Wirkung im zentralen und
  intestinalen Nervensystem resultieren als wichtigste und häufigste Neben-
  wirkungen:
  - ▬ Unruhe
  - ▬ Angst
  - ▬ Schlafstörungen
  - ▬ Kopfschmerzen
  - ▬ Sexuelle Funktionsstörungen
  - ▬ Darmmotilitätsstörungen
  - ▬ Übelkeit
- ▬ Selten (im Alter zunehmend): **Hyponatriämie** im Rahmen eines medika-
  mentös induzierten SIADH (**Syndrom der inadäquaten Sekretion des anti-
  diuretischen Hormons**)
- ▬ SSRI sind dann sofort abzusetzen
- ▬ Selten: **Serotoninsyndrom** (▶ Kap. 28)
- ▬ Dosisabhängige QTc-Zeit-verlängernde Wirkungen werden auch für SSRI
  als klinisch relevant beschrieben (insbesondere für [Es-]Citalopram, s. auch
  Kontraindikationen)
- ▬ Postoperativ erhöhen SSRI offenbar das Blutungsrisiko
- ▬ Bei Patienten unter 25 Jahren ist ein erhöhtes Risiko für suizidales Verhalten
  nicht auszuschließen, auch feindseliges Verhalten möglich; die Daten werden
  allerdings kontrovers diskutiert; insgesamt scheinen schließlich Regionen
  mit hohem SSRI-Gebrauch geringere Suizidraten zu haben

❯ Es besteht ein erheblich erhöhtes Risiko eines Serotoninsyndroms bei
Kombination oder zeitnaher Umstellung auf/von Monoaminoxidasehemmern. Daher: Keine Kombination von MAOH und SSRI oder anderen
Serotoninrückaufnahmeinhibitoren! Beim Umsetzen von SSRI auf MAOH
grundsätzlich eine Latenz vom 5-Fachen der Halbwertszeit des SSRI oder
längstwirkenden aktiven Metaboliten abwarten.

- Seltene Absetzphänomene bei plötzlicher Unterbrechung einer länger andauernden Therapie:
  - Übelkeit, Erbrechen, Schwindel, innere Unruhe, Niedergeschlagenheit, Schlafstörungen, grippeähnliche Symptome

- **Kontraindikationen**
- Offizielle Anwendungsbeschränkungen gibt es für Citalopram und Escitalopram in der Anwendung bei Patienten mit QTc-Zeit-verlängernen Substanzen oder Erkrankungen (Long-QT-Syndrom) sowie relevanten kardialen Begleiterkrankungen

3.3.4 Selektive Serotonin- und Noradrenalinrückaufnahmeinhibitoren (SSNRI)

Cave: SSNRI werden in der Literatur häufig als SNRI bezeichnet; Unklarheiten in den klinisch gebräuchlichen Abkürzungen können hier zu Verwechslungen führen.

- **Wirkprinzip und Wirksamkeit**
- Selektive Hemmung der Serotonin- und Noradrenalinrückaufnahme
- **Venlafaxin** wirkt bei niedrigen bis moderaten Dosierungen eher ähnlich einem SSRI (Serotoninrückaufnahmehemmung) und zeigt erst in höheren Dosisbereichen eine zusätzliche Noradrenalinrückaufnahmehemmung (entsprechend finden sich Indikationsgebiete von der depressiven Episode über Panikerkrankungen bis hin zur generalisierten Angsterkrankung, ◻ Tab. 3.5)
- Bei **Duloxetin** besteht das duale Prinzip (Serotonin- und Noradrenalinrückaufnahmehemmung) auch bei niedrigen Dosierungen
- Venlafaxin und anscheinend auch Duloxetin scheinen gegenüber den SSRI einen Vorteil in Ansprechrate und Effektgröße zu haben
- Vergleich von Venlafaxin mit TZA: keine Unterlegenheit von Venlafaxin bei der Behandlung von depressiven Erkrankungen und chronischen Schmerzsyndromen

- **Nebenwirkungen**
- Günstiges Nebenwirkungsspektrum von Duloxetin und Venlafaxin
  - Verglichen mit den TZA deutlich niedrigere Gesamttoxizität
  - SSNRI und SSRI unterscheiden sich nicht signifikant in der nebenwirkungsbedingten Abbruchrate
- Häufigste Nebenwirkung: **Übelkeit**, insbesondere in der Eindosierungsphase (stärker als bei SSRI)

◼ **Tab. 3.5** Indikationsgebiete für SSNRI[a]. (Vernaleken et al. 2012)

Indikation	Präparat
Depressive Erkrankungen, depressive Episoden	Venlafaxin (alle Präparate) Duloxetin (Cymbalta)
Erhaltungstherapie und Rezidivprophylaxe depressiver Erkrankungen	Venlafaxin (alle Präparate)
Panikstörungen mit und ohne Agoraphobie	Venlafaxin (Trevilor)
Soziale Phobie	Venlafaxin (alle Präparate)
Generalisierte Angststörung	Venlafaxin (Trevilor) Duloxetin (Cymbalta)
Schmerzen bei diabetischer Polyneuropathie	Duloxetin (Cymbalta, Ariclaim)
Frauen mit mittelschwerer bis schwerer Belastungs(harn)inkontinenz	Duloxetin (Yentreve)

[a] Nicht alle Handelspräparate müssen notwendigerweise für alle Indikationsgebiete zugelassen sein.

━ Weitere häufige Nebenwirkungen (v. a. im Rahmen der Aufdosierung, relativieren sich später):
  ━ Schlafstörungen
  ━ Unruhe
  ━ Schweißneigung
  ━ Mundtrockenheit
━ Persistieren können als Nebenwirkung **sexuelle Funktionsstörungen** (bei Duloxetin seltener als bei Venlafaxin)
━ Duloxetin: mehr als bei Venlafaxin **sympathomimetische Nebenwirkungen** (Tachykardie); auch bei Venlafaxin sind gelegentlich anhaltende Blutdruckerhöhungen möglich, insbesondere bei höheren Dosierungen und in der Anfangsphase
━ QTc-Zeit-Verlängerungen (insbesondere bei Venlafaxin möglich)

❯ Beim Einsatz von SSNRI bei Patienten mit kardiovaskulären Erkrankungen muss der sympathomimetische Effekt bedacht werden.

━ Weitere mögliche problematische Nebenwirkungen und Komplikationen: Harnverhalt, Hyponatriämien im Sinne eines SIADH, Gerinnungsstörungen (regelmäßig kontrollieren!) mit Ekchymosen und Purpura, Serotoninsyndrom (▶ Kap. 28)

■ Seltene **Absetzphänomene** bei plötzlicher Unterbrechung einer länger andauernden Therapie: Übelkeit, Erbrechen, Schwindel, innere Unruhe, Niedergeschlagenheit, Schlafstörungen, grippeähnliche Symptome

3.3.5 Noradrenerges und spezifisch serotonerges Antidepressivum (NaSSA)

■ Wirkprinzip und Wirksamkeit
■ Diese Mittel zeigen als Wirkprinzip keine Neurotransmittertransporterblockade
■ Mirtazapin (z. B. Remergil):
  – Zentral wirksamer präsynaptischer α_2-(schwächer auch α_1-)Antagonist und dadurch indirekte Verstärkung der noradrenergen und serotonergen Neurotransmission
  – Blockade von $5HT_2$- und $5HT_3$-Rezeptoren: höhere Stimulation von $5HT_1$-Rezeptoren und Minimierung von serotonergen Nebenwirkungen
  – Bezeichnung als spezifische Substanz nur teilweise richtig:
    – Deutlicher (sedierender) H_1-Antagonismus, der allerdings in vielen Fällen gewünscht ist

❯ Mirtazapin hat einen sedierenden Effekt, der bereits in niedrigen Dosierungen (15 mg) auftritt; bei höheren Dosen (ab 30 mg/Tag) reduziert der zunehmende noradrenerge Effekt die sedierende Komponente.

■ Zulassung der Mittel ist auf die Behandlung depressiver Erkrankungen beschränkt
■ Leichte Überlegenheit bei depressiven Erkrankungen gegenüber SSRI-Substanzen sowie möglicherweise eine Gleichwirksamkeit zu TZA und SSNRI
■ Positive Hinweise für Wirksamkeit bei Panikerkrankungen, generalisierter Angststörung und sozialer Phobie

■ Nebenwirkungen
■ Keine anticholinergen und antiadrenergen Nebenwirkungen
■ Häufig Gewichtszunahme durch H_1- und $5HT_{2C}$-Antagonismus
■ Weitere häufige Nebenwirkungen:
  – Mundtrockenheit
  – Obstipation
  – Albträume
■ Senkung der Krampfschwelle
■ Selten: Leber- und Blutbildveränderungen

3.3.6 Trazodon (Thombran)

- **Wirkprinzip**
  - Leichte Blockade von Serotonintransportern sowie α_1-Rezeptoren
  - Antagonismus an $5HT_{2A}$- und $5HT_{2C}$-Rezeptoren bei nur geringer Wiederaufnahmehemmung von Serotonin
  - Vernachlässigenswerte anticholinerge und milde antihistaminerge Eigenschaften, problematisch kann jedoch der erhebliche α_1-antagonistische Effekt werden

- **Nebenwirkungen**
  - Antiadrenerge Effekte können zu ausgeprägter Hypotonie und orthostatischer Dysregulation mit Fallneigung führen und zur Komplikation des **Priapismus**
  - Moderate antihistaminerge Effekte führen zu Sedierung und Gewichtszunahme
  - In Kombination mit anderen serotonergen Substanzen (v. a. MAOH und Tryptophan): erhöhte Gefahr eines Serotoninsyndroms (▶ Kap. 28)

3.3.7 Monoaminoxidaseinhibitoren

- **Wirkprinzip und Wirkung**
  - Hemmung des Enzyms Monoaminoxidase (MAO)
  - MAO metabolisiert Monoamine (u. a. Noradrenalin, Serotonin, Dopamin) im Zytoplasma der Präsynapse
    - durch MAO-Hemmung werden höhere Aminkonzentration im Zytosol und mehr Neurotransmitter vesikulär gespeichert und ausgeschüttet
  - 2 Isoenzyme der MAO:
    - MAO-A
      - Hauptsubstrate: Adrenalin, Noradrenalin, Serotonin
      - Zudem: Dopamin und Tryptamin
    - MAO-B:
      - Hauptsubstrate: Phenethylamin, Tyramine, Benzylamin
      - Zudem: Dopamin und Tryptamin
  - Antidepressive MAOH-Substanzen (in Deutschland auf dem Markt):
    - **Tranylcypromin: nicht selektiv** (inhibiert MAO-A und MAO-B) und **irreversibel** bindend (verliert Wirkung durch Neusynthese der MAO)
    - **Moclobemid: selektiv** (inhibiert spezifisch MAO-A) und **reversibel bindend** (beendet Wirkung nach 12–24 h)

- **Tranylcypromin (Jatrosom)**
  - Erhöht Dopamin-, Serotonin-, Noradrenalin- sowie Tryptamin- und Tyraminspiegel
  - Gute Wirksamkeit bei depressiven Erkrankungen, insbesondere bei sog. atypischen Depressionen
  - Wird häufig als Reserveantidepressivum eingesetzt; Einschränkung durch zwingende tyraminarme Diät
  - Wirksamkeit bei Panikstörungen, sozialer Phobie, PTBS, Bulimie, Zwangsstörungen und generalisierter Angststörung (Off-Label-Einsatz)

- **Risiken**
  - Die Hemmung des Metabolismus von **Tyramin** kann den Effekt alimentär aufgenommenen Tyramins um das 20-Fache steigern
  - Ab einer Aufnahme von 10 mg Tyramin zeigen sich innerhalb von 1 h erkennbare Symptome der Tyraminakkumulation
  - Ab 25 mg sind ernste Effekte zu erwarten

- **Symptomatik**
  - Palpitation, hypertensive Krise, zerebrale Blutungen
  - Übelkeit, Erbrechen, Kopfschmerzen (häufig okzipital)
  - Agitiertheit
  - Hyperhidrosis
  - Bewusstseinsstörungen
  - Temperaturerhöhung
  - Selten tödliche Verlaufsformen
  - Spezifische **tyraminarme Diät** ist Pflicht, d. h. Verzicht auf viele Lebensmittel wie:
    - Viele Käsesorten
    - Rotwein
    - Fertigsuppen und -soßen
    - Salami, Wildfleisch, Leber- und Nierengerichte
    - Salzig eingelegter, geräucherter oder getrockneter Fisch
    - Eingelegtes Gemüse (z. B. Sauerkraut, Gurken)
    - Viele Bohnensorten
    - Bananen, reife Birnen, Avocados, rote Pflaumen (auch Rumtopf), Walnuss
    - Bitterschokolade
    - Alkoholische Getränke (Bier – auch alkoholfrei –, Cognac, Whiskey, Likör)

> Eine Kombination mit proserotonergen Substanzen (z. B. SSRI, SSNRI, Clomipramin etc.) kann ein Serotoninsyndrom hervorrufen (▶ Kap. 28). Die Umstellung von Tranylcypromin auf proserotonerge Substanzen sollte erst 2 Wochen nach Absetzen von Tranylcypromin erfolgen. Die Einstellung auf Tranylcypromin sollte erst nach Absetzen und Abwarten von 5 Halbwertszeiten der entsprechenden proserotonergen Substanzen erfolgen.

— Nur sehr compliante Patienten sollten mit Tranylcypromin behandelt werden.

■■ Nebenwirkungen
— Auftreten der Nebenwirkungen zumeist als Eindosierungseffekte
— Antriebssteigernder Effekt bis hin zur Unruhe, Bewegungsdrang und Insomnie
— Schwere hypotone Zustände mit Sturzgefahr wegen **orthostatischer Dysregulation**
— Häufig aber auch hypertone Kreislaufzustände
— Sonstige häufige Nebenwirkungen: Kopfschmerzen, Übelkeit, Schwindel, Palpitationen, Hyperhidrosis, Tremor
— Seltene Komplikationen: SIADH, Blutbildveränderungen und Leberwerterhöhung, äußerst selten hepatotoxische Komplikationen
— Senkung der Krampfschwelle
— Obstipation
— Gewichtszu- oder -abnahme

■■ Kontraindikationen
— Phäochromozytom
— Entgleiste Schilddrüsenerkrankungen

■ Moclobemid (Aurorix)
— Wirksamkeit bei depressiven Episoden, speziell bei atypischen Depressionen
— Gleichwirksamkeit zu den SSRI bei allerdings geringeren Nebenwirkungsraten
— Zulassung für die Behandlung sozialer Phobien

■■ Nebenwirkungen
— Sehr benignes Nebenwirkungsprofil
— Häufigste Nebenwirkungen: Unruhe und Übelkeit
— Tyraminsensitivität ist bei normaler Ernährung nicht relevant erhöht
  — Tyraminmengen von 100 mg werden noch toleriert
  — Vorsicht ist geboten bei sehr stark tyraminhaltigen Speisen (z. B. Cheddar)

- Kurze Wirkdauer an der MAO-A macht einen Wechsel von Moclobemid auf andere serotonerg wirksame Antidepressiva bereits nach 1 Tag möglich
- Bei Neueinstellung sollte wegen des stark potenzierenden Wirkmechanismus eine Latenz von der 5-fachen Halbwertszeit der vorangegangenen serotonerg wirksamen Medikation eingehalten werden

3.3.8 Weitere Substanzen mit abweichenden Wirkmechanismen

- Agomelatin (Valdoxan)
- ■ Wirkprinzip und Wirkung
- Vorrangig bekannt für den potenten Melatonin(-MT$_1$-Rezeptor)-Agonismus, besitzt aber auch 5-HT$_{2C}$-antagonistische Eigenschaften; insbesondere durch letzteren Effekt kommt es zur Steigerung der Noradrenalin- und Dopaminausschüttung, was vermutlich den antidepressiven Effekt vermittelt
- Melatoninagonistischer Effekt soll zur Rhythmisierung des Schlaf-Wach-Rhythmus führen; intendiert ist eine mittelfristige Verbesserung des Nachtschlafs und eine Minderung von Tagesmüdigkeit, ohne dass das Medikament direkt sedierend wirkt
- In plazebokontrollierten Studien zeigte sich eine Wirksamkeit zur Behandlung von Depressionen, wahrscheinlich keine Überlegenheit gegenüber anderen Antidepressiva in Hinblick auf die Effektivität

- ■ Nebenwirkungen und Kontraindikationen
- I.d.R. subjektiv angenehmeres Nebenwirkungsprofil
- Berücksichtigt werden müssen aber Risiken für dosisabhängige Leberschädigungen

> Bei Eindosierung und Dosisänderung muss in den Wochen 3, 6, 12, und 24 das Labor in Hinblick auf Leberfunktionsstörungen überprüft werden. Desweiteren sollten Patienten mit Lebererkrankungen bzw. auffälligen Leberparametern nicht auf Agomelatin eingestellt werden.

- Bupropion (Elontril)
- ■ Wirkprinzip und Wirkung
- Inhibiert den Reuptake von Dopamin und Noradrenalin aus dem synaptischen Spalt; führt im Tiermodell zu erhöhten Katecholaminkonzentrationen und einem negativen Feedback auf Autorezeptoren (reduzierter Dopaminumsatz)

- In mehreren plazebokontrollierten (Vergleichs-)Studien als wirksam bestätigt
- Einige Studien legen eine präferenzielle Wirkung bei eher weniger angst- als fatiguebetonten Depressionen nahe (allerdings bisher nicht sicher bestätigt)

■ ■ **Nebenwirkungen und Kontraindikationen**
- Nebenwirkungsspektrum umfasst nicht die sonst häufigen serotonergen unerwünschten Effekte: führt häufiger zu Schlafstörungen und Mundtrockenheit, auch Kopfschmerzen und Appetitmangel können häufiger auftreten
- Selten, aber relevant in der Risikobewertung sind Krampfanfälle (signifikante Senkung der Krampfschwelle) und sehr selten ein Priapismus
- Häufiger kommt es zu deutlich erhöhten Leberwerten bis hin zu Leberinsuffizienzen (sehr selten)
- Aufgrund des Wirkprofils sollte der Einsatz bei Patienten mit Suchterkrankungen und psychotischen Erkrankungen kritisch gesehen werden
- Kontraindikation: Leberzirrhose und Kombination mit CYP1A2-Inhibitoren
- Substanz selbst ist ein potenter CYP2D6-Inhibitor

■ **Tianeptin (Stablon)**
- Erst seit Kurzem auf dem deutschen Markt

■ ■ **Wirkprinzip und Wirkung**
- Serotonin Reuptake Enhancer (SRE): Serotoninwiederaufnahmeverstärker (gegensätzlich zu SSRI)
- Wirkung wird vermutlich aber nicht über diesen Mechanismus vermittelt
- Modulation der Glutamattransmission (insbesondere AMPA), Sensitivierung der α_1-Rezeptoren, Erhöhung mesolimbischer Dopaminausschüttung
- Rückbildung stressinduzierter dendritischer Atrophie
- Gleichwirksam wie SSRI bei depressiven Erkrankungen und Angstsyndromen
- Substanz ist kein CYP-Substrat

■ **Johanniskrautextrakte**
- Hauptsächliche Verwendung von Hypericum perforatum
- Wirksame Inhaltsstoffe: Hyperforin und Hypericin
- Viele andere Inhaltsstoffe sind derzeit in der Diskussion, zur antidepressiven Wirkung beizutragen (z. B. Hyperosid, Isoquercitrin, Biapigenin)
- Wirkungsweise von Hyperforin: indirekt rückaufnahmehemmender Effekt für Serotonin, Noradrenalin, Dopamin, GABA und L-Glutamat durch Modulation von Na-Kanälen

- Grundsätzlich Verträglichkeit von Hypericumextrakten
- Geringere vegetative Nebenwirkungen (insbesondere sexuelle Funktions-
  störungen, gastrointestinale Störungen und Palpitationen), aber vermehrt
  Mundtrockenheit
- Selten kommt es zur Sedierung

> ❯ Zu achten ist auf die Möglichkeit einer Photosensibilisierung und die
> CYP3A4-induzierende Wirkung (▶ Kap. 4) (z. B. mit Wirkungsverminderung
> u. a. von oralen Antikoagulanzien, Antiepileptika, Kontrazeptiva).

Beurteilung von Johanniskraut
Da die Präparate von manchen Patienten als »natürliches Produkt« eher akzeptiert werden
als chemisch definierte Antidepressiva, kann einer solchen Patientenpräferenz bei leichten
bis mittelschweren Depressionen als erster Behandlungsversuch gefolgt werden. Dabei ist
wichtig,
- die Patienten über die unterschiedliche Wirkstärke der verfügbaren Zubereitungen
  und die sich daraus ergebenden Unsicherheiten der Dosierung zu informieren,
- eine Aufklärung über mögliche schwere Wechselwirkungen von Johanniskraut mit
  anderen Medikamenten vorzunehmen,
- die notwendigen Dosen von mindestens 900 mg/Tag einzuhalten.

Die fehlende sichere Wirkung bei schweren Depressionen sowie die Nebenwirkungen und
v. a. Wechselwirkungen führen dazu, dass Johanniskraut grundsätzlich nicht als Mittel der
1. Wahl zu empfehlen ist.

3.3.9 Nebenwirkungsprofile der Antidepressiva

- Neben häufigen und rasch subjektiv erfahrbaren Nebenwirkungen (z. B.
  Sedierung, Übelkeit, Orthostase), sind längerfristige Nebenwirkungen zu
  beachten, die i.d.R. die Compliance massiv einschränken (z. B. sexuelle
  Funktionsstörungen, Gewichtszunahme) (◨ Tab. 3.6)

Tab. 3.6 Häufigkeiten relevanter unerwünschter Wirkungen von Antidepressiva. (Vernaleken et al. 2012, in Anlehnung an Benkert u. Hippius 2015)

Wirkstoff	Handelsname (Beispiel)	Anticholinerge NW	Übelkeit, Erbrechen, Diarrhö	Sedierung	Agitation, Schlafstörungen	Sexuelle Funktionsstörungen	Orthostatische Hypotonie	Gewichtszunahme	EKG-Veränderungen	Letalität bei Überdosierung
Agomelatin	Valdoxan	0	+	+	0	0	0	0	0	0
Amitriptylin	Saroten	+++	0	+++	0	++	+++	+++	++	+++
Amitriptylinoxid	Equilibrin	++	0	+++	0	++	++	+++	++	+++
Bupropion	Elontril	0	+	0	+++	0	0	0	0	0
Citalopram	Cipramil	0	++	0	++	++	0	0	0	0
Clomipramin	Anafranil	++	+	+	+	++	++	++	++	++
Doxepin	Aponal	+++	0	+++	0	++	+++	++	++	+++
Duloxetin	Cymbalta	0	++	0	++	++	0	0	0	?
Escitalopram	Cipralex	0	++	0	++	++	0	0	0	0
Fluoxetin	Fluctin	0	++	0	++	++	0	0	0	0
Fluvoxamin	Fevarin	0	++	0	++	++	0	0	0	0
Hypericum	Jarsin	0	0	+	0	?	?	?	0	?
Imipramin	Tofranil	++	0	+	++	+	++	++	++	+++

◻ **Tab. 3.6** (Fortsetzung)

Wirkstoff	Handels-name (Beispiel)	Anticho-linerge NW	Übelkeit, Erbre-chen, Diarrhö	Sedie-rung	Agitation, Schlaf-störun-gen	Sexuelle Funk-tions-störungen	Ortho-statische Hypo-tonie	Ge-wichtszu-nahme	EKG-Ver-ände-rungen	Letalität bei Über-dosie-rung
Maprotilin	Ludiomil	++	0	++	0	+	++	++	+	+++
Mianserin	Tolvin	+	0	++	0	0	++	+	0	+
Mirtazapin	Remergil	0	0	++	0	0	+	+	0	0
Moclobemid	Aurorix	0	0	0	+	0	0	0	0	0
Nortriptylin	Nortrilen	+	0	0	+	+	+	+	+	+++
Paroxetin	Seroxat	0	++	0	++	++	0	0	0	0
Reboxetin	Edronax	0	+	0	++	+	+	0	0	0
Sertralin	Zoloft	0	++	0	++	++	0	0	0	0
Tianeptin	Tianeurax	0	++	0	++	+	0	0	0	0
Tranylcypromin	Jatrosom	0	0	0	++	0	+++	0	0	+++
Trazodon	Thombran	0	+	++	0	++	++	+	0	+
Trimipramin	Stangyl	+++	0	+++	0	++	+++	+++	++	+++
Venlafaxin	Trevilor	0	++	0	++	++	0	0	0	0

+++ häufig bis regelmäßig; ++ mäßig häufig; + selten; 0 unerheblich oder nicht vorhanden.

3.3.10 Therapieempfehlungen, Kontraindikationen und Kontrolluntersuchungen

■ **Therapieempfehlungen**

- Grundsätzlich einschleichende Dosierung – aufgrund der Nebenwirkungen insbesondere bei trizyklischen Substanzen und irreversiblen MAOH
- Dosisanpassung bei Leber-, Nierenschäden und komplizierenden Arzneimittelinteraktionen
- Zu den Dosierungsempfehlungen für die Antidepressivatherapie ▶ Kap. 13; insbesondere bei den SSRI sind bei Zwangs- oder Angsterkrankungen höhere Dosen bis zum 3- bis 4-Fachen sinnvoll
- Insbesondere bei den TZA sind Plasmaspiegelbestimmungen sinnvoll, um die Substanz im therapeutisch optimalen Dosisbereich bei möglichst geringen Nebenwirkungen zu halten (therapeutisches Drugmonitoring, TDM) (◘ Tab. 3.7)
  - Generell sollte dies im Steady State (5 HWZ nach letzter Dosisänderung) durchgeführt werden
  - Bester Entnahmezeitpunkt: i.d.R. vor Einnahme der Morgendosis

◻ Tab. 3.7 Therapeutisches Drugmonitoring bei der Antidepressivatherapie. (Vernaleken et al. 2012, in Anlehnung an die Empfehlungen der Arbeitsgemeinschaft für Neuropsychopharmakologie und Pharmakopsychiatrie [AGNP], nach Hiemke et al. 2011)

Wirkstoff	Handelsname (Beispiel)	HWZ [h]	TDM empfohlen	Konzentrationsbereich [ng/ml]
Agomelatin	Valdoxan	1–2	–	7–300 (1–2 h nach 50 mg)
Amitriptylin	Saroten	Amitriptylin: 21 Nortriptylin: 31	+++	80–200 (Amitriptylin und Nortriptylin)
Amitriptylinoxid	Equilibrin	Amitriptylinoxid: 2 Amitriptylin: 21 Nortriptylin: 31	+++	80–200 (Amitriptylin und Nortriptylin)
Bupropion	Elontril	Bupropion: 8–26 Hydroxybupropion: 17–47	–	225–1.500 (Bupropion und Hydroxybupropion)
Citalopram	Cipramil	33	+	50–110
Clomipramin	Anafranil	Clomipramin: 21 Norclomipramin: 36	+++	230–450 (Clomipramin und Norclomipramin)
Duloxetin	Cymbalta	9–19	+	30–120
Escitalopram	Cipralex	30	+	15–80
Fluoxetin	Fluctin	Fluoxetin: 4–6 Tage Norfluoxetin: 4–16 Tage	+	120–500 (Fluoxetin und Norfluoxetin)
Fluvoxamin	Fevarin	20	+	60–230

Imipramin	Tofranil	Imipramin: 11–25 Desimipramin: 15–18	+++	175–300 (Imipramin und Desimipramin)
Maprotilin	Ludiomil	20–58	+	75–130
Mianserin	Tolvin	14–33	–	15–70
Mirtazapin	Remergil	20–40	+	30–80
Moclobemid	Aurorix	2–7	–	300–1.000
Nortriptylin	Nortrilen	2–7	+++	70–170
Paroxetin	Seroxat	12–44	–	30–120
Reboxetin	Edronax	13–30	–	60–350
Sertralin	Zoloft	26	+	10–150
Tranylcypromin	Jatrosom	1,5–3 (Wirk-HWZ 1 Woche)	–	0–50
Trazodon	Thombran	4–14	+	700–1000
Trimipramin	Stangyl	20–23	+	150–300
Venlafaxin	Trevilor	Venlafaxin: 5 O-Desmethylvenlafaxin: 11	+	100–400 (Venlafaxin und Desmethylvenlafaxin)

+++ sehr empfohlen; +++ empfohlen; ++ nützlich; + wahrscheinlich nützlich; – nicht empfohlen.

- **Kontraindikationen**
🔲 Tab. 3.8

🔲 **Tab. 3.8** Übersicht über häufige Kontraindikationen. (Vernaleken et al. 2012)

Wirkstoff	Akute Manie	Phäochro-mozytom/ maligne Hyper-thermie	Bipolare Störung	Akute Intoxika-tion	Leberin-suffizienz/ Porphyrie	Nieren-insuffi-zienz
Agomelatin	++	+	(–)	++	++	+
Bupropion	++	++	+	++	++	+
Duloxetin	++	++	+	++	++	++
Mirtazapin	++	++	(–)–+	++	+	+
Moclobemid	++	++	+	++	+	+
Reboxetin	++	++	+	++	+	+
SSRI	++	++	(–)	++	+	+
Tianeptin	++	++	+	++	(–)	+
Tranylcypromin	++	++	++	++	++	++
Trazodon	++	++	(–)–+	++	+	+
TZA	++	++	++	++	+	+
Venlafaxin	++	++	+	++	+	+

++ Anwendung nicht oder nur unter strengen Kontrollen zu befürworten; + Anwendung nur nach Abwägung und unter Kontrollen zu befürworten; (–) In der Regel keine relevanten Risiken zu erwarten.

Epilepsie	Harnverhalt/ Restharn	Kardiale Reizleitungsstörungen	Glaukom	Paralytischer Ileus	Pylorusstenose	Hypokaliämie	Relevante Blutbildabweichung	Delir
+	(–)	(–)	(–)	(–)	(–)	(–)	(–)	++
++	(–)	(–)	(–)	(–)	(–)	(–)	(–)	++
+	(–)	(–)	(–)	(–)	(–)	(–)	(–)	++
+	(–)	+	(–)	(–)	(–)	+	+-++	++
+	(–)	(–)	(–)	(–)	(–)	(–)	(–)	++
+	(–)	(–)	(–)	(–)	(–)	(–)	(–)	++
+	(–)	+-++	(–)	(–)	(–)	(–)	(–)	++
(–)	(–)	(–)	(–)	+	+	(–)	(–)	++
+	(–)	+-++	(–)	(–)	(–)	(–)	(–)	++
+	(–)	+-++	(–)	(–)	(–)	+	(–)–+	++
+	++	++	++	++	++	++	+	++
+	(–)	(–)	(–)	(–)	(–)	(–)	(–)	++

- ▪ **Routineuntersuchungen**
▣ Tab. 3.9

▣ **Tab. 3.9** Empfehlungen für Routineuntersuchungen unter Antidepressiva (AD). (Vernaleken et al. 2012; in Anlehnung an Benkert u. Hippius 2015)

	Vorher	Monate						Viertel-jährlich	Halb-jährlich
		1	2	3	4	5	6		
TZA									
Blutbild	✗	✗✗	✗✗	✗✗	✗✗	✗	✗	✗	
Kreatinin	✗	✗		✗			✗		✗
Transamina-sen	✗	✗	✗	✗			✗	✗	
Natrium	✗	✗	✗[a]	✗[a]			✗[a]	✗[a]	
EKG	✗	✗					✗		✗[a, d]
EEG	✗	(✗)							
RR, Puls	✗	✗	✗	✗			✗	✗	
Andere AD									
Blutbild[c]	✗	✗					✗		✗[e]
Kreatinin	✗	✗					✗		✗[e]
Natrium	✗	✗	✗[a]	✗[a]	✗[a]	✗[a]	✗[a]	✗[a]	
Leberenzyme	✗	✗					✗✗		✗[e]
EKG	✗[d]	✗[d]							
RR[b], Puls	✗			✗			✗	✗[f]	

✗ Kontrollen; die Anzahl der notwendigen Routinekontrollen ist bisher nicht empirisch abgesichert.
[a] Kontrolle bei allen Patienten über 60 Jahre empfehlenswert.
[b] Unter Venlafaxin in hoher Dosierung ist der Blutdruck häufiger zu kontrollieren, weil es in seltenen Fällen zu anhaltend erhöhten Werten kommen kann.
[c] Für Mianserin empfehlen die Hersteller in den ersten Behandlungsmonaten wöchentliche Blutbildkontrollen.
[d] Bei Patienten mit einem Risiko für Herz-Kreislauf-Erkrankungen.
[e] Bei langfristig stabilen Patienten können jährliche Kontrollen ausreichen.
[f] Bei langfristig stabilen Patienten können halbjährliche Kontrollen ausreichen.

3.4　Phasenprophylaktika (Stimmungsstabilisierer)

- Substanzen, die in der Psychiatrie primär zur Stabilisierung und/oder Prophylaxe depressiver und/oder manischer Stimmungsschwankungen im Rahmen affektiver (▶ Kap. 13) und schizoaffektiver (▶ Kap. 12) Störungen eingesetzt werden
- Derzeit in Deutschland zugelassen sind für diese Indikation:
  - Lithiumsalze
  - Valproinsäuresalze
  - Carbamazepin
  - Lamotrigin
  - Olanzapin
  - Quetiapin
  - Aripiprazol
  - Haloperidol-Decanoat

3.4.1　Lithium

- Alkalimetall, das in verschiedenen Salzen (für psychiatrische Indikationen in Deutschland Acetat, Sulfat) zur Anwendung kommt
- **Cave:** Lithiumdosierungen werden wegen des hohen Gewichts der Salzreste sinnvollerweise in mmol ausgedrückt
- Wirkt primär auf Second-Messenger-Systeme, u. a. Inhibition des IP3(Inositoltriphosphat)-Kreislaufs oder Verminderung der Arachidonfreisetzung aus Phosphatidylinositoldiphosphat etc.

- **Wirkung**
- ■■ **Antimanische Wirkung**
- Stellt sich meist erst nach einer Wirklatenz von bisweilen 1–2 Wochen mit voller Wirkstärke ein
- Geht nicht mit relevanter Sedierung einher, sodass i.d.R. eine Komedikation mit mindestens einer sedierenden Substanz erfolgen muss
- Titration des Serumspiegels erschwert die Behandlung:
  - Für die Therapie der akuten Manie werden Plasmakonzentrationen von 1,0–1,2 mmol/l benötigt
  - Bereits bei 1,5 mmol/l oder schon früher treten Überdosierungsphänomene auf
  - Die Dosisfindung kann zur Verlängerung der Wirklatenz führen

Für den Einsatz von Lithium sprechen:
- Die akute antimanische Therapie kann recht unkompliziert in eine Phasen-prophylaxe bzw. zunächst eine Erhaltungstherapie überführt werden
- Vor allem das Vorliegen eines hauptsächlich euphorischen Affekts bei sonst normalen Phasenlängen spricht für den Einsatz von Lithiumpräparaten

Gegen den Einsatz von Lithium sprechen:
- Vorliegen eines dysphoren Affekts
- Komorbide Persönlichkeitsstörungen
- Organische zerebrale Erkrankungen
- Suchterkrankungen
- Psychotische Syndrome
- Rapid-Cycling-Verlaufsformen (Lithium wird hier, wenn auch auf unsicherer Datenlage beruhend, weniger empfohlen)

■ ■ Prophylaxe bei bipolarer Störung
- Zur Prophylaxe depressiver und manischer Episoden bei bipolarer Störung werden Plasmakonzentrationen von 0,6–0,8 mmol/l benötigt
- Niedrigere Plasmakonzentrationen schützen offenbar besser gegen das Wiederauftreten von Depressionen, während höhere Konzentrationen eher manieprotektiv wirken
- Lithium gilt als eines der ausgewogensten Phasenprophylaktika
- Notwendig sind regelmäßige Kontrolluntersuchungen (❏ Tab. 3.10) sowie Vorsichtsmaßnahmen bzw. Verhaltensmaßregeln, die ein Patient aufgrund des dem Natrium ähnlichen renalen Ausscheidungsmechanismus gewähr-leisten muss

❯ Die Dauerbehandlung mit Lithiumpräparaten muss von einem Mindestmaß an Krankheitseinsicht und intellektueller Leistungsfähigkeit des Patienten getragen werden.

■ ■ Antidepressive Effekte
- Hinweise, dass Lithium auch eigenständige antidepressive Effekte besitzt, hauptsächlich zur **Augmentation** bei einer depressiven Episode angewandt
- Richtkonzentration: 0,4–0,6 mmol/l
- Plasmakonzentrationen über 0,8 mmol/l bewirken nicht nur keine weitere Verbesserung einer depressiven Symptomatik, sondern können z. T. rezipro-ke Effekte haben
- Vorteil: nachgewiesener spezifisch **antisuizidaler Effekt**

■ **Tab. 3.10** Empfehlungen für Routineuntersuchungen unter Phasenprophylaktika. (Vernaleken et al. 2012, in Anlehnung an Benkert u. Hippius 2015)

	Vorher	Monate							Viertel-jährlich	Jährlich
		1	2	3	4	5	6			
Carbamazepin										
Plasmakonzentration		××	×	×	×	×	×	×[a]	
Blutbild	×	××××	×	×	×	×	×	×[a]	
Kreatinin	×	×		×					×
Serumelektrolyte	×	×	×	×	×	×	×	×[a]	
Leberenzyme	×	××××	×	×	×	×	×	×[a]	
EKG	×	×							×
EEG	(×)								×[b]
RR, Puls	×	×		×			×	×[a]	
Lamotrigin										
Blutbild	×	×		×			×		×
Kreatinin	×	×							×
Leberenzyme	×	×		×			×		×
EKG	(×)	(×)							(×)
EEG	(×)								×[b]

◘ **Tab. 3.10** (Fortsetzung)

	Vorher	Monate							Viertel-jährlich	Jährlich
		1	2	3	4	5	6			
Lithium										
Plasmakonzentration		✗✗✗✗	✗[c]	✗[c]	✗[c]	✗[c]	✗[c]		✗[c]	
Kreatinin	✗	✗✗✗✗	✗	✗	✗	✗	✗		✗	
24-h-Urinvolumen, Kreatininclearance	✗						✗			✗[d]
Serumelektrolyte	✗	✗		✗			✗		✗	✗
T3, T4, TSH, ggf. TRH-Test	✗	✗		✗						✗
EKG	✗	✗								✗
EEG	✗	✗								✗[b]
RR, Puls	✗	✗		✗			✗		✗[a]	
Körpergewicht, Halsumfang	✗			✗			✗		✗[a]	
Valproinsäure										
Plasmakonzentration		✗✗	✗	✗	✗	✗	✗		✗[a]	
Blutbild	✗	✗	✗✗[e]	✗[e]	✗[e]	✗[e]	✗[e]		✗[a]	
Kreatinin	✗	✗	✗✗[e]	✗[e]	✗[e]	✗[e]	✗[e]		✗[a]	

Leberenzyme, Bilirubin, Amylase, Lipase, PTT, Quick, Fibrinogen, Faktor VIII	✘		✘		✘✘[e]	✘[e]	✘[e]	✘[e] ✘[e] ✘[a]
EKG	(✘)		(✘)						(✘)
EEG	(✘)								✘[b]

[a] Bei langfristig stabilen Patienten sind halbjährliche Kontrollen ausreichend.

[b] Bei potenziell neurotoxischen Kombinationen, z. B. mit Antipsychotika, sind ggf. auch häufigere Kontrollen ratsam; bei langfristig stabil eingestellten Patienten sind auch deutlich längere Kontrollintervalle möglich.

[c] Unter bestimmten Umständen (z. B. Fieber, Durchfälle) sind häufigere Kontrollen ratsam.

[d] Bei älteren Patienten sind häufigere Kontrollen ratsam.

[e] Diese Kontrollen sind laut Hersteller nur erforderlich, wenn die 4-Wochen-Kontrolle pathologische Werte aufgewiesen hat.

(✘) Untersuchung optional.

Therapeutische Plasmakonzentrationen sind nicht genau definiert; s. Präparat, dort Pharmakokinetik.

- **Nebenwirkungen**
- Wird von der Mehrzahl der Patienten subjektiv gut vertragen
  - Sediert nicht übermäßig
  - Verursacht wenig vegetative Nebenwirkungen
- Zu beachten ist: Schon bei geringen Schwankungen der Plasmakonzentration können deutliche Nebenwirkungen auftreten (◻ Tab. 3.11)
- Typische Nebenwirkungen sind ein in therapeutischen Konzentrationen auftretender Tremor, Polyurie und Polydipsie, Gewichtszunahme, kognitive Einschränkungen und selten Arrythmien
- Strumabildung möglich; von Patienten häufig befürchtete klinisch relevante oder persistierende Nierenerkrankungen (z. B. Glomerulonephritis) sind sehr selten

- **Intoxikationszeichen**

❯ Wegen der schmalen therapeutischen Breite können Intoxikationssymptome rasch auftreten.

- Meist kommt es bereits bei 1,5 mmol/l zu deutlichen Überdosierungszeichen und ab 2,5 mmol/l zu schwereren Intoxikationen; eine eingeschränkte zerebrale Grundfunktion kann diese Grenzen nach unten verschieben

◻ **Tab. 3.11** Lithium: Nebenwirkungen und deren Behandlung. (Vernaleken 2012, in Anlehnung an Benkert u. Hippius 2015)

Organsystem	Nebenwirkungen	Häufig (H)/ selten (S)	Therapie/Bemerkungen
Neurologisch/ psychiatrisch	Feinschlägiger Tremor	H	β-Rezeptorenblocker (z. B. Propranolol 3-mal 10–40 mg)
	Kognitive Störungen	H	Als besonders störend empfunden
	Müdigkeit	S	Initial
	Muskelschwäche	S	Initial, gelegentlich aber Funktionsstörung der peripheren Nerven (verminderte Leitgeschwindigkeiten und Amplituden der Aktionspotenziale)

◘ **Tab. 3.11** (Fortsetzung)

Organsystem	Nebenwirkungen	Häufig (H)/ selten (S)	Therapie/Bemerkungen
Renal	Polyurie, Polydipsie	H	Initial
	Nierenfunktions-störungen (ver-minderte Konzen-trationsleistung, renaler Diabetes insipidus)	S	Bei Absetzen von Lithium in aller Regel reversibel; unklar, ob histologische Veränderungen auftreten
	Glomerulonephritis (Minimal-Change-Typ)	S	Äußerst selten; nur wenige Fälle in der Literatur
Elektrolyt-/ Wasserhaushalt	Gewichtszunahme	H	Kalorienarme Diät bei normaler Kochsalzzufuhr
	Gesichts- und Knöchelödeme	S	
Gastroin-testinal	Diarrhöen, Übelkeit, Völlegefühl, Appetit-verlust	H	Initial
Endokrinium	Struma, TSH-Anstieg	H	Substitution mit Schild-drüsenhormonen
	Hypothyreose	S	Mitbehandlung durch Endokrinologen
	Hyperparathyreoi-dismus	S	Mitbehandlung durch Endokrinologen
	Beeinflussung des Kohlenhydratstoff-wechsels	S	Senkung oder Erhöhungen der Blutglukosekonzentra-tion beschrieben
Kardiovaskulär	Repolarisationsver-änderungen im EKG	S	Reversibel
	Arrhythmien	S	Sehr selten, eher bei vor-bestehenden Herzerkran-kungen
Hämatologisch	Leukozytosen	H	Reversibel, i.d.R. unproble-matisch

— Häufig persistieren Intoxikationssymptome, insbesondere kognitive Störungen, noch lange Zeit (bis zu mehreren Wochen) nach Normalisierung der Plasmaspiegel bzw. Absetzen der Medikation

■ ■ **Intoxikationssymptome**
— Nausea, Vomitus, Diarrhö
— Bei hohen Konzentrationen grobschlägiger Händetremor
— Dysarthrie, Ataxie
— Schwindel
— Bewusstseinsminderung/psychomotorische Verlangsamung
— Schwere kognitive Störungen
— Delir
— Rigor, Hyperreflexie, Faszikulation
— Krampfanfälle
— Schock, Herz-Kreislauf-Versagen
— Koma

Bei Verdacht auf eine Überdosierung bzw. Intoxikation:
— Absetzen der Medikation
— Ursachenabklärung der Intoxikation, um zu entscheiden, ob eine neuerliche Einstellung auf Lithium verantwortet werden kann

> ❯ Nach abruptem Absetzen von Lithiumpräparaten kann es zur Provokation einer manischen Symptomatik kommen.

■ ■ **Häufige Ursachen für Intoxikationen, abgesehen von Dosierfehlern und Suizidversuchen**
— Starkes Schwitzen (Urlaub, Sauna!)
— Salzarme Diät
— Einnahme von Natriuretika
— Flüssigkeitsverluste (Diarrhö)
— Progrediente Nierenfunktionsstörung
— Einnahme von Antiphlogistika und ACE-Hemmern
— Anästhesiebehandlungen

■ **Vorsichtsmaßnahmen vor Lithiumeindosierung**
— Gründliche körperliche Untersuchung (besonders auf Struma achten)
— Laborchemie Untersuchung inklusive fT3/4, TSH (ggf. TRH-Test) und Differenzialblutbild
— Bei Verdacht auf Schilddrüsenerkrankungen: Schilddrüsensonographie
— Nierenfunktion (glomeruläre Filtrationsrate) prüfen

- EKG/EEG
- Urindiagnostik
- Gewicht
- Ausführliche Aufklärung und informiertes Einverständnis

- **Kontraindikationen**

Folgende Kontraindikationen sind – abgesehen von schweren Störungen des Wasser- und Elektrolythaushalts – z. T. relativ zum therapeutischen Benefit zu bewerten:

- Glomeruläre Filtrationsrate <30 ml/min (relative Kontraindikation: <60 ml/min)
- Akute und hochgradige Störungen des Wasser- und Elektrolythaushalts
- Progrediente Niereninsuffizienz
- Schilddrüsenunterfunktion
- Akuter Herzinfarkt
- Morbus Addison
- Myeloische Leukämie
- Myasthenia gravis (!)
- Epilepsie
- Psoriasis

- **Therapieempfehlungen**

> Bedingt durch die schmale therapeutische Breite sowie die differenziellen Wirkungen der verschiedenen Konzentrationsbereiche ist therapeutisches Drugmonitoring Pflicht.

Nicht nur die Zielkonzentration, sondern auch die Eindosierungsgeschwindigkeit richtet sich nach der Indikation:

- Bei Eindosierungen zur Phasenprophylaxe oder antidepressiven Augmentation Beginn mit 12–18 mmol/Tag
- Bei manischen Patienten sind 30–40 mmol/Tag möglich, aber nicht immer notwendig
- Nach ca. 1 Woche Spiegelkontrolle
- Adaptation der Dosis entsprechend der Zielkonzentration
- Dosis sollte auf 2 Tageseinnahmezeitpunkte verteilt werden
- Anwendung retardierter Präparate ist zu bevorzugen

3.4.2 Valproinsäure

■ **Wirkung**
- Valproinsäure (z. B. Orfiril) zeigt ein breites Feld an Wirkungen auf die verschiedensten Neurotransmitter und Second-Messenger-Systeme
- Analog zu Lithium und Carbamazepin wurde u. a. eine reduzierte IP3-vermittelte Second-Messenger Signalvermittlung mit den entsprechenden Wirkungen gefunden
- Valproat ist auch Inhibitor von spannungsabhängigen Na^+-Kanäle

■■ **Antiepiletische und antimanische Wirkung**
- Valproinsäure besitzt neben antiepileptischen Wirkungen eine antimanische Wirkung (Valproinsäure ist hier sicher gleichwirksam wie Lithium, Carbamazepin und konventionelle Antipsychotika)
- Zeichnet sich aus durch raschen Wirkeintritt, unkomplizierte Dosierung/Handhabung und die Möglichkeit intravenöser Verabreichung unter schneller »Aufladung«
- Besitzt im Gegensatz zu Lithium auch sedierende Eigenschaften
- Auch eher dysphor geprägte Syndrome sprechen gut an
- Eine primär antidepressive Wirkung kann weniger angenommen werden
- Das Spektrum reicht bis in den Bereich komorbider Persönlichkeitsstörungen und organischer Ätiologien hinein

■■ **Rezidivprophylaxe**
- Valproinsäure ist v. a. vorteilhaft in der Vermeidung manischer Episoden und hilfreich in der Behandlung von Rapid-Cycling-Verläufen
- Off-Label-Einsatz häufig bei Erkrankungen wie Borderlinepersönlichkeitsstörung, Schizophrenie, ADHS oder Verhaltensstörungen im Kindes- und Jugendalter, da Valproinsäure hilfreich angewendet werden kann gegen Symptome wie Impulsivität, Aggressivität, Hyperaktivität und Irritabilität

■■ **Nebenwirkungen**
- Insgesamt recht gute subjektive Verträglichkeit; bei hohen Plasmakonzentrationen und in Kombinationsbehandlungen können Nebenwirkungen jedoch problematisch werden und ein Absetzen erfordern
- Häufig: Leberwerterhöhungen, Hyperammonämie (kein Therapieabbruch notwendig); gelegentlich schwerwiegende Leberfunktionsausfälle
- Dosisabhängige Sedierung des Patienten
- Übelkeit, Schwindel bis hin zum Erbrechen (meist in der Aufdosierung)
- Appetit- und Gewichtserhöhungen/-erniedrigungen

- Häufiger: reversible Leuko- und Thrombopenien (selten Absetzen notwendig); sehr selten: Panzytopenien
- Kritisch: Kombination mit Thrombozytenaggregationshemmern
- Gelegentlich zentralnervöse Nebenwirkungen: Ataxie, Spastizität, Stupor, Verwirrtheit, Kopfschmerzen, Enzephalopathie (Medikation rasch absetzen)
- **Cave:** Kombination mit anderen Antiepileptika (v. a. Phenytoin)
- Kutane Komplikationen wie Arzneimittelexantheme sind selten, aber häufiger als bei den meisten anderen Psychopharmaka; weiterhin kann es zum Erythema exsudativum multiforme, zu kutanen Vaskulitiden, zum Lyell-Syndrom und einem Stevens-Johnson-Syndrom kommen
- Selten, aber schwerwiegend: arzneimittelinduzierte Pankreatitiden
- Möglich: Hyponatriämien und Hyperinsulinämien

- **Kontraindikationen**
- Nur wenige absolute Kontraindikationen:
    - Schwere Lebererkrankungen in der eigenen oder Familienanamnese sowie tödlich verlaufende Leberausfallerscheinungen unter Valproinsäurebehandlung bei Geschwistern
    - Porphyrie
    - Blutgerinnungsstörungen!
    - Schwangerschaft
- Bei vielen sonstigen Erkrankungen ist Vorsicht geboten:
    - Knochenmarkserkrankungen
    - Metabolische Erkrankungen (insbesondere Enzymopathien)
    - Niereninsuffizienz
    - Hypoproteinämie
    - Systemischer Lupus erythematodes
    - Bei Frauen in gebährfähigem Alter Einsatz nur, wenn andere Behandlungen zuvor nicht erfolgreich waren
    - Besonders bei Valproinsäure muss auf pharmakokinetische Interaktionen geachtet werden (► Kap. 4).

- **Therapieempfehlungen**

Als Phasenprophylaktikum:
- Beginn mit 500–1000 mg/Tag, verteilt auf 2–4 Einzeldosen
- Zieldosis sollte mittels therapeutischen Drugmonitorings festgelegt werden
- Therapeutisch wirksame Plasmaspiegel: 50–100 mg/l
    - Erreicht man i.d.R. bei einer Tagesdosis von 20 mg/kgKG

Im Rahmen einer **antimanischen Behandlung** kann ein deutlich rascheres Eindosierungsschema notwendig werden:
- Bei hoch akuten Exazerbationen bietet sich die sofortige Aufdosierung (»loading«) an, dabei wird initial mit 20 mg/kgKG behandelt
- Die gleiche Dosis kann in besonderen Fällen auch intravenös verabreicht werden
- Bei manischen Exazerbationen sind bisweilen Konzentrationen von 120 mg/l für ein adäquates Ansprechen notwendig

Verteilung der Tagesdosen ist abhängig vom jeweiligen Retardierungsstatus des Präparats
- Variiert zwischen 1-mal/Tag (Ergenyl chronosphere) und 4-mal/Tag (unretardiert)
- Die häufig eingesetzten retardierten Kapseln (z. B. Orfiril long oder Ergenyl chrono) werden i.d.R. 2-mal/Tag verordnet

3.4.3 Carbamazepin

- **Wirkung**
- Zeigt u. a. (wie Valproinsäure) eine Na^+-Kanal-Blockade
- GABAerge-Effekte
- Effizient in der Prophylaxebehandlung der bipolaren Störung Vergleich von Carbamazepin (z. B. Tegretal):
- Ist wie Valproinsäure bei Patienten mit Rapid Cycling, eher dysphoren oder stimmungsinkongruent psychotisch charakterisierten manischen Episoden oder bei psychiatrischen Komorbiditäten wie Persönlichkeitsstörungen und Abhängigkeitserkrankungen dem Lithium vorzuziehen
- Die Responseraten bei der Behandlung der akuten Manie sind bei Carbamazepin, Lithium und konventionellen Antipsychotika vergleichbar (jedoch fehlende Zulassung von Carbamazepin)

Indikation und Zulassung:
- Anfallsverhütung bei stationär behandelten Alkoholentzugssyndromen
- Für einige Carbamazepinpräparate: Zulassung zur Phasenprophylaxe bei der bipolaren Störung, wenn »die Therapie mit Lithium versagt hat, unter Lithium schnelle Phasenwechsel erlebt werden und mit Lithium nicht behandelt werden darf«

■ **Nebenwirkungen**

Hohe Rate an subjektiven Nebenwirkungen, Komplikationen und Wechselwirkungen:

— Regelmäßig: Müdigkeit, Konzentrationsstörungen (korrelieren mit Plasmakonzentration)
— Häufig: Schwindel und Ataxie
— Häufig Klagen über Übelkeit und Erbrechen oder Darmmotilitätsstörungen
— Hypersensitivitätssymptome: recht häufig Arzneimittelexantheme, aber auch Angioödeme, Vaskulitiden und Alveolitiden
— Im Vergleich zu anderen Psychopharmaka sehr hohe Rate an Blutbildveränderungen: passagere benigne Leukopenie (10%), persistierende Leukopenie (2%) (Absetzen notwendig); weiterhin Thrombopenien, Leukozytosen und Eosinophilien; selten: Agranulozytosen; hämolytische, aplastische und megaloblastäre Anämien
— Zentralnervöse Bewegungsstörungen (Asterixis, Tics, Dyskinesien, Dysarthrie, Choreoathetosen)
— Nystagmus und Doppelbilder
— Eher selten: weitere neurologische Symptome wie periphere Neuropathien, Muskelhypotonien, Absencen und aseptische Meningitiden
— Leichte Transaminasen- und Bilirubinerhöhungen, die von dem Beginn der seltenen akuten medikamentös induzierten Hepatitis abzugrenzen sind; auch schwere Pankreatitiden können auftreten
— Problematisch: vergleichsweise hohes Risiko für Hyponatriämien; **Cave:** Vorsicht mit Natriuretika und SSRI
— Senkung von Folsäure-, Vitamin-B_{12}- und 25-OH-Cholecalciferolspiegel
— Renal: Proteinurien, Hämaturien und Oligourien; in seltenen Fällen: akutes Nierenversagen oder interstitielle Nephritis
— Hohe Dosen können Hypotonie auslösen
— Bei Risikopatienten: arrhythmogenes Potenzial; AV-Blockierungen
— Erhöhtes Thromboserisiko
— In Kombination mit Serotoninrückaufnahmeinhibitoren: gehäuftes Auftreten von Serotoninsyndromen

■ **Kontraindikationen**
■ ■ **Absolute Kontraindikationen**
— AV-Block
— Aktuelle oder vorangegangene relevante Knochenmarksschädigung
— Bekannte Überempfindlichkeit gegenüber TZA (hauptsächlich Imipramin)
— Akute intermittierende Porphyrie
— Therapie mit irreversiblen MAO-Hemmern (zeitliche Fristen beachten)
— Therapie mit Voriconazol (Therapieversagen dieses Medikaments möglich)

■■ **Relative Kontraindikationen**
– Vorangegangene oder bestehende hämatologische Erkrankungen
– Gestörter Natriumstoffwechsel
– Herz-, Leber-, Nierenfunktionsstörungen
– Myotone Dystrophie (wegen kardialer Reizleitungsstörungen)
– Glaukom (hier nur mit regelmäßigen Kontrollen)
– Gleichzeitige Behandlung mit potenziell knochenmarksschädigenden Substanzen (z. B. Clozapin, Thioridazin, Olanzapin)
– Gleichzeitige Behandlung mit Substanzen, die einen Abbau via P450 CYP3A4 besitzen; Carbamazepin besitzt hier induzierende Wirkungen, dies kann zum Wirkverlust der betreffenden Substanz führen (▶ Kap. 4)
– Gleichzeitige Behandlung mit Lithium: erhöhtes Potenzial an Neurotoxizität angenommen
    – Carbamazepinkonzentrationen von 8 mg/l und Lithiumkonzentrationen von 0,8 mmol/l in dieser Kombination sollten nicht überschritten werden
– Gleichzeitige Behandlung mit arrhythmogenen Substanzen
– Gleichzeitiger erhöhter Grapefruitgenuss (Carbamazepinspiegel-erhöhungen)
– Gleichzeitige Behandlung mit natriuretischen Substanzen (schwere Hyponatriämien)
– Blutbildstörungen unter Therapie

❯ **Absetzen von Carbamazepin erforderlich bei (Herstellerempfehlung)**
– Erythrozyten: <4 Mio./mm^3
– Hämatokrit: <32%
– Hämoglobin: <11 mg/Tag
– Leukozyten: <2000/mm^3
– Granulozyten: <1000/mm^3
– Thrombozyten: <80.000/mm^3
– Symptomatik: Petechien, Purpura, klinische Zeichen der Blutbildungsstörungen

■ **Therapieempfehlungen**
– Bei der Prophylaxe bipolarer affektiver Erkrankungen: einschleichend aufdosieren
– Beginn mit 200–400 mg/Tag
– Dosissteigerung i.d.R. um 200 mg/Tag
– Nach Erreichen einer 800-mg-Dosis sollte unter Steady-State-Bedingungen zunächst ein Plasmaspiegel abgenommen werden (ca. 1 Woche stabile Medikation)

— Anschließend Einstellung auf eine Dosis, die Plasmakonzentrationen von 4–12 mg/l bewirkt

— Zur Dauerbehandlung sollten Retardpräparate angewandt werden: werden gewöhnlich 2-mal/Tag verabreicht

— Rasches Aufladen der Dosis bei manischen Episoden (dort ohnehin keine Zulassung vorhanden) oder Alkoholentzugssymptomen wird wegen der Induktion von Nebenwirkungen nicht empfohlen

3.4.4 Lamotrigin

▪ Wirkung

— Analog zu anderen Phasenprophylaktika: Vielzahl an Wirkungen; dazu gehören:

— Spannungsabhängige Verminderung des Natriumeinstroms, um hochfrequente Feuerraten zu vermeiden

— NMDA-rezeptorantagonistische Effekte

— Verminderung der Durchlässigkeit an Kalziumkanälen

— Wirkungen an Kaliumkanälen

— Lamotrigin (z. B. Lamictal) ist zugelassen und indiziert bei der Prophylaxe depressiver Episoden bei bipolaren affektiven Erkrankungen; diese Wirkung scheint zuverlässiger zu sein als bei Lithium

— Scheint möglicherweise in abgeschwächter Form auch manieprotektive und akut antimanische Wirkungen zu haben

— Hinweise, dass sich bei Patienten mit Rapid-Cycling-Verläufen die Phasenverläufe bessern können, insbesondere wenn es sich um Bipolar-Typ-II-Varianten handelt

— Auch akut antidepressive Wirkungen bei Patienten mit bipolarer affektiver Erkrankung: Eine akut antidepressive Wirkung entsteht möglicherweise bereits unter 50 mg/Tag (Hauptzieldosis: 200 mg/Tag; ◘ Tab. 3.12)

◘ **Tab. 3.12** Dosierungsrichtlinie für Lamotrigin (gilt nur bei normaler Nieren- und Leberfunktion und ohne Wechselwirkungen)

Woche 1 und 2	Woche 3 und 4	Woche 5	Zieldosis/Woche 6
25 mg/Tag, 1-mal/Tag	50 mg/Tag, 1- bis 2-mal/Tag	100 mg/Tag, 1- bis 2-mal/Tag	200 mg 1- bis 2-mal/Tag

- **Nebenwirkungen**
- ▪▪ **Kutane Nebenwirkungen**
- ━ Treten häufig auf
- ━ Meist makulopapulöses Exanthem (in bis zu 14% der Fälle)
- ━ Sehr selten, aber in Gegenüberstellung mit vergleichbaren Präparaten überdurchschnittlich häufig: Stevens-Johnson-Syndrom (1:1000) und Lyell-Syndrom, es kann zu irreversiblen Vernarbungen kommen, auch tödliche Verläufe sind bekannt
- ━ Komplikationen meist in den ersten 8 Behandlungswochen; begünstigt durch zu rasche Aufdosierung und die gleichzeitige Einnahme von Valproinsäure

- ▪▪ **Weitere Nebenwirkungen**
- ━ Schwindel, Übelkeit, Erbrechen und Schläfrigkeit
- ━ Häufig: Kopf- und Gelenkschmerzen
- ━ Tremor, Ataxie, Doppelbilder und Nystagmus
- ━ Selten: Choreoathetose, Tics, Parkinson-Syndrom und Anfallshäufungen
- ━ Sehr selten: Halluzinationen und delirante Zustände
- ━ Selten: Ausgeprägte Leberwerterhöhungen und Blutbildveränderungen mit gefährlichen Agranulozytosen oder aplastischen Anämien
- ━ Sehr selten: allgemeine nichtkutane Überempfindlichkeitsreaktionen
- ━ Zu beachten: inhibitorischer Effekt auf die Dihydrofolsäurereduktase, der letztlich den Folatstoffwechsel behindern kann

- **Kontraindikationen**
- ━ **Absolute Kontraindikation:** vorangegangene Unverträglichkeit gegen Lamotrigin
- ━ **Relative Kontraindikationen:**
  - ━ Gleichzeitige Valproinsäurebehandlung
  - ━ Nierenfunktionsstörung
  - ━ Parkinson-Krankheit

- **Therapieempfehlungen**
- ━ Begleitend verabreichte Substanzen, welche die Glukuronidierung von Lamotrigin hemmen, können die Plasmaspiegel rasch ansteigen lassen (z. B. Valproinsäure), sodass andere Dosierungsrichtlinien gelten (◨ Tab. 3.13) (ebenfalls bei Patienten mit schweren Leberfunktionsstörungen); bei gleichzeitiger Verwendung von Induktoren der Glukuronidierung (z. B. Carbamazepin, Phenytoin, Phenobarbital, Primidon) sollte jeweils die doppelte normale Dosis verabreicht werden

▣ Tab. 3.13 Schema für Kombinationstherapie mit Glukuronidierungsinhibitoren (z. B. Valproinsäure)			
Woche 1 und 2	**Woche 3 und 4**	**Woche 5**	**Zieldosis/Woche 6**
25 mg/Tag, alle 2 Tage	25 mg/Tag, 1-mal/Tag	50 mg/Tag, 1- bis 2-mal/Tag	100 mg, 1- bis 2-mal/Tag

> Bei Veränderung entsprechender Begleitmedikationen müssen die Glukuronidierung beeinflussende notwendige Dosisveränderungen der Lamotriginmedikation in Betracht gezogen werden!

3.4.5 Zweitgenerationsantipsychotika

— Olanzapin (Zyprexa) war das erste Zweitgenerationsantipsychotikum, das zur Phasenprophylaxe zugelassen wurde, wenn die Akutbehandlung (mäßige bis schwere manische Episode) auf Olanzapin angesprochen hat
— Im Fall von Quetiapin existiert eine Zulassung für akute manische und depressive Episoden sowie für deren Prophylaxe
— Aripiprazol ist zugelassen zur Prophylaxe von Patienten mit primär manischen Episoden; die i.m.-Formulierung ist auch für die Akutzustände bei manischen Episoden (im Gegensatz zu Olanzapin) zugelassen
— Asenapin zur Behandlung von mäßigen bis schweren manischen Episoden; es handelt sich um eine Sublingualtablette; für die Prophylaxe besteht keine Indikation

3.4.6 Weitere Antikonvulsiva

▪ Pregabalin (und Gabapentin)
— Gabapentin (z. B. Neurontin) und Pregabalin (Lyrica) zeigen strukturchemisch eine starke Nähe zu γ-Aminobutyrat (GABA)
— Neben antiepileptischen Wirkungen und Erfolgen bei der Therapie von neuropathischen Schmerzen bedingen beide Substanzen positive Effekte bei generalisierten Angststörungen und sozialer Phobie
  — Pregabalin besitzt die Zulassung für die Behandlung der **generalisierten Angststörungen**
— Ein positiver phasenprophylaktischer Effekt bei bipolaren Störungen oder positive Wirkungen bei akuten affektiven Episoden sind derzeit nicht bekannt

- Hauptsächlich renale Elimination, sodass Wechselwirkungen selten sind
- Plasmahalbwertszeit: ca. 6 h
- Anpassung der Dosis je nach Clearanceleistung der Niere
- Eindosierung erfolgt mit 150 mg/Tag bei wöchentlicher Steigerung um weitere 150 mg/Tag bis auf 450–600 mg/Tag, aufgeteilt in 2 Einnahmezeitpunkte

■ ■ **Nebenwirkungsprofil von Pregabalin**
- Relativ benignes Nebenwirkungsprofil, v. a. in der Eindosierungsphase:
  - Deutliche Müdigkeit, häufig verbunden mit Schwindel, Ataxie, Dysarthrie und Gangstörungen bis hin zu Synkopen
  - Häufig unspezifische gastrointestinale Beschwerden
  - Selten: Stimmungsveränderungen (Euphorie, Dysphorie oder Niedergestimmtheit)
  - Sehr selten: Verwirrtheitszustände
  - Häufiger: Sehstörungen
  - Häufig erektile Dysfunktion
  - Kardiale Nebenwirkungen: Tachykardien wie auch AV-Überleitungsstörungen
- Beim plötzlichen Absetzen kommt es selten zu Entzugssymptomen: Schlafstörungen, Nervosität, Kopfschmerzen, z. T. mit grippeartigen Symptomen
- Bei Patienten mit vorbestehenden Sucht- und Angsterkrankungen ist die Ausbildung einer Abhängigkeit gegenüber Pregabalin wiederholt berichtet worden; Patienten mit solchen Vorerkrankungen sollten diesbezüglich überwacht und ggf. eine Indikationsstellung kritisch überprüft werden

3.5   Antipsychotika

- Psychotrope Substanzen, die psychotisches Erleben in entsprechenden Dosen reduzieren können
- **Wirkprinzip:** Reduktion der D_2-rezeptorvermittelten Neurotransmission durch direkten D_2-Rezeptorantagonismus (mit Ausnahme des in Deutschland für diese Indikation nicht zugelassenen Rauwolfia-Alkaloids Reserpin, das zur Dopamindepletion führt)
- **Dopamin:** wichtiger Botenstoff in der Modulation von Kognition, Emotion, Erinnerung, Appetenz, Sexualität, Endokrinologie und Extrapyramidalmotorik

Durch D_2-Rezeptorblockade werden folgende prototypischen **Wirkungen und Nebenwirkungen** erzeugt:

- Verminderung von Halluzinationen, inhaltlichen Denkstörungen, bizarrem Verhalten
- Extrapyramidalmotorische Nebenwirkungen:
  - Frühdyskinesien (Dystonien)
  - Parkinsonoid
  - Akathisie und Tasikinesie
  - Tardive Dyskinesien (Spätdyskinesien)
- Sekundäre Negativsymptomatik
- Hyperprolaktinämie

- Einteilung nach klinischem Profil
- **Konventionelle Antipsychotika** (auch Antipsychotika der 1. Generation, FGA): zeigen unter antipsychotisch wirksamen Dosen ein hohes Risiko an beeinträchtigenden EPMS-Nebenwirkungen
- **Atypika** (klinisch gebräuchlicher, aber schlecht definierter und problematischer Begriff, daher auch Antipsychotika der 2. Generation, SGA, genannt): Substanzen, die idealerweise im Vergleich zu konventionellen Antipsychotika folgende Charakteristika aufweisen sollen:
  - Weniger extrapyramidalmotorische Störungen (EPMS) bei trotzdem erhaltener antipsychotischer Wirksamkeit
  - Zusätzlich positive Wirkungen auf die Negativsymptomatik bzw. die Kognition
  - Wenig Prolaktinerhöhung
  - Bessere Wirksamkeit als konventionelle Antipsychotika gegen die psychotische Symptomatik

❯ Zurzeit einziges atypisches Antipsychotikum, das vielen der o. g. Forderungen gerecht wird, ist Clozapin.

3.5.1 Konventionelle Antipsychotika

- Einteilung nach chemischer Struktur
- Die chemische Substanzklasse eines Antipsychotikums (◻ Tab. 3.14) ist v. a. beim Auftreten von Nebenwirkungen und bei Therapieversagen von Bedeutung

◻ **Tab. 3.14** Chemische Einteilung wichtiger Vertreter klassischer Antipsychotika. (Vernaleken et al. 2012)

Phenotiazine			Thioxanthene		Butyrophenone	Diphenyl-butylpiperidene
Aliphatisch	Piperidyl	Piperazinyl	Aliphatisch	Piperazinyl		
Chlorpromazin Promethazin Levomepromazin	Thioridazin	Fluphenazin Perphenazin Perazin	Chlorprothixen	Zuclopenthixol Flupentixol	Benperidol Bromperidol Haloperidol Melperon Pipamperon	Pimozid Fluspirilen

■■ Phenothiazine
— 3-fach-Ring-Grundstruktur mit unterschiedlichen Substituenten
— Sämtliche Vertreter, außer Promethazin, sind unselektive D_2-Antagonisten

■■ Phenothiazine mit aliphatischer Seitenkette
— Besitzen generell eine eher niedrige Affinität an den D_2-Rezeptor
— Speziell chlorierte Vertreter zeigen anticholinerge und antihistaminerge Effekte
— Promethazin hat als einziges »Antipsychotikum« vernachlässigenswerte Affinitäten am D_2-Rezeptor

■■ Phenothiazine mit Piperidylseitenkette
— Zeigen moderate D_2-Rezeptoraffinität bei gleichzeitig starker anticholinerger Wirkkomponente
— Thioridazin ist – u. a. wegen starken anticholinergen Nebenwirkungen und kardialer Probleme – eine der komplikationsreichsten Substanzen, so dass dessen Einsatz bei guten modernen Alternativen nicht empfohlen wird

■■ Phenothiazine mit Piperazinylseitenkette
— Zeigen im Gegensatz zu Vertretern der anderen Untergruppen das höchste Verhältnis von D_2-Rezeptor- zu Muskarin- und Histaminrezeptoraffinität
— Geringe Dosen sind nötig, um hohe Rezeptorbesetzungen zu erreichen
— Die Substanzen sind aber ebenfalls nicht selektiv für D_2-Rezeptoren

■■ Thioxanthene
— Besitzen eine den Phenothiazinen ähnliche 3-fach-Ring-Struktur
— Auf dem Markt sind Substanzen mit aliphatischer Seitenkette (Chlorpro-thixen) und Piperazinylseitenkette (Zuclopenthixol, Flupentixol)
— Substanzen mit aliphatischer Seitenkette zeigen niedrigere D_2-Rezeptor-affinität

■■ Butyrophenone
— Sind mit Haloperidol als hochaffine und Melperon als niederaffine Sub-stanzen die bekanntesten Vertreter konventioneller Antipsychotika
— Benperidol ist die in Deutschland höchstaffine D_2-antagonistische Substanz
— Unterscheiden sich strukturchemisch gegenüber den trizyklischen Anti-psychotika
— Butyrophenone mit niedriger D_2-Rezeptoraffinität zeigen nur sehr geringe anticholinerge Wirkung, weswegen weniger Nebenwirkungen (außer den dopaminbezogenen Nebenwirkungen) und Komplikationen auftreten

■■ Diphenylbutylpiperidene
— Fluspirilen und Pimozid zeigen hohe Affinität am D_2-Rezeptor bei geringer Wirkung auf sonstige Rezeptorsysteme
— Pimozid besitzt eine relativ lange Halbwertszeit und muss nur 1-mal am Tag verabreicht werden
— Fluspirilen hat eine lange Halbwertszeit von 1 Woche und wird lediglich als i.m.-Formulierung angeboten

■ Einteilung nach »neuroleptischer Potenz«
— Kein konventionelles Antipsychotikum ist selektiv für den D_2-Rezeptor; antihistaminerge und antiadrenerge Wirkkomponenten bedingen eher sedierende Effekte

■■ »Neuroleptische Potenz«
— Historisch begründeter Begriff für klassische Substanzen, mit dessen Hilfe Antipsychotika unter Berücksichtigung der Blockade D_2-artiger Dopamin-rezeptoren und antipsychotischer Wirksamkeit bezogen auf die verwendete Dosis eingeteilt werden in nieder-, mittel- und hochpotente Substanzen (◘ Tab. 3.15)

■■ Hochpotente Antipsychotika
— In niedriger bis mittlerer Dosierung gute antipsychotische Wirkung ohne Sedierung

○ **Tab. 3.15** Einteilung der wichtigsten klassischen Antipsychotika nach »neuroleptischer Potenz«. (Vernaleken et al. 2012)

Niederpotent	Mittelpotent	Hochpotent
Chlorpromazin (100)	Perazin (130)	Benperidol (1)
Chlorprothixen (120)	Zuclopenthixol (20)	Bromperidol (2)
Levomepromazin (100)		Flupentixol (2)
Melperon (100)		Fluphenazin (2)
Pipamperon (130)		Fluspirilen (3)
Prothipendyl		Haloperidol (2)
Thioridazin (130)		Perphenazin (10)
		Pimozid (2)

In Klammern sind die Chlorpromazin-Äquivalente angegeben.

— Einsatz vorrangig zur Behandlung produktiver psychotischer Symptomatik (z. B. Wahn, Denkstörungen und Sinnestäuschungen)

■ ■ Niederpotente Antipsychotika
— Indikationsspektrum richtet sich nach den sedierenden Eigenschaften und zielt auf Schlafförderung, Beruhigung und Verminderung von aggressiven Erregungszuständen
— Antipsychotische Wirkung ist bei klinisch üblichen Dosen kaum zu erwarten

■ ■ Mittelpotente Antipsychotika
— Verbinden eine durchaus noch vorhandene antipsychotische mit der sedierenden Wirkkomponente
— Können sinnvoll bei stark angespannten psychotischen oder manischen Patienten eingesetzt werden

Bei der Beurteilung neuroleptischer Potenz wird häufig der Begriff der **Chlorpromazin-Äquivalenzdosis** (○ Tab. 3.15) gebraucht:
— Mit diesem Wert wird angegeben, wie viel mg einer Substanz notwendig sind, um den klinisch antipsychotischen Effekt von 100 mg Chlorpromazin zu erreichen
— Für die klinische Charakteristik ist jedoch weniger die absolute Chlorpromazin-Äquivalenzdosis wichtig als vielmehr das Verhältnis der D_2-Rezeptor zu α_1- und H_1-Rezeptorblockade

3.5.2 **Antipsychotika der 2. Generation (SGA)**

- ■ Wirkmechanismen
- ▬ Früher als »Atypika« bezeichnet: Diese Definition ist allerdings unklar; die neurobiologisch verantwortlichen Mechanismen der unten genannten Eigenschaften ist nicht vollständig geklärt

- ■■ Wesentliche Hypothesen zur »Atypizität«
- ▬ Anticholinerge Wirkkomponente
- ▬ Verhältnis von $5HT_{2A}$- zu D_2-Rezeptorantagonismus: höhere Affinität zu $5HT_2$-, insbesondere zu $5HT_{2A}$-Rezeptoren als zum D_2-Rezeptor
- ▬ Absolutes Ausmaß der D_2-Rezeptoraffinität: Fast alle atypischen Antipsychotika zeigen Affinitäten zum D_2-Rezeptor, die niedriger sind als die für endogenes Dopamin
- ▬ Partielle mesolimbische Bindung: Wirkungsentfaltung vorrangig in den mesolimbischen und mesokortikalen Projektionen als in den nigrostrialen Projektionen
- ▬ Partieller Agonismus am D_2-Rezeptor (► Aripiprazol)

- ■ Amisulprid (z. B. Solian)
- ▬ Ist als substituiertes Benzamid selektiv für $D_{2/3}$-Rezeptoren
- ▬ Zuletzt wurden $5HT_7$-antagonistische Eigenschaften für prokognitive Effekte der Substanz verantwortlich gemacht
- ▬ Geringere EPMS-Auswirkungen lassen sich über die vergleichsweise moderate Affinität und eine präferenziell mesolimbische Bindung erklären
- ▬ Zusätzlich wird eine in niedrigen Dosen präferenzielle Bindung an präsynaptischen Dopaminrezeptoren diskutiert, die zur Stimulierung der Dopaminausschüttung führen soll
- ▬ Zur spezifischen **Behandlung von Negativsymptomen:** Dosisempfehlung 400 mg/Tag oder weniger
- ▬ Zur **Behandlung der Positivsymptomatik:** Dosen bis zu 1200 mg/Tag (dieser Dosisbereich kann bereits erhebliche EPMS erzeugen)
- ▬ Wegen hoher Rezeptorselektivität und renaler Ausschüttung ist Amisulprid eine gute Alternative bei Leberfunktionsstörungen, problematischen Wechselwirkungssituationen oder komplizierten Begleiterkrankungen
- ▬ **Problematisch:** deutlich höhere Prolaktinausschüttung im Vergleich zu anderen Präparaten

- **Aripiprazol (Abilify)**
  - Derzeit einziger vollständiger D_2-(und auch $5HT_{1A}$-)Partialagonist
  - Bindet wegen hoher Affinität schon bei niedrigen Dosen mit über 80% am D_2-Rezeptor
  - $5HT_{2A}$-Rezeptorantagonismus
  - Sediert nicht, soll die kognitive Leistungsfähigkeit moderat verbessern
  - In der i.m.-Formulierung zugelassen für akute Erregungszustände bei Schizophrenien und manischen Episoden
  - Zusätzliche Wirksamkeit für die Behandlung und Prävention manischer Episoden
  - Eine Depotform ist mittlerweile auf dem Markt

- **Clozapin (z. B. Leponex)**
  - Substanz mit dem eindeutigsten atypischen Profil
  - Deutlich anticholinerge Wirkkomponente
  - Sehr niedrige D_2-Rezeptoraffinität bei gleichzeitig höherer $5HT_{2A}$-Affinität
  - Wegen massiver Probleme mit lebensbedrohlichen Neutropenien, Verschreibung nur durch Ärzte, die über Komplikationen und Überwachungsrichtlinien (v. a. bis 18. Woche wöchentliche Blutbildkontrollen, danach monatlich) aufgeklärt sind
  - Beeinträchtigungen aufgrund von Sedierung, Gewichtszunahme, metabolischem Syndrom etc.
  - Komplikationen wie Myokarditiden und Pankreatitiden sind zu beachten

- **Loxapin (Adasuve)**
  - Erstes zugelassenes inhalatives Antipsychotikum
  - Zugeführt wird es durch ein Einweginhalationssystem und ist somit nur für die Akutbehandlung von Agitationszuständen bei Schizophrenie und Manieerkrankungen (moderat bis mittelschwer) zugelassen
  - Chemisch als Dibenzoxazepin mit Clozapin verwandt; Verstoffwechselung zum zentral aktiven Amoxapin
  - $D_{2/3}$-, und $5HT_{2A}$-Antagonist (höhere Affinität an D_3- als an D_2-Rezeptoren); recht ausgeprägte Bindung an H_1-, $5HT_{2C}$- und α_1-Rezeptoren → Sedierung; auch anticholinerge Wirkung
  - Rückaufnahmetransporter für Dopamin, Noradrenalin und Serotonin werden ebenfalls durch Amoxapin inhibiert
  - Wirkungseintritt innerhalb von wenigen Minuten (t_{max} = 2 min); Plasmahalbwertszeit ca. 6–8 h
  - Max. dürfen 2 Verabreichungen durchgeführt werden (mind. 2 h Abstand)
  - Bei Patienten mit Asthma oder COPD kommt es häufig zu Bronchospasmen; auch bei lungengesunden Patienten kann dies im Einzelfall auftreten

- **Lurasidon (Latuda)**
- Europaweit neu zugelassenes Antipsychotikum (aktuell Vermarktungsstop des Herstellers für Deutschland)
- Neben dem D_2-anatgonistischen Effekt imponiert das Rezeptorprofil durch Hemmung von $5HT_{2A}$ und $5HT_7$ sowie einen partialagonistischen Effekt am $5HT_{1A}$-Rezeptor
- Kaum oder nur geringe Effekte am H_1-, $5HT_{2C}$-, α_1- oder M_1-Rezeptor
- Entsprechend wirkt die Substanz sicher antipsychotisch, zeigt kaum Gewichtszunahme oder das Risiko zum metabolischen Syndrom, aber hat ein durchaus nennenswertes Risiko für EPMS
- Risiko für QTc-Zeit-Verlängerungen ist sehr gering
- Aufgrund der negativen Bewertung des Zusatznutzens durch das Institut für Qualität und Wirtschaftlichkeit im Gesundheitswesen (IQWiG) nahm der Hersteller das Produkt in Deutschland vom Markt

- **Olanzapin (Zyprexa)**
- Hohes $5HT_2/D_2$-Antagonismus-Verhältnis und moderate Affinität am D_2-Rezeptor
- Sedierende Wirkung
- Gute klinische Wirkung auf die Produktivsymptomatik
- Zusätzliche Wirksamkeitsnachweise für die Behandlung akuter Manien und deren Prophylaxe

> Für die Behandlung agitierter Patienten mit akuten Manien oder Schizophrenieerkrankungen liegt eine intramuskuläre Formulierung vor, deren Anwendung an dringend einzuhaltende Bedingungen geknüpft ist:
> - Initialdosis: 10 mg
> - Maximaldosis 20 mg/24 h bzw. 3 Injektionen
> - Wiederholungsinjektion nach erster 10-mg-Dosis erst nach 2 h
> - Keine Anwendung bei kardial instabilen Patienten
> - Anwendung von Benzodiazepinen erst 1 h nach Injektion

- Problematisch: Potenzial zu erheblichen Gewichtszunahmen und zur Entwicklung eines metabolischen Syndroms
    - Patient muss darüber aufgeklärt werden
    - Maßnahmen der Diätberatung sind empfehlenswert
- Depotform ist erhältlich (Olanzapinpamoat)
- **Cave:** Postinjektionssyndrom in 1,6% der Fälle; daher mind. 3 h post injectionem gesicherte Aufsicht durch Fachpersonal zwingend notwendig. Symptome des Postinjektionssyndroms: Sedierung bis hin zum Koma, starke EPMS, Kreislaufstörungen, Krampfanfälle, Delir etc.; Todesfälle wurden berichtet

- **Quetiapin (Seroquel)**
  - Hohes $5HT_2/D_2$-Rezeptor-Antagonismus-Verhältnis und sehr niedrige Affinität zum D_2-Rezeptor
  - Zugelassen zur Behandlung von Schizophrenie, akuter manischer Episode, zur Phasenprophylaxe bipolarer Störungen sowie zur Behandlung depressiver Episoden bei bipolaren Störungen und zur Augmentation bei bestehender antidepressiver Medikation im Rahmen rezidivierender depressiver Störungen
  - Gute Hinweise für die Wirksamkeit bei bipolaren Manien, aber auch bei Depressionen sowie besonders auch beim Vorliegen von depressiven Syndromen im Rahmen von z. B. Borderlinestörungen
  - Insbesondere zu Behandlungsbeginn: sehr häufig Sedierung und Benommenheit
  - Weitere häufige Nebenwirkung: orthostatische Hypotonie

Praxistipp

Im Januar 2008 wurde eine neue Formulierung von Quetiapin für die Akuttherapie und Rückfallprophylaxe bei erwachsenen Schizophreniepatienten zugelassen: **Seroquel Prolong** (Quetiapinhemifumarat). Vorteile der neuen Formulierung: tägliche Einmalgabe zur Nacht und schnelles Erreichen der therapeutischen Zieldosis von 600 mg schon am 2. Tag der Therapie.

- **Risperidon (Risperdal)**
  - Kombinierter $5HT_2/D_2$-Antagonist
  - Zuverlässige antipsychotische Wirkung bei nur mäßiger Sedierung
  - Zulassung für die Behandlung von Schizophrenien und akuten Manien sowie eine Zulassung der 1-mg-Formulierung für schwere chronische Aggressivität bei Demenzpatienten sowie im kinder- und jugendpsychiatrischen Bereich
  - In der Eindosierung ist häufig eine orthostatische Dysregulation ein Problem
  - EPMS-Rate liegt höher als bei Quetiapin, Clozapin, Aripiprazol und Olanzapin

Erhebliche Vorsicht bei der Verschreibung von Risperidon bei Demenzpatienten:
- Demenzpatienten zeigen unter Risperidon eine signifikant höhere Frequenz von zerebrovaskulären Ereignissen und der Mortalität
- Nutzen und Risiken sind sorgfältig abzuwägen; Vorsicht v. a. bei Patienten mit Bluthochdruck, kardiovaskulären Erkrankungen und vaskulärer Demenz
- Depotformulierungen gibt es für Risperidon (Risperdal Consta) sowie für den aktiven Metaboliten Paliperidon (Xeplion; ▶ Abschn. 3.5.6)

- **Sertindol (Serdolect)**
- Kombinierter $5HT_2/D_2$-Antagonist
- Mindestens Gleichwirksamkeit mit konventionellen Antipsychotika
- Wurde wegen Berichten von massiven QTc-Zeit-Verlängerungen 1998 vom Markt genommen und nun unter Auflagen wieder auf den Markt gebracht
- Darf nur angewendet werden, wenn der Patient zuvor mindestens einen nicht zufriedenstellenden Therapieversuch mit einem anderen Antipsychotikum hatte
- Weitere Nebenwirkungen: Rhinitis und Verminderung des Ejakulats
- Muss derzeit als Reserveantipsychotikum angesehen werden

> Es bestehen folgende Auflagen für Sertindol:
> - Anwendung nur unter regelmäßigen EKG-Kontrollen: vor Therapiebeginn, nach etwa 3 Wochen und alle 3 Monate nach Steady State
> - Initiale QTc-Zeit <450 ms (Männer) und <470 ms (Frauen)
> - Behandlungsabbruch bei QTc-Intervallen von >500 ms

- **Ziprasidon (Zeldox)**
- Nach Clozapin das höchste $5HT_2/D_2$-Verhältnis der aktuellen Atypika bei jedoch absolut noch hoher – dem Risperidon vergleichbarer – Affinität am D_2-Rezeptor
- Hat die höchste Affinität zu $5HT_{1A/D}$-Rezeptoren sowie einen moderaten blockierenden Effekt auf Serotonin- und Noradrenalintransporter (soll hauptsächlich Antrieb und Kognition positiv beeinflussen)
- Zugelassen zur Behandlung von Schizophrenie und akuten manischen Episoden, eine i.m.-Formulierung ist zur Behandlung von akuten Erregungszuständen bei Patienten mit Schizophrenie zugelassen
- Höhere EPMS-Rate (insbesondere der Akathisie) als bei Quetiapin, Clozapin, Aripiprazol und Olanzapin
- Problematisch: QTc-zeitverlängerndes Risiko
- Eine Behandlung mit einer QTc-Zeit von >500 ms sollte nicht durchgeführt werden, ebenso sollten in akuten Fällen die Kaliumkonzentration und eine etwaige Begleitmedikation bekannt sein

3.5.3 Nebenwirkungen

- **Extrapyramidalmotorische Nebenwirkungen (EPMS)**
- ■ **Akute Dystonie (Frühdyskinesien)**
- Vorrangig dystone Bewegungsstörungen
    - Krampfartige Tonuserhöhungen speziell im Zungen- und Schlundbereich, Halsbereich (Tortikollis), im Bereich der Rumpfmuskulatur

(Pisa-Syndrom), der Gesichts- und Kiefermuskulatur (Trismus), Blick-
krämpfe, Opisthotonus
— Seltener choreatiforme Störungen
— Können äußerst quälend und schmerzhaft sein, in einigen Fällen können
Schlundkrämpfe bis zum Bolustod führen
— Beginn: treten akut auf, in der 1. Woche der Antipsychotikabehandlung
— Auftreten i.d.R. bei hochpotenten konventionellen Antipsychotika; es kann
auch unter einigen der atypischen Substanzen solche Effekte geben
— Häufigkeit: ca. 2–17%
— Ist deutlich dosisabhängig (bei höher dosierter konventioneller Antipsycho-
tikamedikation bis zu 50%)
— Junge und männliche Patienten sind besonders gefährdet

Behandlungsempfehlungen
— Rückgang der Symptomatik i.d.R. nach Injektion von 1–2 mg Biperiden
(z. B. Akineton)
— Die Dosis bzw. die Wahl der Substanz muss sofort angepasst werden

■ **Medikamentös induziertes Parkinsonoid**
— Trias aus Rigor, Hypokinese und Tremor
— Symptome treten i.d.R. symmetrisch auf
— Beginn: gewöhnlich in der 1.–10. Woche der Antipsychotikabehandlung
— Häufigkeit: ca. 5–20%
— Unterschiede zwischen einigen Atypika (z. B. Risperidon und Ziprasidon,
kein Auftreten bei Clozapin oder Quetiapin) und konventionellen Anti-
psychotika sind z. T. gradueller Natur
— Symptomatik korreliert mit der Potenz und Dosis der Medikation
— Tritt bevorzugt bei Frauen auf

Behandlungsempfehlungen
— Dosisreduktion oder Umsetzen des Antipsychotikums
— Anticholinergika wirken zwar auf die Symptomatik, jedoch nicht so
vollständig wie bei den Frühdystonien
— Dauerhafter Doppelgebrauch von Antipsychotikum und Anticholinergikum
muss derzeit aufgrund der Vielzahl an Alternativen als obsolet angesehen
werden, denn das tardive Dyskinesierisiko wird dadurch erhöht

▪▪ Akathisie/Tasikinesie

- Unfähigkeit, ruhig zu sitzen: Patienten müssen sich unentwegt bewegen, die Beine übereinander schlagen oder Bewegungsstereotypien ausführen
- Im nicht sitzenden Zustand: häufig Laufneigung und Trippelsymptomatik (v. a. bei ruhigem Stehen)
- Aktives Unterdrücken wird als hochgradig quälend empfunden
- Gehört zu den subjektiv als am wenigsten tolerabel geschilderten Nebenwirkungen
- Beginn: i.d.R. 1.–7. Woche der Antipsychotikabehandlung
- Häufigkeit: ca. 20%
- Auftreten v. a. bei Behandlung mit konventionellen Antipsychotika, jedoch selten auch bei Atypika (z. B. Aripiprazol, Amisulprid, Ziprasidon)

> **Behandlungsempfehlungen**
> - Anticholinergika, obgleich häufig verabreicht, helfen kaum
> - Benzodiazepine helfen rasch und z. T. mit gutem Effekt, können aber nur für kurze Zeit gegeben werden
> - Kleinstudien legen einen moderaten Effekt von Cyproheptadin oder Propranolol nahe
> - Am sinnvollsten ist die Dosisanpassung bzw. die Umstellung der Substanz auf ein Präparat mit weniger antidopaminerger Affinität

▪▪ Tardive Dyskinesien (Spätdyskinesien)

- Repetitive und stereotype Dyskinesien (Schmatz-, Mümmel- oder Kaubewegungen)
- An den Extremitäten: leichte Rollbewegungen der Hand bis zu massiven athetotisch anmutenden Symptomen
- Auftreten i.d.R. nach langjährigem Konsum von meist konventionellen hochpotenten Antipsychotika (ab ca. 2-jähriger Dauerbehandlung)
- Häufigkeit: ca. 15–20%
- Besonders bei älteren Frauen nimmt das Risiko deutlich zu
- Risiko ist bei Atypikaverabreichung deutlich geringer
- Sind weitestgehend irreversibel
- Das Ausmaß der Symptomatik wird durch Absetzen bzw. Reduktion der Dosis eher verstärkt als vermindert
- Dauerhafte Anticholinergikamedikation erhöht das Risiko des Auftretens der Symptomatik
- Davon abzugrenzen ist der **periorale Tremor** (Rabbit-Syndrom): rhythmische Mund-Lippen-Bewegung ohne Zungenbewegung

Behandlungsempfehlung

- Behandlung bereits existenter Syndrome ist äußerst schwierig
- Umstellung auf Clozapin oder Quetiapin kann hilfreich sein
- Positive Wirkungen wurden von α-Methyldopa berichtet, diese Substanz bewirkt jedoch massive vegetative Nebenwirkungen
- Benzodiazepine inklusive Temazepam bringen Erleichterung
- Lithium soll hilfreich sein
- Einsatz selektiver D_2-Rezeptorantagonisten (z. B. Tiapridex) führt zunächst zu einer Linderung, verstärkt jedoch später wieder die Symptomatik
- Kleinstudien legen einen moderaten Effekt von Vitamin E nahe

- **Sedierung**
- Sedierende Effekte vorrangig durch H_1- und $α_1$-Antagonismus
- Bei nieder- und mittelpotenten konventionellen Substanzen stellen diese »Nebenwirkungen« den Hauptteil der erwünschten sedierenden Wirkung, weswegen eine Reihe niederpotenter Antipsychotika als Hypnotika indiziert sind
- Auch bei manischen Syndromen sind sedierende Effekte erwünscht (aber nicht unbedingt notwendig)
- Im Falle der SGA zeigen v. a. Zotepin, Quetiapin, Clozapin und Olanzapin ein Wirkprofil mit sedierenden Begleiteffekten

- **Herzrhythmusstörungen**
- Direkte Wirkungen auf Natrium- und Kaliumkanäle des kardialen Reizleitungssystems führen zur QTc-Zeit-Verlängerung und in seltenen Fällen zum Torsade-de-pointes-Syndrom und zum plötzlichen Herztod
- Auch anticholinerge Effekte haben ein arrhythmogenes Potenzial (M_2-Rezeptor)
- Häufig gebrauchtes Maß für die Abschätzung des arrhythmogenen Risikos: Verlängerung der QTc-Zeit
  - Werte von >440 ms (Männer) oder >450 ms (Frauen) sind prinzipiell mit einem höheren Arrhythmierisiko verbunden
  - Ab 480 ms (bzw. Erhöhung um 60 ms von Baseline) steigt das Risiko für den plötzlichen Herztod deutlich an; ab solchen Werten sollte die Medikation umgestellt werden, für Sertindol gelten hier weitgehend verbindliche und strenge Anwendungsbeschränkungen (s. oben)
- **Cave:** Normwertige QTc-Zeiten schützen jedoch nicht vor schwerwiegenden Arrhythmieereignissen
- Risiko des plötzlichen Herztods korreliert nicht direkt mit Erhöhung der QTc-Zeit

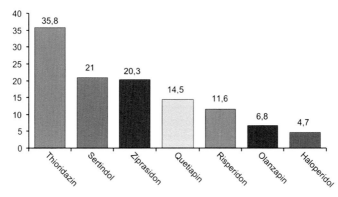

▣ Abb. 3.1 Darstellung der Veränderung von QTc-Zeiten (ms) für verschiedene Antipsychotika. (©Bristol-Myers Squibb GmbH & Co KG, mit frdl. Genehmigung)

═ Antipsychotika erhöhen das Risiko für einen plötzlichen Herztod auf das 2- bis 3-Fache, wobei das Risiko aber substanz- und dosisabhängig ist
  ═ Insbesondere für Thioridazin besteht ein deutlich erhöhtes Risiko (▣ Abb. 3.1).
    ═ Höheres Risiko auch bei Phenothiazin-Antipsychotika, Thioxanthenen, Sertindol, Pimozid, Ziprasidon, Haloperidol und Pipamperon
═ EKG-Kontrollen sollten unbedingt eingehalten werden, v. a. bei Risikopatienten, Risikosubstanzen und kritischen Wirkstoffkombinationen
═ M_2-Rezeptoren-vermittelte kardiale anticholinerge Effekte verursachen Tachykardien, supraventrikuläre Extrasystolen und AV-Überleitungsstörungen

■ Sonstige Herz-Kreislauf-Risiken
═ Insbesondere Wirkstoffe mit deutlichen $α_1$-antagonistischen Effekten (v. a. Thioridazin, aber auch Risperidon und Clozapin) können zu deutlichen **orthostatischen Dysregulationen mit reflektorischer Tachykardie** führen
  ═ Sturz- und Verletzungsgefahr sind erhöht
  ═ Wenn trotzdem an der Wirksubstanz festgehalten werden muss oder das akute Auftreten der Nebenwirkungen behandelt werden soll, ist der Einsatz von Dihydroergotamin sinnvoll
═ Ein seltenes, aber beachtenswertes Risiko besteht in antipsychotikainduzierten **Myokarditiden und Kardiomyopathien**
  ═ Vor allem bei Clozapin, wahrscheinlich aber auch erhöhtes Risiko bei Antipsychotika wie Fluphenazin, Chlorpromazin, Pimozid, Risperidon, Olanzapin, Haloperidol und Thioridazin

- **Cave:** Normwertige Troponinparameter schließen das Vorliegen einer Myokarditis nicht aus
- Zudem deutlich erhöht: Risiko einer koronaren Herzkrankheit (▶ Stoffwechselstörungen)

- **Stoffwechselstörungen**
- Für viele Substanzen ist eine **Gewichtszunahme** beschrieben
    - Speziell bei Clozapin und Olanzapin kann es zu Gewichtszunahmen von 30–40 kgKG kommen (jedoch hohe individuelle Bandbreite)
- Insbesondere der Antagonismus an $5HT_{2C}$-, und H_1-Rezeptoren wird für diese Nebenwirkungen verantwortlich gemacht
- Überdurchschnittlich häufiges Auftreten von Insulinresistenz, Diabetes mellitus, Dys-/Hyperlipidämien und Hypertonie; zusammengenommen besteht ein deutlich erhöhtes Risiko für ein **metabolisches Syndrom**
- Durch die Stoffwechselstörungen erheblich erhöhtes Risiko für ischämische Ereignisse (z. B. Myokardinfarkt oder zerebrale Ischämie)

❯ Gewicht und Bauchumfang sollten unbedingt regelmäßig geprüft werden.

- **Sexuelle Funktionsstörungen/endokrine Störungen**
- Relativ selten kommt es zum Syndrom der inadäquaten ADH-Sekretion (SIADH)
- D_2-Rezeptorantagonismus im tuberoinfundibulären System kann die Prolaktinausschüttung disinhibieren, die Folgen sind:
    - Galaktorrhö (30–80%)
    - Amenorrhö (13–23%)
    - Sexuelle Erregungs- und Appetenzstörungen (bis zu 50%)
    - Osteoporotische Prozesse
    - Verstärkung von Hypertonie
    - Appetenzminderung (ist z. T. auch durch direkte zentrale antidopaminerge Effekte bedingt)
    - Brustvergrößerungen (auch beim Mann)

❯ Bei Patienten mit Mammakarzinom muss auf eine evtl. vorhandene Prolaktinsensitivität geachtet werden.

- Speziell substituierte Benzamide (Sulpirid, Amisulprid): höchste Prolaktinanstiege; Aripiprazol, Ziprasidon, Clozapin und Quetiapin: geringe bis keine Effekte

❯ Sexuelle Funktionsstörungen gehören zu den wichtigsten Gründen für Incompliance! Nachfragen ist unabdingbar!

- ■ **Anticholinerge (M$_1$-antagonistische) Nebenwirkungen**
- ▬ Anticholinerge Effekte gibt es bei nieder- bis mittelpotenten Phenothiazinen und Thioxanthenen, in abgeschwächter Form auch bei Olanzapin und Clozapin

- ■■ **Charakteristische anticholinerge Nebenwirkungen**
- ▬ Mundtrockenheit
- ▬ Obstipation
- ▬ Augeninnendruckerhöhung, Akkomodationsstörungen
- ▬ Harnretention
- ▬ Tachykardie, Arrhythmieneigung
- ▬ Delirauslösung

- ■■ **Entsprechende Kontraindikationen**
- ▬ Pylorusstenose, paralytischer Ileus
- ▬ Engwinkelglaukom
- ▬ Benigne Prostatahyperplasie mit Harnretention, akuter Harnverhalt
- ▬ Demenz
- ▬ Höhergradige Rhythmusstörungen

- ■ **Leberfunktionsstörungen**
- ▬ Für die meisten Antipsychotika sind Transaminasenerhöhungen und AP-Erhöhungen bekannt
- ▬ Häufigkeit des Auftretens: bis zu 37%, insbesondere bei Clozapin, Phenothiazinen und Thioxanthenen
- ▬ Meist als Eindosierungseffekt ohne Krankheitswert, der jedoch eine engmaschige Kontrolle der Parameter erfordert
- ▬ Werte der Transaminasen bis zum 3-Fachen des Normalbefundes sind tolerierbar
- ▬ Bei Erhöhungen über das 3-Fache hinaus bzw. bei einem Ikterus oder Syntheseleistungsstörungen: Absetzen des Präparats und Umstellung auf ein Präparat aus einer anderen chemischen Gruppe
- ▬ Auftreten ernster, z. T. nekrotisierender arzneimittelinduzierter Hepatitiden ist sehr niedrig (Phenothiazine bis max. 1%; Butyrophenone: 0,002%)

- ■ **Blutbildveränderungen**
- ▬ Selten: Panzytopenien, gefährliche Thrombopenien und Agranulozytosen (Neutrophile <500/ml)
- ▬ Agranulozytosen sind vorrangig für Clozapin bekannt (□ Tab. 3.16)
  - ▬ In 0,8–2% kommt es bei Clozapin zur Agranulozytose, die zum Absetzen zwingt

◼ **Tab. 3.16** Nebenwirkungen und Komplikationen von Antipsychotika (wiedergegeben ist nicht die absolute Häufigkeit, sondern die Relevanz, bestehend aus relativer Wahrscheinlichkeit und Gefährlichkeit). (Vernaleken et al. 2012)

Neben-wirkungen	Amisul-prid (z. B. Solian)	Aripi-prazol (z. B. Abilify)	Clozapin (z. B. Leponex)	Flupen-tixol (z. B. Fluanxol)	Fluphena-zin (z. B. Dapotum)	Haloperidol (z. B. Haldol)
Sedierung	–	–	+++	+	+	+
EPMS	++	+	–	+++	+++	+++
Akathisie	++	++	–	+++	+++	+++
Orthostase	–	+	++	+	+	+
Arrhythmi-en/EKG-Verände-rungen	+	+	++	++	++	++
Anticho-linerge Effekte	–	–	++	+	+	–
Meta-bolische Effekte/ Gewichts-zunahme	+	–	++++	+	+	+
Prolaktin-erhöhung	++++	–	–	+++	+++	+++
Blutbild-verände-rungen	–	–	++++	+	+	+

++++ sehr hohes Risiko; +++ hohes Risiko; ++ mittleres Risiko; + geringes Risiko; – sehr geringes oder kein Risiko.

	Levome-promazin (z. B. Neurocil)	Melperon (z. B. Eunerpan)	Olanzapin (Zyprexa)	Quetiapin (Seroquel, Seroquel Prolong)	Risperidon (Risperdal)	Thiorida-zin (z. B. Melleril)	Ziprasi-don (Zeldox)
	+++	+++	++	++	+	+++	+
	+–++	+	+	–	++	+	++
	+	+	+	–	++	+	++
	+++	+++	+	+	+++	+++	+
	++	++	+	+	+	++++	+++
	+++	–	++	+	–	+++	–
	++	+	+++	++	++	+++	–
	+	+	++	–	+++	+	+
	+	+	++	+	+	+	(+)

- Leichte und passagere Neutropenien (<1500/ml), die unter Kontrolle nicht zum Absetzen des Medikaments zwingen, können in bis zu 22% auftreten
- Treten meist innerhalb der ersten 18 Wochen nach Eindosierung auf (bis zu diesem Zeitpunkt sind wöchentliche Blutbildkontrollen notwendig!)
- Auch für Olanzapin sind überdurchschnittlich viele Neutropenien berichtet worden
- Besonders hohes Risiko für ältere Frauen sowie für Patienten mit Kombinationstherapien, in denen andere Substanzen mit möglichen Effekten auf das hämatopoetische System verabreicht werden (z. B. TZA, Carbamazepin)
- Einsatz von koloniestimulierenden Faktoren wird kontrovers diskutiert

- **Zentralnervöse Komplikationen**
- **Delirien** durch antipsychotische Wirkstoffe sind häufiger bei Patienten mit zerebraler Vorschädigung (Demenz, postoperativ, frühkindlicher Hirnschaden, SHT): hauptsächlich ausgelöst durch Substanzen mit anticholinerger Begleitkomponente (nieder- bis mittelpotente Phenothiazine und Thioxanthene, in abgeschwächter Form Olanzapin und Clozapin)
- Fast alle antipsychotischen Substanzen können die **Krampfschwelle senken,** insbesondere Phenothiazine mit aliphatischer Seitenkette sowie Clozapin, aber in abgeschwächter Form auch Olanzapin und Zotepin

- **Allergische, dermatologische und ophthalmologische Symptome**
- Allergische und sonstige dermatologische Nebenwirkungen sind für fast jedes Antipsychotikum bekannt
- Speziell unter Therapie mit Phenothiazinen mit aliphatischer Seitenkette sowie unter Therapie mit Thioridazin:
  - Deutlich erhöhtes Risiko eines Arzneimittelexanthems
  - Lichtinduzierte Reaktionen mit akuter Rötung, aber auch langfristige (unter Dauertherapie) Pigmentablagerungen
  - Kornea- und Linsentrübungen sowie irreversible Retinopathien unter Thioridazin

- **Malignes neuroleptisches Syndrom**
- Sehr seltene lebensbedrohliche Komplikation, die sowohl bei konventionellen als auch bei atypischen Antipsychotika (auch unter Clozapin) auftreten kann
- Häufigkeit: 0,02–0,5%
- Beginn: i.d.R. in 1.–2. Woche der Antipsychotikabehandlung
- Häufig schwieriger Verlauf, der bis zu 2 Wochen betragen kann

- Schwierig differenzialdiagnostisch abzugrenzen: perniziöse Katatonie, Sepsis, Intoxikationen, Enzephalitis
  - Falsch-positive Diagnosen können die Behandlung anderer, ebenfalls lebensbedrohlicher Erkrankungen (bis zu 15% Letalität) verhindern

■ ■ **Symptome**
- Massive Tonussteigerung, Myoklonien/Tremor/Opisthotonus
- Hyperthermie
- Qualitativ und quantitativ beeinträchtigte Bewusstseinslage
- Vegetative Symptome (Tachykardie, Hyperhidrosis, RR-Schwankungen)
- CK-Erhöhung, Myoglobinurie, Nierenfunktionsstörungen
- Leukozytose

> **Behandlungsempfehlung**
> - Unabhängig von der Diagnose ist der Zustand eines MNS immer intensiv-behandlungspflichtig!
> - Sofortiges Absetzen des Antipsychotikums
> - Flüssigkeitszufuhr, Kontrolle der Körpertemperatur
> - Als sinnvoll haben sich Dantrolen, Bromocriptin sowie die notfallmäßige Elektrokrampftherapie erwiesen

3.5.4 Anwendungsgebiete

- Neben der Behandlung von schizophrenen Psychosen äußerst breites Indikationsspektrum (◘ Tab. 3.17)

❯ Jeder Einsatz von Antipsychotika – auch von niederpotenten Wirkstoffen – muss im individuellen Fall bezogen auf Nutzen und Risiken abgewogen werden, da Antipsychotika ein erhebliches Gefährdungspotenzial besitzen.

3.5.5 Therapieempfehlungen, Kontraindikationen und Kontrolluntersuchungen

- Die sehr divergenten Indikationsgebiete, die metabolische Situation, das Alter der Patienten und die Zielsymptomatik können bei einer Substanz Unterschiede in der Ziel- und Erhaltungsdosis um den Faktor 10 bewirken
- Nieder- und mittelpotente Antipsychotika: schrittweise aufdosieren

◘ **Tab. 3.17** Indikationsgebiete für Antipsychotika[a,b]. (Vernaleken et al. 2012)

Indikation	Präparat
Schizophrenie Akute und chronische Symptomatik Rückfallprophylaxe	Amisulprid (alle Präparate) Aripiprazol (Abilify) Benperidol (alle Präparate) Bromperidol (alle Präparate) Flupentixol (alle Präparate) Fluphenazin (alle Präparate) Fluspirilen (alle Präparate) Haloperidol (alle Präparate) Olanzapin (alle Präparate) Perazin (alle Präparate) Perphenazin (Decentan inkl. Depot, Perphenazin neuraxpharm) Pimozid (Orap) Quetiapin (retardiert, unretardiert; alle Präparate) Risperidon (alle Präparate inkl. Depot) Sertindol (Serdolect, eingeschränkte Indikation) Sulpirid (alle Präparate außer Meresasul, Vertigo-meresa, Vertigo-neogama) Thioridazin (alle Präparate, eingeschränkte Indikation) Ziprasidon (alle Präparate) Zuclopenthixol(-acetat/-decanoat) (alle Präparate)
Schizophrenie (therapieresistent)	Clozapin (alle Präparate)
Schizophrenie Primär Negativsymptomatik	Amisulprid (alle Präparate)
Psychotische Symptome (ohne Angaben der Krankheitsentität)	Benperidol (alle Präparate) Chlorprothixen (Chlorprothixen neuraxpharm; nur bei leichten Syndromen) Fluphenazin (alle Nichtdepotpräparate) Haloperidol (alle Nichtdepotpräparate) Levomepromazin (Levomepromazin neuraxpharm; nur bei leichten Syndromen) Perazin (alle Präparate) Perphenazin (alle Präparate)
Psychotische Symptome bei Morbus Parkinson	Clozapin (Clozapin beta, Clozapin-neuraxpharm, Clozapin ratiopharm, Elcrit), eingeschränkte Indikation

◼ **Tab. 3.17** (Fortsetzung)

Indikation	Präparat
Manische Syndrome und Episoden	Aripiprazol (Abilify) Asenapin (Sycrest) Benperidol (alle Präparate) Chlorprothixen (alle Präparate) Haloperidol (alle Präparate) Levomepromazin (alle Präparate) Olanzapin (alle Präparate außer Zypadhera und Zyprexa Pulver zur Herstellung von Injektionen) Perazin (alle Präparate) Quetiapin (alle Präparate) Risperidon (alle Präparate außer Risperdal Consta) Zuclopenthixol(-acetat) (Ciatyl-Z, Ciatyl-Z-acuphase)
Depressives Syndrom	Sulpirid (alle Präparate außer Vertigo-meresa, Vertigo-neogama)
Manische Episoden (Rezidivprophylaxe)	Aripiprazol (Abilify) Haloperidol (Haldol-Janssen Decanoat, Haloperidol-neuraxpharm Decanoat) Olanzapin (alle Präparate außer Zypadhera und Zyprexa Pulver [Injektion]) Quetiapin (Seroquel prolong)
Organisch bedingte Psychose	Haloperidol (Haldol Janssen und Haloperidol neurax-pharm)
Aggressivität (bei Demenz oder Intelligenzminde-rung)	Risperidon (alle Präparate außer Risperdal Consta) Zuclopenthixol (Ciatyl-Z)
Erregungszustand (bei Patienten mit Schizophrenie)	Benperidol (alle Präparate) Chlorprothixen (Chlorprothixen neuraxpharm, Truxal) Levomepromazin (alle Präparate) Loxapin (Adasuve) Perphenazin (alle Präparate) Ziprasidon (Zeldox i.m. Pulver)
Erregungszustand (bei Patienten mit Manien)	Levomepromazin (Levomepromazin-neuraxpharm) Loxapin (Adasuve)

◘ Tab. 3.17 (Fortsetzung)

Indikation	Präparat
Erregungszustand (bei mehreren Erkrankungsentitäten)	Benperidol (alle Präparate) Chlorprothixen (alle Präparate) Fluphenazin (Lyogen oral) Haloperidol (alle Präparate außer Haldol-Janssen Decanoat, Haloperidol-neuraxpharm Decanoat) Melperon (alle Präparate) Perazin (alle Präparate) Perphenazin (Decentan oral) Pipamperon (alle Präparate) Prothipendyl (Dominal)
Insomnie/Schlafstörungen	Melperon (alle Präparate) Pipamperon (alle Präparate)
Delir/Verwirrtheit	Benperidol (Benperidol-neuraxpharm) Melperon (alle Präparate)
Dyskinetische Syndrome und Erkrankungen	
Erbrechen (zentral ausgelöstes oder therapierefraktäres)	
Schmerzen (chronisch oder schwer, nur in Kombinationstherapie)	Haloperidol (Haldol-Janssen oral, Haloperidol-ratiopharm) Perphenazin (Decentan oral) Levomepromazin (Levomepromazin-neuraxpharm)

[a] Zu beachten ist, dass einzelne Indikationsgebiete nur für bestimmte Dosierungen bestehen, was hier nicht gesondert aufgeschlüsselt wurde.

[b] Nicht alle Präparate mit gleichem Wirkstoff weisen das gleiche Spektrum an Indikationsgebieten auf. Nicht alle Handelspräparate müssen notwendigerweise für alle Indikationsgebiete zugelassen sein.

— Bei unzureichender Wirkung sollte die Substanz gewechselt werden bzw. im weiteren Verlauf eine Kombinationstherapie durchgeführt werden

- **Unterschiedlicher Stellenwert des therapeutischen Drugmonitorings (TDM)**
— Bei niederpotenten Substanzen wird die Dosis i.d.R. durch die direkt erkennbare Klinik bzw. Substanzwirkung gesteuert
— Bei hochpotenten und atypischen Substanzen stellt das TDM eine nützliche Hilfe in der Frage der Dosisfindung, Klärung von Nebenwirkungen und Wechselwirkungen sowie der Compliance dar (◘ Tab. 3.18)

◘ **Tab. 3.18** Therapeutisches Drugmonitoring bei der Therapie mit Antipsychotika. (Vernaleken et al. 2012, in Anlehnung an die Empfehlungen der Arbeitsgemeinschaft für Neuropsychopharmakologie und Pharmakopsychiatrie [AGNP], nach Hiemke et al. 2011)

Wirkstoff	Handelsname (Beispiel)	HWZ [h]	TDM empfohlen (AGNP[a])	Konzentrationsbereich [ng/ml]	Charakteristik
Amisulprid	Solian	12–20	+++	100–320	Atypisch: Pos.–neg.
Aripiprazol	Abilify	60–80	++	150–500	Atypisch
Asenapin	Sycrest	24	–	2–5	n/a
Benperidol	Glianimon	5	+	1–10	Hochpotent
Bromperidol	Impromen	20–36	++	12–15	Hochpotent
Chlorpromazin	Propaphenin	15–30	++	30–300	Niederpotent
Chlorprothixen	Truxal	8–12	+	20–300	Mittelpotent
Clozapin	Leponex	12–16	+++	350–600	Atypisch
Flupentixol	Fluanxol	20–40	++	1–10	Hochpotent
Fluphenazin	Lyogen	~16	+++	1–10	Hochpotent
Fluspirilen	Imap	7–14 Tage	++	0,1–2,2	Hochpotent
Haloperidol	Haldol	12–36	+++	11–0	Hochpotent
Levomepromazin	Neurocil	16–78	+	30–160	Niederpotent

□ Tab. 3.18 (Fortsetzung)

Wirkstoff	Handels-name (Beispiel)	HWZ [h]	TDM empfoh-len (AGNP[a])	Konzent-rations-bereich [ng/ml]	Charakteristik
Melperon	Eunerpan	4–6	+	30–100	Niederpotent
Olanzapin	Zyprexa	30–60	+++	20–80	Atypisch
Paliperidon	Invega	23	++	20–60	Atypisch
Perazin	Taxilan	8–16	+++	100–230	Mittelpotent
Perphenazin	Decentan	8–12	+++	0,6–2,4	Hochpotent
Pimozid	Orap	23–43	+	15–20	Hochpotent
Pipamperon	Dipiperon	17–22	+	100–400	Niederpotent
Prothipendyl	Dominal	2–3	–	5–10	Niederpotent
Quetiapin	Seroquel	6–8	++	100–500	Atypisch
Risperidon + 9-OH-Rispe-ridon	Risperdal	RIS: 3 OH-R.[b]: 24	++	20–60 (Ris+9OH-R.[b])	Atypisch
Sertindol	Serdolect	55–90	++	50–100	Atypisch
Sulpirid	Dogmatil	8–14	+	200–1.000	Atypisch; in niedriger Dosierung antidepressive Wirkung
Thioridazin	Melleril	30	+++	100–200	Niederpotent
Ziprasidon	Zeldox	6–7	++	50–200	Atypisch
Zuclopenthi-xol	Ciatyl-Z	15–25	+	4–50	Mittelpotent

k.A.: keine Angaben.
[a] Arbeitsgemeinschaft für Neuropsychopharmakologie und Pharmakopsychiatrie (AGNP).
[b] 9-OH-Risperidon.

■ **Allgemeine Kontraindikationen von Antipsychotika (◘ Tab. 3.19)**

◘ **Tab. 3.19** Die wichtigsten substanzspezifischen Kontraindikationen atypischer Antipsychotika. (Vernaleken et al. 2012, erweitert nach Schmauß u. Messer 2010)	
Anti-psychotikum	**Kontraindikationen**
Amisulprid (z. B. Solian)	– Überempfindlichkeit gegenüber dem Wirkstoff oder weiteren Bestandteilen von Amisulprid – Vorliegen erhöhter, nicht durch Medikamente bedingter Prolaktinspiegel – Prolaktinabhängige Tumoren und Mammakarzinom – Phäochromozytom
Aripiprazol (Abilify) Loxapin (Ada-suve)	– Überempfindlichkeit gegenüber dem Wirkstoff oder einem der sonstigen Bestandteile von Aripiprazol – Überempfindlichkeit gegen den Wirkstoff oder gegen Amoxapin – Starke Atemwegserkrankungen, Asthma bronchiale oder COPD – Patienten mit zusätzlichen Erkrankungen die die Extrapyramidalmotorik beeinträchtigen – Vorsicht bei Patienten mit Krampfanfällen in der Vorgeschichte
Clozapin (z. B. Leponex)	– Überempfindlichkeit gegenüber dem Wirkstoff oder weiteren Bestandteilen von Clozapin – Patienten, die bereits auf Clozapin oder auf andere Antipsychotika oder sonstige Arzneimittel mit einer Schädigung der Blutbildung reagiert haben (Ausnahme: Leukopenie durch Zytostatika) – Erkrankungen des Blutes oder des blutbildenden Systems, v. a., wenn Leukozyten betroffen sind – Akute Vergiftungen mit zentralwirksamen Substanzen, z. B. Alkohol, Schlafmitteln, Schmerzmitteln, Psychopharmaka oder anderen – Medikamentös ungenügend kontrollierte Epilepsie – Kreislaufkollaps – Vergiftungsbedingte Psychosen und Bewusstseinstrübungen – Schwere Erkrankungen des Herzens, der abführenden Gallenwege und der Niere, höhere Rhythmusstörungen – Lebererkrankungen, die mit Übelkeit, Appetitlosigkeit oder Ikterus einhergehen, fortschreitende Lebererkrankungen, Leberversagen – Darmatonie – Ausgeprägte benigne Prostatahyperplasie, Glaukom – Gleichzeitige Anwendung von Depotantipsychotika

◘ Tab. 3.19 (Fortsetzung)

Anti-psychotikum	Kontraindikationen
Lurasidon (Latuda)	– Überempfindlichkeit gegen den Wirkstoff oder einen der sonstigen Bestandteile – Gleichzeitige Anwendung von starken CYP3A4-Inhibitoren (z. B. Boceprevir, Clarithromycin etc.) und starken CYP3A4-Induktoren (z. B. Carbamazepin, Phenobarbital u. a.)
Olanzapin (Zyprexa)	– Überempfindlichkeit gegenüber dem Wirkstoff oder weiteren Bestandteilen von Olanzapin – Metabolisches Syndrom oder Übergewichtigkeit
Quetiapin (Seroquel, Seroquel Prolong)	– Überempfindlichkeit gegenüber dem Wirkstoff oder weiteren Bestandteilen von Quetiapin – Mittel, die bei HIV-Erkrankungen Anwendung finden (HIV-Proteasehemmer) – Mittel gegen Pilzerkrankungen (Antimykotika vom Azoltyp) – Antibiotika (Erythromycin, Clarithromycin)
Risperidon (z. B. Risperdal) + Paliperidon (Invega)	– Überempfindlichkeit gegenüber dem Wirkstoff oder weiteren Bestandteilen von Risperidon – Vorliegen erhöhter, nicht durch Medikamente bedingter Prolaktinspiegel – Vorsicht bei gleichzeitiger Anwendung mit Furosemid
Sertindol (Serdolect)	– Überempfindlichkeit gegenüber dem Wirkstoff oder weiteren Bestandteilen – Klinisch relevante Herz-Kreislauf-Erkrankungen – Unbehandelte Hypokaliämie und Hyponatriämie – Angeborenes oder erworbenes langes QT-Syndrom – Schwere Leberinsuffizienz – Mittel, die eine signifikante QT-Verlängerung hervorrufen (z. B. Antiarrhythmika Klasse Ia und III, einige Makrolide, einige Antipsychotika, einige Chinolonantibiotika – Medikamente, die Cytochrom P4503A hemmen, wie z. B. HIV-Proteaseinhibitoren und »Azol«-Antimykotika
Ziprasidon (Zeldox)	– Überempfindlichkeit gegenüber dem Wirkstoff oder weiteren Bestandteilen von Ziprasidon – Kardiale Vorschädigung, QTc-Zeit-Verlängerungen

■■ **Absolute Kontraindikation**
▬ Überempfindlichkeit gegenüber dem Wirkstoff oder weiteren Bestandteilen

■■ **Relative Kontraindikationen**
▬ Akute Intoxikation mit Alkohol, Schlafmitteln, Analgetika und Psychopharmaka (Ausnahmen: notfalltherapeutische Maßnahmen)
▬ Schwere Bewusstseinsstörungen
▬ Leukopenie und andere Erkrankungen des hämatopoetischen Systems (Clozapin, aber auch andere TZA)
▬ Störungen der Harnentleerung, Engwinkelglaukom, Prostatahyperplasie und Myasthenia gravis (Antipsychotika mit anticholinerger Begleitwirkung)
▬ Phäochromozytom und prolaktinabhängige Tumoren (Antipsychotika mit Erhöhung des Prolaktinspiegels)
▬ Morbus Parkinson und andere Stammganglienerkrankungen (Antipsychotika mit hoher EPMS-Wahrscheinlichkeit)
▬ Zerebrale Krampfanfälle in der Anamnese
▬ Hirnorganische Vorschädigungen
▬ Schwere Leber- und Nierenfunktionsstörungen (i.d.R. Dosisanpassung und Kontrollen)
▬ Kardiale Vorschädigung (Antipsychotika mit kardiovaskulären Nebenwirkungen)
▬ Anamnestisch bekanntes malignes neuroleptisches Syndrom

■ **Kontrolluntersuchungen**
▬ Regelmäßige klinische, laborchemische und elektrophysiologische Kontrolluntersuchungen unerlässlich (◘ Tab. 3.20).

3.5.6 **Depotpräparate**

▬ **Indikation:** Insbesondere mangelnde Compliance in der Einnahme oraler Antipsychotika
▬ Für das Erreichen einer Depotwirkung werden 3 Prinzipien angewandt:
  ▬ Kristallsuspension
  ▬ Veresterung
  ▬ Micropheres
▬ Bei Anwendung veresterter Depotantipsychotika (▶ Kap. 12) müssen sog. »**early peaks**« berücksichtigt werden
  ▬ »Early peaks«: rasche, innerhalb von wenigen Stunden nach Injektion auftretende Wirkstoffspitzen, die danach wieder abfallen

◘ Tab. 3.20 Empfehlungen für Routineuntersuchungen unter Antipsychotika (AP). (Vernaleken et al. 2012, in Anlehnung an Benkert u. Hippius 2015)

Untersuchung	Vorher	Monate						Monatlich	Vierteljährlich	Halbjährlich
		1	2	3	4	5	6			
Blutbild										
Trizyklische AP[a(l)]	✗✗	✗	✗	✗	✗	✗	✗		✗	
Clozapin, Thioridazin	✗	✗✗✗✗	✗✗✗✗	✗✗✗✗	✗✗✗✗	✗✗	✗	✗		
Andere AP	✗	✗		✗			✗		✗[b]	
Blutzucker[k], Blutfette										
Clozapin, Olanzapin	✗	✗		✗			✗		✗[b]	
Andere AP	✗	✗		✗			✗			✗[c]
Kreatinin	✗	✗		✗			✗			✗
Leberenzyme										
Trizyklische AP[a(l)]	✗	✗	✗	✗			✗		✗	
Andere AP	✗	✗		✗			✗		✗[b]	
EKG (QTc)[d]										
Clozapin[e]	✗	✗✗		✗			✗		✗	
Thioridazin, Pimozid, Sertindol	✗	✗✗	✗	✗	✗	✗		✗		

Andere AP[f]	✗	✗				✗	✗[g]
EEG[h]							
Clozapin	✗		✗				✗[b]
RR, Puls	✗	✗	✗				✗
Körpergewicht (BMI)[i]	✗	✗	✗		✗		✗

[a] Die atypischen AP Olanzapin, Quetiapin und Zotepin sind strukturchemisch ebenfalls Trizyklika.

[b] Bei unauffälligen Konstellationen bzw. stabilen Patienten können halbjährliche Kontrollen ausreichen.

[c] Bei unauffälligen Konstellationen bzw. langfristig stabilen Patienten können jährliche Kontrollen ausreichen.

[d] Absolutwerte von >440 ms (Männer), >450 ms (Frauen) sowie medikamenteninduzierte Zunahmen >60 ms sind nach derzeitigem Kenntnisstand auffällig.

[e] Unter Clozapin sind toxisch-allergische Myokarditiden beschrieben; daher empfehlen sich unter Clozapin zusätzliche EKG-Kontrollen bei Auftreten von kardialen Symptomen und Fieber bzw. nach 14 Tagen Behandlungsdauer.

[f] Beim Vorliegen oder Auftreten kardialer Symptome ist eine kardiologische Abklärung notwendig; durch sie wird auch die Häufigkeit von EKG-Untersuchungen im Verlauf festgelegt.

[g] Kontrolle bei allen Patienten über 60 Jahre empfehlenswert sowie bei kardialen Risiken; bei Ziprasidone, Perazin, Fluspirilen und hochpotenten Butyrophenonen eher häufigere EKG-Kontrollen empfohlen.

[h] Häufigere EEG-Kontrollen auch bei zerebraler Vorschädigung, erhöhter Anfallsbereitschaft, unklaren Bewusstseinsveränderungen (DD: nichtkonvulsiver Status) vor und während einer Antipsychotikabehandlung.

[i] Messungen des Bauchumfangs werden empfohlen; zusätzlich monatliche Gewichtskontrollen durch den Patienten selbst.

[k] Ggf. auch Blutzuckertagesprofil, Glukosetoleranztest und HbA1c, v. a. bei Clozapin und Olanzapin. Die Empfehlungen entsprechen der S3-Leitlinie Schizophrenie der DGPPN (2006), gehen teilweise jedoch darüber hinaus.

- Während »early peaks« sind EPMS – hauptsächlich Frühdystonien – mit höherem Risiko zu erwarten (insbesondere unter Fluphenazin-Decanoat, Perphenazin-Önanthat und Fluspirilen)
- Nebenwirkungen, Wechselwirkungen und Komplikationen der Depotpräparate sind gleich denen der Grundsubstanz, es ist jedoch die schlechtere Steuerbarkeit zu beachten

- **Besonderheit von Zuclopenthixolacetat (Ciatyl-Z Acuphase)**
- Nur ungefähre Wirkdauer von 3 Tagen, wird häufig zur nachhaltigen Behandlung von Erregungszuständen bei Schizophrenie- oder Maniepatienten angewandt
- Dient nicht der Dauerbehandlung

- **Risperdal Consta**
- Depotpräparat des Risperidon (Injektionsintervall: 2 Wochen)
    - Microsphere-Technologie
- Relevante Freisetzung erfolgt erst nach der 3. Woche post injectionem
- Notwendige klinische Plasmakonzentrationen erst nach der 3. Injektion (>4 Wochen)
- Während dieser Zeit wird eine orale Zusatzmedikation benötigt
- Generell ist empfehlenswert, den Wirkstoff als orale Medikation auf Ansprechen und Verträglichkeit geprüft zu haben

- **Xeplion**
- Depotpräparat auf der Basis des aktiven Metaboliten des Risperidons (Paliperidon)
- Die nicht retardierte Präparation von Paliperidon (Invega) ist zugelassen, aber von den GKV wegen nicht erwiesenem Zusatznutzen nicht erstattungsfähig
- Die Depotformulierung bietet gegenüber dem Risperidon-Depot den Vorteil eines längeren Injektionsintervalls und einer rascheren Wirkung nach der ersten Injektion (t_{max} = 13 Tage; Freisetzung durch geringe Wasserlöslichkeit und Hydrolyse des Paliperidonpalmitats bis zu 4 Monate)
- Fast identisches Wirkprofil mit dem des Risperidons

- **Zypadhera**
- Depotwirkung durch langsame Hydrolysierung des Olanzapinpamoats im Muskel
- 4-wöchentliche Intervalle sind für bis zu mittlere Plasmaspiegel möglich (sonst 2-wöchentlich); HWZ des Depots = 30 h, Ausscheidung bis zu 8 Monate nach letzter Injektion

- Probleme durch Postinjektionssyndrom (▶ Olanzapin): 3-stündige Überwachung durch Fachpersonal post injectionem notwendig und vorgeschrieben

- **Abilify Maintena**
- Depotpräparat des D_2-Partialagonisten Aripiprazol
- Intramuskulär injiziert kommt es nach 5–7 Tagen zur Ausbildung der maximalen Plasmakonzentration bei einer Halbwertszeit von ca. 1 Monat
- Eine 4-wöchentliche Applikation ist somit anzustreben
- Klinisches Profil gleicht dem des oralen Aripiprazols (kaum Gewichtszunahme oder sexuelle Funktionsstörungen; Akathisieneigung; keine Sedierung)

3.6 Benzodiazepine

- Verstärken die hemmende Funktion GABAerger Neurone
- Hauptwirkort: $GABA_A$-Benzodiazepinrezeptorkomplex
- Binden an einer spezifischen Benzodiazepinbindungsstelle und erhöhen dadurch die Affinität des Rezeptors zu GABA
- Im Gegensatz zu Barbituraten: auch in hohen Dosen immer gleichzeitige GABA-Wirkung und nicht als direkte $GABA_A$-Agonisten
  - Dies erhöht in erheblichem Maße die Anwendungs- und Intoxikationssicherheit

- **Hauptindikationsgebiete der Benzodiazepine**
- Sedierung bzw. Schlafinduktion
- Anxiolyse und Muskelrelaxation
- Auch Vermeidung und Behandlung von Krampfanfällen und Reduktion von Alkohol- bzw. Benzodiazepinentzugssyndromen stellen Indikationsgebiete dar

3.6.1 Wirkung

- Grundsätzliche Wirkungen (je nach Substanz mit unterschiedlichen Schwerpunkten): Sedierung, Schlafinduktion, Anxiolyse, Muskelrelaxation, antiepileptischer Effekt
- Wirken nicht antipsychotisch oder antidepressiv, sie kupieren Angst- und Anspannungssymptome im Rahmen dieser Erkrankungen bzw. verbessern den Schlaf

- Eignen sich häufig nicht als Dauermedikation, da es durch den regelmäßigen Einsatz zur raschen und intensiven Herunterregulation der Rezeptoren kommt
    - Gefahr einer Abhängigkeitserkrankung durch Toleranzentwicklung
- Bei der Reduktion kann es konsekutiv zu heftigen körperlichen Entzugssyndromen kommen

- **Indikationen zur Benzodiazepinbehandlung**
- Insomnie
- Akute Erregungszustände (wenn nicht intoxikationsbedingt)
- Phobische Störungen, Panikerkrankungen, generalisierte Angststörung
- Depressive Erkrankungen
- Manische Erkrankungen
- Schizophrene Erkrankungen
- Somatoforme Störungen
- Akathisie, tardive Dystonien
- Krampfanfälle (hier parenterale Anwendungsmöglichkeit wichtig)
- Alkoholentzugssyndrom
- Stupor
- Delir

3.6.2 Pharmakokinetik

- Hohe Lipophilie der meisten Benzodiazepine bewirkt häufig ein rasches zentrales Anfluten der Substanz
    - Diazepam besitzt die rascheste Wirkentfaltung (nach oraler Applikation Einsetzen der Wirkung innerhalb von 20 min, bei parenteraler Applikation bereits während der Injektion; bei höheren intravenösen Dosen sollte deshalb fraktioniert injiziert werden) (◨ Tab. 3.21)
- Die meisten Benzodiazepine werden in der Leber demethyliert und hydroxyliert
- Medikationen mit Einfluss auf CYP3A4 und Leberfunktionsstörungen können die Halbwertszeit der Substanzen verändern und zur Kumulation führen (▸ Kap. 4)
    - Insbesondere Substanzen mit aktiven Metaboliten (z. B. Diazepam) sind gefährdet

■ **Tab. 3.21** Eigenschaften der in Deutschland verfügbaren Benzodiazepine und Nichtbenzodiazepine (Angabe nur der wichtigsten und aktiven Metaboliten). (Vernaleken et al. 2012)

Präparat	Indikation[a]	Phase-I-Metabo-lismus	CYP-Isoen-zym	t_{max} [h]	$t_{1/2}$ [h]	K_i[b]	Übliche Dosis
Alprazolam (z. B. Tafil)	T	+	3A4	1–2	12–15	4,8	2- bis 4-mal/ Tag 0,25–0,5 mg
Bromazepam (z. B. Lexotanil)	T	+	3A4	2	15–28		2- bis 4-mal/Tag 3–6 mg
Brotizolam (z. B. Lendormin)	H	+	3A4	0,5–2	3,1–8,4	0,9	2-mal/Tag 0,25 mg
Chlordiazepoxid (z. B. Multum) Met.: N-Desmethyl-Chl., Demoxepam, N-Desmethyl-Diaz.	T	+	3A4	0,5–3	6–37 18 37 30–100		1- bis 2-mal/Tag 25 mg
Clobazam (Frisium) Met.: N-Desmethyl-Clo.	T	+	2C19, 3A4	0,25–4 24–72	18 36–80 (120)		20–30 mg
Clonazepam (z. B. Rivotril)	C	+	3A4	2–3	30–40	0,5	2–5 mg/Tag i.v.: 1 mg langsam
Diazepam (z. B. Valium) Met.: N-Desmethyl-Diaz., Temazepam, Oxazepam	T	+	2C19, 3A4	0,2–2	24–48 30–100 10–20 5–15	9,6	2–15 mg, stationär bis 60 mg, Entzug: bis 240 mg i.v.: 10 mg (max. 40 mg)

◻ Tab. 3.21 (Fortsetzung)

Präparat	Indikation[a]	Phase-I-Metabolismus	CYP-Isoenzym	t_{max} [h]	$t_{1/2}$ [h]	KI	Übliche Dosis
Dikaliumclorazepat (Tranxilium) Met.: N-Desmethyl-Diaz, Oxazepam	T	+	Prodrug für N-Desmethyl-Diazepam	0,5–1	2–2,5 30–100 5–15		10–20 mg i.v.: 50–100 mg (nur stationär)
Flunitrazepam (z. B. Rohypnol)	H	+	3A4	0,5–2	16–35	3,8	1 mg
Flurazepam (z. B. Dalmadorm) Met.: N-Hydroxyethyl-F., N-Desalkyl-Fluraz.	H	+	Prodrug für 2 aktive Metaboliten	1–3 1–4 1–24	3,1 2,3–3,4 19–133		15–30 mg, bis 60 mg (stationär)
Loprazolam (Sonin) Met.: Piperazin-N-Oxid	H	+	3A4	2,5 4,5	6–8 4–10		1–2 mg
Lorazepam (z. B. Tavor)	T	–	–	1–2,5	12–16	3,8	2- bis 4-mal/Tag 0,25–1 mg
Lormetazepam (z. B. Noctamid)	H	(–)	(–)	1–2	8–15		0,5–1 mg
Medazepam (z. B. Rudotel) Met.: Diazepam, N-Desmethyl-Diaz., Oxazepam	T	+	Prodrug	1–2	2 24–48 30–100 4–15		1- bis 3-mal 10 mg

Nitrazepam (z. B. Imeson)	H	+	2D6, 3A4	0,5–2	25–30	12	2,5–5 mg
Oxazepam (z. B. Adumbran)	T	–	–	1–3	4–15	17	2- bis 4-mal 10 mg
Prazepam (z. B. Demetrin) Met.: N-Desmethyl-Diaz	T	+	Prodrug für N-Desme-thyl-Diaze-pam	0,5–4 / 2–8	1–2 / 30–100		10–30 mg
Temazepam (z. B. Planum)	H	–	–	1	5–14	23	10 mg
Triazolam (Halcion)	H	+	3A4	0,7–2,4	1,5–5	0,4	0,125–0,25 mg
Zaleplon (Sonata)	H	+	3A4, Alde-hydoxidase	1	1		10 mg
Zolpidem (z. B. Stilnox)	H	+	3A4	0,5–3	2–4		10 mg
Zopiclon (z. B. Ximovan)	H	+	3A4	1,5–2	5		7,5–15 mg

[a] *H* Hypnotikum; *T* Tranquilizer; *M* Muskelrelexans; *C* Antikonvulsivum.
[b] K_i Affinität am Rezeptor (ausgedrückt als Inhibitionskonstante).

3.6.3   Gewöhnung, Abhängigkeit, Rebound

> ❯ Es besteht ein Abhängigkeits- und Missbrauchsrisiko (abgeschwächt auch
> für Zaleplon, Zolpidem und Zopiclon). Benzodiazepine sollen i.d.R. nicht
> länger als 4–6 Wochen verabreicht werden. Ein spezifisches Gesamtbehand-
> lungskonzept muss vorhanden sein.

- Gehäuft kommt es zur sog. **Niedrigdosisabhängigkeit**, bei der Patienten die
  Substanz dauerhaft, aber in grundsätzlich therapeutischen Dosen und ohne
  jede Dosissteigerung einnehmen
  - In diesem Fall sind Rückfall- und Reboundeffekte (s. unten) nach Ab-
    setzen häufig, Entzugszeichen aber selten
- Die geplante Verabreichung in gleichbleibender Dosis über einen längeren
  Zeitraum ist nach sorgsamer Abwägung bzw. Risikoanalyse sinnvoll (z. B. bei
  schweren therapieresistenten Angsterkrankungen, bereits bestehender
  »Low-Dose-Abhängigkeit« im Alter)
- Nach mehrwöchigem kontinuierlichen Benzodiazepinkonsum muss mit
  Rebound und Entzugssyndromen gerechnet werden
- Abruptes Absetzen von Benzodiazepinen nach längerer (mehrwöchiger)
  Anwendung ist unbedingt zu vermeiden
- Ein **Benzodiazepinentzugssyndrom** ist durch langsames Ausschleichen –
  im besten Fall der gleichen Substanz – zu vermeiden bzw. zu behandeln

Unterschieden werden:
- **Rückfallsymptome:** Die Symptomatik der Grunderkrankung tritt nach
  Absetzen der Benzodiazepine rasch wieder auf
- **Reboundeffekt:** Die Symptome der Grunderkrankung treten nach Beendi-
  gung der Therapie stärker als zuvor wieder auf; dies ist bereits ein Effekt der
  GABA-Rezeptor-Herunterregulation

- Entzugssymptomatik
- Aufgrund des relativen GABA-Wirkungsmangels treten Symptome der
  Erregung auf, die zuvor nicht bestanden haben:
  - Angst, Unruhe, Erregbarkeit
  - Irritierbarkeit
  - Insomnie
  - Übelkeit, Erbrechen
  - Schwitzen
  - Tremor
  - Kopfschmerzen
  - Muskuläre Verspannungen

— In schweren Fällen:
  — Verwirrtheit, Delir
  — Angsthafte Agitiertheit
  — Uncharakteristische, oft optische Wahrnehmungsstörungen
  — Halluzinationen
  — Faszikulationen
  — Epileptische Anfälle

❯ Benzodiazepinentzugssyndrome können den Patienten vital gefährden.

3.6.4 Benzodiazepine im Alter bzw. bei organischen Erkrankungen

Zu beachten ist der verlangsamte Metabolismus bei älteren Patienten:
— Die häufig ohnehin langwirksamen Benzodiazepine bzw. deren Metaboliten neigen rasch zur Kumulation
— Daher: deutlich niedrigere Dosierungen im Alter, bei Leberfunktionsstörungen sowie bei Begleitmedikation mit CYP3A4-inhibierender Wirkung
— Schlechte Gehfähigkeit und Komedikation erhöhen die Sturzgefahr

3.6.5 Nebenwirkungen

— Gefahr der Abhängigkeitsentwicklung
— Bei langfristigem Konsum: Auftreten von chronischer Antriebsschwäche, Niedergestimmtheit, kognitiven Störungen, Libidoverlust und muskulärer Schwäche
— Sedation kann die gewünschte Hauptwirkung oder unerwünschte Nebenwirkung sein; Hang-over mit Tagesmüdigkeit und Konzentrationsstörungen möglich
— Aufgrund muskelrelaxierender Wirkung: Sturzgefahr (v. a. bei älteren Patienten)
— Bei hohen Dosen, insbesondere bei parenteraler Verabreichung: mögliche Blutdruckabfälle bzw. Herzrhythmusstörungen
— Bei Überdosierungen oder in Kombination mit anderen sedierenden Medikamenten: häufiges Auftreten von Dysarthrie, Schwindel, Ataxie und Doppelbildern
— Bei schweren Intoxikationen, v. a. in Kombination mit Alkohol oder Opiaten: Gefahr der Atemdepression
— Bei rascher und hoher Aufdosierung: mögliches Auftreten einer anterograden Amnesie

— Selten: paradoxe Benzodiazepinwirkung mit Agitiertheit, Aggressivität bis
hin zum Delir, insbesondere bei organisch kranken oder alten Patienten
sowie bei Kindern

❯ Während einer Therapie mit Benzodiazepinen muss der Patient darüber
aufgeklärt werden, dass er nicht aktiv am Straßenverkehr teilnehmen darf.

3.6.6 Kontraindikationen

— Akute Intoxikationen
— Myasthenia gravis
— Schlafapnoesyndrom
— Akutes Winkelblockglaukom
— Einsatz von Benzodiazepinen bei Patienten mit stoffgebundenen Abhängig-
keitserkrankungen nur unter besonderer Risiko-Nutzen-Abwägung
— Bei chronischer respiratorischer Insuffizienz oder akuten pulmonalen
Erkrankungen ist die Indikation streng zu stellen
— Leber- und Nierenerkrankungen nötigen zur Dosisanpassung

3.7 Nichtbenzodiazepinanxiolytika

3.7.1 Buspiron

— Buspiron (z. B. Bespar): kompletter Agonist an präsynaptischen $5HT_{1A}$-Re-
zeptoren und partieller Agonist an den postsynaptischen $5HT_{1A}$-Rezeptoren
— Die Wirkung entwickelt sich innerhalb von mehreren Wochen
— Führt nicht zu Toleranz und Abhängigkeit
— Wirksamkeit von Buspiron ist für die generalisierte Angststörung belegt,
nicht jedoch bei phobischen Erkrankungen oder bei Panikstörungen
— **Nebenwirkungsprofil:**
  – Benignes Nebenwirkungsprofil
  – Am häufigsten: Schwindel, Kopfschmerz und Übelkeit
  – Bisweilen Agitiertheit, Nervosität und Schlafstörungen
— **Kontraindikationen:**
  – Myasthenie
  – Winkelblockglaukom
— Kurze Halbwertszeit (2–3 h), Metabolisierung über CYP3A4
— Einer der Hauptmetaboliten, das 1-Pyrimidinylpiperazin (1-PP), scheint
eine α_2-inhibitorische Wirkung zu haben

- Es kommt i. Allg. nicht zu einer nennenswerten Kumulation, dennoch sollte die Dosis bei Leber- und Nierenerkrankungen angepasst werden
- **Dosis:** Beginn mit 15 mg/Tag; kann nach einem Intervall von 1 Woche alle 3 Tage erhöht werden bis auf 30–60 mg/Tag

3.7.2 Hydroxyzin

- Hydroxyzin (z. B. Atarax) verfolgt einen einfachen H_1-rezeptorenantagonistischen Mechanismus mit sedierenden und anxiolytischen Effekten
- Scheint ungefähr gleich wirksam zu sein wie Buspiron
- Wegen der H_1-antagonistischen Wirkung ist Hydroxyzin auch bei Allergien sowie im Rahmen der Insomnie wirksam
- Zu beachten sind deutliche anticholinerge Nebenwirkungen mit den entsprechenden Risiken und Kontraindikationen
- Sonstige Nebenwirkungen: Schwindel, Sedation, kognitive Störungen und paradoxe Reaktionen
- **Dosis:** 30–75 mg/Tag

3.7.3 Opipramol

- Opipramol (z. B. Insidon) ist primär ein H_1-Rezeptorantagonist, zeigt aber auch antidopaminerge und antiserotonerge ($5HT_{2A}$) Wirkungen
- Zulassung zur Behandlung von generalisierter Angststörung sowie Somatisierungsstörungen
- Wird häufig nosologieübergreifend als leichtes Anxiolytikum eingesetzt
- Als trizyklische Substanz sind anticholinerge Nebenwirkungen zu beachten
- **Dosis:** 50–300 mg/Tag

3.8 Nichtbenzodiazepinhypnotika

3.8.1 Nichtbenzodiazepinhypnotika mit Imidazopyridin-, Pyrazolpyrimidin- und Zyklopyrrolongruppen

- Vertreter dieser Gruppe: Zolpidem (z. B. Stilnox), Zaleplon (Sonata) und Zopiclon (z. B. Ximovan)
- Besitzen zwar keine typische Benzodiazepinstruktur, entfalten ihre Wirkung jedoch auch an der Benzodiazepinbindungsstelle und führen zur Effizienzsteigerung der GABA-Wirkung am Chloridkanal

- Wirkung: eher hypnotisch
- Besitzen relativ geringe Gewöhnungseffekte und recht kurze Halbwertszeiten, ein Hang-over ist selten zu erwarten

3.8.2 Chloralhydrat

- Wirkt agonistisch am $GABA_A$-Rezeptor, evtl. bestehen auch Wirkungen am NMDA-Rezeptor
- Führt zu Toleranz und Gewöhnung
  - Kreuztoleranz mit Alkohol, Barbituraten und Benzodiazepinen
- Keine muskelrelaxierenden Eigenschaften (wird daher gerne in der Gerontopsychiatrie eingesetzt)
- Geringe therapeutische Breite
- **Maximale Tagesdosis:** 1500 mg
  - 10 g (im Einzelfall bereits 5 g) können tödlich sein
- Chloralhydrat ist ein Prodrug, die Plasmahalbwertszeit liegt bei 4 min
- Der aktive Metabolit Trichlorethanol hat eine Halbwertszeit von 7–10 h und wird danach nur noch glukuronidiert, sodass eine Kumulation des Metaboliten kaum möglich ist
- Wird als Chloraldurat rot und Chloraldurat blau angeboten:
  - Chloraldurat blau: verzögerte Freisetzung, t_{max} liegt bei 2,5 h
  - Chloraldurat rot bei Einschlafstörungen, Chloraldurat blau bei Durchschlafstörungen
- **Nebenwirkungen:** insbesondere Sedierung, Übelkeit, Schwindel, Kopfschmerzen, allergische Reaktionen, QTc-Zeit-Verlängerungen
- **Kontraindikationen:** stoffgebundene Abhängigkeitserkrankungen, Leber- und Niereninsuffizienz, Herz-Kreislauf-Erkrankungen, Cumarinbehandlung (Chloralhydrat kann die Wirkung von Cumarinen verstärken)

3.8.3 Antihistaminika

- Es befinden sich 3 Wirkstoffe mit der Zulassung als Hypnotikum auf dem Markt:
  - Diphenhydramin (z. B. Sediat)
  - Doxylamin (z. B. Hoggar)
  - Promethazin (z. B. Atosil)

- Diphenhydramin und Doxylamin
  - Gehören zur Gruppe der Dimethylethylamine
  - Frei verkäuflich, die Toxizität ist keineswegs niedrig:
    - Durch die **sedierenden** antihistaminergen Effekte Atemdepression und Koma möglich
    - Signifikante **anticholinerge** Eigenschaften verkomplizieren das klinische Bild einer Intoxikation
  - Weitere Nebenwirkungen: Konzentrationsstörungen, gastrointestinale Beschwerden, Blutbildveränderungen
  - Neben der Indikation als Hypnotikum: Einsatz auch als Antiemetika

- Promethazin
  - Ist ein Phenothiazin, zeigt aber trotz der Phenothiazinstruktur keine signifikante D_2-antagonistische Wirkung
  - Besitzt antihistaminerge und antiadrenerge Wirkungen
  - Das Nebenwirkungsspektrum wird durch eine relevante anticholinerge Wirkung verkompliziert
  - Die antiadrenerge Wirkung führt häufig zu orthostatischen Problemen

- Beurteilung der Antihistaminika
  - Kein Abhängigkeitsrisiko
  - Bei Halbwertszeiten bis zu 12 h ist jedoch mit einem Hang-over sowie einer Tagesmüdigkeit zu rechnen
  - In Abwesenheit aktiver Metaboliten und eines benignen Metabolisierungsprofils kommt es i.d.R. nicht zu einer Kumulation
  - Unter dem Einfluss dieser Substanzen sollten Patienten nicht aktiv am Straßenverkehr teilnehmen

3.9 Antidementiva

3.9.1 Acetylcholinesterasehemmer

- Wirkungsweise
  - Annahme, dass durch die β-Amyloidablagerungen bei Alzheimer-Demenz u. a. cholinerge Nervenstrukturen im Nucleus basalis Meynert betroffen sind
  - Durch Blockade der Acetylcholinesterase Erhöhung der synaptischen Konzentration von Acetylcholin
  - Die Substanzklasse wirkt aber nicht spezifisch bei Alzheimer-Demenz, sondern auch bei Demenzformen aufgrund sonstiger Erkrankungen (z. B. vaskuläre Demenz, Parkinson-Demenz)

- Wirkeffekte hinsichtlich einer Verbesserung der Kognition sind gering, aber: bei der Alzheimer-Demenz handelt es sich um eine progrediente Erkrankung
- Keine gravierenden Unterschiede in der Wirksamkeit der Präparate, wohl aber im Profil und im Ausmaß der Nebenwirkungen

■ Zulassungen
- Donepezil und Galantamin: ausschließlich zugelassen für die leichte und mittelschwere Demenz vom Alzheimer-Typ
- Rivastigmin: zugelassen für die leichte und mittelschwere Demenz vom Alzheimer-Typ und zusätzlich für leichte und mittelschwere Form der Parkinson-Demenz

■ Donepezil (Aricept)

■ ■ Typische Nebenwirkungen
- Effekte des cholinergen Wirkmechanismus wie Appetitstörungen, Übelkeit, Erbrechen, Diarrhö, Bradykardien und Hypotonie
- Schwindel, Müdigkeit, Synkopen
- Verwirrtheitszustände
- Gelegentlich Magen- und Duodenalulzera sowie Leberfunktionsstörungen
- Kardial: Bradyarrhythmien und Erregungsüberleitungsstörungen
- Senkung der Krampfschwelle und der Funktionsfähigkeit des extrapyramidalmotorischen Systems

■ ■ Kontraindikationen
- Asthma bronchiale
- Patienten mit Sinusknotensyndrom (Sick-Sinus-Syndrom) oder anderen supraventrikulären Störungen der Erregungsleitung des Herzens, wie sinuatrialem oder atrioventrikulärem Block, sollten nicht oder nur mit größter Sorgfalt mit Donepezil behandelt werden
- Eine Ulkusanamnese bzw. die gleichzeitige Einnahme von nichtsteroidalen Antiphlogistika nötigt zur Vorsicht bzw. Zurückhaltung

❯ Vor Narkosen ist zu berücksichtigen, dass Donepezil die Wirkung von Muskelrelaxanzien verstärkt. Donepezil muss wegen der langen Halbwertszeit (70–80 h) sehr frühzeitig vor geplanten Operationen abgesetzt werden.

- **Dosierung:** Beginn mit 5 mg/Tag
- Bei Verträglichkeit: Dosiserhöhung nach 1 Monat auf 10 mg/Tag

- Galantamin (Reminyl)
- Zeichnet sich aus durch zusätzliche allosterische Modulation nikotinerger Rezeptoren, welche die Affinität für endogenes Acetylcholin erhöht, und einen rezeptormodulierenden Effekt
- **Nebenwirkungen:** ähneln denen von Donepezil, zusätzlich:
  - Kardiale Ischämien
  - Niereninsuffizienz
  - Harnwegsinfekte
  - Tinnitus
  - Tremor
  - Parästhesien
- Insgesamt scheinen Nebenwirkungen nicht häufiger als unter Donepezil aufzutreten, die Mortalitätsrate scheint aber etwas höher zu liegen (häufig zurückgehend auf ischämische Ereignisse)
- **Kontraindikationen:**
  - Leber- und Nierenfunktionsstörungen
  - Vorsicht auch bei kardiovaskulären und zerebrovaskulären Vorerkrankungen
  - Sonstige relative Kontraindikationen bzw. Warnhinweise gelten ähnlich wie bei Donepezil
- **Eindosierung:** Beginn mit 2-mal 4 mg/Tag
- Bei Verträglichkeit: alle 4 Wochen Steigerung um weitere 2-mal 4 mg/Tag
- Maximaldosis: 16–24 mg/Tag

> Aufgrund des Wirkprinzips ist auch bei Galantamin mit verstärkten Wirkungen von Muskelrelaxanzien zu rechnen, die kürzere Halbwertszeit (7,5 h) macht Eingriffe jedoch rascher planbar.

- Rivastigmin (Exelon)
- Bewirkt als einziger Esteraseinhibitor eine kovalente Bindung mit dem Enzym, sodass die Hemmung der Esterase über die Verfügbarkeit der Substanz im Plasma hinausreicht
  - Plasmahalbwertszeit: ca. 2 h, Wirkung am Enzym hält für ca. 10 h an
- Rivastigmin soll die Acetylcholinesterase präferenziell hippokampal inhibieren
- Ist auch Inhibitor der Butyrylcholinesterase
- Wird CYP-unabhängig von der Acetylcholinesterase hydrolysiert; die Metaboliten unterliegen einer **renalen Elimination**
- **Nebenwirkungen:**
  - Am häufigsten: procholinerge Nebenwirkungen wie bei den anderen Substanzen, treten im Vergleich zu den anderen Substanzen aber häufiger auf

- Kardiale Ischämiezeichen (Angina pectoris)
- Häufig kommt es zu Anorexie
- **Kontraindikationen und Warnhinweise:** wie bei Donepezil
    - Generell ist der Einsatz von Rivastigmin bei Patienten mit Arrhythmien sowie bei Patienten mit Niereninsuffizienz nur unter besonderer Nutzen-Risiko-Abwägung zu empfehlen
- **Dosierung:** Beginn mit 2-mal 1,5 mg; kann 2-wöchentlich um 3 mg/Tag gesteigert werden (bis max. 12 mg/Tag); Substanz ist auch als Pflaster mit 4,6 sowie 9,5 und 13,3 mg/24 h erhältlich

3.9.2 Memantin

- Memantin (Axura, Ebixa) ist ein spannungsabhängiger nichtkompetitiver und moderater Antagonist am NMDA-Rezeptor
- Ist zugelassen zur Behandlung bei **mittelschweren bis schweren** Formen der Alzheimer-Demenz
- Für die Wirksamkeit bei anderen Demenzformen gibt es Hinweise
- **Nebenwirkungsprofil:** erscheint insgesamt benigner als bei den Acetyl-cholinesteraseinhibitoren
    - Am häufigsten: Schwindel, Kopfschmerzen, Übelkeit, Obstipation und Blutdruckerhöhungen
    - In der Eindosierungsphase können Verwirrtheitszustände und Delirien auftreten, die Substanz ist dann unmittelbar abzusetzen
    - Erhöhtes Krampfanfallrisiko
- Mit Vorsicht sollte die Substanz eingesetzt werden bei Patienten mit Herz-insuffizienz, kardiovaskulären Herzerkrankungen, instabilem Bluthoch-druck sowie bei Patienten mit vorbekannten Krampfanfällen und bei Niereninsuffizienz
- **Dosierung:** Beginn mit 5 mg/Tag; kann wöchentlich um weitere 5 mg/Tag bis zu einer Erhaltungsdosis von 20 mg/Tag gesteigert werden

3.10 Stimulanzien

- Substanzen, welche die Aktivität bzw. Leistungsfähigkeit der kognitiven Leis-tungen erhöhen sollen
- Entsprechende Substanzen (z. B. Amphetamine, Theophyllin, im weitesten Sinne Kokain) sind hauptsächlich als suchtgefährdende Substanzen bekannt
- Es gibt 4 als Stimulanzien klassifizierte Wirkstoffe, die einen therapeutischen Nutzen besitzen und zur Therapie psychischer Erkrankungen zugelassen sind:

- Methylphenidat
- Modafinil
- Dexamfetamin
- Lisdexamfetamin

3.10.1 **Methylphenidat**

- Besitzt pharmakodynamisch ähnliche Wirkungen wie Kokain
- Blockiert den Dopamin- und den Noradrenalintransporter und erhöht somit die Dopamin- und Noradrenalinkonzentrationen
- Methylphenidat (z. B. Ritalin) hat ein geringeres Abhängigkeitsrisiko als Kokain, vermutlich aufgrund der langsameren Kinetik der Substanz (t_{max}: 2 h, HWZ: 2 h)
    - Retardierte Form: verzögerte Wirkstofffreisetzung und Wirkdauer von 12 h
- Wirksamkeit bei Narkolepsie und ADHS-Erkrankungen im Kindes- und Jugendalter (auch für ADHS-Erkrankungen im Erwachsenenalter liegt nun eine Zulassung vor)

- **Nebenwirkungsprofil**
- Risiko einer Abhängigkeitsentwicklung
- Häufig sympathomimetische Nebenwirkungen: Insomnie, Tachykardie, Arrhythmien, Hypertonie, Übelkeit, Erbrechen, Akkomodationsstörungen, Mundtrockenheit und Appetitminderung
- Nach Absetzen kann es zu Krampfanfällen, Psychoseinduktion, Tics und Reboundphänomenen kommen
- Selten sind klinisch relevante hepatische oder Blutbildveränderungen
- Dermatologische Komplikationen von Haarausfall bis hin zum Erythema exsudativum multiforme

- **Kontraindikationen**
- Suchterkrankungen
- Psychoseerkrankungen
- Relevante Herz-Kreislauf-Erkrankungen
- Epilepsie
- GTS- oder Ticstörungen
- Hyperthyreose
- Phäochromozytom
- MAOH-Behandlung

Die **Tagesdosis** sollte bedarfsorientiert von initial 5 mg/Tag auf maximal 60 mg/ Tag gesteigert werden; i.d.R. werden retardierte Produkte eingesetzt.

3.10.2 Modafinil

- Modafinil (Vigil): mäßige dopamin- und noradrenalintransporterblockie- rende Wirkung, in ihrem Ausmaß weit geringer ausgeprägt ist als bei ande- ren Stimulanzien
- Steigert die Glutamat- und reduziert die GABA-Ausschüttung im Hypo- thalamus
- Zugelassen zur Therapie der Schläfrigkeit im Rahmen der Narkolepsie
- Positive Wirkungen werden für viele Erkrankungen berichtet, z. B. ADHS, depressive Episoden, postanästhetische Sedierung, Kokainentzugssyndrom
- Klinische Wirkung ist gekennzeichnet durch eine deutliche Verbesserung der Wachheit bei gering ausgeprägten euphorisierenden, durchaus aber stimmungsaufhellenden Eigenschaften
- Geringeres Abhängigkeitsrisiko, da prodopaminerge Wirkungen im Beloh- nungssystem eher mäßig ausgeprägt sind (ein Missbrauchs- und Abhängig- keitsrisiko ist jedoch nicht auszuschließen)

- Nebenwirkungsprofil
- Am häufigsten: Kopfschmerzen
- Sympathomimetische Nebenwirkungen sind seltener als bei Methylphenidat
- Zentralnervöse Komplikationen sind ähnlich denen von Methylphenidat (Krampfanfälle, Tics, Hyperkinesien, Psychoseinduktion)
- Dermatologische Komplikationen in Form eines Erythema exsudativum multiforme oder eines Stevens-Johnson-Syndroms

- Kontraindikationen
- Schwangerschaft
- Prazosinbehandlung
- Abhängigkeitserkrankung
- Psychose
- Schwere Leber- und Nierenerkrankungen
- Schwere Herz-Kreislauf-Erkrankungen
  - Hyperthyreose
  - Phäochromozytom
  - MAOH-Behandlung
- Die **Dosis** beträgt üblicherweise 200–400 mg/Tag

3.10.3 **Dexamfetamin**

- Dexamfetamin (Attentin) ist als das Isomer-getrennte (Dextro-Amphetamin, aktives Isomer) Amfetamin eine Katecholamin-ausschüttende Substanz mit zusätzlicher rückaufnahmehemmender Wirkung
- Schon früher als Individualrezeptur erhältlich, ist es nun als Fertigarzneimittel zur Behandlung von Kindern (in Bezug auf eine vorangegangene Methylphenidateinnahme) mit einem therapieresistenten ADHS zugelassen (nicht für Erwachsene)
- Leicht bessere klinische Wirkung abwägen gegen höhere Raten und Ausprägungen vegetativer Nebenwirkungen und des höheren Abhängigkeitspotenzials

- **Nebenwirkungsprofil (Auswahl)**
- Starke symphathikotone Kreislaufregulation: Steigerung von Herz-Zeit-Volumen, Puls, Blutdruck, Palpitationen, Arrhythmien bis hin zu Todesfällen; **Cave:** bei Herzfehlern, Vorerkrankungen
- Vermindertes Größen- und Längenwachstum
- Anorektische Effekte, Gewichtsabnahme
- Krampfschwellensenkung
- Vermehrte Wachheit und Insomnie, bis zu promanischen und propsychotischen Effekten
- Zerebrale amphetamininduzierte Vaskulitis
- Tics
- Aggressives Verhalten
- Induktion von Missbrauch und Abhängigkeit

- **Kontraindikationen**
- Erwachsenenalter
- Epilepsie
- Psychotische oder bipolare Erkrankungen
- Abhängigkeitserkrankungen
- Herz-Kreislauf-Erkrankungen

Dosis je nach Größe des Kindes bis zu 40 mg/Tag.

❯ Sowohl Methylphenidat und Dexamfetamin als auch Modafinil sind in Deutschland nur über ein BtM-Rezept zu verordnen.

3.10.4 Lisdexamfetamin

- Lisdexamfetamin (Elvanse) ist ein Prodrug, welches im Körper zu Dexamfetamin und L-Lysin hydrolysiert wird
- Das entstandene Dexamfetamin entfaltet die klinische Wirkung wie oben beschrieben, besitzt aber eine langsamere Kinetik durch die körpereigene Hydrolyse, welche UAWs und die Suchtgefahr vermindert
- Wie Dexamfetamin ist Lisdexamfetamin nur für Kinder zugelassen, deren nachweisliche ADHS-Erkrankung unter Methylphenidat nicht angesprochen hat
- Entsprechend aktueller Metaanalysen vereint Lisdexamfetamin sehr gute Wirksamkeit mit einer guten Verträglichkeit und geringem Abhängigkeitsrisiko
- Dosis je nach Größe des Kindes bis zu 70 mg/Tag

- **Nebenwirkungsprofil (Auswahl)**
- Vorrangig sympathikotone Nebenwirkungen wie bei Dexamfetamin bei wohl eher geringerer Ausprägung und Häufigkeit

- **Kontraindikationen**
- Wie bei Dexamfetamin

3.10.5 Atomoxetin

- Atomoxetin (Strattera) ist primär ein Noradrenalinrückaufnahmeinhibitor, welcher allerdings in Abwesenheit von Dopamintransportern im Kortex und geringer Spezifität der Noradrenalintransporter in kortikalen Regionen zu relevanten Erhöhungen der neuronalen Dopaminausschüttung führt
- Zu selektiven Noradrenalintransporterinhibitoren (SNRI)
  ▶ Abschn. 3.3.2
- Atomoxetin hat keine Zulassung als Antidepressivum, sondern lediglich zur Behandlung der ADHS bei Kindern, Jugendlichen und Erwachsenen
- In Bezug auf UAWs und Kontraindikationen ▶ Kap. 23
- Vor und während einer Einnahme von Atomoxetin muss eine regelmäßige EKG- sowie Herzfrequenz-/RR-Kontrolle gewährleistet sein

3.11 Substanzen zur Rückfallprophylaxe bei Suchterkrankungen

- Für die Alkoholabhängigkeit und die Opiatabhängigkeit befinden sich 3 Substanzen auf dem Markt, die zur Aufrechterhaltung der Abstinenz im Rahmen eines umfassenden Therapieprogramms zugelassen sind:
  - Acamprosat (Alkohol)
  - Naltrexon (Alkohol und Opiate)
  - Nalmefen (Alkohol)
- Desweiteren in einigen europäischen Ländern erhältlich ist noch das Disulfiram
- Die Wirkmechanismen der μ-Opiatrezeptor-Antagonisten (**Naltrexon** und **Nalmefen**, Letzteres ist ebenfalls ein κ-Partialagonist und ein δ-Antagonist) bestehen insbesondere vorrangig bei der Alkoholabhängigkeit in der
  - Modulation der dopaminergen Transmission von tegmentostriatalen Projektionen (umgangsprachlich Belohnungssystem)
  - Bei der Opiatabhängigkeit Wirkverminderung der Opiate (**Cave:** Intoxikationsmöglichkeit beim Versuch, dies durch höhere Opiatdosen zu übergehen)
- **Acamprosat** ist ein Taurinderivat, welches u. a. die
  - NMDA-vermittelte Glutamataktivität reduziert
  - die GABAerge Transmission unterstützt
  - Dennoch besteht nicht eine simple Substitution der Alkoholwirkung
  - Die Substanz besitzt eher kein eigenes Suchtpotenzial

3.11.1 Naltrexon (Nemexin)

- Selektiver und langwirksamer oraler μ-Rezeptor-Antagonist
- HWZ der Opiatblockade ca. 3 Tage
- Einnahme täglich oder 2-täglich möglich
- Reduktion der Rückfallrate je nach Studie sehr unterschiedlich (max. 10–15% möglich)
- Eher sicherer ist die Trinkmengenreduktion

- Nebenwirkungen
- Klassisch: Kopfschmerzen, Unruhe, Schlaflosigkeit, Übelkeit
- Zu beachten sind insbesondere bei Alkoholerkrankten Leberwerterhöhungen

3.11.2 Nalmefen (Selincro)

━ Nalmefen ist ein μ-Opiatrezeptor-Antagonist aber nicht selektiv für diesen Rezeptor
━ Es besteht weiterhin ein δ-Opiatrezeptor-Antagonismus und ein κ-Rezeptor-Partialagonismus (letzterer Effekt ist möglicherweise relevant für die Wirkung)
━ Nalmefen soll »on-demand« eingenommen werden in Situationen erhöhter Trinkgefahr (Trinkdruck; risikoreiche Umgebungssituation)
━ Substanz kann bei noch konsumierenden Alkoholpatienten eingenommen werden, solange sie nicht in einer Entzugssituation sind
━ Patienten müssen ein hohes Risikoprofil besitzen; Abstinenz muss nicht Ziel der Behandlung sein, wohl aber die Reduktion der Trinkmenge
━ Max. 1 Tablette pro Tag
━ **Cave:** Nicht bei konsumierenden Opiatabhängigen geben
━ C_{max} = 1,5 h, dann mit 94–100% Rezeptorbesetzung
━ HWZ: 12,5 h

■ Nebenwirkungen
━ Ähnlich wie Naltrexon (Kopfschmerzen, Übelkeit und Unruhe, Schlafstörungen sind sehr häufig)
━ Appetitminderung, Tachykardie, Palpitationen, Muskelspasmen, Par- und Hypästhesien

3.11.3 Acamprosat (Campral)

━ Wirksamkeitsnachweis liegt für die meisten Studien mit Acamprosat vor (evtl. leicht geringer wirksam als Naltrexon gegenüber der Trinkmenge)
━ Gute Verträglichkeit aber kurze Einnahmefrequenzen notwendig
━ HWZ: 3 h

■ Nebenwirkungen
━ Insgesamt geringes Nebenwirkungsniveau
━ Milde gastrointestinale Beschwerden
━ Leichte Sedierung
━ Hoher Kalziumanteil: daher nicht bei Hyperkalziämie oder Nephrolithiasis

Weiterführende Literatur

Benkert O, Hippius H (2015) Kompendium der psychiatrischen Pharmakotherapie. Springer, Heidelberg

Gründer G, Benkert O (2011) Handbuch der Psychopharmakotherapie. Springer, Heidelberg

Hiemke C, Baumann P, Bergemann N, Conca A, Dietmaier O, Egberts K, Fric M, Gerlach M, Greiner C, Gründer G, Haen E, Havemann-Reinecke U, Jaquenoud Sirot E, Kirchherr H, Laux G, Lutz UC, Messer T, Müller MJ, Pfuhlmann B, Rambeck B, Riederer P, Schoppek B, Stingl J, Uhr M, Ulrich S, Waschgler R, Zernig G (2011) AGNP consensus guidelines for therapeutic drug monitoring in psychiatry: update 2011. Pharmacopsychiatry 44(6): 195–235

Schmauß M, Messer T (2010) Therapie Tabellen. Psychiatrische Erkrankungen. Neurologie/ Psychiatrie Nr. 44. Westermayer, Pentenried

Vernaleken I, Schneider F, Niebling W (2012) Allgemeine Psychopharmakotherapie. In: Schneider F (Hrsg) Facharztwissen Psychiatrie und Psychotherapie. Springer, Heidelberg, S 97–144

Arzneimittelinteraktionen

C. Hiemke

F. Schneider (Hrsg.), *Klinikmanual Psychiatrie, Psychosomatik und Psychotherapie*, DOI 10.1007/978-3-642-54571-9_4, © Springer-Verlag Berlin Heidelberg 2016

4.1 Ursachen und Einteilung

> **Arzneimittelwechselwirkung**
>
> Änderung der Wirkung eines Medikaments durch Zugabe eines anderen; die Arzneimittelwechselwirkung ist therapeutisch nützlich, wenn dadurch eine Wirkpotenzierung erreicht wird, und schädlich, wenn sie eine Intoxikation verursacht.

- **Pharmakodynamische Wechselwirkungen**
  - Wirkverstärkung durch synergistische Wirkung
  - Wirkabschwächung durch Antagonisierung

- **Pharmakokinetische Wechselwirkungen**
  - Wirkabschwächung durch Hemmung der Absorption
  - Wirkverstärkung durch Beschleunigung der Absorption
  - Wirkverstärkung durch Hemmung der Metabolisierung
  - Wirkabschwächung nach Absetzen eines Enzymhemmers
  - Wirkabschwächung durch Enzyminduktion
  - Wirkverstärkung nach Absetzen eines Enzyminduktors
  - Wirkverstärkung durch Hemmung der Exkretion

Aus den pharmakodynamischen und pharmakokinetischen Medikamenteneigenschaften lassen sich Arzneimittelwechselwirkungen ableiten.

- **Pharmakodynamische Eigenschaften, die bei Kombinations-behandlungen beachtet werden müssen**
  - Wirkprofil und auslösende Zielstrukturen
  - Nebenwirkungsprofil und auslösende Zielstrukturen
  - Therapeutische Breite

- **Pharmakokinetische Eigenschaften, die bei Kombinations-behandlungen beachtet werden müssen**
  - Metabolisierende Enzyme, Substrat
  - Gehemmte Enzyme, Inhibitor

Daneben entscheiden individuelle Gegebenheiten des Patienten, wie Alter, Komorbidität oder Metabolisierertyp, ob eine Wechselwirkung auftritt.

4.2   Handhabung

4.2.1   Kontraindizierte Kombinationen

- **Kombinationen mit Monoaminoxidasehemmern (MAO-Hemmern)**
  - Kontraindiziert sind Kombinationen von MAO-Hemmern mit anderen Serotonin stimulierenden Medikamenten wie selektiven Serotoninwieder-aufnahmehemmern, inklusive Venlafaxin und Duloxetin, trizyklischen Antidepressiva oder Tryptophan wegen der Gefahr eines zentralen Serotonin-syndroms
  - Kontraindiziert sind auch Kombinationen mit Buprenorphin, Bupropion oder Methadon

- **Kombinationen mit Clozapin**
  - Kontraindiziert sind Kombinationen von Clozapin mit trizyklischen Depot-antipsychotika, Carbamazepin oder Mianserin wegen des erhöhten Risikos einer Blutbildschädigung
  - Relative Kontraindikation besteht für die Kombination aus Clozapin und Benzodiazepinen, denn es gibt Berichte über Todesfälle durch Herz- und Atemstillstand bei dieser Kombination; bei Auftreten eines malignen neuro-leptischen Syndroms, katatonen Zustandsbildern oder extremer Agitiertheit ist die Kombination unter klinischer Kontrolle vertretbar

- **Kombinationen mit Antipsychotika, die die QTc-Zeit verlängern**
  - Kontraindiziert sind Kombinationen von Antipsychotika, welche die QTc-Zeit verlängern (z. B. Amisulprid, Ziprasidon, Zuclopenthixol und v. a.

Pimozid, Sertindol, Thioridazin) mit Medikamenten, die schwerwiegende Herzrhythmusstörungen auslösen können (v. a. Klasse-IA- oder -III-Antiarrhythmika, tri- und tetrazyklische Antidepressiva)

- **Kombinationen mit Lithium**
- ▬ Kontraindiziert sind Kombinationen von Lithium mit Substanzen, welche die Clearance von Lithium verlängern (z. B. Saluretika, nichtsteroidale Antiphlogistika); es besteht das Risiko einer Lithiumintoxikation
- ▬ Vorsicht bei der Kombination von Lithium mit Antidepressiva im Rahmen einer Augmentationstherapie wegen des potenziellen Risikos für ein Serotoninsyndrom

4.2.2 Pharmakodynamische Wechselwirkungen

Zur Vorhersage pharmakodynamischer Wechselwirkungen bei Kombination zweier Psychopharmaka müssen die Zielstrukturen betrachtet werden, über welche die kombinierten Medikamente ihre Wirkungen und Nebenwirkungen entfalten (◨ Tab. 4.1).

◨ **Tab. 4.1** Klinische Konsequenzen nach Blockierung bzw. Aktivierung (GABA$_A$-Rezeptoren und Opiatrezeptoren) von Zielstrukturen, auf die Psychopharmaka einwirken. (Hiemke u. Eckermann 2014)

Zielstrukturen	Induzierte Wirkungen, erwünschte und unerwünschte
Adrenozeptoren, α_1	Schwindel, orthostatische Hypotension, Reflextachykardie durch Hemmung
Acetylcholinesterase	Verbesserte Kognition, gesteigerte Vigilanz, Schwindel, Übelkeit, Erbrechen, Diarrhö, Tremor, Schlaflosigkeit, Somnolenz, Verwirrtheit, Delir, Muskelkrämpfe durch Hemmung
Muskarinische Acetylcholinrezeptoren, M_1	Akkomodationsstörungen, Mundtrockenheit, Sinustachykardie, Obstipation, Harnverhalt, Glaukomanfall, kognitive Störungen, Delir, Krampfanfall durch Hemmung
Nikotinische Acetylcholinrezeptoren	Anregend, blutdrucksteigernd, Übelkeit, Erbrechen, Diarrhö, Tremor durch Aktivierung

◗ Tab. 4.1 (Fortsetzung)

Zielstrukturen	Induzierte Wirkungen, erwünschte und unerwünschte
Dopaminrezeptoren, D$_2$-artig	Antipsychotische Wirkung, extrapyramidalmotorische Störungen, Prolaktinanstieg, antiemetisch, sexuelle Funktionsstörungen, Störungen der Thermoregulation, neuroleptisches Syndrom durch Hemmung
Dopamintransporter	Aufmerksamkeitssteigernd, euphorisierend, Schlaflosigkeit, Appetitminderung, Hyperhidrosis durch Hemmung
GABA$_A$-Rezeptoren	Stimulation wirkt angstlösend, schlafinduzierend, muskelrelaxierend, amnestisch, Dysarthrie, Ataxie, Apathie, Schwäche durch Aktivierung
Histaminrezeptoren, H$_1$	Müdigkeit, Sedierung, Verwirrtheit, Gewichtszunahme durch Hemmung
Kaliumkanäle (HERG-Kanäle)	Verlängerung der QTc-Zeit, Torsade de pointes, Herzstillstand durch Hemmung
Monoaminoxidase A	Kurzfristig: Übelkeit, Schlafstörungen durch Hemmung Langfristig: depressionslösend durch Hemmung
Noradrenalintransporter	Kurzfristig: Tremor, Tachykardie, Unruhe, Kopfschmerzen, Miktionsstörungen, Schwitzen durch Hemmung Langfristig: depressionslösend durch Hemmung
NMDA-Rezeptoren (Glutamat)	Kopfschmerzen, Schläfrigkeit, Schwindel, Obstipation, Müdigkeit, Erbrechen, Verwirrtheit, Halluzinationen durch Hemmung
μ-Opiatrezeptoren	Bei Stimulation analgetisch, euphorisierend, atemdepressiv
Serotoninrezeptoren, 5-HT$_2$	Anxiolyse, Sedierung, Zunahme der Tiefschlafphase, Minderung von Negativsymptomen, Appetit- und Gewichtszunahme durch Hemmung
Serotonintransporter	Kurzfristig: Appetitminderung, Übelkeit, Diarrhö, Kopfschmerzen, Schlafstörungen, Unruhe, Schwitzen, Agitiertheit (Serotoninsyndrom) durch Hemmung Langfristig: depressionslösend, sexuelle Funktionsstörung durch Hemmung

Die Effekte, insbesondere unerwünschte, treten in Abhängigkeit von der Dosis und von der individuellen Disposition in unterschiedlicher Häufigkeit auf (von sehr häufig bis extrem selten).

4.2.3 Pharmakokinetische Wechselwirkungen

- Wichtig für den Abbau der meist lipophilen Psychopharmaka sind die **Cytochrom-P450-Enzyme (CYP)**, CYP1A2, CYP2B6, CYP2C19, CYP2D6 und CYP3A4
- Pharmakokinetische Wechselwirkungen treten auf, wenn das eine Medikament ein Inhibitor (◘ Tab. 4.2) oder Induktor (◘ Tab. 4.3) eines Arzneimittel abbauenden Enzyms ist und das andere ein bevorzugtes Substrat (»victim drug«) des entsprechenden Enzyms ist
- Medikamente, die Inhibitoren von Arzneimittel abbauenden Enzymen sind und mit Substraten des gehemmten Enzyms kombiniert werden, senken die Clearance, wodurch die Wirkspiegel ansteigen
- Hat das Substrat (»victim drug«) einen engen therapeutischen Bereich, besteht bei der Kombination mit einem Inhibitor ein Intoxikationsrisiko
- Wird ein kombiniertes Medikament alternativ auch über andere Enzyme abgebaut, hat der Ausfall eines Enzyms meist nur geringe Auswirkungen auf die Clearance des kombinierten Medikaments
- Medikamente, die **Induktoren** von Arzneimittel metabolisierenden Enzymen sind und mit Substraten des induzierten Enzyms kombiniert werden, senken den Wirkspiegel, sodass es zum Wirkverlust kommen kann (◘ Tab. 4.3)
- Rauchen hat einen induktiven Effekt auf CYP1A2, weshalb Raucher häufig höhere Arzneimitteldosierungen benötigen als Nichtraucher
- Bei einer Raucherentwöhnungstherapie besteht die Gefahr eines Anstiegs des Medikamentenspiegels im Blut, wenn CYP1A2 involviert ist, und damit einer Intoxikation (wurde unter Clozapin- und Olanzapinbehandlung beobachtet)

Praxistipp

Bei pharmakokinetischen Wechselwirkungen ist die Kontrolle der Blutspiegel ein gut geeignetes Instrument, um eine Über- oder Unterdosierung zu vermeiden.

4.3 Vorhersage von Wechselwirkungen

- Wechselwirkungsbedingte unerwünschte Arzneimittelwirkungen zählen zu den vermeidbaren Medikationsfehlern. Daher ist es wichtig, jede verordnete Arzneistoffkombination vor Beginn der Behandlung bezüglich eines möglichen Wechselwirkungsrisikos zu prüfen

◘ Tab. 4.2 Klinisch relevante Inhibitoren von Cytochrom-P450-Enzymen (CYP). (FDA Website on Drug Interactions 2015; Hiemke u. Eckermann 2014)

Enzym	Psychopharmaka	Nichtpsychopharmaka
CYP1A2	Fluvoxamin, Perazin	Ciprofloxacin, Enoxacin, Mexiletin, Norfloxacin, Phenypropanolamin, Thiabendazol, Vemurafenib, Zileuton
CYP2B6		Clopidogrel, Ticlopidin
CYP2C9	Fluvoxamin	Amiodaron, Fluconazol, Miconazol, Oxandrolon, Sulfaphenazol
CYP2C19	Fluvoxamin, Moclobemid, Perazin	Esomeprazol, Omeprazol, Voriconazol
CYP2D6	Bupropion, Duloxetin, Fluoxetin[a], Levomepromazin, Melperon, Methadon, Moclobemid, Norfluoxetin[a], Paroxetin, Pimozid, Thioridazin	Chinidin, Cimetidin, Cinacalcet, Metoclopramid, Propranolol, Terbenafin
CYP3A4	Fluoxetin, Norfluoxetin[a]	Amprenavir, Aprepitant, Atazanavir, Boceprevir, Ciprofloxacin, Coniovaptan, Crizotinib, Diltiazem, Erythromycin, Felbamat, Fluconazol, Fosamprenavir, Grapefruit, Imatinib, Indinavir, Itraconazol, Ketoconazol, Nefazodon, Nefinavir, Posaconazol, Ritonavir, Saquinavir, Telaprevir, Telithromycin, Verapamil, Voriconazol
Glucuronosyltransferase	Valproinsäure	

Dargestellt sind Inhibitoren, die in therapeutischen Dosen den Arzneimittelabbau hemmen.
[a] Bei Fluoxetin und seinem Metaboliten kann der Hemmeffekt wegen langer Eliminationshalbwertszeiten (14 Tage) noch Wochen nach Absetzen anhalten.

◻ **Tab. 4.3** Klinisch wirksame Induktoren von Arzneimittel metabolisierenden Enzymen. (FDA Website on Drug Interactions 2015 und Hiemke u. Eckermann 2014)

Enzym	Psychopharmaka	Nichtpsychopharmaka
CYP1A2	Nicht klinisch relevant	Benzpyrene im Tabakrauch, Montelukast, Phenytoin
CYP2B6	Nicht bekannt	Efavirenz, Rifampicin
CYP2C9	Nicht bekannt	Rifampicin, Secobarbital
CYP2C19	Nicht bekannt	Rifampicin
CYP2D6	Nicht bekannt	Nicht bekannt
CYP3A	Carbamazepin, Hyperforin (Johanniskrautpräparate), Modafinil, Phenobarbital, Phenytoin	Avasinib, Bosentan, Efavirenz, Etravirin, Oxybutynin, Rifampicin
Glucuronyl-transferasen	Carbamazepin, Phenytoin	Ethinylestradiol

Dargestellt sind Induktoren, die in therapeutischen Dosen Arzneimittel abbauende Enzyme induzieren und zu Wirkabschwächung bzw. Wirkverlust führen können.

— Anhand der ◻ Tab. 4.1, ◻ Tab. 4.2, ◻ Tab. 4.3 und ◻ Tab. 4.4 lässt sich für Psychopharmaka abschätzen, ob bei einer Kombination von Psychopharmaka mit einer pharmakodynamischen oder -kinetischen Wechselwirkung zu rechnen ist

— Durch Verknüpfung von ◻ Tab. 4.1 und ◻ Tab. 4.4 kann abgeschätzt werden, welche pharmakodynamischen Effekte zu erwarten sind

— Durch Verknüpfung von ◻ Tab. 4.2 bzw. ◻ Tab. 4.3 mit ◻ Tab. 4.4 kann abgelesen werden, ob mit einem induktiven oder inhibitorischen Effekt zu rechnen ist

— Zeichnet sich eine Arzneimittelwechselwirkung ab und handelt es sich nicht um eine kontraindizierte Kombination, muss im Einzelfall geprüft werden, ob eine Kombination angewandt wird oder nicht, im Zweifelsfall sollte immer eine Kombination ohne Interaktionsrisiko vorgezogen werden

— Bei der Entscheidung für eine Kombination mit Wechselwirkung ist eine erhöhte Aufmerksamkeit durch die klinische Kontrolle des Patienten angezeigt

◨ Tab. 4.4 Pharmakokinetisches und pharmakodynamisches Profil von Psychopharmaka. (Hiemke 2012)

Arzneistoff	Enzyme des Metabolismus[a]	Wirkmechanismen[b]
Acamprosat	Keine Metabolisierung	NMDA-rezeptorantagonistisch
Agomelatin	CYP1A2, CYP2C9, CYP2C19	Melatoninrezeptoragonistisch, 5-HT_{2C}-antagonistisch
Alprazolam	CYP3A4	$GABA_A$-Rezeptorstimulation
Amisulprid	Keine relevante Metabolisierung	Antidopaminerg, HERG-Kanal-Blockade
Amitriptylin	CYP1A2, CYP2C9, CYP2C19, CYP2D6, CYP3A4	Hemmung der Aufnahme von Noradrenalin und Serotonin, anticholinerg, antiadrenerg, antihistaminerg, Hemmung von HERG-Kanälen
Aripiprazol	CYP3A4, CYP2D6	Dopaminantagonistisch und -agonistisch, 5-HT_{2A}- und 5-HT_{2C}-antagonistisch und 5-HT_{1A}-agonistisch
Atomoxetin	CYP2D6	Hemmung der Aufnahme von Noradrenalin
Benperidol	Vermutlich CYP3A4; CYP2D6	Antidopaminerg
Bromazepam	CYP3A4	$GABA_A$-Rezeptorstimulation
Bromperidol	CYP3A4	Antidopaminerg, 5-HT_2-antagonistisch
Brotizolam	CYP3A4	$GABA_A$-Rezeptorstimulation
Buprenorphin	CYP3A4	µ-opiatrezeptorantagonistisch
Bupropion	CYP2B6	Hemmung der Aufnahme von Dopamin und Noradrenalin
Buspiron	CYP2B6, CYP3A4	5-HT_{1A}-agonistisch
Carbamazepin	CYP3A4	Hemmung übererregter Neurone
Chlordiazepoxid	CYP3A4	$GABA_A$-Rezeptorstimulation
Chlorpromazin	CYP1A2, CYP2D6	Antidopaminerg, 5-HT_2-antagonistisch, antihistaminerg, anticholinerg, Hemmung von HERG-Kanälen

⬛ **Tab. 4.4** (Fortsetzung)

Arzneistoff	Enzyme des Metabolismus[a]	Wirkmechanismen[b]
Chlorprothixen	CYP2D6	Antidopaminerg, anticholinerg, 5-HT$_2$-antagonistisch
Citalopram	**CYP2C19**, CYP3A4, CYP2D6	Hemmung der Serotoninaufnahme, Hemmung von HERG-Kanälen
Clobazam	CYP3A4, CYP2C19	GABA$_A$-Rezeptorstimulation
Clomipramin	CYP2C19, CYP2D6, CYP3A4	Hemmung der Aufnahme von Serotonin und Noradrenalin (Norclomipramin), anticholinerg, anti-α$_1$-adrenerg
Clonazepam	CYP3A4	GABA$_A$-Rezeptorstimulation
Clozapin	CYP1A2, CYP2C19, CYP2D6, CYP3A4	5-HT$_2$-antagonistisch, anticholinerg, antihistaminerg, antidopaminerg
Desipramin	CYP2D6	Hemmung der Aufnahme von Noradrenalin, anticholinerg, Hemmung von HERG-Kanälen
Diazepam	CYP2B6, **CYP2C19**, CYP3A4	GABA$_A$-Rezeptorstimulation
Dikalium-clorazepat	CYP2C19, CYP3A4	GABA$_A$-Rezeptorstimulation
Diphenhydramin	CYP2D6	Antihistaminerg
Donepezil	**CYP2D6**, CYP3A4	Acetylcholinesterasehemmung
Doxepin	**CYP2C19**, CYP2D6	Antihistaminerg, Hemmung der Aufnahme von Noradrenalin und Serotonin, anticholinerg, anti-α$_1$-adrenerg
Doxylamin	N-Acetyltransferase, CYP3A4	Antihistaminerg
Duloxetin	**CYP1A2**, CYP2D6	Selektive Hemmung der Aufnahme von Noradrenalin und Serotonin
Escitalopram	**CYP2C19**, CYP2D6, CYP3A4	Selektive Hemmung der Aufnahme von Serotonin, HERG-Kanal-Blockade
Flunitrazepam	CYP3A4, CYP2C19	GABA$_A$-Rezeptorstimulation

■ **Tab. 4.4** (Fortsetzung)

Arzneistoff	Enzyme des Metabolismus[a]	Wirkmechanismen[b]
Fluoxetin	CYP2B6, CYP2D6, CYP2C19, CYP2C9	Selektive Hemmung der Aufnahme von Serotonin
Flupentixol	CYP2D6	Antidopaminerg, 5-HT$_2$-antagonistisch, anti-α_1-adrenerg
Fluphenazin	CYP2D6	Antidopaminerg, 5-HT$_2$-antagonistisch, anti-α_1-adrenerg, antihistaminerg
Flurazepam	CYP3A4	GABA$_A$-Rezeptorstimulation
Fluspirilen	Unklar	Antidopaminerg
Fluvoxamin	**CYP2D6**, CYP1A2	Selektive Hemmung der Aufnahme von Serotonin
Galantamin	**CYP2D6**, CYP3A4	Acetylcholinesterasehemmung, nikotinrezeptoragonistisch
Haloperidol	CYP3A4, CYP2D6	Antidopaminerg, anti-α_1-adrenerg, Hemmung von HERG-Kanälen
Imipramin	**CYP1A2, CYP2D6,** CYP2C19, CYP3A4	Hemmung der Aufnahme von Serotonin und Noradrenalin, anticholinerg, anti-α_1-adrenerg
Lamotrigin	Glucuronyltransferase	Unklar, Hemmung übererregter Neurone
Levomepromazin	**CYP1A2**, CYP2D6	Anticholinerg, antihistaminerg, anti-α_1-adrenerg, antidopaminerg, Hemmung von HERG-Kanälen
Lithium	Keine Metabolisierung	Stimulation von monoaminergen Signaltransduktionssystemen
Loprazolam	CYP3A4	GABA$_A$-Rezeptorstimulation
Lorazepam	Glucuronosyltransferase	GABA$_A$-Rezeptorstimulation
Lormetazepam	Glucuronyltransferase	GABA$_A$-Rezeptorstimulation
Loxapin	CYP1A2, CYP2C19, CYP2C8, CYP2D6, CYP3A4	Dopamin D2- und D3-antagonistisch, anticholinerg, adrenolytisch, 5-HT$_2$- und H$_1$-antagonistisch

◘ Tab. 4.4 (Fortsetzung)

Arzneistoff	Enzyme des Metabolismus[a]	Wirkmechanismen[b]
Lurasidon	CYP3A4	Dopamin-D2-Rezeptorantagonist, 5-HT_{2A}- und 5-HT_7-antagonistisch, α_{2C}-Adrenozeptor antagonistisch
Maprotilin	CYP2D6	Hemmung der Aufnahme von Noradrenalin, antihistaminerg, anti-α_1-adrenerg
Melperon	Unklar	5-HT_2-antagonistisch, antidopaminerg
Memantin	Unklar	NMDA-rezeptorantagonistisch
Methadon	**CYP2B6**, CYP2C19, CYP2D6, CYP3A4	µ-opiatrezeptoragonistisch, Hemmung von HERG-Kanälen
Methylphenidat	CYP2D6	Dopamintransporterhemmung
Midazolam	CYP3A4	$GABA_A$-Rezeptorstimulation
Mirtazapin	CYP3A4, CYP1A2, CYP2D6	Stimulation der noradrenergen und serotonergen Neurotransmission, antihistaminerg
Moclobemid	CYP2C9, CYP2C19	Reversible Hemmung von Monoaminoxidase A (MAO-A)
Modafinil	CYP1A2, CYP2C9, CYP2C19, CYP3A4	Hemmung der Aufnahme von Noradrenalin und andere Mechanismen (unklar)
Naltrexon	Unklar	µ-opiatrezeptorantagonistisch
Natriumoxybat	Enzyme des Tricarbonsäurezyklus	GABAerge, dopaminerge, serotonerge und opioderge Effekte
Nikotin	CYP2A6	Nikotinrezeptoragonistisch
Nitrazepam	CYP2D6, CYP3A4, Glucuronyltransferase	$GABA_A$-Rezeptorstimulation
Nordazepam	CYP2C19, CYP3A4	$GABA_A$-Rezeptorstimulation
Nortriptylin	CYP2D6	Hemmung der Aufnahme von Serotonin und Noradrenalin, anticholinerg, anti-α_1-adrenerg

◘ **Tab. 4.4** (Fortsetzung)

Arzneistoff	Enzyme des Metabolismus[a]	Wirkmechanismen[b]
Olanzapin	N-Glucuronosyl-transferase, Flavinmonooxigenase, **CYP1A2**, CYP2D6	Antidopaminerg, 5-HT$_2$-antagonistisch, anticholinerg, antihistaminerg
Opipramol	CYP2D6	Antihistaminerg, antidopaminerg, 5-HT$_{2A}$-antagonistisch
Oxazepam	Glucuronosyltransferase	GABA$_A$-Rezeptorstimulation
Paroxetin	CYP3A4, CYP2D6	Selektive Hemmung der Aufnahme von Serotonin
Perazin	CYP3A4, CYP2C19, Flavinmonooxigenase	Antihistaminerg, antidopaminerg, 5-HT$_2$-antagonistisch, anticholinerg, anti-α$_1$-adrenerg
Perphenazin	CYP2D6	Antidopaminerg, antihistaminerg
Pimozid	CYP1A2, CYP3A4	Antidopaminerg, Hemmung von HERG-Kanälen
Pipamperon	Unbekannt	5-HT$_2$-antagonistisch, antidopaminerg
Prazepam	CYP2C19, CYP3A4	GABA$_A$-Rezeptorstimulation
Pregabalin	Kein nennenswerter Metabolismus	Präsynaptische Hemmung übererregter Neurone
Promethazin	CYP2D6	Antihistaminerg
Quetiapin	CYP3A4	Antidopaminerg, 5-HT$_2$-antagonistisch
Reboxetin	CYP3A4	Selektive Hemmung der Aufnahme von Noradrenalin
Risperidon	CYP2D6,CYP3A4	5-HT$_2$-antagonistisch, antidopaminerg, antiadrenerg
Rivastigmin	Acetylcholinesterase	Acetylcholinesterase, Butyrylcholinesterase
Sertindol	**CYP3A4**, CYP2D6	5-HT$_2$-antagonistisch, antidopaminerg, Kaliumkanalblockade

◻ **Tab. 4.4** (Fortsetzung)

Arzneistoff	Enzyme des Metabolismus[a]	Wirkmechanismen[b]
Sertralin	**CYP2B6**, CYP2C19, CYP2C9, CYP2D6	Selektive Hemmung der Aufnahme von Serotonin
Sibutramin	**CYP3A4**, CYP2C9, CYP1A2	Hemmung der Aufnahme von Serotonin und Noradrenalin
Sildenafil	**CYP3A4**, CYP2C9	Phosphodiesterase-5-Hemmung
Sulpirid	Keine Metabolisierung	Antidopaminerg
Tadalafil	**CYP3A4**, CYP2C9, Catechol-O-methyl-transferase	Phosphodiesterase-5-Hemmung
Temazepam	Glucuronosyltransferase	$GABA_A$-Rezeptorstimulation
Thioridazin	**CYP2D6**, CYP1A2, CYP2C19	Anticholinerg, antidopaminerg, 5-HT_2-antagonistisch, anti-α_1-adrenerg, Hemmung von HERG-Kanälen
Trimipramin	CYP2C9, CYP2C19, CYP2D6	Antihistaminerg, antidopaminerg
Tranylcypromin	MAO	Irreversible Bindung und Hemmung von Monoaminoxidase
Trazodon	CYP3A4	Hemmung der Aufnahme von Serotonin, serotoninagonistisch
Triazolam	CYP3A4	$GABA_A$-Rezeptorstimulation
Triflupromazin	Unklar	Anti-α_1-adrenerg, 5-HT_2-antagonistisch, antidopaminerg
Valproinsäure	CYP2C2, CYP2C19, CYP3A4, Glucuronosyl-transferase	Hemmung übererregter Neurone
Vardenafil	**CYP3A4**, CYP2C9	Phosphodiesterase-5-Hemmung
Venlafaxin	**CYP2D6**, CYP2C19 und geringfügig CYP3A4	Hemmung der Aufnahme von Serotonin und Noradrenalin
Vortioxetin	CYP2D6, CYP2C9 und geringfügig CYP3A4	Hemmung der Aufnahme von Serotonin, 5-HT_{1B}-, 5-HT_7-, 5-HT_{1D}-antagonistisch und 5-HT_{1A}-agonistisch

◼ Tab. 4.4 (Fortsetzung)

Arzneistoff	Enzyme des Metabolismus[a]	Wirkmechanismen[b]
Zaleplon	CYP3A4	$GABA_A$-Rezeptorstimulation
Ziprasidon	Aldehydoxidase, CYP3A4	5-HT_2-antagonistisch, antidopaminerg, antihistaminerg, Hemmung der Aufnahme von Serotonin und Noradrenalin, Hemmung von HERG-Kanälen
Zolpidem	**CYP3A4**, CYP1A2, CYP2C9	$GABA_A$-Rezeptorstimulation
Zopiclon	CYP3A4, CYP2C8, CYP2C9	$GABA_A$-Rezeptorstimulation
Zotepin	**CYP1A2**, CYP3A4	5-HT_2-antagonistisch, antihistaminerg, antidopaminerg
Zuclopenthixol	CYP2D6	Antidopaminerg, anticholinerg, antihistaminerg, anti-α_1-adrenerg

[a] Eine Hemmung oder Induktion fett hervorgehobener Enzyme kann eine klinisch bedeutsame Wechselwirkung hervorrufen.
[b] Antidopaminerg bezieht sich auf D2-artige Dopaminrezeptoren.

4.4 Kombination von Psychopharmaka und Nichtpsychopharmaka

Bei Polypragmasie, insbesondere bei der Kombination von Psychopharmaka mit Nichtpsychopharmaka, sind aufgrund der riesigen Zahl möglicher Kombinationen für den Einzelnen Arzneimittelwechselwirkungen nicht einfach zu überschauen, sodass auf entsprechende Interaktionsprogramme zurückgegriffen werden sollte (http://www.psiac.de oder http://www.mediq.ch).

Weiterführende Literatur

Benkert O, Hippius H (2015) Kompendium der psychiatrischen Pharmakotherapie. 10. Aufl. Springer, Heidelberg

Gründer G, Baumann P, Conca A, Zernig G, Hiemke C (2014) Therapeutisches Drug Monitoring in der Psychiatrie. Kurze Zusammenfassung des neuen Konsensuspapiers der Arbeitsgruppe TDM der AGNP. Nervenarzt 85: 847–855

Haen E (2014) Arzneimittelinteraktionen. Interaktionen zwischen körperfremden Substanzen. Nervenarzt 85: 417–426

Hiemke C (2012) Arzneimittelinteraktionen. In: Schneider F (Hrsg) Facharztwissen Psychiatrie und Psychotherapie. Springer, Heidelberg, S 155–164

Hiemke C, Baumann P, Bergemann N, Conca A et al. (2012) AGNP-Konsensus-Leitlinien für therapeutisches Drug-Monitoring in der Psychiatrie: Update 2011. Psychopharmakotherapie 19: 91–122

Hiemke C, Eckermann G (2014) Kombinationstherapie/Polypharmazie: Interaktionen von Psychopharmaka. Psychopharmakotherapie 21: 269–279

Internetlinks

FDA Website (2015): Drug development and drug interactions: Table of substrates, inhibitors and inducers. http://www.fda.gov/Drugs/DevelopmentApprovalProcess/Development Ressources/DrugInteractionsLabeling/ucm080499.htm

Durch Medikamente ausgelöste psychische Störungen

C. Lange-Asschenfeldt, W. Niebling, F. Schneider

F. Schneider (Hrsg.), *Klinikmanual Psychiatrie, Psychosomatik und Psychotherapie*,
DOI 10.1007/978-3-642-54571-9_5, © Springer-Verlag Berlin Heidelberg 2016

5.1   Hintergründe, Ursachen und Einteilung

Medikamentös induzierte psychische Störungen können auftreten als Folge von:
- Überdosierung/Intoxikation
- Absetzen (Entzug)
- Interaktion mit anderen Arzneimitteln (▶ Kap. 4)
- Unerwünschten Arzneimittelwirkungen (UAW) im engeren Sinne

Unerwünschte Arzneimittelwirkungen (UAW) ──────────

Schädliche und unbeabsichtigte Reaktionen trotz sachgemäßer Anwendung eines Arzneimittels im therapeutischen Dosisbereich und ggf. nach individueller Dosisanpassung (z. B. Alter, Grunderkrankung).

- Unerwünschte Arzneimittelwirkungen bei ca. 5% der medikamentös behandelten Patienten; darunter sind viele Patienten mit psychischen Erkrankungen
- Bei ungefähr 3–6% der Patienten, die stationär aufgenommen werden, ist eine UAW dafür verantwortlich

> In Deutschland sind alle Ärzte über ihre Berufsordnung verpflichtet, unerwünschte Arzneimittelwirkungen, auch Verdachtsfälle, entweder an die Arzneimittelkommission der deutschen Ärzteschaft (AkdÄ) oder an das Bundesinstitut für Arzneimittel und Medizinprodukte (BfArM) zu melden (Meldeformular unter http://www.akdae.de/50/50/index.html).

- Unterschieden werden psychiatrische UAW,
    - die sich aus der Hauptwirkung des Medikaments ergeben (i.d.R. Klasseneffekte von Psychopharmaka, z. B. depressionsauslösende Wirkung konventioneller Antipsychotika, ▶ Abschn. 5.2),

  - die einer psychotropen Eigenwirkung eines Medikaments zugeschrieben
    werden (z. B. psychoseauslösende Wirkung bestimmter Kortikosteroide,
    ▶ Abschn. 5.3)
- Voraussetzungen für die psychotrope Wirkung eines Medikaments:
  - ZNS-Gängigkeit, v. a. durch Lipophilie
  - Störungen der Blut-Hirn-Schranke (höheres Lebensalter, Arteriosklerose,
    entzündliche Prozesse, akute zerebrale Ischämie etc.)
- Psychiatrische UAW lassen sich folgenden **Syndromen** zuordnen (◘ Tab. 5.2,
  inkl. Mischformen):
  - Depressiv
  - Maniform
  - Angst- bzw. Paniksyndrom
  - Psychotisch bzw. paranoid-halluzinatorisch
  - Delirant (einschließlich malignes neuroleptisches Syndrom, anticho-
    linerges und Serotoninsyndrom)
- **Latenzzeit** nach Medikationsbeginn bis zum Auftreten der Neben-
  wirkungen:
  - Meist gering (unmittelbar bis Tage nach Erstgabe) bei psychotischen
    Nebenwirkungen
  - Meist Wochen bis Monate bei UAW mit depressiver oder maniformer
    Ausprägung

❯ Bei neu aufgetretenen psychischen Störungen, insbesondere bei Risikopatienten mit Mehrfachbehandlungen, ist eine zeitlich exakte Medikamentenanamnese unverzichtbar.

■ **Risikofaktoren für das Auftreten von medikamenteninduzierten
  psychischen Störungen**
- Alter
- Multimorbidität
- Psychiatrische (Ko-)Morbidität
- Medikamenteninduzierte psychische Störungen in der Anamnese
- Medikamentöse Mehrfachbehandlung (v. a. mit interaktionsträchtigen
  Substanzen, ▶ Kap. 4)
- Hohe Dosis bzw. schnelle Aufdosierung
- Hepatische oder renale Vorschädigung mit entsprechender Clearance-
  minderung
- Bekannte Einschränkung des Metabolismus, z. B. »Slow-Metabolizer-Status«
  bzw. pharmakogenetische Faktoren
- Blut-Hirn-Schranken-Störung (entzündlicher Prozess, z. B. Meningitis,
  Ischämie, Arteriosklerose etc.)

5.2   Psychische Störungen durch Psychopharmaka

Häufige medikamenteninduzierte psychische Störungen durch Psychopharmaka (Antidepressiva, Antipsychotika) sind in ◘ Tab. 5.1 aufgelistet. Spezifische Konstellationen wie das maligne neuroleptische Syndrom (▶ Abschn. 28.2.7), das zentrale Serotoninsyndrom (▶ Abschn. 28.2.7, »Serotonerges Syndrom«) bzw. das zentrale anticholinerge Syndrom (▶ Abschn. 28.2.7) imponieren psychopathologisch neben der entsprechenden prototypischen somatischen Symptomatik als delirante Syndrome (▶ Abschn. 28.2.5).

◘ **Tab. 5.1** Durch Psychopharmaka ausgelöste psychische Störungen. (Lange-Asschenfeldt et al. 2012, mod. nach Benkert u. Hippius 2015)

Substanzgruppe	Symptomatik und Therapie
Antidepressiva (AD)	
AD ohne sedierende Eigenschaften (allgemein)	Psychomotorische Unruhe, Umtriebigkeit, Erregtheit Therapie: Reduktion bzw. Absetzen des Medikaments, evtl. Umsetzen auf ein sedierendes Antidepressivum
Selektive Serotonin-wiederaufnahmehemmer (SSRI) und andere Pharmaka mit überwiegend serotonerger Wirkkomponente	Zentrales Serotoninsyndrom: z. T. delirante Symptomatik, Erregungszustände, Euphorie Risiko erhöht bei Kombination mit MAO-Hemmern, daher Kombination vermeiden Therapie: Absetzen des Medikaments, symptomatische Behandlung, i.d.R. stationär
AD mit anticholinerger Begleitwirkung	Zentrales anticholinerges Syndrom: agitierte Verlaufsform mit deliranter Symptomatik Therapie: Absetzen des Medikaments, symptomatische Behandlung, i.d.R. stationär
Antipsychotika	
Konventionelle Antipsychotika	Akute depressive Verstimmungen bis hin zur Suizidalität oder psychomotorische Unruhe, Umtriebigkeit, Erregtheit (v. a. in hohen Dosisbereichen; DD: Akathisie) Therapie: Reduktion bzw. Absetzen des Präparates, evtl. zusätzlich Benzodiazepine
Antipsychotika mit anticholinerger Begleitwirkung	Zentrales anticholinerges Syndrom Therapie: Absetzen des Medikaments, symptomatische Behandlung, i.d.R. stationär
Atypische Antipsychotika	In seltenen Fällen delirante Symptomatik Therapie: Reduktion bzw. Absetzen des Medikaments, evtl. Umsetzen auf ein alternatives Antipsychotikum

5.3   Psychische Störungen durch Nichtpsychopharmaka

Häufige medikamenteninduzierte psychische Störungen durch primär somatisch wirksame, jedoch potenziell psychotrope Arzneistoffe sind in ◘ Tab. 5.2 aufgelistet.

5.4   Prävention und Therapie

5.4.1   Prävention

— Die Einstellung auf ein Medikament mit potenziellen psychiatrischen Nebenwirkungen sollte langsam und niedrigdosiert erfolgen, insbesondere bei Risikopatienten (▸ Abschn. 5.1) (»**start low – go slow**«)
— Unnötige Polypharmazie ist zu vermeiden; bei notwendiger medikamentöser Mehrfachbehandlung sollten Interaktionsrisiken berücksichtigt werden

> **Praxistipp**
>
> Empfehlenswert ist die Nutzung von Interaktionsanalyseprogrammen (im Internet z. B. PsiacOnline).

5.4.2   Therapie

— Bei jeder akut auftretenden psychischen Störung ohne psychiatrische Anamnese oder bei Symptomexazerbation bei psychisch kranken Menschen ist zu fragen, ob
  — die Symptomatik substanzinduziert (Drogen, Medikamente) sein könnte
  — ein neues Medikament verabreicht worden oder eine Dosiserhöhung erfolgt ist (auch Selbstmedikation erfragen!)
  — ein Medikament abgesetzt wurde

❯ Besteht in der Akutsituation der Verdacht auf eine pharmakogene psychische Störung, sollte die Medikation umgehend abgesetzt werden!

— Bei Persistieren der Störung: Einleitung einer syndromgerichteten Pharmakotherapie
— Bei potenziell lebensbedrohlichen Zuständen (z. B. bei schwerwiegenden deliranten Syndromen oder dem malignen neuroleptischen Syndrom): ggf. Intensivmonitoring

Tab. 5.2 Durch Medikamente ausgelöste psychische Störungen (außer Psychopharmaka): Substanzklassen, Pharmaka (Auswahl häufiger bzw. diesbezüglich in der Literatur häufig genannter Präparate) und Syndrome. (Lange-Asschenfeldt et al. 2012, mod. nach Benkert u. Hippius 2015)

Substanzklasse	Depressive Syndrome	Manische Syndrome	Angstsyndrome	Paranoid-halluzinatorische Syndrome	Delirante Syndrome
Analgetika/Antiphlogistika					
Nichtsteroidale Antiphlogistika			Ibuprofen	Ibuprofen, Salicylate	Ibuprofen, Naproxen
Opioide	Codein, Tramadol, Fentanyl (transdermal)	Buprenorphin	Buprenorphin	Buprenorphin, Morphin, Tramadol	Pentazocin, Tramadol
Antiarrhythmika	Amiodaron, Chinidin, Disopyramid, Lidocain, Procainamid, Verapamil	Procainamid, Propafenon	Flecainid, Lidocain	Amiodaron, Chinidin, Lidocain (i.v.), Procainamid, Propafenon	Lidocain, Mexiletin, Propafenon, Verapamil
Antihistaminika					
(H1-/H2-Blocker)	Cimetidin, Famotidin, Ranitidin	Cimetidin, Ranitidin, Terfenadin		Cimetidin, Ranitidin	Cimetidin, Famotidin, Ranitidin
Antihypertensiva					
ACE-Hemmstoffe	Enalapril	Captopril, Enalapril			Captopril
β-Rezeptorenblocker (v. a. lipophile)	Atenolol, Metoprolol, Propranolol, Timolol			Propranolol, Timolol	

◻ Tab. 5.2 (Fortsetzung)

Substanzklasse	Depressive Syndrome	Manische Syndrome	Angstsyndrome	Paranoid-halluzinatorische Syndrome	Delirante Syndrome
Vasodilatatoren (inkl. Ca-Antagonisten)	Cinnarizin, Diltiazem, Felodipin, Flunarizin, Nifedipin	Diltiazem, Hydralazin		Diltiazem, Nifedipin Hydralazin	Diltiazem, Hydralazin
Antisympathotonika	Clonidin	Clonidin	Clonidin		Clonidin
Diuretika	Thiazide				Amilorid, Spironolacton, Thiazide
Chemotherapeutika					
Antibiotika	Cotrimoxazol, Isoniazid, Sulfonamide	Isoniazid, Procain-Penicillin G	Procain-Penicillin G	Amoxicillin, Ciprofloxacin, Cefuroxim, Clarithromycin, Erythromycin, Gentamicin, Isoniazid, Ofloxacin, Procain-Penicillin G, Sulfonamide, Tobramycin, Trimethoprim-Sulfomethoxazol	Cefazolin, Cefoxitim, Cefuroxim, Ciprofloxacin, Clarithromycin, Isoniazid, Procain-Penicillin G, Rifampicin, Streptomycin, Sulfonamide
Antimykotika	Amphotericin B, Clotrimazol			Ketoconazol	Amphotericin B
Virustatika	Aciclovir, Amantadin, Ganciclovir	Zidovudin		Amantadin	Aciclovir, Amantadin, Ganciclovir

Zytostatika	L-Asparaginase, Mesna, Mithramycin, Vincristin	Procarbazin	Ifosfamid	Cisplatin, Ifosfamid	Cisplatin, Ifosfamid
Andere Chemotherapeutika	Dapson, Mefloquin	Chloroquin, Dapson		Chinin, Chinidin, Chloroquin, Dapson, Mefloquin	Chloroquin, Hydroxychloroquin, Mefloquin, Sulfadiazine
Hormone und hormonähnliche Substanzen					
Kortikosteroide	Dexamethason, Prednisolon, Prednison, Triamcinolon	ACTH, Cortison, Dexamethason, Hydrocortison, Prednisolon, Prednison		ACTH, Cortison, Methylprednisolon, Prednisolon, Prednison	ACTH, verschiedene Kortikosteroide
Kontrazeptiva	Verschiedene Kombinationspräparate				
Gestagene	Norethisteron				
Prostaglandinderivate				Methyltestosteron	Misoprostol
Andere	GnRH-Analoga, Tamoxifen				
Sympathomimetika		Salbutamol	Oxymetazolin	Ephedrin, Oxymetazolin, Phenylephrin, Phenylpropanolamin, Salbutamol	Phenylpropanolamin

◻ Tab. 5.2 (Fortsetzung)

Substanzklasse	Depressive Syndrome	Manische Syndrome	Angstsyndrome	Paranoid-halluzinatorische Syndrome	Delirante Syndrome
Andere Pharmaka	Allopurinol, Amantadin, Aminophyllin, Baclofen, Biperiden, L-Dopa, Flunisolid, Statine, Interferon α+β, Interleukin-2, Metoclopramid, Ondansetron, Phenylpropanolamin, Prazosin, Retinoide, Streptokinase, Sulfasalazin, Theophyllin	Amantadin, Baclofen, Bromocriptin, Ciclosporin, Digoxin, L-Dopa, L-Thyroxin, Metoclopramid	Sumatriptan, Theophyllin, L-Thyroxin	Amantadin, Atropin, Baclofen, Bromocriptin, Carbimazol, Disopyramid, L-Dopa, Erythropoetin, Ketamin, Lisurid, Pergolid, Scopolamin, Selegilin, Sibutramin, Streptokinase, Sulfasalazin	Aminophyllin, Antidiabetika, Atropin, Baclofen, Bromocriptin, Digitoxin, Digoxin, Disopyramid, L-Dopa, Dosapram, Prazosin, Lisurid, Scopolamin, Selegilin, Theophyllin

Weiterführende Literatur

Benkert O, Hippius H (2015) Kompendium der Psychiatrischen Pharmakotherapie. Springer, Heidelberg

Lange-Asschenfeldt C, Niebling W, Schneider F (2012) Durch Medikamente ausgelöste psychische Störungen. In: Schneider F (Hrsg) Facharztwissen Psychiatrie und Psychotherapie. Springer, Heidelberg, S 165–170

Müller-Oerlinghausen B, Lasek R, Düppenbecker H, Munter KH (1999) Handbuch der unerwünschten Arzneimittelwirkungen. Urban & Fischer, München

Internetlinks

PsiacOnline (Berechnung pharmakokinetischer Interaktionseffekte): http://www.psiac.de

Arzneimittelkommission der deutschen Ärzteschaft: http://www.akdae.de

Bundesinstitut für Arzneimittel und Medizinprodukte: http://www.bfarm.de

Psychotherapie

F. Caspar, M. Belz, F. Schneider

F. Schneider (Hrsg.), *Klinikmanual Psychiatrie, Psychosomatik und Psychotherapie*,
DOI 10.1007/978-3-642-54571-9_6, © Springer-Verlag Berlin Heidelberg 2016

6.1   Was ist Psychotherapie?

6.1.1   Allgemeines

Psychotherapie

»Mittels wissenschaftlich anerkannter psychotherapeutischer Verfahren vor-
genommene Tätigkeit zur Feststellung, Heilung oder Linderung von Störungen
mit Krankheitswert, bei denen Psychotherapie indiziert ist. Im Rahmen einer
psychotherapeutischen Behandlung ist eine somatische Abklärung herbei-
zuführen. Zur Ausübung von Psychotherapie gehören nicht psycholog
ische Tätigkeiten, die die Aufarbeitung und Überwindung sozialer Konflikte
oder sonstiger Zwecke außerhalb der Heilkunde zum Gegenstand haben«
(§ 1 PsychThG).

- Als psychotherapeutische Verfahren akzeptiert das Psychotherapeutengesetz
  (PsychThG) nur wissenschaftlich anerkannte Verfahren
- Welche Verfahren/Methoden als **wissenschaftlich anerkannt** gelten
  können, prüft und bestimmt das Gutachtergremium des Wissenschaftlichen
  Beirats zur Anerkennung von Psychotherapieverfahren (◻ Tab. 6.1;
  http://www.wbpsychotherapie.de)

6.1.2   Wirksamkeit von Psychotherapie und Kosten-Nutzen-Verhältnis

- Insgesamt gilt die Wirksamkeit von richtig indizierter und kompetent
  durchgeführter Psychotherapie für die meisten psychischen Erkrankungen als
  belegt

◫ Tab. 6.1 Anerkennung durch den Wissenschaftlichen Beirat bzw. Gemeinsamen Bundesausschuss als Verfahren, Methode oder Technik (Stand 2015; die Listen werden fortlaufend überprüft und, wenn nötig, angepasst)

Psychotherapeutische Verfahren und Methoden	Zulassung	Anerkennung
Psychoanalyse	Berufs- und sozial-rechtlich	Insgesamt als Verfahren
Tiefenpsychologische Verfahren		
Verhaltenstherapie		
Gesprächspsychotherapie	Nur berufsrechtlich	
Systemische Therapie		
Interpersonelle Psychotherapie (IPT) (▶ Abschn. 13.7.3)	Teilanerkennung als Methode	Spezifische Indikation
Hypnotherapie	Als Technik	
EMDR[a]		
Entspannungsverfahren	Kann abgerechnet werden	

[a] *EMDR* Eye-Movement-Desensitization-and-Reprocessing-Therapie: Für die Behandlung Traumabetroffener entwickeltes Psychotherapieverfahren: Es geht um die innere Vorstellung des Traumas in Verbindung mit sakkadischen Augenbewegungen und nachfolgender Bearbeitung traumabezogener Kognitionen (▶ Kap. 16).

− Die Größe der Effekte steht hinter der Wirkung somatisch-medizinischer Behandlungen generell und psychopharmakologischer Behandlung psychischer Erkrankungen in keiner Weise zurück
− Zum aktuellen Stand der Indikation zur Psychotherapie für einzelne Störungen allein oder in Kombinationsbehandlung mit Medikamenten wird auf die entsprechenden Leitlinien verwiesen (http://www.dgppn.de, http://www.klinische-psychologie-psychotherapie.de)
− Das Kosten-Nutzen-Verhältnis beim Einsatz von Psychotherapie ist gut – Psychotherapie ist nicht generell teurer als alternative Maßnahmen oder Nichtbehandlung

■ **Tab. 6.2** Wichtige psychotherapeutische Ansätze im Vergleich

	Klassische Psychoanalyse	Verhaltens-therapie	Klassische Gesprächs-psychotherapie
Grundlagen, Methodik	Ätiologisch orientiert; Bewusstmachung und Bearbeitung von unbewussten, verdrängten Konflikten; vergangenheits-orientiert	Orientierung an empirischer Psychologie, u. a. Anwendung von Lerngesetzen; gegenwarts-bezogen	Selbstexploration, Entwicklung des Selbst/»Persönlich-keitswachstum«
Aktivität des Therapeuten	Neutral-indifferent	Strukturierend	»Non-direktiv«; Grundhaltung des Therapeuten: unbe-dingte Akzeptanz und emotionale Wert-schätzung, Echtheit, Empathie
Durchschnitt-liche Behand-lungsdauer	Jahre	Wochen bis Monate	Monate

6.2 Psychotherapeutische Ansätze

Zum Vergleich psychotherapeutischer Ansätze ■ Tab. 6.2.

6.2.1 Psychodynamische Therapieverfahren

━ »Ätiologisch orientierte« Verfahren, d. h. sie sind stark auf Klärung und Ergründen von Ursachen ausgerichtet
━ Annahme, dass unbewusste neurotische Konflikte existieren, die in der früheren Kind-Eltern-Beziehung des Patienten verwurzelt sind und durch ihre aktuelle Psychodynamik die zugrunde liegende neurotische Struktur des Patienten bedingen
━ Ziel ist es, dem Patienten zu einer vertieften Einsicht in die Ursachen seines Leidens/seiner Störungen zu verhelfen

- **Psychodynamische Psychotherapie (PP)**
- PP findet Anwendung im gesamten Spektrum psychischer Erkrankungen
- PP eignet sich sowohl bei Einzelpersonen als auch bei Paaren, Familien und Gruppen
- PP findet sowohl ambulant als auch stationär bzw. teilstationär statt
- PP gilt im Rahmen von rehabilitativen Maßnahmen als indiziert, wenn mit ihrer Hilfe eine Eingliederung in Arbeit, Beruf und/oder Gesellschaft erreicht werden kann
- PP ist in Deutschland eine Pflichtleistung der gesetzlichen Krankenkassen
  Zu den psychodynamischen Psychotherapieverfahren gehören:
- **Klassische Psychoanalyse (PA):** erstes eigenständiges psychotherapeutisches Verfahren; wurde in seinen Grundzügen von Freud entwickelt
  - Dauer und Häufigkeit: i.d.R. einige Jahre, 3- bis 5-mal wöchentlich
  - Setting: Der Patient liegt während der Analysestunden meist auf einer Couch
- **Tiefenpsychologische Therapie (TfP):** im Vergleich zur klassischen Psychoanalyse kürzer (meist nur 1-mal/Woche), strukturierter, fokussierter und Patient und Therapeut sitzen sich i.d.R. gegenüber
- **Psychoanalytische Fokaltherapien bzw. Kurzzeittherapien:** Insgesamt ca. 20–30 Sitzungen; es wird ein zentrales, mehr oder weniger klar umschriebenes Problem bearbeitet
- Verfahren, die sich in Abgrenzung zur Psychoanalyse entwickelt haben, z. B. **analytische Psychologie** nach Jung, **Individualpsychologie** nach Adler
  - Teilweise ist für diese bislang keine ausreichende Wirksamkeit belegt, sie werden aber ebenfalls von den Krankenkassen finanziert

6.2.2 Verhaltenstherapie

Allgemeine Prinzipien der Verhaltenstherapie (VT) nach Margraf und Lieb
- VT orientiert sich konsequenter als andere Verfahren an der empirischen Psychologie und an Wirkungskontrollen
- VT ist problem- und störungsorientiert, wobei vermehrt auch Ressourcen des Patienten betont werden
- VT setzt an den prädisponierenden, auslösenden und aufrechterhaltenden Problembedingungen an
- VT ist ziel- und lösungsorientiert
- VT ist handlungsorientiert

- VT ist nicht auf Therapiesitzungen begrenzt (Übungen mit Therapeut außerhalb, Hausaufgaben)
- VT ist transparent (Vermittlung eines plausiblen, expliziten Modells)
- VT ist »Hilfe zur Selbsthilfe« und unterstützt die Selbstheilungskräfte

— Große Anzahl verschiedener therapeutischer Techniken und Behandlungsstrategien (◘ Tab. 6.3), die einzeln oder miteinander kombiniert eingesetzt werden können

◘ **Tab. 6.3** Auswahl häufig angewandter verhaltenstherapeutischer Verfahren und Techniken

Verfahren	Beschreibung
Operante Methoden	Nach dem operanten Modell beeinflusst die Art der Konsequenzen auf ein Verhalten dessen Auftretenswahrscheinlichkeit. Methoden zum Aufbau von Verhalten: z. B. positive Verstärkung oder negative Verstärkung (Entfernung negativer Verstärker); verschiedene Verstärkungspläne (intermittierend oder kontinuierlich). Mit Tokenprogrammen lässt sich Verhalten durch kontingente Verstärkung des Zielverhaltens mit generalisierten Verstärkern (Token, z. B. Geld) systematisch aufbauen (allerdings etwas aus der Mode gekommen). Methoden zur Reduzierung von Verhalten: z. B. Löschung (Wegnahme von Verstärkungen), z. B. Entzug positiver Verstärker (»time out« = Entzug aller potenziellen Verstärker), aversive Methoden
Modelllernen	Stellvertretendes Lernen (operant, respondent), Beobachtungslernen; häufigstes Lernprinzip, kommt insbesondere bei der Modifizierung komplexer Verhaltens- und Reaktionsweisen zum Tragen; nicht nur Therapeuten, auch Mitpatienten sind als Modelle wirksam
Systematische Desensibilisierung	Beruht auf dem Prinzip der reziproken Hemmung, d. h. der Beobachtung, dass Angst durch Entspannung antagonisiert werden kann; im entspannten Zustand wird der Patient sukzessive an angstauslösende Objekte oder Situationen herangeführt – zunächst in der Vorstellung (in sensu), evtl. später auch in der Realität (in vivo). Begonnen wird mit dem am wenigsten aversiven Reiz (klassisches Verfahren; heute ersetzt durch das Angstbewältigungstraining, in dem Selbstverbalisationen und Entspannung weniger systematisch zur Angstbewältigung eingesetzt werden)

◼ Tab. 6.3 (Forsetzung)

Verfahren	Beschreibung
Expositions-verfahren in sensu und in vivo	Massierte Reizkonfrontation in sensu (Implosion): Die Angststimuli werden dem Patienten nur in der Vorstellung, jedoch in voller Inten-sität und z. T. ins Unrealistische übersteigert dargeboten Flooding: Die Patienten werden mit den Stimuli in der Realität un-mittelbar in höchster Intensität konfrontiert Habituationstraining: In-vivo-Verfahren der graduierten Reiz-konfrontation: Der Patient wird in der Realität mit einer aversiven Situation, abgestuft im Sinne einer Annäherungshierarchie, konfrontiert, i.d.R. aber, bis die Angst auch in der am stärksten angst-auslösenden Situation bewältigt ist Graduierte Konfrontation in sensu (s. oben Angstbewältigungs-training) Bei den Expositionsverfahren soll der Patient die Konfrontation bis zum Rückgang der Angst bewältigen und so die Erfahrung machen, dass die gefürchteten Konsequenzen ausbleiben
Training sozialer Kompeten-zen	Der Patient lernt, die für ihn problematischen zwischenmenschli-chen (sozialen) Situationen angemessen zu bewältigen: Eingeübt werden u. a. die Fertigkeiten (Kompetenzen), Kontakt aufzunehmen, fortzuführen und zu beenden, berechtigte Forderungen zu stellen und durchzusetzen sowie Gefühle, Wünsche und Bedürfnisse zu äußern und auch Nein sagen zu können
Problem-lösetraining	Soll den Patienten befähigen, im Alltag auftretende schwierige Situationen selbstständig und effektiv zu bewältigen; Schritte des Problemlösetrainings: Beschreibung und Analyse des Problems, Entwicklung von Lösungsmöglichkeiten, Bewertung der Lösungs-möglichkeiten, Treffen einer Entscheidung für eine Strategie, Pla-nung und Umsetzung der Lösungsstrategie sowie deren Bewertung
Kognitive Therapie (Beck)	Vorstellung, dass psychische Erkrankungen Ausdruck verzerrter Gedanken und Schlussfolgerungen sind (dysfunktionale Annahmen). »Denkfehler« sind z. B. willkürliche Schlussfolgerungen, Übergenera-lisierung, dichotomes Denken (»Schwarz-Weiß-Malen«). Fehlerhafte Denkstereotypien (automatische Gedanken) werden identifiziert und durch alternative Denkmuster ersetzt (kognitive Umstrukturierung)
Rational-Emotive Therapie (Ellis)	Emotionen werden als Ergebnis von Denkvorgängen angesehen; emotionale Störungen wie schwere Angst basieren demzufolge auf irrationalen Überzeugungen, die aufgedeckt, mit dem Patienten im Dialog (»Sokratischer Dialog«) herausgearbeitet und verändert werden

- Für die wichtigsten psychischen Erkrankungen existieren spezielle verhaltenstherapeutische Therapieprogramme, die häufig in Form von Therapiemanualen vorliegen und in denen oft verschiedene Techniken kombiniert werden
- Indikationsentscheidungen und konkrete Therapieplanung werden aus einer speziellen Diagnostik abgeleitet, die neben der klassifikatorischen Störungsdiagnostik nach ICD-10 v. a. auch eine individuelle Problem- und Verhaltensanalyse umfasst
    - Funktionale Verhaltensanalyse nach dem SORKC-Modell (■ Abb. 6.1) auf Symptomebene:
    - Annahme: Krankhaftes oder störendes Verhalten entwickelt sich aus dem Einwirken situativer/sozialer Reize (Stimuli: S), die unter bestimmten (biologischen oder psychologischen trait-) Bedingungen (Organismus: O) zu unerwünschten Reaktionen (Reaktion: R) führen; infolge operanter Verstärkungsmechanismen (Kontingenz: K) als Konsequenzen des Verhaltens (Konsequenz: C) formt sich das krankhafte/störende Verhalten
    - Herausgearbeitet werden muss, welche Bedingungen für Reizeinwirkung, Verstärkung und Konditionierung verantwortlich sind und welche Kognitionen damit einhergehen
- VT kommt im Einzel-, Paar-, Familien- und im Gruppensetting sowohl im ambulanten als auch im (teil-)stationären Kontext zur Anwendung
- VT ist eine Pflichtleistung der gesetzlichen Krankenversicherung

Die 3 Wellen der Verhaltenstherapie
- **1. Welle: Behavioristische Lerntheorien**
    Ende der 1950er Jahre als eigenständiges psychotherapeutisches Verfahren aus empirischen Untersuchungen zu Lernprozessen und zum Funktionieren von »normalem« Verhalten entwickelt. Abwendung von allem nicht Beobachtbaren in Abgrenzung von der Psychoanalyse. Traditionelle Modelle, mit denen menschliches Verhalten erklärt wurde, sind klassisches und operantes Konditionieren sowie Lernen am Modell. Wichtige therapeutische Techniken, die aus lerntheoretischen Überlegungen entwickelt wurden: operante Verfahren, systematische Desensibilisierung, Expositionsverfahren
- **2. Welle: Kognition als determinierender Faktor, der modifiziert werden kann**
    Ab den 1960er Jahren wurden behavioristische Ansätze um kognitive Modelle erweitert, die menschliche Informationsverarbeitungsprozesse zur Erklärung miteinbezogen, und die »**kognitive Verhaltenstherapie**« entstand (oder auch »**kognitivbehaviorale Therapie**« genannt)
    - Beispiele kognitiv-verhaltenstherapeutischer Verfahren: Selbstverbalisations- und Selbstinstruktionsverfahren, Problemlösetraining, Stressbewältigungstraining, Rational-Emotive Therapie (nach Ellis), Kognitive Therapie (nach Beck). Diese Verfahren wurden im deutschen Sprachraum mehr noch als in Nordamerika von Anfang an in eine integrativ orientierte Verhaltenstherapie aufgenommen.

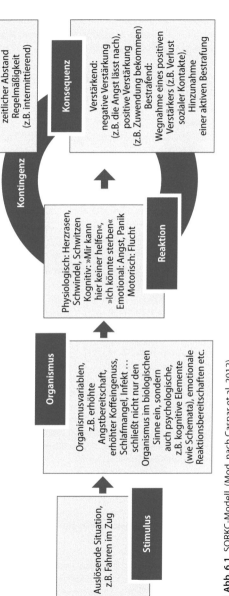

Stimulus

Auslösende Situation, z.B. Fahren im Zug

Organismus

Organismusvariablen, z.B. erhöhte Angstbereitschaft, erhöhter Koffeingenuss, Schlafmangel, Infekt ... schließt nicht nur den Organismus im biologischen Sinne ein, sondern auch psychologische, z.B. kognitive Elemente (wie Schemata), emotionale Reaktionsbereitschaften etc.

Reaktion

Physiologisch: Herzrasen, Schwindel, Schwitzen
Kognitiv: »Mir kann hier keiner helfen«, »Ich könnte sterben«
Emotional: Angst, Panik
Motorisch: Flucht

Kontingenz

Konsequenz

Verstärkungsverhältnisse: zeitlicher Abstand
Regelmäßigkeit
(z.B. intermittierend)

Verstärkend:
negative Verstärkung
(z.B. die Angst lässt nach), positive Verstärkung
(z.B. Zuwendung bekommen)
Bestrafend:
Wegnahme eines positiven Verstärkers (z.B. Verlust sozialer Kontakte),
Hinzunahme
einer aktiven Bestrafung

Abb. 6.1 SORKC-Modell. (Mod. nach Caspar et al. 2012)

- **3. Welle: Achtsamkeit/Emotionsregulation/Selbst**
  Unter dem Begriff der »3. Welle der Verhaltenstherapie« werden eine Reihe von »Verhaltenstherapien« subsumiert, die sich nicht den traditionellen Konzepten der Verhaltenstherapie zuordnen lassen. Dazu zählen beispielsweise die Dialektisch-Behaviorale Therapie (DBT, nach Linehan), die Mindfulness-Based Cognitive Therapy (MBCT nach Segal, Williams & Teasdale), das Cognitive Behavioral Analysis System of Psychotherapy (CBASP nach McCullough) oder die Schematherapie (nach Young). Gemeinsamkeiten dieser 3. Welle der Verhaltenstherapie: Basierend auf einem veränderten Menschenbild, das den Menschen nicht nur als konditionierbares Wesen mit Kognitionen, sondern als emotionales, bindungsgeprägtes, sinnbedürftiges Wesen ansieht, werden zunehmend erlebnisaktivierende, interpersonale und achtsamkeitsbasierte Aspekte mit kognitiv-behavioralen Elementen verbunden. Beziehung zum eigenen Erleben wird zentraler Inhalt und die therapeutische Beziehung zum Hebel. Weniger Direktivität, mehr Prozessorientierung. Welche Ansätze genau zur 3. Welle gezählt werden sollten, wie weit wirklich alle so deklarierten Elemente neu sind und wie sehr ein zusätzlicher Nutzen für den Patienten erwartet werden kann, ist Gegenstand von Diskussionen.

6.2.3 Humanistische Therapieverfahren

- Basis: Die gemeinsame Grundhaltung humanistischer Verfahren ist geprägt vom Bild des mündigen Menschen, der wahlfrei und verantwortlich handelt und seine Existenz aktiv und kreativ gestaltet (Selbstaktualisierungstendenz)
- Psychische Störungen entstehen durch blockierte Entwicklungsprozesse und dadurch verinnerlichte pathogene Beziehungsmuster (z. B. Deprivation, Invasion)
- Zu den humanistischen Therapieverfahren gehören:
  - Klassische Gesprächstherapie (GT) (auch »**klientenzentrierte**« oder »**personenzentrierte Psychotherapie**« genannt) entstand in den 40er Jahren in den USA; geht auf die Arbeiten des amerikanischen Psychologen Carl Rogers zurück. Im Mittelpunkt der Therapie steht die persönliche Entwicklung, die dann ihrerseits Problemlösungen begünstigen soll. Die Wirkung basiert v. a. auf der besonderen Gestaltung der psychotherapeutischen Beziehung; Patienten sollen ermutigt werden, sich selbst in vollständigerer Weise neu zu erfahren
  - **Gestalttherapie,** ebenfalls in den 40er Jahren von dem Ehepaar Fritz und Laura Perls entwickelt, ist ein stark erlebnisorientiertes humanistisches Verfahren, das besonders durch die Technik des »leeren Stuhls« bekannt wurde
- Weitere bekannte humanistische Therapieverfahren, für die es allerdings nur wenig empirische Grundlagen gibt, sind **Psychodrama, Themenzentrierte Interaktion, Logotherapie, Bioenergetik** und **weitere körperbezogene Verfahren**

❯❯ Die therapeutische Beziehung in der Klientenzentrierten Therapie soll bedingungslos positiv wertschätzend, empathisch und kongruent sein.

— Zentrale therapeutische Techniken: aktives Zuhören und die Förderung der Selbstexploration beim Klienten, die nicht nur durch das Gespräch, sondern auch durch andere Ausdrucks- und Kommunikationsmöglichkeiten wie körperliche, spielerische oder kreative Techniken gefördert werden soll
— Traditionell ist die GT nicht ziel- und störungsorientiert, im Gegensatz zu neueren Formen, z. B. die **Klärungsorientierte Psychotherapie (KOP)** nach Sachse, die Elemente der kognitiven Verhaltenstherapie integriert
  — In der KOP wurden insbesondere differenzierte Konzepte zur Behandlung von Persönlichkeitsstörungen entwickelt
— GT kommt sowohl ambulant als auch stationär zur Anwendung
— GT ist seit 2002 auch vom Wissenschaftlichen Beirat anerkannt, derzeit jedoch aufgrund eines Beschlusses des G-BA (Gemeinsamer Bundesausschuss) **keine Pflichtleistung der gesetzlichen Krankenversicherung**
— Zunehmende Bedeutung hat in den letzten Jahren die von Leslie Greenberg entwickelte **Emotionsfokussierte Therapie (EFT)** gewonnen; Integration von Elementen der Gestalt- und der Gesprächspsychotherapie; als evidenzbasiertes Verfahren für die Behandlung von Depressionen und bei Paarkonflikten anerkannt, zunehmende Hinweise der Evidenz gibt es für EFT bei Trauma, interpersonellen Problemen, Essstörungen, Borderlinestörungen und Elterntrainings

6.2.4 Systemische Therapieverfahren/Paar- und Familientherapie

— Die Familie wird als System betrachtet, das wesentliche Bedeutung für die Entwicklung eines Individuums hat
— Die psychische Erkrankung eines Individuums wird nicht als individuelles Problem gesehen, sondern als Manifestation einer gestörten Interaktion innerhalb des gesamten Systems

❯❯ Es gibt nicht *die* Familien- oder Systemtherapie, sondern viele verschiedene Richtungen. Eine zentrale Gründerpersönlichkeit ist nicht auszumachen.

— Die Anfänge der Familientherapie sind in den 50er Jahren in den USA zu finden. Die wichtigsten klassischen Konzepte der Systemischen Therapie sind die folgenden:
  — **Mental Research Institute (MRI): Watzlawick, Haley u. a. (Double-Bind-Theorie, Interaktionsmuster)**

- **Strukturelle Familientherapie: Salvador Minuchin (Familiäre Subsysteme, Grenzen und Strukturen)**
- **Mehrgenerationenkonzept: Boszormenyi-Nagy und Stierlin/ McGoldrick und Gerson**
- Strategische Familientherapie: Jay Haley
- Mailänder Modell: Selvini Palazzoli, Prat, Boscolo und Checchin (Paradoxon und Gegenparadoxon, Einwegscheibe)
- **Psychodynamischer Ansatz:** Herausgearbeitet wird insbesondere die Wiederholung alter Muster
- In der Theorieentwicklung der letzten Jahre wird die Familientherapie zunehmend mit Systemischer Therapie gleichgesetzt

> Probleme scheinen oft beim Individuum auf, ohne dort ihre Ursache zu haben.

- Weiterentwicklungen der klassischen systemischen Verfahren sind
    - Kybernetik 2. Ordnung (Konstruktivismus; Therapeut als Teil des Therapiesystems, Reflecting Team)
    - Narrative Ansätze (Lösungsorientierte Kurzzeittherapie)
- Systemische Therapie ist vom Wissenschaftlichen Beirat anerkannt, derzeit jedoch aufgrund eines Beschlusses des G-BA (Gemeinsamer Bundesausschuss) **keine Pflichtleistung der gesetzlichen Krankenversicherung**

6.2.5 Entspannungsverfahren

- Werden häufig in der Gesundheitsförderung sowie als Teil einer psychotherapeutischen Behandlung eingesetzt
- Ziel ist eine umfassende körperlich-seelische Entspannung
- Wirkungen sind v. a. für die **Progressive Muskelrelaxation (PMR)**, das **Autogene Training (AT)** (◘ Tab. 6.4) und die **Meditation** belegt (nur die ersten beiden sind als Kassenleistung anerkannt)
- Effekte: u. a. Entspannung der Muskulatur, Harmonisierung des vegetativen Nervensystems, emotionale Ausgeglichenheit und gesteigerte Selbstkontrolle
- Anwendung denkbar, wo innere oder körperliche Anspannung abgebaut werden soll, z. B. bei chronischen Schmerzen mit und ohne Muskelverspannungen, Ängsten, Schlafstörungen, Reizbarkeit, Nervosität, Stress
- Im Sinne einer niederschwelligen Intervention können Entspannungstechniken als einzelnes Verfahren eingesetzt werden, meist bietet sich jedoch eine Kombination an

◼ Tab. 6.4 Die wichtigsten Entspannungsverfahren

Entspannungs-verfahren	Beschreibung
Autogenes Training	Autosuggestive Methode zur Körperselbstbeeinflussung (»konzentrative Selbstentspannung«) **Psychophysiologische Standardübungen** (sog. Unterstufe): Im Liegen oder in »Droschkenkutscherhaltung« mittels Suggestionsformeln Üben von – Ruhegefühl (»Ich bin ganz ruhig«) – Schweregefühl (»Arme und Beine sind schwer«) – Wärmegefühl (»Arme und Beine warm durchströmt«) – Atemeinstellung (»Es atmet mich«) – Herzregulation (»Das Herz schlägt ruhig und regelmäßig«) – Regulierung der Bauchorgane (»Sonnengeflecht strömend warm«) – Einstellung des Kopfgebietes (»Stirnkühle«) (»Die Stirn ist angenehm kühl«) – Zur Rücknahme (Desuggestion): »Arme fest, einatmen, ausatmen, Augen auf« **Meditative Übungen** (sog. Oberstufe): Ausweitung auf meditative Vorstellungen (Vorstellen von Bildern und Situationen)
Progressive Muskelrelaxation	Methode der Muskelentspannung: schrittweise muskuläre Anspannung und anschließende Entspannung der Gliedmaßen und Rumpfmuskulatur, wodurch auch eine psychische Entspannung und eine Angstreduktion erreicht werden sollen

❯ Wichtig ist, Patienten, die ohnehin ängstlich sind, nicht ungewollt zu suggerieren, es sei ganz schlimm, wenn sie in einer kritischen Situation nicht ganz entspannt seien.

6.2.6   Psychoedukation

— Umfasst die Vermittlung von Informationen und Modellen – allein oder als Teil (psychoedukative Elemente als typisches Merkmal von Verhaltenstherapien)
— V. a. wichtig, wenn ein unzutreffendes oder unvollständiges Verständnis der Erkrankung den Patienten zusätzlich beunruhigt oder ein fruchtbares Zusammenarbeiten erschwert

- Wichtiges Element bei der Einbeziehung von Angehörigen
  (▶ Abschn. 6.7)
- Als alleinige Intervention nur dann ausreichend, wenn die Probleme nach
  Behebung eines Informationsmangels beseitigt sind oder eigenständig gelöst
  werden können

❯ Der Begriff impliziert nicht ein lehrerhaftes Beziehungsverhalten
des Therapeuten.

6.2.7 Hypnotherapie

- Psychotherapeutische Anwendung der Hypnose
- Mittels Tranceinduktion wird ein veränderter Bewusstseinszustand erreicht,
  der dazu genutzt wird,
    - problematisches Verhalten, problematische Kognitionen und affektive
      Muster zu ändern
    - emotional belastende Ereignisse und Empfindungen zu restrukturieren
    - biologische Veränderungen für Heilungsprozesse zu fördern
- Subjektiv wird der hypnotische Trancezustand vom Patienten i.d.R. als tiefe
  Entspannung empfunden, dabei treten teilweise lebhafte innere Bilder oder
  Gefühle auf, die als intensiver und »realer« wahrgenommen werden als im
  Wachzustand
- Suggestionen werden in Trance leichter angenommen und können für
  Heilungsprozesse benutzt werden
- Als Einzel- oder Gruppentherapie mit Kindern, Jugendlichen und
  Erwachsenen
- Kann eigenständig oder in Kombination mit anderen Verfahren eingesetzt
  werden zur Therapie von psychischen, psychosomatischen oder körper-
  lichen Erkrankungen
- Bei passender Indikation sind gute Effekte belegt
- Teilanerkennung als psychotherapeutische Methode bei Erwachsenen für die
  Behandlung von psychischen und sozialen Faktoren, bei somatischen
  Krankheiten sowie bei Abhängigkeit und Missbrauch (Raucherentwöhnung
  und Methadonentzug)

6.3   Allgemeinere Psychotherapiemodelle

6.3.1   Wirkfaktoren

- Schulenübergreifendes Betrachten von Psychotherapie aus der Perspektive von Wirkfaktoren (▶ Wirkfaktoren nach Grawe (1998))
- Jede der klassischen therapeutischen Orientierungen (▶ Abschn. 6.2) zeichnet sich durch ein typisches **Wirkfaktorprofil** aus
  - Psychodynamische und gesprächspsychotherapeutische Verfahren sind v. a. klärungsorientiert
  - Systemische Therapie zeichnet sich durch ein hohes Maß an Ressourcenorientierung aus
  - Vor allem bei der Verhaltenstherapie kommt der Faktor Bewältigung zum Zug

Wirkfaktoren nach Grawe (1998)
- **Problembewältigung:** Therapeut unterstützt Patienten aktiv darin, mit spezifischen Maßnahmen (z. B. Selbstsicherheitstraining, Entspannungsverfahren, Kommunikations- und Problemlösetraining) mit einem bestimmten Problem besser fertig zu werden
- **Klärung** (Explikation impliziter Bedeutungen): Therapeut hilft dem Patienten, sich über die Bedeutungen seines Erlebens und Verhaltens im Hinblick auf seine bewussten und unbewussten Ziele und Werte klarer zu werden (z. B. gezielte Deutungen, Konfrontation mit bisher vermiedenen Wahrnehmungen, Techniken wie Focusing etc.)
- **Problemaktualisierung:** Therapeut hilft dem Patienten, Probleme in der Therapie tatsächlich (nach-)zu erleben (z. B. Expositionsübung, Problem im therapeutischen Gespräch richtig »durchleben«, Zweistuhltechnik)
- **Ressourcenaktivierung:** Therapeut knüpft an bereits vorhandene Ressourcen des Patienten an, lässt ihn seine positiven Seiten und Stärken erleben; die therapeutische Beziehung ist eine zentrale Ressource, wenn der Patient den Therapeuten als unterstützend, aufbauend und in seinem Selbstwert positiv bestätigend erlebt

❯ Das Wichtigste ist, in jeder einzelnen Therapiesitzung nicht einseitig problemaktivierend, sondern ausgewogen problemaktivierend und ressourcenaktivierend vorzugehen.

6.3.2   Psychotherapieintegration

- Gerade bei schwierigen Patienten stoßen Therapeuten an Grenzen des Ansatzes, der bei ihrer Ausbildung im Vordergrund stand, und versuchen, durch Hinzunahme von Konzepten und Techniken aus anderen Ansätzen ihr Repertoire zu erweitern

- Integration kann auf verschiedenen Ebenen stattfinden:
  - Oberste Ebene: theoretische Konzepte
  - Mittlere Ebene: Wirkfaktoren, Behandlungsprinzipien
  - Niedrigste Ebene: Techniken (wenn theorielos: »technischer Eklektizismus«)
- Je nach Standpunkt wird betont, dass reiner technischer Eklektizismus nicht sinnvoll ist, da Techniken nicht losgelöst vom Kontext (einschließlich des konzeptuellen Kontextes) wirken

6.3.3 Fokus Probleme

- Psychotherapeutische Behandlung soll
  - das Problem lösen helfen (Beispiel: mit dem Patienten wird bewältigungsorientiert besprochen, wie er seine depressogene Lebenssituation konkret verbessern kann)
  - einen Beitrag dazu leisten, dass das Problem nicht so leicht wieder entsteht (Beispiel: mit dem Patienten wird erarbeitet, mit welchen in der Kindheit erworbenen Annahmen über sich selbst er sich immer wieder in depressogene Beziehungsprobleme bringt)
- Obwohl v. a. in der VT Psychotherapie auch aktive Hilfe zur Problembewältigung sein kann, wird i.d.R. die Befähigung des Patienten, Probleme zu lösen oder nicht wieder entstehen zu lassen, in den Vordergrund gestellt, v. a. bei den kognitiven Verfahren
  - Hier werden die Schritte des Problemlösens (Definition des Problems, Analyse der Zusammenhänge, Ausarbeiten von Lösungen, Bewerten von Lösungen, Entscheidung) explizit benannt und eingeübt
- Zu beachten ist:
  - Probleme können – wie der systemische Ansatz hervorhebt – im System begründet sein oder auf individueller Ebene liegen
  - sie können chronifiziert und verstärkt werden, sodass Patienten in Ermangelung besserer Alternativen »Mehr-desselben-Strategien« verwenden, auch wenn diese nichts zur Lösung beitragen oder gravierende Nebenwirkungen haben (z. B. Gefühle noch weniger an sich heranlassen, sich noch mehr zurückziehen)
  - Patienten können »Unlösbarkeitskonstruktionen« (»Meine Umwelt hat an allem Schuld, ich kann nichts machen«) präsentieren und Therapeuten in »Plausibilitätsfallen« (»Vor meinem kulturellen/familiären etc. Hintergrund geht das nicht anders«) locken, die ein konstruktives Herangehen erschweren, wenn sie nicht erkannt werden

- Problemlösung kann behindert werden, wenn durch eine zu einseitige Konzentration auf die Probleme die Ressourcen (▶ Abschn. 6.3.4) nicht optimal genutzt werden
- von grundsätzlicheren Problemen (traumatischen Erlebnissen, grundlegenden Problemen in der Lebensführung, etc.) kann abgelenkt werden, indem man sich übertrieben intensiv mit Details und kleineren Problemen beschäftigt

6.3.4 Ressourcen

- **Personale Ressourcen**
- Psychische und physische Veranlagung
- Positive Seiten und Fähigkeiten einer Person
- Persönlichkeitseigenschaften (z. B. Selbstwert, soziale Kompetenz, Motivation)

- **Umweltressourcen**
- Ökologische Ressourcen (z. B. lärm- und schadstoffarme Umgebung)
- Ökonomische Ressourcen (z. B. Besitz, Geld)
- Psychosoziale Ressourcen (z. B. Liebe, Vertrauen)
- Soziokulturelle Ressourcen (z. B. Werte, Normen)
  Für ein angemessenes Einbeziehen der Ressourcen spricht, dass
  - es beziehungsförderlich ist, Patienten als ganzen Menschen zu sehen, der (ohne Bagatellisieren des Problems) mit seinen Stärken gesehen und anerkannt werden möchte
  - Probleme oft nur gelöst werden können, wenn wichtige bestehende Ressourcen befreit und eingesetzt werden können
  - es helfen kann, die Balance zwischen Herausforderung und Sicherheit zugunsten der Letzteren auszugleichen (▶ Abschn. 6.3.5)

Cave: Das Vorhandensein guter Ressourcen kann als Nebeneffekt den Leidensdruck so weit schwächen, dass Patienten auch bei Vorliegen behandlungswürdiger Symptomatik für eine konsequente psychotherapeutische Arbeit nicht ausreichend motiviert sind.

6.3.5 Balancemodell

- Annahme des Balancemodells: Dauerhafte Veränderung ist am wahrscheinlichsten, wenn Herausforderung und Sicherheit-Geben in einer Therapie ausgewogen sind

- In Psychotherapien, bei denen dauerhaft das Sicherheit-Geben überwiegt, fühlen Patienten sich wohl, es verändert sich aber nichts
- Therapien, in denen dauerhaft zu stark herausgefordert wird, werden abgebrochen, oder Patienten verhärten sich in Spannung und Widerstand
- Sind Patienten durch ihre Lebenslage und aktuelle Problematik ohnehin stark herausgefordert, muss ihnen zunächst v. a. Sicherheit vermittelt werden
  - Vermittlung klarer Modelle (Psychoedukation, ▶ Abschn. 6.2.6) und Anbieten einer vertrauensvollen, klaren Beziehung sind dazu die naheliegendsten Mittel

6.4 Indikation und Motivation

6.4.1 Indikation

- **3 Arten der Indikation**
- **Selektive Indikation:** Welches Verfahren bzw. welche Technik wird als Ganzes gewählt? (Psychoanalyse, Angstexposition etc.)
- **Adaptive Indikation:** Wie wird das Vorgehen an den einzelnen Patienten und den Verlauf angepasst (z. B. Umgang mit auftauchendem »Widerstand«)?
- **Differenzielle Indikation:** Anpassung der Indikation an mehrere Patientenmerkmale (z. B. nicht nur die Diagnose, sondern auch interpersonale Merkmale; ▶ Abschn. 6.5)

- **Leitfragen zur Indikationsstellung**
- Welche **Probleme** hat der Patient? (auch psychosoziale Belastungen, Fragen der Krankheitsbewältigung, gesundheitliches Risikoverhalten, Lebens- und Sinnkrisen)
  - Bei der Indikation zur Psychotherapie ist zu beachten, dass eine Störung von Krankheitswert gegeben sein muss
- Wie ist die **Motivationslage**, wozu ist der Patient bereit? Besteht eine Änderungsmotivation? Ist die Therapiemotivation konflikthaft?
- Über welche **Ressourcen** verfügt der Patient, die in und außerhalb der Therapie zur Bewältigung der Probleme beitragen können?
- Welches **subjektive Problem- und Krankheitsverständnis** hat der Patient? (u. a. subjektive Vorstellungen zur Entstehung der Erkrankung und Ideen zu Änderungsmöglichkeiten)

6.4.2 Motivation

- **Stufenmodell der Entwicklung von Therapiemotivation**
- Bis zur Entscheidung, sich in psychotherapeutische Behandlung zu begeben, durchlaufen Patienten verschiedene Phasen vortherapeutischer Veränderungsprozesse **(Stufenmodell der Veränderung)**
- Stufen des Modells (nach Prochaska und DiClemente):
  1. Problem wird noch nicht als solches wahrgenommen
  2. Problem wird anerkannt und eine Behandlung in Betracht gezogen
  3. Vorbereitung auf die Behandlung
  4. Behandlung im engeren Sinne (»action phase«)
  5. Aufrechterhaltung
- Oft müssen die Stufen bis zu einem Behandlungserfolg mehrfach ganz oder teilweise durchlaufen werden
- Auch wenn Patienten sehr auf eine Therapie drängen, befinden sie sich oft noch nicht auf einer Aktionsstufe
- Zu frühen Stufen passen tendenziell besser einsichtsorientierte, zu späten Stufen besser handlungsorientierte Vorgehensweisen
- Zu frühen Stufen passen tendenziell besser autonomiebetonende, zu späteren Stufen besser stärker strukturierende Beziehungsangebote
- Patienten befinden sich prinzipiell nicht als Ganzes, sondern mit dem einen oder anderen Problem auf der einen oder anderen Stufe

- **Förderung von Änderungsbereitschaft**
- **Motivierende Gesprächsführung (»motivational interviewing«, MI)** von Miller und Rollnick: ein Stil der Gesprächsführung, mit dem gezielt die Ambivalenz, die Patienten zu Beginn von Veränderungsprozessen erleben, reduziert werden soll
- Kernpunkte sind:
  - Vertrauens- und respektvolle Beziehung zwischen Patient und Therapeut
  - Vorbehalte des Patienten werden nicht als »fehlende Krankheitseinsicht« oder »Widerstand«, sondern als ernst zu nehmendes Signal verstanden; das beraterische bzw. therapeutische Vorgehen wird dazu passend gestaltet
  - Die Vereinbarung der Behandlungsziele geschieht in gegenseitigem Einvernehmen (»negotiation«), wobei der Therapeut nicht in die Rolle kommen sollte, den Patienten durch Argumente zu überzeugen
  - Empathie und Offenheit sollen den Patienten vor Manipulation schützen
- Empirische Forschung zu diesem Ansatz zeigt positive Effekte auch bei Kurzzeitinterventionen zur Einleitung von Verhaltensänderungen
- Weitere Informationen, die auch das Erlernen von motivierender Gesprächsführung betreffen, auf der internationalen MI-Webseite (http://www.motivationalinterviewing.org)

6.5   Einflussfaktoren auf das Behandlungsergebnis

Faktoren, die das Behandlungsergebnis beeinflussen können:
- Therapiemethode
- Patientenmerkmale
- Therapeutenmerkmale
- Therapiebeziehung
- Externe Faktoren bzw. soziokulturelle Kontextfaktoren
  Zu beachten ist:
- Die Faktoren sind nicht scharf voneinander zu trennen
- Merkmale (z. B. Direktivität des Therapeuten) wirken oft nicht einheitlich, es kommt vielmehr auf die Passung an (dominant-reaktanter Patient hat Schwierigkeiten mit Therapeutendirektivität, submissiv-dependenter Patient schätzt sie)

6.5.1 Patientenmerkmale

- Patientenmerkmale bestimmen wesentlich das Therapieergebnis
- Relevante Patientenmerkmale sind:
  - **Reaktanzniveau** (Ausmaß, in dem ein Patient generell dazu neigt, sich gegen Vorschriften und Einschränkungen zu wehren): Je höher, desto eher ein nichtdirektives Vorgehen wählen
  - **Bewältigungsstil** (Umgang mit Problemen):
    – External: eher strukturiertes, bewältigungsorientiertes Vorgehen
    – Internal: eher einsichtsorientiertes Vorgehen
  - **Ausmaß der Belastung:** Je höher, desto intensiveres Angebot, z. B. mehrere Sitzungen pro Woche, Absprachen zum Verhalten in akuten Krisen
  - **Alter:** Tendenz zu etwas schlechteren Therapieergebnissen; die Auffassung, von einem gewissen Alter an sei Psychotherapie nicht mehr möglich oder sinnvoll, ist aber eindeutig falsch
  - **Schwere der Störung:** Kann den Einsatz von Therapie erschweren (z. B. sind schwerst Depressive manchmal erst nach einer Phase der pharmakologischen Behandlung psychotherapeutisch zugänglich), andererseits sind bei schwereren Störungen auch dramatische Besserungen möglich
  - **Geschlecht:** Patientinnen zeigen leicht höhere Therapieeffekte; Gleichgeschlechtlichkeit von Patient und Therapeut hat im Durchschnitt weniger Auswirkungen, als oft angenommen wird; Patientenpräferenzen sollten aber nach Möglichkeit berücksichtigt werden (insbesondere bei Therapie nach Missbrauchserfahrungen)

- **Sozioökonomischer Status:** Patienten mit besserem Status halten eine Therapie besser bis zum geplanten Ende durch, wobei es zumindest teilweise auch auf die Passung zwischen Patient und Angebot ankommt
- **Komorbiditäten:** Können eine Therapie erheblich erschweren; die Regel, dass komorbide Persönlichkeitsstörungen zu schwierigeren, weniger wirksamen Therapien führen, gilt jedoch nicht uneingeschränkt; Zusammenhänge zwischen den Erkrankungen sollten berücksichtigt werden (z. B. Entwicklung einer Depression als Folge eines totalen agoraphobisch bedingten Rückzugs)
- **Chronizität:** Auch die Patienten werden als chronisch krank eingeordnet, bei denen die Symptomatik in immer kürzeren Abständen oder über einen längeren Zeitraum hinweg immer wieder auftritt; diese Patienten gelten als besonders schwer behandelbar und brauchen spezielle Behandlungsansätze
- **Funktion der Erkrankung:** Ob eine Erkrankung hypothetisch auch bewusste oder unbewusste Vorteile hat, sollte in der Therapieplanung unbedingt berücksichtigt werden

- Anforderungen, die von Patientenmerkmalen ausgehen, können sehr widersprüchlich sein
  - Im Extremfall kann es sinnvoller sein, dem Patienten frühzeitig darzulegen, warum man ihm zu dem Zeitpunkt mit dem konkret möglichen Angebot nicht helfen kann, als sich auf ein beidseits frustrierendes und letztlich ineffektives Tauziehen einzulassen

> Instrumentelle Funktionen (»Krankheitsgewinn«) zu erkennen, ist äußerst wichtig.

6.5.2   Therapeutenmerkmale

- Wichtig ist, dass der Therapeut sein eigenes Wohlbefinden pflegt, interaktionell und im »technischen« Vorgehen flexibel ist und auf die Patienten nicht durch eigene Muster, sondern durch deren Bedürfnisse bestimmt reagiert, ohne dabei seine eigenen Konturen zu verlieren
- Viele »harte« Merkmale des Therapeuten, z. B. Alter, Geschlecht, können im Einzelfall eine wichtige Rolle spielen, haben aber im Durchschnitt einen relativ kleinen Einfluss

6.5.3 Therapiebeziehung

— Häufig hängt es entscheidend von der therapeutischen Beziehung ab, ob ein Patient sich überhaupt bzw. lange genug auf eine Psychotherapie einlässt, sich für die Lösung seiner Probleme engagiert und schließlich einen befriedigenden Erfolg hat

— Die therapeutische Beziehung sollte eine sichere Basis für eine Beschäftigung mit den Problemen sein

— Je nach Therapieansatz wird gezielt mit dem Verhalten und Erleben des Patienten in der Therapiebeziehung gearbeitet: Typische Muster können auch in der Therapiebeziehung herausgearbeitet werden; Patient kann neue Beziehungserfahrungen machen

— Für die meisten Patienten ist eine warme, wertschätzende, eher Nähe herstellende Art der Beziehung gut (sog. therapeutisches Basisverhalten)

— Bei einigen Patienten kann zu viel Wärme und Nähe aber auch Ängste auslösen

> Für viele ist das Basisverhalten (Empathie, Akzeptierung und Echtheit/Transparenz) ein guter Ausgangspunkt, sie brauchen darüber hinaus aber ein viel spezifischeres Angebot (◘ Tab. 6.5).

Grundregeln zur Selbstinstruktion bei der Beziehungsgestaltung

1. Lass den Patienten erkennen, dass du auch seine starken Seiten siehst

2. Gib ihm dabei aber nicht das Gefühl, seine Probleme zu bagatellisieren

3. Vermeide, dich kontingent (zeitlich unmittelbar folgend) positiv zu Problemverhalten des Patienten zu verhalten (Beispiel: sich einem Patienten nicht besonders mitleidvoll zuwenden, gerade wenn er übertrieben jammert), sonst ist mit Verstärkung des Problemverhaltens zu rechnen

4. Vermeide v. a., Problemverhalten intermittierend zu verstärken, weil dies das Problemverhalten besonders »löschungsresistent« macht

5. Überlege, welche unproblematischen Motive hinter dem Problemverhalten stehen könnten. Wer ständig jammert, möchte vielleicht verhindern, dass der Therapeut ihn zusätzlich zu seinen Problemen noch mit schwierigen Veränderungsschritten überfordert

6. Wenn du auf problematische Verhaltensweisen und Motive stößt, frage dich, ob diese nicht Mittel für noch weiter übergeordnete Motive sein könnten: Man gelangt so letztlich auf die Ebene der allgemein menschlichen Bedürfnisse, die per definitionem unproblematisch sind

7. Wenn du unproblematische Motive hypothetisch erkannt hast, versuche, sie »abzusättigen«: Der Patient hat dann keinen Grund mehr für Problem-

verhalten (z. B. wenn der Therapeut den jammernden Patienten selber –
s. Punkt 5 – bittet, auch darauf zu achten, dass die Schritte nicht zu groß
und damit potenziell überfordernd werden, und damit deutlich macht,
dass es ihm ein Anliegen ist, den Patienten nicht zu überfordern)
8. Suche die »individuell wertvollste Währung«, dann brauchst du am wenigsten davon. Beispiel: Von »erpresster Zuwendung« brauchen Borderlinepatienten unendlich viel: Sie ist fast nichts wert, weil sie erpresst ist, während
die Patienten eigentlich echtes, authentisches Interesse wollen. Wenn man
dieses aktiv auf sie zuträgt, braucht es davon viel weniger
9. Wende diese sog. Motivorientierte Beziehungsgestaltung (Caspar 2007) konsequent an und missverstehe sie nicht als einfachen Trick: Sie muss auf einem
guten Verständnis individueller Motive beruhen, um erfolgreich zu sein
10. Freue dich darüber, dass es auch dir selbst besser geht, wenn du dich auf
die akzeptablen Motive konzentrierst (ohne dabei das Problemverhalten zu
vergessen)

6.6   Stepped Care

— Zentrale Fragen: Welches Ausmaß an Intervention ist erforderlich? Benötigt
der Patient überhaupt irgendeine Intervention? Wie kann die Behandlung
dieses Patienten ins bestehende Versorgungssystem integriert werden?

Praxistipp

Es kann sinnvoll sein, zunächst die Wirkung weniger aufwendiger Maßnahmen
zu prüfen und bei unbefriedigender Wirkung einen Schritt weiter zu gehen.
Bei eindeutiger Indikation, hohem Leidensdruck und erfolglosen Versuchen in
der Vergangenheit sollte mit der Indikation zu spezialisierter Psychotherapie
jedoch nicht zugewartet werden.

— Gestuftes Vorgehen: Beginn mit einer wenig aufwendigen Maßnahme,
Überprüfung des Erfolgs und Intensivierung der Maßnahme bei Nicht-
erreichen des Erfolgskriteriums
— **4-stufiges Vorgehen:**
1. Information: Informationsgespräch mit dem Patienten, in dem die Ergebnisse der Diagnostik mitgeteilt werden, evtl. kann eine Informations-
broschüre mitgegeben oder ein Buch empfohlen werden

□ Tab. 6.5 Patiententypen, Patientenverhalten, häufig dahinterstehende Motive und Hinweise zur Beziehungsgestaltung (generelle Regeln, deren Anwendung beim einzelnen Patienten zu reflektieren ist). (Caspar et al. 2008; Sachse 2003)

Patiententypus	Patientenverhalten	Selbstbild und Motive	Hinweise zur Beziehungsgestaltung
1. Abhängig	Sagt zu allem Ja, fordert Anleitung und braucht Hilfe, will ständig Ratschläge; hat Schwierigkeiten, sich zu entscheiden	Unfähigkeitsgefühle; Vorstellung, ohne Unterstützung anderer das Leben nicht bewältigen zu können; Wunsch, anderen zu gefallen und sich der Unterstützung zu versichern	Der Gefahr begegnen, dass Patienten zu Beginn alles mitmachen, sich unterordnen, Konflikte scheuen, sich dann aber überfordert fühlen und abbrechen; kurzfristig unterstützen und strukturieren, langfristig Patienten in seinen Fähigkeiten und seiner Unabhängigkeit ermutigen
2. Anspruchslich	Fordert Sonderbehandlung; teilweise wütend, wenn das Geforderte nicht (sofort) verfügbar	Unfähigkeit, realistische Grenzen zu akzeptieren; Suche nach Anerkennung; Vorstellung, etwas Besonderes zu sein bzw. sein zu müssen	Anerkennung geben, »Trojanische Pferde setzen« (d. h. schwierige Aussagen so verpacken, dass sie nicht kränkend sind), Machtkämpfe vermeiden; Besonderssein zugestehen, aber nicht aufgrund von Problemverhalten
3. Dramatisierend	Herstellen von schlechtem Gewissen, manipulatives Verhalten, Einfordern von besonderer Beachtung, evtl. Einnehmen einer Opferrolle, überzogene Vertraulichkeit, »Dornröschenspiel«	Gefühl, nicht wirklich wichtig zu sein, für andere eine Last zu sein, anderen nichts zu bedeuten, übersehen zu werden; Motiv: Patienten wollen sich der Beachtung und eigenen Wichtigkeit versichern	Früh mitteilen, dass Patient wichtig ist, und ihn bestätigen (z. B. es tut dem Patienten gut, gefragt zu sein, eine Aufgabe zu haben); Patienten unterbrechen und signalisieren, dass man auch etwas sagen will, aber kein »double-talk«

Tab. 6.5 (Fortsetzung)

Patiententypus	Patientenverhalten	Selbstbild und Motive	Hinweise zur Beziehungsgestaltung
4. Selbstunsicher	Vermeidet Kontakt, im Kontakt ängstlich und distanziert	Gefühl, sozial inkompetent und unattraktiv zu sein; Angst vor Blamage; Motive: Wunsch nach Anerkennung, Vermeidung von Minderwertigkeitsgefühlen und Kritik	Unsicherheit und Aufregung normalisieren und proaktiv als normales Erleben in einer Psychotherapie beschreiben, ernst nehmen, Verständnis zeigen; freundlich, interessiert und bestätigend sein, ohne zu drängen; Kontakt zugewandt, aber nicht »von oben herab« gestalten
5. Unzugänglich	Zeigen entweder Ärger oder vermitteln Gefühl von Leere und Beziehungslosigkeit	Gefühl, für andere unwichtig zu sein; sich unverstanden fühlen, teilweise wenig Interesse an Kontakt; Motive: Vermeidung von Missachtung und Zurückweisung, Schutz vor Reizüberflutung und Stress	Stärkere Aktivität und Stützung auf therapeutischer Seite, Brücken bauen, ressourcenorientiert an Distanzierungs- und Selbstschutzbemühungen anknüpfen, z. B. auch briefliche Kontakte und Lektüre nutzen
6. Misstrauisch	Ist übertrieben ängstlich und unsicher, braucht ständig Rückversicherungen	Angst vor Vertrauensmissbrauch, betrogen und verraten zu werden; Motive: Vermeidung von Enttäuschung und Hintergangenwerden	Betont strukturiert und transparent; dem Patienten genaues Prüfen und Vorsicht (aber offen!) empfehlen
7. Widerständig	Ist offen oder unoffen dominant, widersetzt sich (häufig unoffen) Ratschlägen und Verordnungen, kommt wiederholt zu spät, vergisst Abmachungen, betont Schwierigkeiten	Gefühl, »ein armes Schwein zu sein« bzw. »Immer-ich-Gefühl«; Wunsch, andere sollen Grenzen respektieren und Autonomie nicht einschränken	Nichtdirektives Vorgehen, viel aktives Zuhören praktizieren, Raum geben; keinen Druck ausüben, aber darauf hinweisen, wo natürliche Konsequenzen zu erwarten sind (»Sie müssen nichts tun, aber es ist natürlich unwahrscheinlich, dass sich dann etwas ändert«); Grenzen nicht verletzen, hohe Transparenz, Kontrolle an den Patienten

8. Selbstverliebt	Weiß alles besser, setzt die Regeln, reagiert empfindlich auf Kritik, stark wertend, perfektionistisch und leistungsorientiert	»VIP-Status«, dabei gleichzeitig oft Angst, als »Mogler« durchschaut zu werden; Anerkennungsmotiv und Bedürfnis nach Autonomie bzw. Vermeiden von Abhängigkeit stark ausgeprägt	Sehr viel und immer wieder Anerkennung (für Unproblematisches!) geben, nicht defizitär behandeln, respektieren, akzeptieren, normalisieren; Wunsch, nicht als Patient behandelt zu werden, berücksichtigen; Möglichkeiten zum Fordern nutzen (»Ihnen traue ich das zu, dass Sie das wirklich durchziehen, dass Sie das können« etc.)
9. Sprunghaft	Zeigt spontane Stimmungswechsel, ist sehr vereinnahmend, reagiert empfindlich auf unechtes Verhalten	Gefühl eigener Instabilität und unsicherer Identität; Angst, ausgenutzt zu werden; Motive: Patienten wollen vermeiden, abgewertet und im Stich gelassen zu werden	Stabiles und verlässliches Beziehungsangebot machen, ohne sich »umwackeln« oder manipulieren zu lassen; auf Authentizität achten
10. Feindselig	Stellt alles in Frage, beschwert sich über mangelnde Therapiefortschritte oder Umstände der Therapie, wertet Therapeuten ab, macht indirekte negative Äußerungen, zeigt überangepasstes Verhalten, vermeidet heiße Themen, teilt seine Gefühle und Gedanken nicht	Angst, verletzt oder enttäuscht zu werden, Patienten wollen schmerzhafte Gefühle vermeiden und schützen sich dadurch, dass sie sich nicht auf Beziehungsangebote einlassen, sondern diese durch Verschlossenheit und/oder Aggressivität verhindern	Freundlich bleiben, evtl. Selbstöffnung (z. B: »Wenn Sie so mit mir umspringen, verliere ich die Lust mit Ihnen zu arbeiten, obwohl ich das eigentlich gerne möchte. Wollen Sie das?«) Gerade bei feindseligem Verhalten ist es extrem wichtig, die dahinterstehenden Motive zu verstehen, wenn man sich angemessen darauf einstellen will

2. Beratung: Ein (bzw. mehrere) Beratungsgespräch(e), bei dem man berücksichtigen sollte, in welchem Stadium der Veränderungsbereitschaft sich ein Patient befindet, um das Gespräch darauf abzustimmen
3. Behandlung: Wenn Information und Beratung nicht ausreichen, um beim Patienten eine Verbesserung der Lebensqualität bzw. der Symptomatik zu initiieren und eine Indikation für eine spezialisierte Psychotherapie eindeutig ist, sollte diese so schnell wie möglich begonnen werden
4. Begleitung und Nachsorge: Motivationale Unterstützung des Patienten, um den geplanten Behandlungsschritt auch wirklich anzupacken. Nach Beendigung einer Psychotherapie benötigen Patienten evtl. Reflexionsgespräche, Bestärkung und Unterstützung, damit sich die in der Therapie erarbeiteten Veränderungen weiter festigen und Rückfälle vermieden werden

— Die Stufen müssen nicht sukzessive durchlaufen werden, sondern können nach dem Prinzip des minimalen Einsatzes als Möglichkeiten erwogen werden

6.7   Einbeziehung von Angehörigen

— Angehörige spielen eine wichtige Rolle, sowohl bei der Entwicklung als auch bei der Aufrechterhaltung von Belastungen und Erkrankungen
— Oft sind Angehörige genauso durch die Erkrankung eines Familienmitglieds betroffen wie der Erkrankte selbst

- Angehörigengruppen
— Angehörigengruppen sind entweder professionell organisiert oder Selbsthilfegruppen, die auf private Initiative hin entstanden sind und häufig von betroffenen Angehörigen selbst ins Leben gerufen wurden
— Angehörige haben in Angehörigengruppen die Möglichkeit, emotionale und sachliche Unterstützung zu finden, ihre Isolation und Einsamkeit zu durchbrechen und von anderen neue Umgangsmöglichkeiten mit der Erkrankung kennenzulernen
— Angehörigengruppen haben oft eine rückfallverhütende Wirkung auf die Patienten
— Informationen, die für Angehörige mit einem psychisch kranken Menschen wichtig sind und in Angehörigengruppen vermittelt werden:
    — Mitteilung und Aufklärung über die Diagnose
    — Informationen über mögliche Auslöser und Ursachen der Erkrankung
    — Informationen über psychotherapeutische Behandlungsmöglichkeiten
    — Informationen über eine psychiatrisch-medikamentöse Behandlung

- Mögliche Nebenwirkungen der verschiedenen Behandlungsmöglichkeiten
- Versorgungs- und Hilfsangebote für die nachstationäre Zeit
- Informationen über mögliche Frühsymptome eines Rückfalls
- Absprechen eines möglichen Krisenplans unter Einbeziehung der Angehörigen

Praxistipp

Das in Angehörigengruppen vorhandene Spezialwissen kann selbst eine wichtige Informationsquelle darstellen und ist i.d.R. über das Internet zugänglich (http://www.dag-selbsthilfegruppen.de, http://www.psychiatrie.de/familienselbsthilfe).

- Eine weitere Form der Einbeziehung von Angehörigen in die Behandlung ist über **familien- oder paartherapeutische Interventionen** möglich
- Wenn der Kontakt zu Angehörigen sehr konflikthaft ist und wenn Patienten vorübergehend Abstand brauchen, um sich auf ihre eigenen Stärken und Schwächen zu besinnen, ist die konkrete Einbeziehung von Angehörigen nicht sinnvoll

Weiterführende Literatur

Beutler L, Wong E (2007) Individualisierte Behandlungsplanung. In: Strauss B, Hohagen F, Caspar F (Hrsg) Lehrbuch Psychotherapie. Hogrefe, Göttingen, S 1119–1140

Caspar F (2007) Beziehungen und Probleme verstehen. Huber, Bern

Caspar F, Belz M, Gross-Hardt M, Schneider F (2008) Psychotherapie. In: Schneider F, Niebling W (Hrsg) Psychische Erkrankungen in der Hausarztpraxis. Springer, Heidelberg, S. 145–173

Caspar F, Belz M, Schneider F (2012) Psychotherapie. In: Schneider F (Hrsg) Facharztwissen Psychiatrie und Psychotherapie. Springer, Heidelberg, S 171–190

Grawe K (1998) Psychologische Psychotherapie. Hogrefe, Göttingen

Greenberg LS (2011) Emotionsfokussierte Therapie. Ernst Reinhardt, München

Herpertz S, Caspar F, Mundt C (2007) Störungsorientierte Psychotherapie. Elsevier, München

Kanfer FH, Reinecker H, Schmelzer D (2012) Selbstmanagement-Therapie. Ein Lehrbuch für die klinische Praxis, 5. Aufl. Springer, Heidelberg

Perrez M, Baumann U (2011) Lehrbuch Klinische Psychologie – Psychotherapie, 4. Aufl. Huber, Bern

Rudolf G, Henningsen P (2013) Psychotherapeutische Medizin und Psychosomatik. Ein einführendes Lehrbuch auf psychodynamischer Grundlage, 7. Aufl. Stuttgart, Thieme

Sachse R (2003) Klärungsorientierte Psychotherapie. Hogrefe, Göttingen

Sachse R, Schirm S, Kiszkenow-Bäker (2015) Klärungsorientierte Psychotherapie in der Praxis. Pabst, Lengerich

Schlippe A von, Schweitzer J (2014/2015) Lehrbuch der systemischen Therapie und Beratung, Bd. 1 und 2. Vandenhoeck & Ruprecht, Göttingen

Stieglitz WD (2007) Screening. PPmP 57: 178–188

Strauss B, Hohagen F, Caspar F (2007) Lehrbuch Psychotherapie, 2 Bde. Hogrefe, Göttingen

Stumm G, Keil W (2014) Praxis der Personzentrierten Psychotherapie. Springer, Heidelberg

Ratgeber für Betroffene und Angehörige

Psychotherapie und psychische Störungen

Reinecker H (2006) Verhaltenstherapie mit Erwachsenen. Hogrefe, Göttingen

Depression

Buijssen H (2014) Depression. Helfen und sich nicht verlieren: Ein Ratgeber für Freunde und Familie. Beltz, Weinheim

Görlitz G (2014) Selbsthilfe bei Depressionen. Klett-Cotta, Stuttgart

Schneider F (2013) Depressionen im Sport. Der Ratgeber für Sportler, Trainer, Betreuer und Angehörige. Herbig, München

Schneider F, Nesseler T (2011) Depressionen im Alter: Die verkannte Volkskrankheit. Herbig, München

Teismann (2015) Grübeln: Wie Denkschleifen entstehen und wie man sie löst. Balance, Köln

Wolkenstein L, Hautzinger M (2015) Ratgeber chronische Depression. Hogrefe, Göttingen

Zusatzinformationen: www.kompetenznetz-depression.de

Angst- und Panikstörung, Prüfungsangst und soziale Ängstlichkeit

Consbruch K von, Stangier U (2010) Ratgeber Soziale Phobie: Informationen für Betroffene und Angehörige. Hogrefe, Göttingen

Schmidt-Traub S (2013) Angst bewältigen: Selbsthilfe bei Panik und Agoraphobie – Den Rückfall vermeiden – Fallbeispiele und konkrete Tipps, 5. Aufl. Springer, Heidelberg

Zusatzinformationen: www.ich-habe-angst.de, www.sozcafe.de

Posttraumatische Belastungsstörung

Reddemann L, Dehner-Rau C (2007) Trauma. Folgen erkennen, überwinden und an ihnen wachsen, 3. Aufl. Trias, Stuttgart

Zwangsstörung

Hoffmann N, Hofmann B (2013) Wenn Zwänge das Leben einengen. Springer, Heidelberg

Zusatzinformationen: www.zwaenge.de

Essstörung

Paul T, Paul U (2008) Ratgeber Magersucht: Informationen für Betroffene und Angehörige. Hogrefe, Göttingen

Gerlinghoff M, Backmund H (2004) Wege aus der Essstörung: Magersucht und Bulimie: Wie sie entstehen und behandelt werden. So finden Sie zu einem normalen Essverhalten zurück. Betroffene Mädchen und Frauen erzählen, 4. Aufl. Trias, Stuttgart

Schmidt U, Treasure J (2011) Die Bulimie besiegen: Ein Selbsthilfe-Programm. Beltz, Weinheim
Zusatzinformationen: www.bulimie-online.de, www.magersucht-online.de, www.adipositas-online.de

Borderlinestörung
Bohus M, Reicherzer M (2012) Ratgeber Borderlinestörung: Informationen für Betroffene und Angehörige. Hogrefe, Göttingen
Schneider F (2013) Borderline. Der Ratgeber für Patienten und Angehörige. Herbig, München

Paarbeziehungen
Johnson SM (2011) Halt mich fest. Sieben Gespräche zu einem von Liebe erfüllten Leben. Emotionsfokussierte Therapie in der Praxis. Junfermann, Paderborn

Kinder und Jugendliche
Döpfner M, Lehmkuhl G, Heubrock D, Petermann F (2008) Ratgeber Psychische Auffälligkeiten bei Kindern und Jugendlichen. Informationen für Betroffene, Eltern, Lehrer und Erzieher, 2. Aufl. Hogrefe, Göttingen

Selbstwert
Potreck-Rose F (2014) Von der Freude, den Selbstwert zu stärken. Klett Cotta, Stuttgart

Suizidgefahr
Teismann T, Dorrmann W (2015) Suizidgefahr?: Ein Ratgeber für Betroffene und Angehörige. Hogrefe, Göttingen

Internetlinks
Deutsche Gesellschaft für Psychiatrie und Psychotherapie, Psychosomatik und Nervenheilkunde: http://www.dgppn.de
Leitlinien der Deutschen Gesellschaft für Psychiatrie und Psychotherapie, Psychosomatik und Nervenheilkunde (DGPPN): http://www.dgppn.de/publikationen/leitlinien.html
Leitlinien der analytisch und tiefenpsychologisch orientierten Verbände: http://www.awmf.org/leitlinien/aktuelle-leitlinien/ll-liste/deutsche-gesellschaft-fuer-psychosomatische-medizin-und-aerztliche-psychotherapie.html
Leitlinien der Deutschen Gesellschaft für Psychologie e.V. (DGPs): http://www.klinische-psychologie-psychotherapie.de/index.php/leitlinien
Wissenschaftlicher Beirat Psychotherapie: http://www.wbpsychotherapie.de
Bundesärztekammer: http://www.bundesaerztekammer.de, Stichwort: »Psychotherapie«
Bundespsychotherapeutenkammer: http://www.bptk.de (Patienteninformationen der Bundespsychotherapeutenkammer: http://www.bptk.de/patienten/einfuehrung.html)
Bundesweite Psychotherapeutensuche über die Kassenärztliche Bundesvereinigung: http://www.kbv.de

Weitere neurobiologische Therapieverfahren

M. Grözinger, F. Schneider, T. Nickl-Jockschat

F. Schneider (Hrsg.), *Klinikmanual Psychiatrie, Psychosomatik und Psychotherapie*,
DOI 10.1007/978-3-642-54571-9_7, © Springer-Verlag Berlin Heidelberg 2016

7.1   Elektrokonvulsionstherapie (EKT)

– Therapeutisches Verfahren, bei dem in Kurznarkose und unter Muskelrelaxation durch eine elektrische Stimulation mittels Oberflächenelektroden
ein generalisierter Anfall im Zentralnervensystem (ZNS) ausgelöst wird
– EKT weist ein breites syndromales Anwendungsspektrum auf: sie wirkt
antidepressiv, antimanisch, antipsychotisch, antikonvulsiv, antisuizidal,
stimmungsstabilisierend und bei katatonen Störungen

7.1.1   Indikationen

– Die EKT gilt als indiziert, wenn die Symptomatik des Patienten potenziell
auf die Behandlung anspricht, also dem oben angegebenen Anwendungs-
spektrum entspricht, und wenn eine der folgenden Situationen gegeben ist
(Grözinger et al. 2013):
  – Es liegt Therapieresistenz unter anderen Behandlungen vor oder es ist ein
  gutes Ansprechen auf EKT bekannt
  – Andere Behandlungen beinhalten ein höheres Risiko oder stärkere
  Nebenwirkungen
  – Es besteht eine Kontraindikation für eine medikamentöse Behandlung
  – Es handelt sich um besonders schwere, z. B. vital bedrohliche, Zustands-
  bilder oder es besteht schwere Suizidalität
  – Der Patient wünscht die Behandlung und es liegt die entsprechende
  Indikation vor
  – Es liegen Bedingungen vor, die ein gutes Ansprechen erwarten lassen, wie
  höheres Lebensalter, ausgeprägte psychomotorische Hemmung, ausge-
  prägte Wahnvorstellungen, Halluzinationen bei affektiven Störungen

- Für die Indikation der unipolaren Depression wurden in der gleichnamigen S3-Leitlinie/Nationalen Versorgungsleitlinie (revidierte Fassung) die folgenden Empfehlungen für die EKT vergeben:
  - (A, soll) EKT soll bei schweren, vital bedrohlichen oder therapieresistenten depressiven Episoden als Behandlungsalternative in Betracht gezogen werden
  - (KKP, Standard in der Behandlung) Patienten sollen über EKT nicht als letzte Möglichkeit aufgeklärt werden, sondern evidenzbasiert, rechtzeitig und adäquat
  - (B, sollte) Nach einer erfolgreichen EKT-Behandlungsserie sollte eine Erhaltungstherapie mit Pharmakotherapie und Psychotherapie erfolgen, mit oder ohne zusätzliche EKT
  - (B, sollte) Eine EKT-Behandlungsserie sollte eingesetzt werden bei Patienten, die unter einer adäquaten medikamentösen Rezidivprophylaxe einen Rückfall erlitten haben bzw. eine Unverträglichkeit gegenüber medikamentöser Rezidivprophylaxe aufweisen bzw. eine entsprechende Präferenz haben

7.1.2 Kontraindikationen

> **Praxistipp**
>
> Zunehmend setzt sich die Ansicht durch, dass absolute Kontraindikationen für eine EKT nicht mehr so streng einzuordnen sind wie früher, vielmehr sollte immer eine Güterabwägung erfolgen. Die Stellungnahme der Bundesärztekammer aus dem Jahr 2003 führt noch absolute Kontraindikationen auf.

- **Absolute Kontraindikationen** (gemäß Stellungnahme der Bundesärztekammer 2003):
  - Kürzlich (<3 Monate) überstandener Herzinfarkt
  - Schwerste kardiopulmonale Funktionseinschränkungen, die eine nicht mehr gegebene Narkosefähigkeit bedingen
  - Schwerer arterieller Hypertonus
  - Erhöhter Hirndruck, bzw. eine mit Begleitödem versehene intrazerebrale Raumforderung
  - Frischer Hirninfarkt (<3 Monate)
  - Akuter Glaukomanfall

- **Relative Kontraindikationen** (gemäß Stellungnahme der Bundesärzte-kammer 2003):
    - Zerebrales Aneurysma
    - Zerebrales Angiom
- **Keine** Kontraindikation sind
    - Schwangerschaft (allerdings sollte eine enge Abstimmung mit den Gynäkologen erfolgen)
    - Herzschrittmacher (aber es sollte eine enge Abstimmung mit den kardiologischen Mitbehandlern erfolgen)
    - Höheres Lebensalter (im Gegenteil steigt mit zunehmendem Alter des Patienten die Wirksamkeit der Behandlung)
    - Einnahme gerinnungshemmender Medikation (Phenprocoumon) (allerdings sollten die Blutdruckwerte zuvor gut eingestellt und während des Anfalls in engeren Grenzen gehalten werden)

7.1.3 Wirkmechanismus

- Therapeutisches Agens ist der **generalisierte Krampfanfall**
- Zum Wirkmechanismus existieren mehrere Hypothesen, wahrscheinlich ist ein synergistisches Zusammenwirken mehrerer Faktoren für den therapeutischen Effekt verantwortlich:
    - **Neurotrophe Hypothese:** tierexperimenteller Nachweis einer verstärkten hippokampalen Neuroneogenese, einer erhöhten Neubildung von Synapsen und einer verstärkten Ausschüttung neurotropher Faktoren
    - **Neuroendokrine Hypothese:** Ausschüttung einer großen Menge an Hormonen durch den Krampfanfall mit nachfolgendem antidepressiven Effekt (möglicherweise durch Effekte auf Schilddrüsen- und Stresshormone)
    - **Neurotransmitterhypothese:** Nachweis von Effekten der EKT auf verschiedene Neurotransmittersysteme, u. a. auf das serotonerge, das GABAerge und das opioiderge System
    - Diskutiert wird auch eine therapeutische Wirkung durch Beeinflussung spezifischer **Second- und Third-Messenger-Kaskaden**

7.1.4 Durchführung

- In Deutschland i.d.R. stationär, in einigen anderen Ländern auch ambulant
- Wegen der Gefahr von Verletzungen im Rahmen des motorischen Anfallsgeschehens Durchführung in **Kurznarkose und Muskelrelaxation,** eine Intubation ist nicht notwendig

- Durchführung stets gemeinsam durch einen **Psychiater** und einen **Anästhesisten**
- Während der Behandlung **EKG-Monitoring** und **Pulsoxymetrie**, insbesondere bei kardialen oder zerebrovaskulären Risikofaktoren engmaschiges **Blutdruckmonitoring**
- **Gebräuchliche Platzierungen der Stimulationselektroden** (diese haben im Zusammenwirken mit der Stimulusintensität Einfluss auf Wirksamkeit und Nebenwirkungsprofil der EKT):
    - **Rechts unilateral:** Positionierung einer Elektrode rechts temporal, einer weiteren rechts hochparietal; betroffen von der Stimulation ist damit meistens die nichtdominante Hemisphäre
    - **Bilaterale Platzierungen:**
        - **Bitemporal:** Positionierung der Elektroden rechts und links temporal
        - **Links anterior – rechts temporal (LART):** Platzierung der linken Stimulationselektrode frontal, der rechten temporal
        - **Bifrontal:** Positionierung der Elektroden rechts und links frontal
    - Unter rechtsunilateraler Stimulation weniger kognitive Nebenwirkungen als unter bitemporaler Stimulation; allerdings höhere therapeutische Wirksamkeit der bitemporalen Stimulation gegenüber der rechtsunilateralen Stimulation
    - Beginn der Behandlungsserie daher insbesondere bei affektiven Erkrankungen häufig mit rechtsunilateraler Elektrodenplatzierung und bei mangelhaftem Ansprechen oder schlechter Krampfqualität Umstellung auf bitemporale Platzierung oder LART
    - Bei lebensbedrohlichen Zustandsbildern sollte direkt mit der bitemporalen Stimulation begonnen werden
- Um einen therapeutischen Effekt zu erzielen, werden i.d.R. **6–12 EKT-Behandlungen** in einer Frequenz von 2–3 pro Woche als Serie durchgeführt **(Indexserie)**
- **Hohe Erfolgsrate,** die bei depressiven Erkrankungen je nach Patientenkollektiv zwischen 50 und 90% liegt
- Bedingt durch die Schwere und Chronizität der Erkrankungen **hohe Rückfallquote** → deshalb **konsequente Weiterbehandlung** nach erfolgreicher Indexserie (pharmakologisch, psychotherapeutisch und in Form einer **EKT-Erhaltungsbehandlung**)
- **Erhaltungs-EKT** mit dem Ziel der Verhinderung eines Rückfalls
    - Dauer der Erhaltungs-EKT: empfohlen werden mind. 6 Monate mit langsam abnehmender Frequenz, z. B. zunächst wöchentlich, später alle 2 Wochen bis zu einem Intervall von 6 Wochen

Steuerung der Behandlung

Die klinische Wirksamkeit ist das entscheidende Kriterium für die Steuerung der Behandlung, insbesondere zu Entscheidungen über Elektrodenlage, Stimulusintensität, Narkosemittel, Hyperventilation und Restimulation. Die Anfallsqualität kann dabei eine wichtige Hilfe darstellen. Sie ergibt sich aus dem iktalen EEG und EKG. Eine Anfallskosmetik sollte aber nicht erfolgen. Qualitätsmerkmale des Anfalls sind:

— Mindestdauer des Anfalls (>25 s bzw. 20 s bei älteren Patienten); darüber hinaus sagt die Dauer nichts über die Qualität aus
— Iktale Amplitude (>180 µV bzw. 150 µV bei älteren Patienten)
— Synchronisation des EEG-Signals der beiden Hemisphären (iktale Kohärenz mind. 90%)
— Ausmaß der EEG-Suppression nach dem Anfall (sollte wegen der Artefaktanfälligkeit visuell beurteilt werden)
— Herzfrequenz (Puls >120)

7.1.5 Risiken und Nebenwirkungen

— **Mortalität** bei EKT-Behandlungen entspricht in etwa dem Narkoserisiko (um 1:50.000 Einzelbehandlungen); überwiegend sind Komplikationen kardialer Vorerkrankungen verantwortlich, deshalb ist immer auf eine ausreichende präoperative Abklärung der Patienten zu achten
— **Kognitive Störungen** (antero- oder retrograde Amnesien, postiktale neuropsychologische Störungen oder Verwirrtheitszustände) treten bei ca. 30% aller Patienten auf, ca. 5–7% davon sind schwerwiegend
    — Amnestische Beschwerden sind i.d.R. transienter Natur (bilden sich meist innerhalb von Stunden zurück, seltener innerhalb von Tagen, in ungünstigen Fällen innerhalb von 6 Monaten)
    — In einigen Fällen klagen Patienten über persistierende Störungen, insbesondere des autobiografischen Gedächtnisses
— Selten können **postiktale neuropsychologische Störungen** auftreten, wie Aphasien, Apraxien oder Agnosien (sind i.d.R. passager und bedürfen keiner Behandlung)
— Klassische **postiktale Beschwerden** wie Kopfschmerzen, Übelkeit und Erbrechen, sowie – insbesondere bei insuffizienter Muskelrelaxation – **muskelkaterartige Schmerzen** werden symptomatisch behandelt
— Bei EKT treten nach heutigem Wissensstand **keine strukturellen Hirnschäden** auf, dies ist durch zahlreiche Untersuchungen sehr gut belegt

▬ **Switch:** Bisweilen kann eine Manie oder Hypomanie induziert werden; da die EKT auch antimanisch wirkt, sollte die Behandlung fortgeführt werden
▬ Im Verlauf von EKT-Behandlungen können **abortive, insuffiziente und prolongierte Anfälle** auftreten; durch entsprechende Gegenmaßnahmen stellen sie i.d.R. kein Hindernis für die Fortsetzung der Therapie dar

> ▬ **Abortiver und insuffizienter Anfall**
>   – Definition: die oben beschriebenen Qualitätsmerkmale sind nicht oder zu einem kleinen Teil erfüllt
>   – Mögliche Ursachen: zu niedrige Stimulusintensität, Disposition des Patienten, Verabreichung von anfallshemmenden Medikamenten oder Narkotika
>   – Akute Maßnahmen: bei abortiven Anfällen Restimulation während derselben Narkose
>   – Weitere Maßnahmen: Erhöhung der Stimulusintensität, Wechsel der Elektrodenposition oder des Narkotikums, Reduktion von anfallshemmenden Medikamenten, intensive Hyperventilation vor der Stimulation
> ▬ **Prolongierter Anfall**
>   – Definition: Dauer des Anfalls im EEG >2 min
>   – Mögliche Ursachen: zu niedrige Stimulusintensität, Disposition des Patienten, Verabreichung von anfallsfördernden Medikamenten
>   – Akute Maßnahmen: medikamentöse Unterbrechung mit Benzodiazepinen, bei Persistenz selten mit Valproat, Propofol oder Thiopental
>   – Weitere Maßnahmen: Erhöhung der Stimulusintensität, Narkose mit Propofol, Reduktion von anfallsfördernden Medikamenten, keine Hyperventilation vor der Stimulation

7.2   Transkranielle Magnetstimulation (TMS)

▬ Lokale Stimulierung oberflächennaher Gehirnareale durch Applikation **starker Magnetimpulse** (mehrere Tesla) von sehr kurzer Dauer (0,2–0,6 ms) über eine Spule an der Schädeloberfläche des Patienten
▬ Bei der **repetitiven TMS (rTMS)** werden »Impulstrains« (bestehend aus z. B. 100 aufeinander folgenden Magneteinzelimpulsen) zur Stimulation des darunterliegenden Kortex appliziert und für therapeutische Zwecke genutzt
  ▬ Dadurch werden bestimmte kortikale Regionen in ihrer Exzitabilität moduliert
  ▬ Hochfrequente rTMS (über 5 Hz) über dem motorischen Kortex erhöht die kortikale Exzitabilität

- Niederfrequente rTMS (unter 5 Hz) vermindert die kortikale Exzitabilität
- Die für eine Depolarisation notwendige Intensität der Magnetimpulse ist individuell verschieden und abhängig vom Alter
- Nur **lokale Reizung** des Kortex, ein Krampfanfall wird nicht ausgelöst
- Keine Anästhesie erforderlich (ist weder schmerzhaft, noch wird das Bewusstsein beeinträchtigt)

7.2.1 Indikationen und Kontraindikationen

- Wird primär zur Behandlung von **Depressionen** genutzt, aber auch bei anderen psychischen Störungsbildern wie der Behandlung von Positiv- und Negativsymptomen der Schizophrenie, Manien und Zwangserkrankungen
- **Kontraindikationen** für die rTMS: Magnetische Metallteile im Schädel, bekannte Anfallsneigung und erhöhter intrazerebraler Druck; bei Schrittmacherpatienten muss eine enge Abstimmung mit den kardiologischen Behandlern erfolgen
- Im Vergleich zur EKT geringeres Nebenwirkungsprofil
  - Wesentliche Gefahr stellt die Überhitzung der Spule dar
  - Leichte Kopfschmerzen sind möglich, aber symptomatisch behandelbar
  - Geringes Risiko für tonisch-klonische Anfälle
  - Bei Patienten mit einer depressiven Episode kann eine Konversion in eine (hypo)manische Episode erfolgen
- Antidepressive Potenz ist deutlich geringer als die der EKT

7.3 Schlafentzugstherapie (Wachtherapie)

- Schlafentzug über mindestens eine halbe Nacht hat eine **antidepressive Wirkung**
- 3 Kennzeichen der Schlafentzugstherapie:
  - **Schneller Wirkungseintritt**; klinische Effekte zeigen sich im Lauf der Behandlungsnacht, während des folgenden Tages oder in selteneren Fällen auch nach der nächsten Schlafphase; Effekte können auf einem Kontinuum von der völligen Remission der depressiven Symptomatik bis zu einer Verschlechterung reichen, wobei der therapeutische Effekt bei wiederholter Anwendung erheblich variieren kann
  - **Antidepressive Wirkung** kann **durch kurze Schlafepisoden** während der nächtlichen Wachzeit, aber auch während des darauf folgenden Tages vollständig oder teilweise **verloren gehen**
  - Meist **schwächt sich die antidepressive Wirkung** einer einzelnen Behandlung nach Stunden oder Tagen ab

- Eingebettet in einen Gesamtbehandlungsplan kann die wiederholte Anwendung von Schlafentzug als **adjuvante** Therapie
    - die Zeit bis zum Wirkungseintritt der Medikation überbrücken,
    - einen anhaltenden therapeutischen Schub bewirken,
    - dem Patienten Hoffnung und das Gefühl eigener Kontrolle zurückgeben,
    - zur Stabilisierung und Prophylaxe eingesetzt werden,
    - helfen, depressionsbedingte kognitive Defizite von einer Demenz abzugrenzen

7.3.1 Wirkmechanismus

- Genauer Wirkmechanismus noch unklar, viele depressive Patienten weisen eine unphysiologische Verteilung der Schlafstadien im Verlauf der Nacht auf, Schlafentzug führt zu einer Regulierung der Schlafarchitektur
- Nachweisen lassen sich auch metabolische Veränderungen im präfrontalen Kortex, welche mit PET oder SPECT gemessen wurden

7.3.2 Durchführung und Anwendungsarten

- **Vollständiger** Schlafentzug: der Patient bleibt eine Nacht und den darauf folgenden Tag wach (insgesamt etwa 40 h)
- **Partieller** Schlafentzug der 2. Nachthälfte: Patienten werden in der 2. Nachthälfte (etwa 1 Uhr) geweckt und bleiben bis zum nächsten Abend wach
    - Ist im Vergleich zum vollständigen Schlafentzug verträglicher und weniger belastend, wenn auch die Wirksamkeit etwas geringer ist als beim vollständigen Schlafentzug
- Am Abend vor einem Schlafentzug sollte **keine sedierende Medikation** gegeben werden, um das Wachbleiben nicht zusätzlich zu erschweren
- Behandlung kann bis zu 2-mal pro Woche erfolgen
- Eine Möglichkeit, die Wirkung eines einzelnen Schlafentzugs zu augmentieren, ist die **Schlafphasenvorverlagerung**
    - Auf einen vollständigen oder partiellen Schlafentzug folgt eine vorverlagerte Schlafphase von 17 bis 24 Uhr; diese Schlafphase wird täglich um 1 h zurückverlagert, am Tag darauf also von 18 bis 1 Uhr; nach einer Woche wird wieder der übliche Rhythmus erreicht und die Prozedur beginnt erneut mit einem Schlafentzug
- Schlafentzug kann zusammen mit Lichttherapie synergistisch wirken

7.3.3 Indikationen, Kontraindikationen, Risiken und Nebenwirkungen

- Anwendbar bei **depressiven Episoden** jedweder Genese (v. a. bei melancholischem Subtyp einer unipolaren Depression, ausgeprägten Tagesschwankungen der Stimmung und depressionstypischen Veränderungen des Schlafelektroenzephalogramms)
- **Kontraindikation:** bekanntes Krampfleiden, da Anfälle provoziert werden können
- Mögliche **Nebenwirkungen:**
  - Müdigkeit, Schläfrigkeit, Kopfschmerzen, gastrointestinale Beschwerden
  - Eine Manie oder Hypomanie können induziert werden (sollte daher nicht angewandt werden bei bipolaren Störungen mit einer Neigung zum schnellen Wechsel in eine manische Episode)
  - Mögliche Exazerbation der Positivsymptomatik bei schizophrenen Psychosen
- Nach einer Schlafentzugsbehandlung dürfen Patienten keine gefährlichen Maschinen bedienen

7.4 Lichttherapie

- Anwendung zur Behandlung der **saisonal abhängigen Depression**, eine generelle Wirkung bei depressiven Störungen ist nicht gesichert
- Eine weitere Indikation stellen bestimmte Störungen des Schlaf-Wach-Rhythmus wie beispielsweise Jetlag dar
- Für einen therapeutischen Effekt bedarf es einer **starken Lichtquelle** von mehreren tausend Lux
- Patienten setzen sich morgens für 1 h in die Nähe der Lichtquelle; dabei müssen sie nicht direkt in die Lichtquelle blicken, das Licht sollte jedoch auf die Retina einwirken können
- Mögliche seltene Nebenwirkungen: Übelkeit, Kopfschmerzen, Jucken oder Stechen in den Augen, Nervosität sowie Hauterscheinungen bei Menschen mit sehr empfindlicher Haut
- Bei Therapieansprechen kann die Behandlung über mehrere Wochen fortgeführt werden

Weiterführende Literatur

Deutsche Gesellschaft für Psychiatrie und Psychotherapie, Psychosomatik und Nerven-
    heilkunde (DGPPN), Bundesärztekammer (BÄK), Kassenärztliche Bundesvereinigung
    (KBV), Arbeitsgemeinschaft der Wissenschaftlichen Medizinischen Fachgesellschaften
    e.V. (AWMF) (Hrsg) (2015) S3-Leitlinie/Nationale VersorgungsLeitlinie unipolare Depres-
    sion. Springer, Heidelberg
Golden RN, Gaynes BN, Ekstrom RD, Hamer RM, Jacobsen FM, Suppes T, Wisner KL, Nemeroff
    CB (2005) The efficacy of light therapy in the treatment of mood disorders: a review and
    meta-analysis of the evidence. Am J Psychiatry 162: 656–662
Grözinger M, Conca A, DiPauli J, Ramsauer F (2012) Elektrokonvulsionstherapie. Psychia-
    trische Fachgesellschaften aus vier Ländern empfehlen einen rechtzeitigen und
    adäquaten Einsatz. Nervenarzt 83: 919–921
Grözinger M, Conca A, Nickl-Jockschat T, Di Pauli J (Hrsg) (2013) Elektrokonvulsionstherapie
    kompakt. Für Zuweiser und Anwender. Springer, Heidelberg
Howland RH, Shutt LS, Berman SR, Spotts CR, Denko T (2011) The emerging use of technol-
    ogy for the treatment of depression and other neuropsychiatric disorders. Ann Clin
    Psychiatry 23: 48–62
Kasper S, Möller H-J (Hrsg) (2008) Therapeutischer Schlafentzug: Klinik und Wirkmechanis-
    men. Springer, Wien
Shah RS, Chang SY, Min HK, Cho ZH, Blaha CD, Lee KH (2010) Deep brain stimulation:
    technology at the cutting edge. J Clin Neurol 6: 167–182

Internetlinks
Stellungnahme zur Elektrokrampftherapie (EKT) als psychiatrische Behandlungsmaßnahme
    (Bundesärztekammer 2003): https://www.aerzteblatt.de/pdf/PP/2/3/s141.pdf

Psychosoziale Therapien und sozialpsychiatrische Leistungen

S. Weber-Papen, F. Schneider

F. Schneider (Hrsg.), *Klinikmanual Psychiatrie, Psychosomatik und Psychotherapie*,
DOI 10.1007/978-3-642-54571-9_8, © Springer-Verlag Berlin Heidelberg 2016

8.1   Allgemeine Aspekte

- Neben Psycho- und Pharmakotherapie ein weiterer essenzieller Baustein in jedem Gesamtbehandlungsplan von psychisch erkrankten Menschen
- Dient der
    - schrittweisen Wiedereingliederung in das gesellschaftliche Leben (soziale Reintegration),
    - Bewältigung krankheitsbedingter Einschränkungen im Alltag,
    - Förderung der Selbstständigkeit,
    - Vermeidung oder Verkürzung von Krankenhausaufenthalten
- Interventionen bezogen auf die individuelle Lebenssituation und weniger störungsspezifisch

❯ Wichtig ist, auf den vorhandenen Ressourcen des Patienten aufzubauen und diese zu stärken.

- Unabdingbar ist auch der Einbezug des sozialen Umfeldes, insbesondere von Angehörigen

8.2   Ergotherapie

- Wichtiger Therapiebaustein im (teil)stationären und ambulanten Setting (kann von niedergelassenen Ärzten verordnet werden) und in Rehabilitationseinrichtungen
- Umfasst Arbeits- und Beschäftigungstherapie (Übergänge fließend)
- **Beschäftigungstherapie:** Verbesserung bzw. Wiederherstellen von Alltagsfähigkeiten und Verbesserung des Wohlbefindens durch handwerkliche, gestalterische und alltagspraktische Aktivitäten

- Alltägliche Dinge, wie z. B. Einkaufen und Kochen, oder handwerkliche Tätigkeiten werden geübt
- **Arbeitstherapie:** zur Vorbereitung und Erleichterung des Wiedereinstiegs in das Berufsleben
  - Insbesondere Förderung von Konzentration, Ausdauer, Antrieb, Strukturierung und Belastbarkeit; z. B. können mittels Papier-und-Bleistift-Aufgaben oder computergestützt Hirnleistungen wie Merkfähigkeit, logisches Denken und Konzentration trainiert werden
- Ergotherapie kann als Einzel- oder Gruppentherapie organisiert sein
  - Aktivitäten in der Gruppe fördern das soziale Zugehörigkeitsgefühl (»Wir-Gefühl«)
- Darüber hinaus Förderung von Selbstständigkeit und Selbstvertrauen durch Selbstwirksamkeitserleben

8.3   Kreativ-künstlerische Therapien

- Musik-, Kunst-, Tanz-, Theatertherapie
- Ziel: Förderung der Kreativität und der Selbstwahrnehmung, Steigerung von Lebensfreude
- Kann als Einzel- oder Gruppentherapie durchgeführt werden
- Werden im stationären und teilstationären Setting sowie häufiger in Institutsambulanzen und Rehabilitationseinrichtungen angeboten; i.d.R. übernehmen die gesetzlichen Krankenkassen keine Kosten für eine ambulante Therapie

8.4   Sport- und Bewegungstherapie, Physiotherapie

- Ziel: Steigerung des Wohlbefindens durch regelmäßige körperliche Aktivität
- Nachgewiesenermaßen kann regelmäßige körperliche Bewegung
  - den Selbstwert steigern,
  - den Schlaf verbessern,
  - den Appetit regulieren,
  - die Stimmung verbessern sowie Hoffnungslosigkeit und suizidale Gedanken verringern
- Werden im stationären und teilstationären Setting sowie in Institutsambulanzen und Rehabilitationseinrichtungen angeboten
- Körperliches Training ist beispielsweise eine Empfehlung der Nationalen Versorgungsleitlinie Unipolare Depression zur Behandlung entsprechender Patienten

8.5 Psychoedukation für Betroffene und Angehörige

- Vermittlung von Informationen über die Erkrankung (Ätiologie, Symptome, Frühwarnzeichen, Behandlung)
- Ziel: den Betroffenen oder Angehörigen zum »Experten« seiner Erkrankung machen; Hilfe zur Selbsthilfe
- Ist sowohl Teil von Psychotherapien (▶ Kap. 6), als auch eigenständige therapeutische Maßnahme
- Spezielle psychoedukative **Angebote für Kinder** psychisch erkrankter Eltern umfassen altersentsprechende Aufklärung und Informationsvermittlung über die psychische Erkrankung der Eltern

> **Praxistipp**
>
> **Angebote für Kinder:** Anlaufstellen sind z. B. Jugendämter oder Gesundheitsämter oder spezielle regionale Einrichtungen wie »AKisiA – Auch Kinder sind Angehörige« (http://www.kinderschutzbund-aachen.de/akisia), Bundesarbeitsgemeinschaft Kinder psychisch erkrankter Eltern (http://bag-kipe.de/), Bundesverband der Angehörigen psychisch Kranker (http://www.kipsy.net/).

8.6 Teilstationäre Versorgungsformen

- **Psychiatrisch-psychotherapeutische Tagesklinik**
- Teilstationäre Form der Krankenhausbehandlung
    - Patienten nehmen tagsüber an den Therapien teil (z. B. von 8 Uhr bis 16 Uhr) und verbringen den Abend und die Nacht zu Hause
- Sie dient
    - der weiteren Stabilisierung nach einer vollstationären Behandlung (wenn eine ambulante Therapie noch nicht möglich ist) und der Erleichterung des Überganges von einer stationären Therapie zu einer weitgehend eigenständigen Lebensführung im gewohnten sozialen Umfeld,
    - dem Auffangen einer Krise im ambulanten Setting, um einen stationären Klinikaufenthalt zu vermeiden

- **Nachtklinik**
- Patienten übernachten in der Klinik und gehen tagsüber einer Beschäftigung nach
- Mögliche Indikationen: bei Veränderung oder zur Stabilisierung der Lebenssituation psychisch Kranker, zur weiteren Stabilisierung und Integration nach akuter schwerer Erkrankung mit stationärer Krankenhausbehandlung

8.7   Ambulante Versorgungsformen

- **Psychiatrische Institutsambulanz (PIA)**
- Multiprofessionelles, ambulantes Versorgungsangebot, das an entsprechende Fachkliniken angegliedert ist
- Umfasst ein multiprofessionelles Team aus Fachärzten für Psychiatrie und Psychotherapie, Psychologen, Sozialarbeitern und -pädagogen sowie Fachpflegekräften
- Dient der Versorgung psychisch kranker Menschen, die wegen Art, Schwere oder Dauer ihrer Erkrankung oder wegen zu großer Entfernung andere geeignete Versorgungseinrichtungen nicht aufsuchen können
    - V. a. für chronisch Kranke, bei denen eine kontinuierliche Behandlung notwendig ist
- In der Regel werden die Patienten nach einer stationären Behandlung übernommen oder von Vertragsärzten überwiesen

- **Psychiatrische Tagesstätte und Sozialpsychiatrisches Zentrum**
- Bieten ein stundenweises, tagesstrukturierendes Angebot für Menschen mit psychischen Erkrankungen an (primär schwer und/oder chronisch psychisch Kranke)
- Ziele: Unterstützung bei der Tagesstrukturierung und sinnvollen Freizeitgestaltung, Aufbau sozialer Aktivitäten und Kontakte, Förderung der Selbstständigkeit, Koordination von Hilfsangeboten, niedrigschwellige Beschäftigungsangebote
- Umgesetzt wird dies z. B. durch gemeinsames Kochen, Einkaufen, Sport, Gesellschaftsspiele
- Darüber hinaus: Hilfe bei der Bewältigung von Krisen und der Entwicklung von Zukunftsperspektiven
- In der Regel keine ärztliche Versorgung in diesen Tagesstätten

- **Sozialpsychiatrischer Dienst**
- Ist meist den Gesundheitsämtern angegliedert
- Umfasst ein multiprofessionelles Team aus Fachärzten für Psychiatrie und Psychotherapie, Psychologen, Sozialarbeitern und -pädagogen sowie Fachpflegekräften
- Bietet auch »aufsuchende Hilfe« an: macht Hausbesuche, v. a. in Krisen- und Notsituationen und kann entsprechende weitere Hilfsmaßnahmen einleiten
    - Zum Beispiel Klärung einer Klinikeinweisung; im Notfall kann auch ein ärztliches Zeugnis ausgestellt werden für eine sofortige (vorläufige) Unterbringung nach PsychKG/UBG (▶ Kap. 29)

- Hält Beratungsangebote für Betroffene bereit, aber auch ihre Angehörigen, z. B. in Bezug auf ambulante und stationäre Hilfsangebote, Behandlungsmöglichkeiten und Selbsthilfegruppen oder beispielsweise in gesetzlichen Betreuungsangelegenheiten
- Bietet eine Anlaufstelle für Menschen mit einer psychischen Erkrankung, die beispielsweise gerade aus einer stationären psychiatrischen Behandlung entlassen wurden, aber noch keinen ambulanten psychiatrischen und psychotherapeutischen Weiterbehandler haben oder noch auf einer Warteliste für einen solchen stehen
- Hilfe bei der Vermittlung von und Kontaktaufnahme mit anderen psychosozialen und fachärztlichen Diensten
- Betreuung und Beratung durch den Sozialpsychiatrischen Dienst ist grundsätzlich kostenfrei

- **Ambulante Soziotherapie**
- Art ambulantes Case-Management: Psychisch Erkrankte werden durch Fachpfleger oder Sozialarbeiter gezielt an ambulante Versorgungsangebote herangeführt (Motivationsarbeit, Koordination von Hilfsangeboten, Begleitung zu entsprechenden Stellen, Unterstützung bei der Tagesstrukturierung)
- Kontakt i.d.R. maximal 1-mal wöchentlich
- Anordnung ist an bestimmte F-Diagnosen und Fähigkeitsstörungen gebunden; zudem muss ein soziotherapeutischer Betreuungsplan erstellt werden, wobei die Behandlungsziele innerhalb von 120 h in 3 Jahren erreichbar sein müssen

- **Häusliche Krankenpflege**
- Angebot für schwer Erkrankte, die eine ambulante pflegerische Unterstützung benötigen
- Unterschieden werden:
  - Grundpflege (z. B. Körperpflege, Hilfe bei der Ernährung); mit Ausnahmen ist dafür das Vorliegen eines Pflegegrades Voraussetzung
  - Behandlungspflege (z. B. Medikamentengabe)
  - Spezielle häusliche Krankenpflege für psychisch Kranke (HKP): längerer Kontakt mit dem Patienten unter Berücksichtigung spezieller Aspekte der psychischen Erkrankung; soll Hilfe zur Selbsthilfe sein
- Leistungserbringer sind ambulante Pflegedienste
- Anordnung von HKP ist an bestimmte F-Diagnosen gebunden, zudem muss (vom Pflegedienst und verordnenden Arzt) ein Pflege- und Behandlungsplan erstellt werden, wobei die Behandlungsziele binnen 4 Monaten erreichbar sein müssen

- Einrichtungen des Betreuten Wohnens
– Bei besonderer Schwere der Erkrankung und/oder langer Krankheitsdauer bzw. chronischen Verläufen werden Hilfen im direkten sozialen und häuslichen Umfeld des Betroffenen notwendig, insbesondere dann, wenn es an anderen stabilisierenden familiären oder beruflichen Stützen mangelt
– Unter Betreutem Wohnen werden unterschiedliche Wohnformen zusammengefasst, bei denen die Betreuung je nach individuellem Bedarf unterschiedlich intensiv ausfällt
– Ziele des Betreuten Wohnens:
  – Stabilisierung und Aktivierung des Patienten
  – Förderung einer Tagesstruktur
  – Unterstützung bei der Erledigung von Notwendigkeiten und Pflichten und dem Aufsuchen von Ärzten, Therapeuten, Ämtern und sonstigen Diensten
  – Letztlich Vermeiden oder Verkürzung stationärer Krankenhausaufenthalte

 Wichtig sind die Erhaltung und Förderung größtmöglicher Selbstständigkeit des Erkrankten und dessen größtmögliche Unabhängigkeit von professionellen Hilfen.

– Der Umfang des Betreuten Wohnens reicht von wenigen Stunden pro Woche in den eigenen vier Wänden des Betroffenen (ambulantes Betreutes Wohnen) bis hin zu ganztäglichem Betreutem Wohnen in therapeutischen Wohngemeinschaften (vielerorts gibt es auch Wohngruppen für spezielle Störungsbilder, z. B. Borderlinestörung)
– In den Einrichtungen des Betreuten Wohnens arbeitet ein multiprofessionelles Team aus Therapeuten, Pflegekräften, Sozialarbeitern und Sozialpädagogen
  – Sie geben konkrete Hilfestellungen bei der Haushaltsführung, bei Behördengängen, bei Schwierigkeiten am Arbeitsplatz oder anderen persönlichen Problemen, bei der Freizeitgestaltung bzw. Tagesstrukturierung und auch bei der Entwicklung weiterführender Zukunftsperspektiven

 Betreutes Wohnen (BeWo) darf nicht mit einer gesetzlichen Betreuung gleichgestellt oder verwechselt werden. Bei BeWo handelt es sich um eine Wohnform, die gesetzliche Betreuung ist eine Maßnahme eines Gerichts.

– Um Betreutes Wohnen in Anspruch zu nehmen, müssen bestimmte Voraussetzungen erfüllt sein:
  – Vorliegen einer »seelischen Behinderung« oder deren drohendes Auftreten und ein damit verbundener Hilfebedarf in Form von Betreutem Wohnen

- Ärztlicher Bericht (bei Erstverordnung)
- Sozialhilfegrundantrag (bei Erstverordnung) und Antrag auf Wohnunterstützung; verfügt der psychisch Erkrankte über Vermögen, muss er dieses teilweise einbringen
- Hilfeplan (wird i.d.R. in einer Hilfeplankonferenz erstellt)

Weiterführende Literatur

Treeck van B, Bergmann F, Schneider F (2012) Psychosoziale Versorgung. In: Schneider F (Hrsg) Facharztwissen Psychiatrie und Psychotherapie. Springer, Heidelberg, S 11–28

Ratgeber für Patienten und Angehörige
Gühne U, Fricke R, Schliebener G, Becker T, Riedel-Heller SG, DGPPN (2014) Psychosoziale Therapien bei schweren psychischen Erkrankungen. Patientenleitlinie für Betroffene und Angehörige. Springer, Heidelberg

Internetlinks
S3-Leitlinie Psychosoziale Therapien bei schweren psychischen Erkrankungen: https://www.dgppn.de/fileadmin/user_upload/_medien/download/pdf/kurzversion-leitlinien/S3-LLPsychosozTherapien_Langversion.pdf

Psychische Erkrankungen

Hirnorganische Störungen (F0)

L. Frölich, L. Hausner, F. Schneider

F. Schneider (Hrsg.), *Klinikmanual Psychiatrie, Psychosomatik und Psychotherapie*,
DOI 10.1007/978-3-642-54571-9_9, © Springer-Verlag Berlin Heidelberg 2016

☐ Tab. 9.1 ICD-10: F0 Hirnorganische Störungen

Erkran-kung	ICD-10-Kodie-rung	Definition	Therapiestrategie
Demen-zen	F00–F03	Organisch bedingte psychische Erkrankungen, i.d.R. im höheren Lebensalter, gekennzeichnet durch (Kurzzeit-)Gedächtnisstörungen und weitere kognitive Störungen (Sprache, räumliche Orientierung, abstrakt-logisches Denken, Kritik- und Urteilsstörungen). Zusätzlich sind weitere nichtkognitive psychische Symptome häufig. Die Alltagskompetenz ist vermindert. Delirante Syndrome, Depression, Wahn und Angst müssen ggf. erkannt und spezifisch behandelt werden	Bei der Alzheimer-Krankheit sind Acetylcholinesterasehemmer und Memantin Therapie der 1. Wahl und über längere Zeit symptomatisch wirksam. Bei manchen degenerativen Demenzen, z. B. der frontotemporalen Demenz, gibt es derzeit keine spezifische Therapie, bei der vaskulären Demenz werden primär die kardiovaskulären Risikofaktoren behandelt. Bei einigen sekundären Demenzen, z. B. bei Hypothyreose oder Normaldruckhydrozephalus, ist grundsätzlich eine kausale Therapie und damit Heilung möglich. Bei allen Demenzformen sind soziotherapeutische und milieutherapeutische Maßnahmen unter Einbeziehung der Angehörigen unabdingbar

◘ **Tab. 9.1** (Fortsetzung)

Erkran-kung	ICD-10-Kodie-rung	Definition	Therapiestrategie
Delir	F05	Alle akut auftretenden, organisch bedingten psy-chischen Erkrankungen, die mit Bewusstseinsstörung und kognitiven Beeinträch-tigungen einhergehen. Delirante Syndrome sind prinzipiell lebensbedrohli-che Zustände und werden ausgelöst durch eine akut einwirkende körperliche (systemische) oder zerebra-le Erkrankung oder eine exogene Noxe	Ein Delirpatient ist immer als Notfall zu behandeln. Die kausale Behandlung ist immer einer symptomati-schen Behandlung vorzuzie-hen. Zur symptomatischen Thera-pie stehen grundsätzlich Antipsychotika, Benzodiazepi-ne und Clomethiazol zur Verfügung

9.1   Demenzen (F00–F03)

9.1.1   Ätiologie

- **Primär neurodegenerative Demenzen:** Alzheimer-Krankheit, Lewy-Body-Demenz, frontotemporale Demenz
- **Vaskuläre Demenzen** entstehen auf der Basis einer zerebralen vaskulären Störung (Multiinfarkte, Mikroangiopathie, strategische Infarkte)
- **Sekundäre Demenzen:** Ursache liegt »außerhalb des Gehirns«, Folgezu-stand einer anderen Erkrankung (z. B. Lues, Toxoplasmose, Vitaminmangel, endokrine Störungen), ist daher i.d.R. durch gezielte Behandlung oder die Beseitigung der Ursache reversibel

- Alzheimer-Krankheit
- Primär neurodegenerative Erkrankung mit nicht vollständig bekannter Ätiologie
- Verschiedene molekulare und zellbiologische Schädigungen im Metabolis-mus des Amyloid-Precursor-Proteins
- Genetische Faktoren: bei Homozygotie des e4-Allels von Apolipoprotein-E besteht ein bis zu 10-fach erhöhtes Erkrankungsrisiko; Erkrankungsrisiko

für Geschwister und Kinder eines Erkrankten ca. 19%; ca. 3-fach erhöhtes Risiko bei Patienten mit Morbus Down

- Pathomechanismen, die zur Neurodegeneration führen: zelluläre Glukoseverwertungsstörung, Exzitoxizität, apoptotische und inflammatorische Prozesse
- Charakteristische pathologische Veränderungen im Gehirn:
    - Atrophie: ausgeprägte Verminderung von Neuronenpopulationen, v. a. im Hippocampus, im temporoparietalen und frontalen Kortex
    - Histopathologisch:
        - Neurofibrilläre Verklumpungen, die Alzheimer-Fibrillen (»tangles« aus hyperphosphoryliertem Tau-Protein)
        - Extrazelluläre neuritische Plaques aus Amyloid-β-Peptiden (A-β1-42) und daran angelagerten weiteren Proteinen
        - Granulovakuoläre Körper
- Neurochemische Veränderungen: »cholinerges Defizit«
    - Deutliche Verminderung des Enzyms Cholinacetyltransferase, somit der Acetylcholinfreisetzung (spielt eine wichtige Rolle für Lernen, Erinnern, Aufmerksamkeit und Vigilanz) sowie Störung anderer Neurotransmitter (insbesondere Serotonin, Noradrenalin, Glutamat) und Neuromodulatoren

9.1.2 Symptome, Diagnosekriterien (ICD-10)

- **Leitsymptom:** initial (Kurzzeit-)Gedächtnisstörungen, im Verlauf begleitet von weiteren kognitiven und emotionalen Störungen
- Eine Demenz besteht, wenn die zuvor vorhandene Alltagskompetenz beeinträchtigt wird
- **Demenzielles Syndrom:** Gedächtnisstörung und mindestens eine weitere kognitive Störung sowie dadurch Beeinträchtigung der Alltagskompetenz für mindestens 6 Monate

---

Diagnostische Leitlinien (ICD-10): F00–F03, G30 Demenzen
- Abnahme von Kurz- und Langzeitgedächtnis
- Abnahme mindestens einer weiteren kognitiven Fähigkeit (abstraktes Denkvermögen, Urteilsvermögen, Planungs- und Organisationsvermögen oder andere Störungen höherer kortikaler Funktionen wie Aphasie, Agnosie, visuospatiale Fähigkeiten)
- Verschlechterung des Ausgangszustandes (Aktivtäten des täglichen Lebens)

- Beeinträchtigung der Alltagskompetenz
- Fakultativ: Beeinträchtigung der Affektkontrolle, des Antriebs oder des Sozialverhaltens
- Keine Störung der Bewusstseinslage
- Symptome bestehen seit **mindestens 6 Monaten**

- Alzheimer-Krankheit (F00.x, G30.x)
- ■ Diagnostische Kriterien der Alzheimer-Krankheit (nach ICD-10)
- Vorliegen eines demenziellen Syndroms
- Schleichender Beginn mit langsamer Verschlechterung
  a. Amnestische Variante (häufigste Form): Merkfähigkeitsstörungen initial im Vordergrund
  b. Nichtamnestische Varianten: sprachbezogene Variante, visuell-räumliche Variante, exekutive Variante
  c. Atypische Formen: posteriore Variante; logopenische Variante, frontale Variante, Demenz bei Down-Syndrom
- Fehlen eines plötzlichen Beginns wie bei einem Apoplex oder Fehlen neurologischer Herdzeichen wie Hemiparese, Sensibilitätsverlust, Gesichtsfeldausfälle und Koordinationsstörungen in der Frühphase der Krankheit (können jedoch später hinzukommen)
- Fehlen klinischer Hinweise oder spezieller Untersuchungsbefunde, die auf eine System- oder andere Hirnerkrankung hinweisen, die eine Demenz verursachen könnte (z. B. Hypothyreose, Hyperkalzämie, Vitamin-B_{12}-Mangel, Niazin-(B_3-)Mangel, Neurosyphilis, Normaldruckhydrozephalus, subdurales Hämatom)

- ■ Verlauf der Symptome
- **Frühphase:** Merkfähigkeitsstörungen, leichte zeitliche Desorientierung und leicht ausgeprägte Verhaltensänderungen (z. B. nachlassende Aktivität, sozialer Rückzug, auch depressive Verstimmung möglich)
- **Im Verlauf** kommen weitere neuropsychologische Defizite dazu: Apraxie, semantische Aphasie (ausgeprägte Wortfindungsstörungen), Alexie, Agraphie, Akalkulie, Störungen der Visuokonstruktion und räumlichen Orientierung
- **Fortgeschrittenes Stadium:** neurologische Symptome, Harn- und Stuhlinkontinenz, Verhaltensstörungen (u. a. Unruhe[»Wandering«, »Sundowning«], Apathie, Wahn, Halluzinationen, Störungen des Schlaf-Wach-Rhythmus]

Unterschieden werden:

- **Demenz bei Alzheimer-Krankheit mit frühem Beginn (F00.0, G30.0):**
  Beginn der Demenz vor dem 65. Lebensjahr und vielfältige Störungen höherer kortikaler Funktionen
- **Demenz bei Alzheimer-Krankheit mit spätem Beginn (F00.1, G30.1):**
  Beginn der Demenz nach dem 65. Lebensjahr, meist Gedächtnisstörungen als Hauptmerkmal (amnestischer Typ)

- **Vaskuläre Demenz (F01)**
- **Diagnostische Kriterien der vaskulären Demenz (nach ICD-10)**
  - Vorliegen eines demenziellen Syndroms
  - Plötzlicher Beginn, stufenweise Verschlechterung, fluktuierende Defizitausprägung
  - Fokal-neurologische Zeichen mit und ohne Schlaganfall, Zeichen einer relevanten zerebrovaskulären Erkrankung im CT/MRT
  - Zusammenhang zwischen Auftreten des demenziellen Syndroms und dem Nachweis einer zerebrovaskulären Erkrankung

- **Weitere Demenzformen**
- **Gemischte Demenz**

Kombiniertes Vorliegen einer Alzheimer-Pathologie und relevanter vaskulärer pathologischer Veränderungen (ICD-10-Klassifikation: F00.2 Demenz bei Alzheimer-Krankheit, atypische oder gemischte Form).

- **Frontotemporale Demenz (FTD)**
  - Schleichender Beginn, langsame Progredienz
  - Verhaltensauffälligkeiten (z. B. Verlust sozialer Fähigkeiten, Distanzlosigkeit, Inflexibilität und Hyperoralität), Antriebsveränderung (Apathie) und Sprachstörungen
  - Gedächtnis relativ unbeeinträchtigt
  - Erkrankungsbeginn vor dem 7. Lebensjahrzehnt
  - Umfasst verschiedene neuropathologische Entitäten (behaviorale Variante, semantische Demenz, Primär Progressive Aphasie)

- **Demenz bei Lewy-Körperchen-Erkrankung (DLBD)**
  - Progredientes demenzielles Syndrom
  - Kernsymptome:
    - Fluktuationen (v. a. von Aufmerksamkeit und Wachheit)
    - Visuelle Halluzinationen
    - Parkinson-Symptome im Verlauf des Demenzsyndromes, ausgeprägte Antipsychotikaüberempfindlichkeit

— Unterstützende Kriterien: Wiederholte Stürze, Verhaltensstörungen im REM-Schlaf (Schreien, Sprechen, motorisches Ausagieren von Träumen), verminderte dopaminerge Aktivität in den Basalganglien (SPECT oder PET)

❯ Besteht initial ein Parkinson-Syndrom und tritt im Verlauf eine Demenz hinzu, spricht man von einem Parkinson-Syndrom mit Demenz

9.1.3 Diagnostik

— Im Rahmen jeder Demenzdiagnostik ist die Einwilligungsfähigkeit des Patienten zu prüfen und zu berücksichtigen! Ggf. muss eine (gesetzliche) Betreuung des Betroffenen insbesondere für Fragen der Gesundheitsfürsorge initiiert werden. Eine Patientenverfügung ist zu berücksichtigen
— Anamnese (▶ Kap. 2), insbesondere Fremdanamnese (Probleme am Arbeitsplatz, Autofahren, Umgang mit Geld, Umgang im Haushalt), Medikamentenanamnese (Einnahme anticholinerg wirksamer Pharmaka?) → erste ätiologische Zuordnung und Schweregradeinschätzung
— Psychopathologische Untersuchung (▶ Kap. 1) mit Einschätzung der Alltagskompetenz
— Körperliche Untersuchung (▶ Kap. 2):
    — Neurologischer Befund zur Diagnostik und Abgrenzung bestehender zerebrovaskulärer Erkrankungen
    — Körperlich-internistischer Befund zur differenzialdiagnostischen Abgrenzung möglicher sekundären Demenzen sowie komplizierender Komorbiditäten
— Laborchemische Untersuchungen zur differenzialdiagnostischen Abklärung potenziell therapierbarer und reversibler sekundärer Demenzen:
    — Obligat: Blutbild, BKS, Elektrolyte, »Leber- und Nierenwerte«, Glukose, Schilddrüsenfunktion, evtl. spezielle Infektionen (Lues), Vitamine (B_{12}, Folsäure)
    — Fakultativ: Homocystein, evtl. spezielle Infektionen (HIV, Borrelien)
— Apparative Untersuchungen:
    — Obligat: EEG, EKG
    — Fakultativ: kranieller Doppler
— Bildgebung:
    — Obligat: strukturelle Routineuntersuchung mit **CT** oder besser **MRT**
    — Zur differenzialdiagnostischen Abklärung sekundärer Demenzen (v. a. Raumforderungen, Blutungen, Normaldruckhydrozephalus)
    — Zum Nachweis einer zerebrovaskulären Erkrankung bei vaskulärer Demenz

- Alzheimer-Krankheit: parietotemporal betonte zerebrale Atrophie mit Akzentuierung in der Hippocampusformation
- Bei atypischen klinischen Verläufen kann eine Verlaufs-cMRT indiziert sein
- Die Spezifität des strukturellen MRT ist zu gering, um alleine darauf die Differenzierung neurodegenerativer Demenzen zu begründen

> Altersentsprechende Befunde in CT oder MRT sprechen grundsätzlich ebenso wenig gegen eine Alzheimer-Krankheit wie die häufigen geringgradigen Veränderungen der weißen Substanz, die oft irreführend als Zeichen der »zerebrovaskulären Schädigung«, d. h. als Anzeichen für eine primär vaskuläre Störung gewertet werden.

- Nuklearmedizin (fakultativ):
    - PET mit Fluordesoxyglukose (FDG-PET): Die Darstellung der zerebralen Glukoseaufnahme mittels **PET** kann hilfreich sein in der ätiologischen Zuordnung eines Demenzsyndroms zur Alzheimer-Krankheit bzw. zum Ausschluss einer Alzheimer-Krankheit. Bereits bei leicht dementen Patienten – beim Auftreten einer leichten kognitiven Störung (MCI), die noch nicht die Demenzkriterien erfüllt – kann ein charakteristischer Hypometabolismus in den temporoparietalen und frontalen Assoziationsarealen des zerebralen Kortex dargestellt werden
    - **Amyloid-PET:** Darstellung der zerebralen Amyloidablagerung im Hirnkortex ist hilfreich in der ätiologischen Zuordnung eines Demenzsyndroms zur Alzheimer-Krankheit bzw. deren Ausschluss
    - **SPECT-DAT Scan** ist in klinisch unklaren Fällen für die Differenzialdiagnose einer Lewy-Körperchen-Demenz vs. Nicht-Lewy-Körperchen-Demenz hilfreich
- Liquordiagnostik (fakultativ): im Rahmen der Erstdiagnostik zur Differenzierung primär neurodegenerativer Demenzerkrankungen und anderer Ursachen
    - Sinnvoll zur Diagnostik unklarer Frühstadien und bei atypischen Verläufen, zum Ausschluss entzündlicher Erkrankungen
    - Bestimmung von Neurodegenerationsmarkern (Tau-Protein- und phospho-Tau-Protein-Erhöhung, und β-Amyloid$^{1-42}$-Abfall bei Alzheimer-Krankheit) und des Proteins 14-3-3 zur Differenzialdiagnose der Creutzfeldt-Jakob-Krankheit
    - Empfiehlt sich bei Verdacht auf metastasierende Malignome, Hydrozephalus, Immunsuppression und bei Immunvaskulitis mit Beteiligung des ZNS

— Molekulargenetische Diagnostik (fakultativ):
  — Zur Alzheimer-Diagnostik ungeeignet
  — Vaskuläre Demenzen: In seltenen Fällen vor dem 65.–70. Lebensjahr
    (<5% aller Demenzen) können familiär gebundene (hereditäre) Fälle be-
    obachtet werden, bei denen eine molekulargenetische Diagnostik mög-
    lich ist; bei Verdacht auf eine monogen vererbte Demenzerkrankung soll
    eine genetische Beratung angeboten werden

❯❯ Falls eine molekulargenetische Untersuchung angestrebt wird, sind bestimmte ethische Regularien für die Aufklärung und Begleitung der Patienten zu beachten, die für die Huntington-Chorea entwickelt wurden (abrufbar
unter http://www.metatag.de/webs/dhh/downloads/Int._Richtlinien.pdf).

— Neuropsychologische Zusatzdiagnostik
  — Screeningverfahren (▶ Kap. 2)

9.1.4 Differenzialdiagnosen

Demenz ist von **normalen Alterungsprozessen** zu unterscheiden:
— Während bei Demenzpatienten Orientierung, Urteilsfähigkeit, Abstraktions-
  fähigkeit und das semantische Gedächtnis i.d.R. gestört sind, sind diese bei
  normalen Alterungsprozessen üblicherweise intakt
— Bei demenziellen Prozessen sind i.d.R. kristalline (auf Lernen und Erfahrung
  beruhende Intelligenzkomponenten) und fluide Fähigkeiten (Geschwindigkeit, Gedächtnisabruf, Problemlösen) ab mittelschweren Stadien reduziert,
  während bei normalen Alterungsprozessen kristalline Fähigkeiten weitgehend erhalten bleiben

▪ Differenzialdiagnosen innerhalb der Gruppe der Demenzen (❑ Tab. 9.2)
— Alzheimer-Krankheit vs. vaskuläre Demenz:
  — **Alzheimer-Krankheit**: langsamer Beginn, chronischer Verlauf, keine
    Hinweise auf Systemerkrankungen oder Herdsymptome
  — **Vaskuläre Demenz**: plötzlicher Beginn, »treppenartiger« Verlauf,
    Hinweise auf Herdsymptome und zeitlicher Zusammenhang zwischen
    Insultereignis und Beginn des demenziellen Syndroms

Praxistipp

Zur Differenzierung einer Alzheimer-Krankheit und einer vaskulären
Demenz kann z. B. die Hachinski-Ischämie-Skala (Hachinski et al., mod. nach
Rosen et al. 1980) hilfreich sein (zum Download verfügbar unter
http://www.meduniwien.ac.at/Neurologie/gedamb/diag/diag23.htm).

◘ Tab. 9.2 Klinische Symptomatik verschiedener Demenztypen. (Nach Kalbe u. Kessler 2007)

Klinische Symptomatik	Alzheimer-Krankheit	Frontotemporale Demenz	Lewy-Body-Demenz
Gedächtnis	+++	0	+
Sprache	++	+++	+
Exekutive Funktionen	++	+++	++
Aufmerksamkeit	++	+	+++
Visuoperzeption/-konstruktion	++	+++	++
Praxie	+	++	+
Verhalten/Persönlichkeit	(+)	+++	(+)
Affekt	(+)	++	(+)
Andere	(+)	(+)	Halluzinationen, kognitive Fluktuationen

Beeinträchtigung: 0 keine, + leichte, ++ mäßige, +++ schwere.

— »**Mild cognitive impairment**« (MCI; nach der ICD-10-Klassifikation werden diese Diagnosen mit F06.7 verschlüsselt)
  — Selektiv beeinträchtigte Gedächtnisfunktionen bei ansonsten intakten kognitiven Funktionen (anmnestic MCI) und **erhaltener Alltagskompetenz**
  — Das Risiko dieser Patienten für die Entwicklung einer Alzheimer-Krankheit ist im Vergleich zur Allgemeinbevölkerung um das 10-Fache erhöht
  — Zur genaueren prognostischen Differenzierung im Sinne einer prodromalen Alzheimer-Demenz sind ergänzende Untersuchungen (Biomarker: Bildgebung und Amyloid-Neurodegenerationsmarker im Liquor) hinzuzuziehen
— **Depressive »Pseudodemenz«:** Patienten leiden an einer Depression (▶ Kap. 13) mit kognitiver Beeinträchtigung (◘ Tab. 9.3)
  — Betroffene klagen meist stärker über ihre Gedächtnisstörungen, als dass kognitive Defizite im klinischen Interview erkennbar sind; gleichzeitig sind häufig eine depressive Affektlage und ein reduzierter Antrieb beobachtbar, ohne dass die Patienten dies aber als krankheitswertig erleben. Neuropsychologische Defizite sind stärker ausgeprägt bei zeitabhängigen im Vergleich zu gedächtnisabhängigen Aufgaben

◘ Tab. 9.3 Abgrenzung Demenz, Delir und Depression. (Frölich et al. 2012)

Merkmal	Demenz	Delir	Depression
Beginn:	Schleichend	Akut	Allmählich
Progression:	Monate (allmählich)	Stunden (fluktuierend)	Wochen (allmählich)
Dauer:	Jahre	Stunden bis Wochen	Wochen bis Monate
Bewusstsein:	Nicht getrübt	Getrübt/ fluktuierend	Nicht getrübt
Zirkadianer Rhythmus:	Zu Beginn normal	Gestört	Teilweise gestört
Gedächtnis:	Gestört	Gestört	Gewöhnlich normal
Emotionen:	Nicht dauerhaft beeinträchtigt	Angst, Aggression	Traurigkeit, Anhedonie
Halluzinationen:	Im Verlauf möglich	Häufig	Sehr selten
Inhaltliche Denkstörungen:	Im Verlauf möglich	Kurz, sporadisch	Selten

- Kognitive Störungen im Rahmen eines **Delirs** (◘ Tab. 9.3)
- **Medikamentös induziert:** besonders anticholinerge Pharmaka, z. B. Biperiden (Akineton) oder Budipin (Parkinsan), aber auch viele internistische Pharmaka induzieren kognitive Störungen, die von leichten fluktuierenden Gedächtnisstörungen bis hin zu deliranten Syndromen reichen können (i.d.R. schnelle Entwicklung der Symptome über einige Tage)
- Weitere wichtige Differenzialdiagnosen in absteigender Häufigkeit:
  - Normaldruckhydrozephalus
  - Hypothyreose
  - Frontale Hirntumoren
  - Chronisches Subduralhämatom
  - Neurolues
  - Neurodegenerative Erkrankungen wie z. B. Creutzfeldt-Jakob-Krankheit
  - Angeborene Stoffwechselstörungen
- Internistische Erkrankungen, die zu kardiopulmonalen, Leber- oder Nierenfunktionsstörungen führen, können kognitive Störungen meist leichteren Grades hervorrufen oder diese verschlechtern

9.1.5 Epidemiologie/Prävalenz

- **Alzheimer-Krankheit**
- Häufigste Demenzform (ca. 50–70% aller Demenzen)
- Betroffen sind ca. 2% der 65-Jährigen und ca. 5% der 70-Jährigen
- Abhängigkeit der Inzidenz und Prävalenz der Alzheimer-Krankheit vom Lebensalter:
  - Prävalenz und Inzidenz verdoppeln sich nahezu alle 5 Jahre ab dem 60.–65. Lebensjahr bis zum 85. Lebensjahr
- Geschlechtsverhältnis: Frauen : Männer ≈ 3:2

- **Vaskuläre Demenz**
- Zweithäufigste Demenzform (ca. 15–20% aller Demenzen)
- Leichtes Überwiegen des Anteils der betroffenen Männer

- **Frontotemporale Demenz**
- Etwa 20% aller Demenzen vor dem 65. Lebensjahr
- Männer und Frauen gleichermaßen betroffen
- Familiäres Vorkommen häufiger als bei der Alzheimer-Krankheit

- **Lewy-Body-Demenz**
- Etwa 10–30% aller Demenzen
- Männer häufiger betroffen als Frauen

9.1.6 Verlauf und Prognose

- Neurodegenerative Demenzen beginnen i.d.R. schleichend und entwickeln sich chronisch progredient über Jahre, was die Diagnostik erschweren kann
- Beginn meist im späteren Lebensalter, kann aber auch schon im mittleren Erwachsenenalter (frühe Form vor dem 65. Lebensjahr) oder sehr selten noch früher auftreten (autosomal dominante Alzheimer-Krankheit mit PSEN-1- und 2-Mutationen, früheste Fälle ab 30. Lebensjahr bekannt)
- Im Verlauf der Erkrankung ändern sich die Beeinträchtigungen schwerpunktmäßig (◼ Abb. 9.1)
  - **Frühstadium** einer Demenz: Häufig treten Rückzug, Apathie, Angst, Depression auf, die die noch leichten kognitiven Störungen klinisch überlagern können und die Abgrenzung zur Depression mit »Pseudodemenz« schwierig machen (Komorbidität 20–95%)

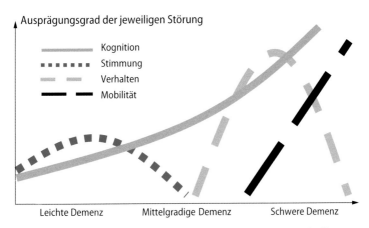

◘ Abb. 9.1 Beeinträchtigung einzelner Funktionen über den Krankheitsverlauf bei Demenzen. (Aus Frölich et al. 2012)

- Meist später im Verlauf: Auftreten anderer nichtkognitiver Auffälligkeiten (z. B. wahnhafte Überzeugungen, Tag-Nacht-Rhythmus-Störungen, Aggressivität, Angst, motorische Unruhe)
- **Fortgeschrittenes Stadium:** Vorkommen neurologischer Symptome (erhöhter Muskeltonus, Myoklonus, Gangstörung), fokaler neurologischer Defizite und epileptischer Anfälle

- **Alzheimer-Krankheit**
- Abnahme des MMST um ca. 4 Punkte pro Jahr
- Überlebenszeit: 3,8–10,7 Jahre je nach Alter bei Diagnose; häufigste Todesursache: pulmonale Infektionen

- **Vaskuläre Demenz**
- Lebenserwartung um etwa 50% herabgesetzt

- **Frontotemporale Demenz**
- Beginn der Erkrankung <65 Jahre
- Langsame Progression
- Erkrankungsdauer durchschnittlich ca. 8 Jahre

- **Lewy-Body-Demenz**
- Beginn der Erkrankung zwischen 60. und 68. Lebensjahr
- Erkrankungsdauer ca. 6–8 Jahre

9.1.7 Therapie

Das therapeutische Therapiekonzept ist individualisiert und symptom- und schweregradabhängig. Es umfasst eine pharmakologische Behandlung und psychosoziale Interventionen für Betroffene und Angehörige. Der symptomatischen Behandlung des Kernsymptoms »kognitives Defizit« kommt eine gesonderte Rolle zu, weil Verhaltensveränderungen und Beeinträchtigungen der Alltagskompetenz v. a. Folgen des kognitiven Defizits sind.

- **Integratives Konzept für die Behandlung von Demenzen**
- Pharmakotherapie:
  - Internistische Therapie von körperlichen Komorbiditäten
  - Antidementive Therapie mit einer als wirksam anerkannten Substanz (z. B. AChE-Inhibitoren, Glutamatantagonisten)
  - Psychopharmakologische Therapie von Begleitstörungen (z. B. neuere Antidepressiva, atypische Antipsychotika)
- Psychotherapie:
  - Angehörigengruppen, kognitives Training, Selbsterhaltungstherapie, Musiktherapie, Ergotherapie
- Soziotherapie
- Ambulante und (teil-)stationäre Versorgungsstrukturen (z. B. Gedächtnissprechstunde), Beratung (rechtliche Aspekte, Pflegeversicherung), Umfeldstrukturierung

- **Therapieerwartungen**
- Wirksame kausale Therapie ist bislang nur bei sekundären Demenzerkrankungen möglich, bei den anderen Demenzformen ist eine »restitutio ad integrum« nicht zu erwarten (»symptomatische« Therapie)
- Patienten und Angehörigen unbedingt realistische Therapieerwartungen vermitteln, um falsche Erwartungen zu vermeiden

Pharmakotherapie

- Eine pharmakologisch induzierte Steigerung der funktionellen Aktivität des **cholinergen Neurotransmittersystems** mittels Cholinesteraseinhibitoren ist zurzeit die effektivste, wenn auch nur symptomatische Therapie der Alzheimer-Krankheit
- Auch Störungen im **glutamatergen System** scheinen eine entscheidende Rolle bei akuten und chronischen neurodegenerativen Erkrankungen wie Alzheimer-Krankheit und vaskulärer Demenz zu spielen

> **Praxistipp**
>
> Demenzerkrankungen haben meist eine multifaktorielle Ätiologie und komplexe Pathophysiologie. Es erscheint daher sinnvoll, verschiedene Medikamente mit unterschiedlichen Wirkmechanismen einzusetzen.

- **Präparate, Dosis, Nebenwirkungen (◘ Tab. 9.4)**
  - **Cholinesteraseinhibitoren** (Rivastigmin, Galantamin und Donepezil): Standardtherapie der leichten bis mittelschweren **Alzheimer-Krankheit**; werden auch »off-label« bei anderen Demenzerkrankungen eingesetzt. Auch bei Langzeitbehandlung und klinischer Progredienz bis ins schwere Krankheitsstadium ist ein Absetzen von Acetylcholinesterasehemmern mit einem Risiko für klinische Verschlechterung assoziiert. Nur wenn Zweifel an einem günstigen Verhältnis aus Nutzen zu Nebenwirkungen bestehen, sollte ein kontrollierter Absetzversuch erfolgen
  - **Memantin:** NMDA-Rezeptorantagonist, zugelassen für die mäßige bis schwere Alzheimer-Krankheit. Bei leichtgradiger Alzheimer-Demenz ist eine Wirksamkeit von Memantin nicht belegt und nicht empfohlen. Eine Add-on-Behandlung bei Patienten mit bestehender Donepeziltherapie ist der Monotherapie bei schwerer Alzheimer-Demenz (MMST: 5–9 Punkte) möglicherweise überlegen und kann erwogen werden

- **Spezielle Aspekte der Behandlung anderer Demenzformen**
- ■■ Vaskuläre Demenz: Beeinflussung der Risikofaktoren durch
  - Verzicht auf Rauchen und Alkohol, Behandlung der kardiovaskulären Risikofaktoren (Bluthochdruck, Hyperlipidämie, Diabetes mellitus) und anderen Erkrankungen, die potenziell zu zerebrovaskulären Störungen führen
  - Medikamentöse Sekundärprophylaxe (ASS, Clopidogrel, Antikoagulanzien) zur Prophylaxe neuer Ischämien
  - Cholinesterasehemmer, Memantin nach klinischer Erwägung und unter Berücksichtigung der Risiken des Off-Label-Gebrauchs

- ■■ Frontotemporale Demenz
  - Hinweis, dass Rivastigmin einige Parameter kognitiver Funktionen bei Patienten mit frontotemporaler Demenz bessert; die bisherige Evidenz erlaubt keine Empfehlung von Cholinesteraseinhibitoren

■■ Lewy-Körper-Demenz
- — Cholinesterasehemmer: sie können die Kognition (Donepezil) und Verhaltenssymptome (Rivastigmin) günstig beeinflussen, können jedoch andere Kernsymptome (Bewegungsstörungen) verschlechtern
- — Antipsychotika sehr zurückhaltend und niedrig dosiert einsetzen; Typika obsolet, Atypika: Quetiapin und Clozapin empfohlen

■ Symptomatische Behandlung von Komorbidität und Verhaltensauffälligkeiten
- — Verhaltensstörungen werden durch Antidementiva positiv beeinflusst
- — Bei mittelgradigen bis schweren depressiven Symptomen können v. a. SSRIs verordnet werden
- — Trizyklika sind aufgrund ihres anticholinergen Wirkprofils kontraindiziert
- — Das kardiovaskuläre Nebenwirkungsprofil (QTc-Zeit-Verlängerung) ist gesondert zu berücksichtigen

Praxistipp

Verhaltensstörungen sollten aufgrund der Erkrankungspathologie primär mit Andidementiva behandelt werden. Hier ist orientiert an klinischer Verträglichkeit die Höchstdosis empfohlen. Atypische Antipsychotika (bevorzugt Quetiapin, Risperidon ist zugelassen bei AD-bedingten Verhaltensstörungen, alternativ Aripiprazol erwägen) können nach Ausschöpfung psychosozialer Interventionen sowie bei bestehender Gefährdung am klinischen Zielsymptom orientiert langsam eindosiert werden. Um der Grundtherapie gegenläufige Nebenwirkungen (Reduktion der Alltagskompetenz, des Antriebs, der Initiative durch Sedierung) entgegenzuwirken, sollen sie so gering wie möglich dosiert werden. Ihr Einsatz ist allgemein mit einer höheren Mortalität, vermehrten zerebrovaskulären Ereignissen und schnellerer kognitiver Verschlechterung behaftet. Benzodiazepine sind hierfür aufgrund ihres Wirkprofils (Muskelrelaxation, Suchterzeugung, kognitive Störungen) nicht anzuwenden.

■ Weitere Therapeutika zur Ergänzung einer antidementiven Behandlung
Eine zusätzliche Behandlung mit Ginkgo Biloba oder der Nährstoffkombination Fortasyn Connect (Souvenaid) wird im Rahmen der S3-Leitlinie Demenz nicht empfohlen.

◻ Tab. 9.4 Präparateauswahl

Wirk-stoff	Handels-name (Beispiel)	Dosis/Tag	Wirkung	Nebenwirkung
Do-nepezil	Aricept	5–10 mg (Beginn mit 5 mg 1-mal tgl., Dosis-steigerung nach 4–6 Wochen auf 10 mg 1-mal tgl.)	Besserung/ Stabilisie-rung von Kognition, Alltagskom-petenz und ggf. Verhal-tensstörun-gen Cholinerge Stimulation	Cholinerge Nebenwir-kungen: Sehr häufig: gastrointes-tinale Nebenwirkungen (v. a. Übelkeit, Diarrhö, Erbrechen) Gewichtsabnahme, Anorexie, Reduktion der Herzfrequenz, vereinzelt sinuatrialer oder atrio-ventrikulärer Block Selten: ZNS-Nebenwir-kungen (Schwindel, Verwirrtheit, epileptische Anfälle, Insomnie, Mü-digkeit), Muskelkrämpfe
Galanta-min	Reminyl	8–24 mg (Beginn mit 8 mg, Dosissteigerung nach 4–6 Wochen)	Besserung/ Stabilisierung von Kogniti-on, Alltags-kompetenz und Verhal-tensstörun-gen Cholinerge Stimulation	s. Donepezil

Kontraindikationen	Interaktionen
Asthma bronchiale Höhergradiger AV-Block oder andere Herzrhythmusstörungen wie das Sick-Sinus-Syndrom oder schwere Bradykardie Floride Magen- oder Duodenalulzera Störungen der Darmperistaltik oder der Sphinkterfunktion	Abbau v. a. über CYP450 3A4: Induktoren wie Johanniskraut oder Carbamazepin können den Wirkspiegel senken; Inhibitoren wie Erythromycin, Clarithromycin, Ketoconazol, Itraconazol können den Wirkspiegel erhöhen Der negativ chrono- oder dromotrope Effekt von β-Blockern, Digitalis und Verapamil kann verstärkt werden und zu bedrohlichen Bradykardien führen Abschwächung der Wirkung durch Substanzen mit anticholinerger Wirkung oder Begleitwirkung
s. Donepezil	Abbau v. a. über CYP450 2D6: eine genetisch bedingte Veränderung an diesem Enzym (»slow metabolizer«) sowie Inhibition des Enzyms, z. B. durch Paroxetin oder Fluoxetin, können zur Wirkungsverstärkung führen Der negativ chrono- oder dromotrope Effekt von β-Blockern, Digitalis und Verapamil kann verstärkt werden und zu bedrohlichen Bradykardien führen Abschwächung der Wirkung durch Substanzen mit anticholinerger Wirkung oder Begleitwirkung

◻ **Tab. 9.4** (Fortsetzung)

Wirk-stoff	Handels-name (Beispiel)	Dosis/Tag	Wirkung	Nebenwirkung
Rivas-tigmin	Exelon	3–12 mg (Beginn mit 1,5 mg 2-mal tgl. zu den Mahlzeiten; nach mindestens 14 Tagen Steigerung auf 2-mal 3 mg tgl.; weitere Dosissteigerungen nach jeweils mindestens 14 Tagen möglich, therapeutischer Bereich zwischen 6 und 12 mg/Tag), Patch 4,6–13,3 mg	Besserung/ Stabilisierung von Kognition, Alltagskompetenz und möglicherweise Verhaltensstörungen Cholinerge Stimulation	s. Donepezil Bei Patienten mit Morbus Parkinson kann es zu einem vermehrten Auftreten von Tremor kommen
Meman-tin	Axura	10–20 mg (wöchentliche Steigerung der Dosis um jeweils 5 mg bis zur Maximaldosis von 20 mg)	Besserung/ Stabilisierung von Kognition, Alltagskompetenz und ggf. Verhaltensstörungen	Kopfschmerzen, Müdigkeit, Schwindel, aber auch Verwirrtheit, Obstipation

Psycho- und Soziotherapie

— **Kognitives Training:** geringe Effekte auf die kognitive Leistung bei leichter bis moderater Demenz, strukturiertes kognitives Stimulationsprogramm im Gesamtbehandlungsplan eingebettet. Indirekt können Gedächtnishilfen die Alltagskompetenz der Patienten stabilisieren

— **Feste Strukturierung des Tagesgeschehens** mit definierten Fixpunkten (Mahlzeiten, Ruhe- und Schlafzeiten usw.)

— **Nutzung von Versorgungsstrukturen** zur Entlastung der pflegenden Angehörigen, zur aktivierenden Pflege von Patienten und zur Informationsvermittlung über die Erkrankung

— **Selbsthilfegruppen** für Angehörige haben sich für die Krankheitsbewältigung und -begleitung sehr bewährt

Kontraindikationen	Interaktionen
s. Donepezil	Verlängerung der Wirkung der in der Anästhesie verwendeten Muskelrelaxanzien vom Succinylcholintyp Der negativ chrono- oder dromotrope Effekt von β-Blockern, Digitalis und Verapamil kann durch Cholinesteraseinhibitoren verstärkt werden und zu bedrohlichen Bradykardien führen Abschwächung der Wirkung durch Substanzen mit anticholinerger Wirkung oder Begleitwirkung
Schwere Niereninsuffizienz Krampfanfälle in der Anamnese	Keine Wechselwirkungen

— Rechtliche, finanzielle und soziale **Beratung** (auch über Einrichtung einer Betreuung ▶ Kap. 30) der Patienten und ihrer Angehörigen

9.2 Akute hirnorganische Störungen – Delirante Syndrome und akute Verwirrtheitszustände (F05)

9.2.1 Ätiologie

— Meist führt eine akut einwirkende körperliche (systemische) oder zerebrale Erkrankung oder eine exogene Noxe zu einer akuten Funktionsstörung des Gehirns

- Pathogenetisch werden Regulationsstörungen im zerebralen Zell- und Neu-
rotransmitterstoffwechsel angenommen
- Häufige Ursachen:
  - Vor allem beim älteren Menschen: Exsikkose, (relative) Medikamenten-
überdosierungen, -interaktionen sowie -entzugszustände
  - Insbesondere bei Kindern: Infektionskrankheiten, meist als para-
infektiöse Reaktion des Gehirns, seltener als Enzephalitis
  - Störungen im Elektrolythaushalt
  - Metabolische Störungen (z. B. Hyper- oder Hypoglykämie, hepatische
Enzephalopathie)
- Vorbestehende Demenzen erhöhen das Delirrisiko um das 3-Fache
(◻ Tab. 9.3)
- Psychiatrischer Notfall (► Kap. 28)

9.2.2 Symptome, Diagnosekriterien (ICD-10)

**Diagnostische Leitlinien (ICD-10): F05 Delir, nicht durch Alkohol
oder andere psychotrope Substanzen bedingt**
Leichte oder schwere Symptome müssen in jedem der folgenden Bereiche
vorliegen:
- Störung des Bewusstseins und der Aufmerksamkeit
- Fluktuierend globale Störungen der Kognition, Wahrnehmungsstörungen
(Verkennungen, optische Halluzinationen), Beeinträchtigung des abstrak-
ten Denkens und der Auffassung und Wahnideen, Beeinträchtigung des
Immediat- und des Kurzzeitgedächtnisses (bei relativ intaktem Langzeitgedächtnis), zeitliche und örtliche Desorientiertheit (in schweren Fällen auch
zur Person)
- Psychomotorische Störungen (v. a. fluktuierende Unruhe [Nesteln, Umher-
laufen]); seltener Lethargie und Antriebsmangel (»stilles Delir«);
- Störung des Schlaf-Wach-Rhythmus
- Affektive Störungen: besonders Ängstlichkeit, Reizbarkeit, Stimmungslabilität, Schreckhaftigkeit oder Abwehrhaltung und Nichtkooperationsfähig-
keit, die eine deutliche Gefährdung nach sich ziehen können

- (Per)akuter Beginn, im Tagesverlauf wechselnd, Gesamtdauer weniger als 6 Monate (DD: Demenz)
- **Leitsymptome:** Fluktuierende Störung von Bewusstsein und Kognition, Vigilanzstörung von verhangen,»dösig« bis schwer erweckbar (Somnolenz) oder hyperreagibel, schreckhaft
  - **Aufmerksamkeitsstörungen** und psychomotorische Veränderungen, u. a. auch Halluzinationen und Wahnideen, sind diagnostisch wegweisend, erhöhte Suggestibilität

9.2.3 Diagnostik

- Ziel: Delir schnellstmöglich erkennen und eine mögliche somatische Ursache klären
- Psychopathologische, neurologische und körperlich-internistische Untersuchung (▶ Kap. 2): Bewusstseinslage, Aufmerksamkeit, kognitive Funktionen (z. B. über [ggf. Teile des] MMST), fokale neurologische Zeichen, Fieber, Hydratations- und Ernährungszustand, abdominelle Auffälligkeiten (Harn-/Stuhlverhalt, Ileus), Schmerzen, Frakturen, Fieber
- Anamneseerhebung (▶ Kap. 2):
  - Abschätzung des prämorbiden kognitiven Niveaus, frühere Episoden von Verwirrtheit, Operationen, Infektionen, somatische Komorbiditäten, neurologische oder psychiatrische Vorerkrankungen, sensorische Defizite, Stürze, Fieber (vor Einnahme fiebersenkender Mittel)
  - Medikamentenanamnese, Konsum psychotroper Substanzen (**Cave:** Alkohol und Benzodiazepine); Fremdanamnese
- Labor:
  - Blutbild und CRP, Urinstatus, Elektrolyte, Kreatinin, Harnstoff, Herz- und Leberenzyme, Blutzucker und ggf. HbA1c, TSH, ggf. fT3, fT4, Digitalisspiegel, ggf. andere Medikamentenspiegel
- Apparative Untersuchungen:
  - Bildgebung zerebraler Strukturen (CT oder MRT)
  - EKG
  - Thoraxröntgen
- Fakultative Untersuchungen für spezielle Patientengruppen nach klinischer Vorauswahl (durch Facharzt oder in Klinik):
  - Weitere spezifische Laboruntersuchungen
  - EEG
  - Liquoruntersuchung

Praxistipp

Erhöhte Suggestibilität z. B. mit der Fadenprobe oder mit einer Leseprobe ermitteln:
- Patienten auffordern, dem Untersucher einen imaginären Faden aus der Hand zu nehmen
- Patienten auffordern, einen imaginären Text von einem leeren Blatt Papier vorzulesen

9.2.4 Differenzialdiagnosen

- Verhaltensstörungen bei **Demenz** (◘ Tab. 9.3): Zur Abgrenzung des Delirs (v. a. bei älteren Patienten) von einer Demenz können v. a. die folgenden Charakteristika des Delirs genutzt werden:
  - (Per)akute Entwicklung der Symptomatik (auch im Sinne einer akuten Verschlechterung bei vorbestehender Demenz)
  - Fluktuationen im Tagesverlauf
  - Bewusstseinsstörungen
  - Durch formale und inhaltliche Denkstörungen eingeschränkte Kooperationsfähigkeit
  - Suggestibilität
- Vorübergehende **akute schizophrenieforme Zustandsbilder** und **akute affektive Störungen** können mit Zügen von situativer Desorientiertheit und Verwirrtheit einhergehen, auch **psychomotorische Anfalle** können gelegentlich wie ein delirantes Syndrom imponieren

9.2.5 Epidemiologie/Prävalenz

- Ein Delir kann bei jedem Menschen in jedem Lebensalter auftreten, besonders gefährdet sind Kinder und alte Menschen
- Besonders häufig sind delirante Syndrome bei multimorbiden Patienten, Patienten mit vorbestehender Demenz und während einer stationären Krankenhausbehandlung

9.2.6 Verlauf und Prognose

- Das akute Delir ist immer eine schwerwiegende Erkrankung und insbesondere beim älteren Menschen mit einer relativ hohen Letalität behaftet
- Akut ist immer mit einer Verschlechterung der Vitalfunktionen und ggf. mit einem intensivmedizinischen Behandlungsbedarf zu rechnen
- Bei komplikationslosem Verlauf und adäquater Behandlung klingt ein Delir typischerweise innerhalb von 1–2 Wochen ab, leichte kognitive Einschränkungen können noch einige Wochen persistieren; v. a. bei älteren Patienten kann die Rückbildung verbleibender kognitiver Einschränkungen deutlich länger dauern

9.2.7 Therapie

- Notfall: rasche Diagnostik und Therapie erforderlich
- Eine kausale Behandlung ist immer der symptomatischen Behandlung vorzuziehen, was aber oft nicht oder nicht sofort umsetzbar ist
- Risikomedikamente (z. B. Anticholinergika, bestimmte Antibiotika) wenn möglich absetzen
- Kontrolle der Vitalparameter und Flüssigkeitsbilanzierung
- Metabolische Störung korrigieren
- Bei Infektionsverdacht zügige Behandlung mit kalkulierter Antibiose

> Patienten mit dem Vollbild eines Delirs bedürfen der stationären intensivmedizinischen Behandlung!

Pharmakotherapie

- Symptomatische Therapie: **Antipsychotika und Benzodiazepine, Clomethiazol (Distraneurin) bei Alkoholentzugsdelir**
- **Delir mit Wahn und Halluzinationen** und/oder starker psychomotorischer Unruhe und Agitation: hochpotente Antipsychotika
  - Bei erwachsenen Patienten meist aus der Gruppe der Butyrophenone (z. B. Haloperidol, Benperidol), wegen geringer anticholinerger Eigenschaften (hohe extrapyramidalmotorische Potenz wegen der meist kurzen Behandlungsdauer nicht entscheidend; Haloperidol kann unter kardiovaskulärem Monitoring intravenös verabreicht werden)
  - Bei älteren und damit nebenwirkungsempfindlicheren Patienten sollte wegen der etwas geringeren Neigung zu extrapyramidalmotorischen Symptomen Risperidon (Risperdal) als Atypikum bevorzugt werden

▬ Für eine sedierende und gegen **psychomotorische Unruhe** gerichtete Wirkung eignen sich v. a. niederpotente Antipsychotika mit geringer anticholinerger Wirkung (z. B. Melperon)

▬ Besteht ein Delir im Rahmen eines Alkoholentzugssyndroms, ist aufgrund der Senkung der Krampfschwelle von einer Behandlung mit Antipsychotika abzusehen; hier sind Benzodiazepine oder Clomethiazol (Distraneurin) zu bevorzugen (► Abschn. 10.2.3, »Entgiftung«; s. auch ► Abschn. 28.2.5)

❱❱ Alle Antipsychotika senken die Krampfschwelle, die auch schon durch das Delir selbst gesenkt wird, weswegen zur Sedierung, Anxiolyse sowie zur Krampfprophylaxe ggf. Benzodiazepine gegeben werden. Für diese Substanzklasse müssen wiederum mögliche Kontraindikationen aufgrund der atemdepressiven Wirkung bedacht werden.

▪ Präparate, Dosis, Nebenwirkungen

■ Tab. 9.5 Präparateübersicht

Wirkstoff	Handelsname (Beispiel)	Dosis/Tag	Wirkung/Nebenwirkung
Haloperidol	Haldol	1–10 mg	Antipsychotisch/EPS und Krampfschwelle senkend (s. auch ► Kap. 3)
Melperon	Eunerpan	25–200 mg	Antipsychotisch/EPS und Krampfschwelle senkend (s. auch ► Kap. 3)
Risperidon (Off-Label-Gebrauch)	Risperdal	0,5–2 mg	Antipsychotisch, nur mäßig sedierend; häufige Nebenwirkung: orthostatische Dysregulation (s. auch ► Kap. 3)
Diazepam	Valium	2–20 mg	Sedierend, anxiolytisch und antiepileptisch/atemdepressiv und abhängigkeitserzeugend (s. auch ► Kap. 3)
Lorazepam	Tavor	1–8 mg	Sedierend, anxiolytisch und antiepileptisch/atemdepressiv und abhängigkeitserzeugend (s. auch ► Kap. 3)
Clomethiazol	Distraneurin	0,2–2,4 g	Sedierend, anxiolytisch und antiepileptisch/bronchialsekretionssteigernd und abhängigkeitserzeugend

Psycho- und Soziotherapie

— Qualifizierte pflegerische Betreuung
— Kommunikation in klaren einfachen Sätzen, beruhigende Umgebung (Reizabschirmung), Zuwendung wirken sich positiv auf Ängstlichkeit, Unruhe und Desorientierung aus
— Bei bestehender akuter Gefährdung durch psychomotorische Unruhe, Wahn, Halluzinationen und Aggressivität kann zur unmittelbaren Abwendung von akuter Gefährdung eine zeitlich begrenzte Fixierung unter Überwachungsbedingungen erwogen werden, wenn die Situation nicht anders beherrschbar ist

Weiterführende Literatur

Frölich L, Schneider F (2012) Nichtsubstanzbedingte delirante Syndrome (F05) und andere organische psychische Erkrankungen (F04, F06, F07). In: Schneider F (Hrsg) Facharztwissen Psychiatrie und Psychotherapie. Springer, Heidelberg, S 225–232
Frölich L, Hausner L, Schneider F (2012) Demenzen (F00-F03). In: Schneider F (Hrsg) Facharztwissen Psychiatrie und Psychotherapie. Springer, Heidelberg, S 207–224
Kalbe E, Kessler J (2007) Gerontoneuropsychologie – Grundlagen und Pathologie. In: Sturm W, Herrmann M, Münte T (Hrsg) Lehrbuch der klinischen Neuropsychologie. Spektrum, Heidelberg, S 697–727
Rosen WG, Terry RD, Fuld PA, Katzman R, Peck A (1980) Pathological verification of ischemic score in differentiation of dementias. Ann Neurol 7: 486–488
Wallesch C-W, Förstl H (2012) Demenzen, 2. Aufl. Thieme, Stuttgart

Ratgeber für Betroffene und Angehörige
Schneider F (2014) Demenz: Der Ratgeber für Patienten und Angehörige: Verstehen, Therapieren, Begleiten. Herbig, München
Schneider F, Nesseler T (2011) Depressionen im Alter. Die verkannte Volkskrankheit. Herbig, München
Leitlinie Demenzkrankheit für Betroffene, Angehörige und Pflegende: http://www.patientenleitlinien.de/Demenz/demenz.html

Internetlinks
Deutsche Alzheimer Gesellschaft e. V., Selbsthilfe Demenz: http://www.deutsche-alzheimer.de
Deutsche Gesellschaft für Gerontopsychiatrie und -psychotherapie e. V. (DGGPP): http://www.dggpp.de
Hirnliga e. V.: http://www.hirnliga.de
Kompetenznetz Demenzen: http://www.kompetenznetz-demenzen.de
S 3 Praxisleitlinien der Deutschen Gesellschaft für Psychiatrie und Psychotherapie, Psychosomatik und Nervenheilkunde (DGPPN) und der Deutschen Gesellschaft für Neurologie (DGN) https://www.dgppn.de/publikationen/leitlinien.html

Suchtkrankheiten Teil 1 – Suchtkrankheiten allgemein (F1) und legale Suchtmittel

I. Vernaleken, F. Schneider

F. Schneider (Hrsg.), *Klinikmanual Psychiatrie, Psychosomatik und Psychotherapie*,
DOI 10.1007/978-3-642-54571-9_10, © Springer-Verlag Berlin Heidelberg 2016

10.1   Gemeinsame Aspekte der Suchterkrankungen

10.1.1 Definition und diagnostische Systematik

» Sucht ist ein unabweisbares Verlangen nach einem bestimmten Erlebniszustand. Diesem Verlangen werden die Kräfte des Verstandes untergeordnet. Es beeinträchtigt die freie Entfaltung einer Persönlichkeit und zerstört die sozialen Bindungen und die sozialen Chancen des Individuums (K. Wanke; 1985).

ICD-10 klassifiziert nach Substanzgruppe und Störungsbild.
- Theoretisch können für jede Substanzklasse (◘ Tab. 10.1) alle genannten Erkrankungsbilder (◘ Tab. 10.2) vergeben werden, manche Konstellationen sind aber praktisch inexistent (z. B. Entzugsdelir durch Cannabinoide)
- Umfassende Beschreibung einer Erkrankungssituation auch für eine einzelne Substanzklasse bedarf häufig der Vergabe von mehreren ICD-10-Diagnosen

10.1.2 Ätiologie der stoffgebundenen Abhängigkeitserkrankungen

- Vulnerabilität zur Abhängigkeitserkrankung in ungefähr gleichem Maß durch genetische und nichtgenetische Faktoren verursacht
  - Nichtgenetische Faktoren: körperliche Erkrankungen, psychische Komorbiditäten, Erziehung, Umweltereignisse, soziologische, kulturelle Faktoren, weitere gefährdende Außeneinflüsse (z. B. Konsum bejahende Familienstrukturen, Stressful-Life-Events, Traumatisierungen)

◼ **Tab. 10.1** Einteilung der abhängigkeitserzeugenden Substanzen gemäß ICD-10

ICD-10-Kodierung	Abhängigkeitserzeugende Substanzklasse
F10.x	Alkohol
F11.x	Opioide (Heroin, Methadon, Codein, opiathaltige Schmerzmittel)
F12.x	Cannabinoide (Haschisch, Marihuana)
F13.x	Sedativa oder Hypnotika (Barbiturate, Benzodiazepine, Clomethiazol, Chloralhydrat)
F14.x	Kokain (Crack)
F15.x	Andere Stimulanzien (Amphetamine, Ecstasy, Gammahydroxy-butyrat/GHB, Koffein)
F16.x	Halluzinogene (LSD, Psilocybin, halluzinogene Pilze)
F17.x	Tabak
F18.x	Flüchtige Lösungsmittel
F19.x	Multipler Substanzgebrauch und Konsum anderer psychotroper Substanzen (»Polytoxikomanie«); der Substanzgebrauch findet wahllos durcheinander statt, und es ist keine nennenswerte Bevorzugung einzelner Substanzen mehr erkennbar

◼ **Tab. 10.2** Einteilung der suchtspezifischen Störungsbilder gemäß ICD-10

ICD-10-Kodierung	Erkrankungsbild
F1x.0	Akute Intoxikation
F1x.1	Schädlicher Gebrauch
F1x.2	Abhängigkeitssyndrom
F1x.3	Entzugssyndrom
F1x.4	Entzugssyndrom mit Delir
F1x.5	Psychotische Störung
F1x.6	Amnestisches Syndrom
F1x.7	Restzustand oder verzögert auftretende psychotische Reaktion
F1x.8	Sonstige Störung
F18.8	n.n.b

- Die Kausalität zwischen Abhängigkeitserkrankungen und psychisch komorbiden sonstigen Erkrankungen können grundsätzlich folgende Assoziationen aufweisen:
  1. Genetische und Umweltfaktoren prädisponieren mit ähnlichen neurobiologischen Pathways zu beiden Erkrankungen
  2. Psychische Erkrankungen erhöhen die Einnahmewahrscheinlichkeit suchterzeugender Stoffe (z. B. Angsterkrankungen → BZDs/Alkohol; somatoforme Schmerzstörung → Opiate)
  3. Langfristiger Konsum führt zu Komplikationen mit höherer Auftrittswahrscheinlichkeit von psychischen Folgeerkrankungen, die nicht rein stofflich durch die Substanz erzeugt werden (z. B. Alkoholabhängigkeit → sozial prekäre Situation → affektive Erkrankung)

- **Genetik**
- Annahme einer 30–70%igen Heredität für Suchterkrankungen aus Zwillingsstudien
- Ein großer Anteil genetischer Faktoren disponiert generell zu süchtigem Verhalten; häufig assoziiert mit anderen Hochrisikoverhaltensweisen oder psychopathologischen Auffälligkeiten (Abhängigkeitsrisiko nicht vollständig substanzspezifisch)
- Nachkommen von Suchtkranken haben ein vielfach erhöhtes Risiko, ebenfalls zu erkranken, wobei diese Erhebungen keine differenzielle Analyse über die Kausalitäten erlaubt (Genetik, Verfügbarkeit, Erziehung, soziale Umgebung)
- Suszeptibilitätsgene zeigen zumeist nur geringe relative Risiken für den individuellen Träger; jedoch sind auch genetische Varianten mit deutlich höherem Risiko (bzw. protektivem Effekt) vorhanden: sie sind dann allerdings seltener oder ethnisch beschränkt. ALDH2*2-Allel mit alkoholspezifischem Einfluss auf Acetaldehydabbau. → Kumulation toxischen Zwischenprodukts → Protektiv gegenüber Alkoholsucht

- **Umgebungsbedingungen**
- Ansehen, Verfügbarkeit und Konsummuster im familiären Umfeld, dem Bekanntenkreis und innerhalb des gesamtgesellschaftlichen Kontextes beeinflussen die Wahrscheinlichkeit von Abhängigkeitserkrankungen und insbesondere die Wahl der missbrauchten Substanz
- Skog-Theorie der Kollektivität des sozialen Trinkverhaltens: Die mittlere kollektive Alkoholkonsummenge korreliert mit dem Anteil von »Heavy Drinkers«
- Bestimmte soziale Lebensumstände haben veränderte Prävalenzen von Abhängigkeitserkrankungen zur Folge, ohne dass dies einem einfachen

Gradienten des sozialen Status folgt. Chronischer Substanzkonsum führt häufig zu einem sozialen Abstieg
— Wiederholter Konsum psychotroper Substanzen fördert die Fortführung des Suchtverhaltens (Unterschiede zwischen den Substanzen in der zeitlichen Kopplung)
  — Gravierende psychosoziale Folgeerscheinungen des Substanzkonsums reduzieren deutlich die Abstinenzfähigkeit

- Neurobiologie
— Psychotrope Substanzen erhöhen durch direkte (z. B. Dopamintransporter-blockade) oder indirekte Mechanismen (z. B. durch modulierende Inter-neurone) das Ausmaß oder das Signal-Rausch-Verhältnis der Dopaminaus-schüttung in den Basalganglien (insbesondere Ncl. accumbens, ventrales Striatum → Belohnungssystem)
  — Dadurch Modulation von Wahrnehmung und Verhalten
  — In der Folge regelmäßigen Konsums dauerhafte Kopplung suchtmittel-assoziierter Reize mit Aktivität des Belohnungssystems
  — Dadurch Sensitivierung in Bezug auf suchtmittelassoziierte Belohnungs-reize und Desensitivierung gegenüber natürlichen Reizen
  — Minderfunktion inhibitorischer Hirnfunktionen (z. B. Orbitofrontalkortex)

10.1.3 Symptome, Diagnosekriterien (ICD-10)

- Abhängigkeitssyndrom

Gemäß ICD-10 bestehen folgende substanzunspezifische diagnostische Kriterien für das Abhängigkeitssyndrom (F1x.2):

Diagnostische Leitlinien (ICD-10): F1x.2 Abhängigkeitssyndrom
3 oder mehr der folgenden Kriterien müssen gleichzeitig während eines zusammenhängenden Zeitraums von 12 Monaten erfüllt sein:
- Körperliches Entzugssyndrom bei Beendigung des Substanzkonsums häufig physiologisch entgegengesetzt zur Substanzwirkung; wird durch Wiedereinnahme der Substanz gelindert/behoben
- Toleranzentwicklung gegenüber den Substanzeffekten (verminderte Wirkung → Tendenz zur Dosissteigerung)
- Starker Wunsch oder eine Art Zwang, die Substanz zu konsumieren
- Verminderte Kontrolle über Beginn, Beendigung oder Menge des Substanzgebrauchs
- Vernachlässigung wichtiger anderer Aktivitäten und Interessen
- Anhaltender Substanzgebrauch trotz eindeutig schädlicher Folgen

- Die ersten beiden Kriterien beschreiben körperliche Abhängigkeitszeichen, die übrigen Kriterien Anzeichen der psychischen Abhängigkeit
- Die Verteilung der Häufigkeiten der Klassifikationsitems (und damit der eher psychisch vs. eher körperlichen Abhängigkeit) hängt von der Substanzklasse ab
- Insbesondere für Opiate, GABAerge Sedativa und Alkohol bestehen ausgeprägte Formen der körperlichen Abhängigkeit mit Toleranzentwicklung und einer Dosissteigerung, die über die Grenzen der normalen (gesunden) Verträglichkeit hinausgeht; die Entzugszeichen sind gravierend bis z. T. lebensgefährlich (Alkohol, Sedativa)
- Nichtkörperliche Entzugssymptome (z. B. ausgeprägt bei Stimulanzien) werden nicht explizit in der ICD-10 als Kriterium berücksichtigt

- **Schädlicher Gebrauch**

> **Diagnostische Leitlinien (ICD-10): F1x.1 Schädlicher Gebrauch**
> - Konsummuster (nicht einmaliger Konsum), welches zu einer tatsächlichen körperlichen oder psychischen Störung führt
> - Die Kriterien der Abhängigkeit (▶ »Abhängigkeitssyndrom«) sind noch nicht erfüllt

Schädlicher Gebrauch ist in der ICD-10 nur unscharf definiert und gegenüber der Abhängigkeit abgegrenzt.

Der Begriff »**riskanter Konsum**« (♀ 20 g Alkohol/Tag; ♂ 40 g Alkohol/Tag) beschreibt nur eine Konsummenge und ist keine Diagnose gemäß ICD-10.

Im amerikanischen DSM-5 wird dagegen nun ein Kontinuummodell von der leichten zur schweren »Substance Use Disorder« formuliert.

- **Akute Intoxikation**
- Eine akut durch den Konsum von psychotropen Substanzen ausgelöste und verursachte Störung von psychischen und/oder physiologischen Funktionen
- Vorübergehender Zustand, der unter Berücksichtigung der Kinetik der Substanz nach Sistieren der Substanzeinnahme ohne therapeutische Intervention abklingt, solange keine strukturellen Schäden bei schweren Intoxikationen entstanden sind
- Die eingenommene Dosis sollte mit der Symptomatik korrelieren; dies ist allerdings häufig durch interindividuell unterschiedliche Vulnerabilitäten eher in Bezug auf intraindividuelle Dosis-Wirkungs-Beziehungen zu sehen

- **Entzugssyndrom (mit/ohne Delir: F1x.3/F1x.4)**
  - Psychische und/oder körperliche Symptome, ausgelöst durch das Absetzen bzw. die Dosisminderung einer regelmäßig eingenommenen psychotropen Substanz
  - Durch Toleranzentwicklung aufgrund regelmäßigen Konsums; Dosiserhöhung häufig notwendig zum Aufrechterhalten der entsprechenden Substanzwirkung
  - Dauer und Gefährdungsgrad sind substanzspezifisch und abhängig von Ausmaß der Toleranz sowie zentralnervösen Vorschäden
  - Beendigung oder Milderung durch Wiederaufnahme des Konsums (außer bei schon aufgetretenem Delir); abzugrenzen sind: Reboundphänomen (d. h. Wiederauftreten unangenehmer Gefühle, welche zuvor vom Suchtmittel verhindert wurden; häufig bei Benzodiazepinen) oder Symptome durch den metabolischen Abbau der Substanz (»Kater«)
  - Zumeist sind die Entzugszeichen den pharmakodynamischen Wirkungen der Substanz entgegengesetzt (z. B. BZD: Anxiolyse → Angst; Opiate: Obstipation → Diarrhö etc.)
  - Körperliche Entzugssymptome v. a. bei Alkohol, GABAergen Sedativa und Opiaten
  - Alkohol und Sedativa: Es können lebensgefährliche Ausmaße erreicht werden, Auftreten eines Delirs möglich (► Abschn. 10.2.3, »Komplikationen der Alkoholentgiftung«)

- **Psychotische Störung (substanzbedingt)**
  - Gewöhnlich innerhalb von 48 h auftretender Zustand einer substanzbedingten Psychose
  - Risiko ist substanzbezogen (zumeist Stimulanzien, Alkohol oder Kokain) und variabel; häufig Störungen der Psychomotorik und Affektlage
  - Abklingen innerhalb von kurzer Zeit (i.d.R. wenige Tage bis max. 4 Wochen; Flashbacks oder verzögert auftretende Psychosen sollten unter F1x.7 diagnostiziert werden: verzögert auftretende psychotische Störung)
  - Die Diagnose soll nicht bei der Intoxikation mit Halluzinogenen gestellt werden (da hier Ausdruck normaler Substanzwirkung)

- **Amnestisches Syndrom**
  - Die Definition der Erkrankung orientiert sich stark an der Symptomatik des bei fortgesetztem Alkoholkonsum auftretenden Korsakoff-Syndroms mit der Trias
    - Kurzzeitgedächtnisstörung/Merkfähigkeitsstörungen
    - Ausgeprägte Konfabulation
    - Zeitliche Orientierungsstörungen
  - Typisch sind die z. T. noch sehr gut erhaltenen sonstigen kognitiven Leistungen (Exekutivfunktionen und das Sofortgedächtnis)

- Hinweise auf chronischen und hohen Substanz-(Alkohol-)Konsum
- Abzugrenzen sind die substanzbezogenen Demenzen (F10.73)

10.1.4 Differenzialdiagnosen

- Durch die Substanzbezogenheit beziehen sich differenzialdiagnostische Erwägungen auf die Diagnose der Subentitäten stoffbezogener Suchterkrankungen (z. B. schädlicher Gebrauch vs. Abhängigkeitssyndrom)
- Häufig finden sich psychiatrische Komorbiditäten (Angststörungen [▶ Kap. 14], affektive Störungen [▶ Kap. 13], Persönlichkeitsstörungen [▶ Kap. 21] und Psychosen [▶ Kap. 12]
- Charakteristika dieser komorbiden Erkrankungen interagieren deutlich; auch finden sich Hinweise auf gemeinsame Pathomechanismen
- Von einer simplizistischen Spekulation kausaler Beziehung innerhalb der Komorbiditäten sollte individuell in aller Regel abgesehen werden

10.1.5 Epidemiologie/Prävalenz

- Häufige Aufteilung in legale und illegale Suchterkrankungen:
  - Legal: Alkohol, Tabakabhängigkeiten, Sedativa, zugelassene Opioide (dennoch nur als BtM-Rezept erhältlich), Inhalanzien
  - Illegal: Stimulanzien (außer Modafinil oder Lisdexamfetamin und Methylphenidat), nicht zugelassene Opioide, Kokain, Halluzinogene und Cannabis (▶ Kap. 11)
  - Psychotrope Substanzen gelten nur dann als illegale Drogen, wenn sie explizit im Betäubungsmittelgesetz aufgeführt sind
  - Insbesondere in der Gruppe der Halluzinogene immer mehr »designte« Drogen, welche den Eingang in diese Anlage noch nicht gefunden haben und somit offiziell nicht illegal sind, aber dennoch klar halluzinogene Wirkung haben (sog. »legal highs«)
  - Legale Suchtmittel – Abhängigkeit: Alkohol 1,8 Mio. (3,4%); Nikotin 5,6 Mio. (10,8%); Benzodiazepine 1,1 Mio. (2,1%); schädlicher Gebrauch von Alkohol 1,6 Mio. (3,1%); riskanter Konsum von Alkohol ca. 10 Mio. (19,3%)
  - Problematisch ist insbesondere der frühe Konsum im Kindes- und Jugendalter von Alkohol und Nikotin
  - Zunahme von Binge-Drinking-Verhalten mit intermittierendem – dann aber heftigem und gefährdendem – Konsum

- Der Anteil an Frauen an den Patienten variiert massiv zwischen den Substanzklassen; er überwiegt deutlich bei den Medikamenten, ist gleichverteilt bei Nikotin und zeigt sich unterrepräsentiert beim Alkohol

10.1.6 Verlauf und Prognose

- Erstkonsumphase teilweise in der jungen Adoleszenz (z. B. für Alkohol, Nikotin), aber abhängig von der Substanzklasse (z. B. Benzodiazepine eher später)
- Entwicklung der Abhängigkeit nach initial noch kontrolliertem, aber erhöhtem Konsum; die Verhältnisse zwischen bestimmungsmäßigen Konsumenten und Personen mit süchtigem Konsum sind hoch substanzabhängig (günstig bei Alkohol, moderat bei Nikotin, ungünstig bei Opiaten)
- »Burden of Disease« ausgedrückt in »disability adjusted life years« für Alkohol mit 10 Mio. (10,7% aller verlorener Lebensjahre) in Europa sehr hoch
- Die sozialpsychiatrischen Konsequenzen sind für Alkohol und Drogenabhängigkeiten erheblich
- Großer Anteil undiagnostizierter Patienten, die sich nicht für abhängig halten; auch bei diagnostizierten und therapiewilligen Patienten häufig Rückfälle nach Entzugsbehandlungen; Therapieverläufe mit regelmäßigen Abfolgen von Entzug–Abstinenz–Rückfall häufig
- Nicht selten kommt es zu einer Verlagerung des Suchtmittels (häufig von illegalen Suchtmitteln zu Alkohol)
- Die Nikotinabhängigkeit ist eine sehr häufige begleitende Sucht zu allen anderen Suchtmitteln

10.1.7 Therapie

- Die Grundprinzipien der Therapie folgen zumeist einem gemeinsamen Aufbau
- Die Relevanz der Einzelmaßnahmen variiert zwischen Substanzklassen, der individuellen Situation sowie den psychosozialen Begleitsituationen der Suchtmittel (legal/illegal; hohes/niedriges Depavationsrisiko; hohe/geringe soziale Akzeptanz; Häufigkeit körperlicher Folgeerscheinungen)
- Insbesondere bei der Alkoholabhängigkeit werden nahezu alle Therapieschritte angeboten und idealerweise vollzogen (exkl. Substitution)
- Die Grundstruktur der Behandlungsschritte gliedert sich auf in:
    - Früh- und Kontaktphase bzw. Intervention
        - Erkennen und Sichern der Diagnose
        - Überzeugen des Patienten von der Erkrankung

- Förderung der Therapiemotivation
- Vermittlung und Organisation der Therapieschritte
- Entgiftung
  - Körperliche Entgiftung/Normalisierung der Toleranz
  - Überwindung von Absetzeffekten bei Substanzen ohne massive körperliche Abhängigkeit (z. B. Dysphorie, Anspannung, Angst)
  - Bearbeitung drängender psychosozialer Probleme
  - Festlegung der Ziele (Abstinenz, Harm Reduction, Substitution)
- Entwöhnung, ggf. Substitution
  - Psychoedukation
  - Psychotherapeutische Behandlung
  - Tagesstrukturierende Maßnahmen
  - Soziotherapie
- Nachbehandlung
  - Sicherung der Adhärenz zum Suchttherapeuten
  - Monitoring des Konsumverhaltens
  - Psychosoziale Begleitung
  - Rückfallbearbeitung
  - Selbsthilfegruppen (formal keine Behandlung, aber empfehlenswert)
- Qualifizierte Entgiftung: Integration von Inhalten der Entwöhnung in die Entgiftungsphase; sie kann die Abstinenz bzw. Konsummengen deutlich gegenüber dem Ergebnis einer reinen Entgiftung verbessern

---

- Komponenten der qualifizierten Entgiftung:
  - Kontrollierte sichere körperliche Entgiftung (Einzel- und Gruppenvisiten, ärztliche und psychologische verhaltenstherapeutische Einzelgespräche, Psychoedukation)
  - Rückfallprophylaxegruppe (häufig manualisiert)
  - Soziales Kompetenz- und Expositionstraining
  - Kommunikationstraining
- Therapien zur Wiederherstellung der Alltagskompetenz
  - Physiotherapie
  - Entspannungsverfahren
  - Soziotherapie
  - Ergotherapie
  - Tagesrückblick
  - Somatische Begleitdiagnostik und Behandlung
  - Assessment von Symptomatik und Therapieerfolg

- Traditionell wurde in Deutschland die Entgiftung eher der akutmedizinischen Behandlung zugeschrieben, während die Entwöhnungsmaßnahmen in Rehabilitationseinrichtungen durchgeführt und entsprechend finanziert werden
- Medikamentöse Maßnahmen:
  - Hilfreich/z. T. notwendig bei der Entgiftung
  - Bestandteil der Substitutionsbehandlung
  - Möglicher Einsatz in der Entwöhnung als Anti-Craving-Substanzen
- Komorbide Erkrankungen sollten indikationsgemäß begleitend behandelt werden

10.2 Alkohol (F10)

- **Substanzeigenschaften**
- Niedermolekulare gut wasserlösliche natürliche Substanz
- GABAA-agonistische und NMDA-antagonistische Wirkungen (die entsprechenden Rezeptoren unterliegen hoher Toleranz)
- Erhöhung der Enzephalinausschüttung → Disinhibierung der VTA-NAc Dopaminausschüttung
- Sensitivierung der 5-HT$_3$-Rezeptoren → Disinhibierung der VTA-NAc Dopaminausschüttung
- Dosisabhängige Blockade von spannungsabhängigen Kalziumkanälen
- Viele weitere Rezeptorwirkungen bei höheren Konzentrationen

- **Klinische akute Alkoholeffekte**
- Initial: Anxiolytisch, lösend-entaktogene Wirkung, muskelentspannend
- Später: Dysarthrie, Dysmetrie, Ataxie, Euphorie, verminderte Risikoabwägung, Sedierung, Reaktionszeitminderung
- Final: Schwere Bewusstseinsstörung bis zum Koma; Atemdepression, arrhythmogenes Potenzial

10.2.1 Alkoholassoziierte Erkrankungen

- Alkoholintoxikation: Typische dosisabhängige Symptome der Alkoholwirkung (s. oben); Foetor ex ore
  - Validierung: Messung des Atemalkohols und der venösen Blutalkoholkonzentration
  - Schwere Intoxikationserscheinungen bei Personen ohne Toleranz ab ca. 2‰
  - Alkoholtoleranz kann diese Grenze bis zu 4‰ heraufsetzen
- Diagnostik der Alkoholabhängigkeit: Erreichen von 3 der 6 Abhängigkeitskriterien gemäß ICD-10 (▶ Abschn. 10.1.3, »Abhängigkeitssyndrom«)

- Primär hohe Anfälligkeit zur Toleranzentwicklung mit Dosissteigerung und Entzugszeichen bei Absetzen → Körperliche Abhängigkeit
- Die Anwesenheit einer Toleranz ist aber nicht zwingend erforderlich
- Binge-Drinking-Verhalten kann bei regelhaft verlorener Kontrollfähigkeit und anderen psychogenen Suchtcharakteristika einer Abhängigkeit entsprechen (Entzugszeichen hier selten, akutes Intoxikationsrisiko jedoch erhöht)
- Patienten berichten vor der Erstdiagnose selten spontan über Symptome bzw. die Möglichkeit einer Suchtentwicklung (Scham, Kränkung, Unkenntnis)
- Klinische Hinweiszeichen: Detektion regelmäßigen Alkoholkonsums, erhöhte Lebertransaminasen (insbesondere γ-GT), Zustände einer makrozytären Anämie, Thrombopenien, Elektrolytverschiebungen, erhöhtes HDL (s. auch Zimmermann et al. 2012, Tab. 19.1), später auftretende Organschäden anzeigende Zeichen wie Rötung des Gesichts (Rosacea beachten), des Dekolletés, der Handinnenflächen (Palmarerythem), Leberhautzeichen, Hypogonadismus, Bauchglatze, Dupuytren-Kontraktur, Häufungen von Pankreatitiden, traumatische Ereignisse, unklare epileptische Krampfereignisse
- Bei Hinweisen auf eine Alkoholerkrankung Validierung eines möglicherweise krankhaften Konsummusters durch gerichtete Anamnese, Screeninginstrumente des Alkoholkonsummusters (z. B. AUDIT oder MALT; ▶ Arbeitsmaterial AUDIT-C-Screening-Test) sowie eine Fremdanamnese; insbesondere die Verwendung des Laborparameters Carbohydrat-defizientes Transferrin (CDT) ist für eine Bestätigung eines regelmäßigen Alkoholkonsums relevant
- Patienten stehen wegen der Stigmatisierung der Erkrankung einer Diagnostik häufig widerständig gegenüber (z. T. auch Familienangehörige): daher kann die Verwendung der Motivationalen Gesprächsführung zur gleichzeitigen Anamneseerhebung und Motivationsförderung sinnvoll sein

Carbohydrat-defizientes Transferrin (CDT)
- Langzeitparameter für die vergangenen 3–4 Wochen
- Sensitivität 80%
- Spezifität 98%
- Transferrin → Polypeptid mit 679 Aminosäuren
- Vor allem am N-terminalen Ende Polysaccharidketten (sialinsäurehaltig)
- 3–6 Sialinsäurereste pro Molekül sind normal
- Unter Alkohol erhöht sich der Anteil von 0–2 Restmolekülen
- Ab Trinkmengen von 20(♀)–30(♂) g/Tag
- Angabe i.d.R. in Prozent (positive über 2,5%)
- Falsch niedrig: Schleifendiuretika, akuter Blutverlust
- Falsch hoch: genetische Variante, Leberschäden (CA oder Zirrhose), Antikonvulsiva/ACE-Hemmer, Anorexie, rheumatische Erkrankungen, COPD

> **Widmark-Formel**
> Blutalkohol (‰) = A – 15% Resorptionsdefizit/(r×G), wobei
> - A: aufgenommener Alkohol in Gramm
> - r: Verteilungsfaktor im Körper (0,7 für Männer/0,6 für Frauen)
> - G: Körpergewicht in Kilogramm

10.2.2 Komorbidität und Folgeerkrankungen

- Psychisch
- Erhöhtes relatives Risiko für insbesondere depressive Erkrankungen, Angsterkrankungen und Persönlichkeitsstörungen (v. a. emotional instabil und dissozial, aber auch unsichere Persönlichkeitsstörung), zu anderen Suchterkrankungen hohe Kreuzanfälligkeit, zu Benzodiazepinabhängigkeiten Kreuztoleranz

- Somatisch
- Fettleber, Alkoholhepatitis, Leberzirrhose inkl. Folgeerscheinungen
- Kardiomyopathie, Pankreatitis, Gastritis
- **Vitamin-B-Mangelerkrankungen** (durch unzureichende Ernährung; durch mit Alkohol einhergehende Gastritis Störung der enteralen Resorption von Thiamin)
  - Mangel an Vitamin B_1 (Thiamin) kann zur Wernicke-Enzephalopathie und zum Marchiafava-Bignami-Syndrom führen (▶ Abschn. 10.2.4)
- Häufig Elektrolytverschiebungen, Hyponatriämie, Hypokaliämie bei Hypovolämie
- Thrombopenien
- Mallory-Weiss-Syndrom
- Porphyria cutanea tarda
- Polyneuropathie
- Teratogenität
- Erhöhtes Neoplasierisiko (insbesondere oropharyngeal)
- Demenz
- Marchiafava-Bignami-Erkrankung
- Zentral pontine Myelinolyse

> Patienten mit einer Alkoholabhängigkeitserkrankung sollten gut somatisch abgeklärt werden, sie finden sich nicht selten aber auch primär wegen der somatischen Beschwerden zur Therapie ein.

10.2.3 **Therapie**

- Therapie muss sich auseinander setzen mit den Problembereichen
    - Ubiquitäre Verfügbarkeit und soziale Akzeptanz des Suchtmittels
    - Starke Stigmatisierung der abhängigen Patienten
    - Sehr starke Toleranzentwicklung
    - Massive Entzugssymptome (bis hin zu letalen Verläufen)
    - Erhebliche invalidierende körperliche und soziale Konsequenzen des dauerhaften Konsums
- Primäres Behandlungsziel: Abstinenz auf Lebenszeit (allerdings selten erreicht). Ein tatsächlich kontrollierter Konsum ist i.d.R. nicht möglich. Reduktion von Trinkmengen [Heavy Drinking Days = 5 (4 bei Frauen) oder mehr »Standard Drinks« pro Tag] und Erhöhung der Anzahl trinkfreier Tage rücken als realistischeres Ziel zunehmend in den Vordergrund. Rückfälle sind Regelfälle
- Motivationsfördernde Strategien und psychoedukative Modelle sind daher häufig prototypisch für die Alkoholabhängigkeitserkrankung entwickelt worden

- **Motivationsförderung**
- Kränkungen und direkte Konfrontationen meiden; Verwendung i.w.S. gesprächspsychotherapeutischer Methoden (z. B. Motivationale Gesprächsführung wie klientenzentriert-empathisch, aktives Zuhören, kognitive Diskrepanzen entwickeln, Stärkung der Selbstwirksamkeitserwartung)
- Bewusstsein für pathologisches Verhalten und Veränderungsbereitschaft schaffen
- Häufig ist dies Aufgabe von Nichtpsychiatern
- Nähe zu psychiatrischen Behandlungskonzepten und Institutionen schaffen

Entgiftung
- Notwendige, aber nicht hinreichende Voraussetzung für spätere Behandlung
- Primäre Ziele sind aufgrund der starken Toleranzentwicklung die Reduktion von schweren Komplikationen (epileptische Krampfanfälle, Delir, Wernicke-Enzephalopathie, Elektrolytentgleisung inkl. Folgen, Multiorganversagen; s. auch Zimmermann et al. 2012, Tab. 19.4), nur dann ambulant, wenn mit hoher Wahrscheinlichkeit keine Komplikationen zu erwarten sind
- Immer in Medikationsbereitschaft und mit klar definierten Dosierungsstrategien
- Üblich ist die schrittweise Reduktion von GABAA-agonistischen Stoffen, im Sinne einer kurzfristigen Substitution; alternativ ist auch eine symptomadaptierte Behandlung ohne GABAerge Substanzen (Carbamazepin, Tiaprid, s. unten) bei allerdings höheren Risiken möglich

- Wiederholte Entzüge führen aufgrund des Kindling-Effekts zur erhöhten Exzitabilität der neuronalen Strukturen mit schwereren Verlaufsformen, problematischeren Konditionierungsvorgängen und erhöhter Krampfgefährdung
- Qualifizierte Entgiftungsangebote (ca. 3 Wochen, ▶ Abschn. 10.1.7) häufig Standard

- **Alkoholentzugszeichen und ihre Behandlung**
- Symptomcluster (in absteigender Häufigkeit):
    - Psychische Beschwerden (Angst, Unruhe, Dysphorie, Schlafstörungen)
    - Physiologische Beschwerden (Tremor, Hypertonie, Tachykardie, Tachypnoe, Hyperhidrosis, Nausea, Zephalgien, Temperaturerhöhung)
    - Krampfanfälle
    - Delir
- Auftreten zeitlich eng (wenige Stunden) an die Reduktion/das Sistieren des Alkoholkonsums gekoppelt. Auftreten bei Patienten mit hoher Toleranz bereits bei noch relevanten Blutalkoholspiegeln (1–2‰); Behandlung dann auch nach sorgfältiger Diagnostik und Abwägung notwendig
- Basiert primär auf der Gegenregulation des Körpers auf den GABAA-agonistischen (primär solche mit δ-Subunits), NMDAR- und AMPAR-inhibitorischen Effekt von Alkohol. Konsequenz: Herabregulation von GABAA-Rezeptoren, Erhöhung der Glutamatausschüttung, höhere NMDA-Subunit-Expression und ein verminderter Glia-Uptake; in plötzlicher Abwesenheit des Alkohols: Hyperexitabilität (vermehrte exzitatorische Glutamatwirkung und verminderte inhibitorische GABAA-Wirkung)
- Der Schweregrad hängt (insbesondere in Bezug auf Delir und Krampfanfälle) von der Menge und Regelmäßigkeit des Alkoholkonsums ab und erhöht sich bei zunehmenden strukturellen Folgeerscheinungen hoher Frequenz der Entzugsbehandlung, BDNF-Mangel sowie schlechtem Allgemeinzustand
- Hochfrequentes Monitoring der Entzugssymptomatik und darauf basierte Behandlung: Deutsche Version der Clinical Institute Withdrawal Assessment for Alcohol Scale (CIWA-A-Skala, Stuppäck et al. 1995; ▶ Arbeitsmaterial Alkohol-Entzugs-Skala) oder Alkoholentzugsbogen (AESB, Lange-Asschenfeldt et al. 2003)
- Sicherste und überlegenste Form der Behandlung: symptomassoziierte Zugabe von GABAA-Agonisten (Clomethiazol oder Benzodiazepine). Die Verabreichungsmenge ist durch die Beobachtungsinstrumente operationalisiert, bedarf aber der ärztlichen Supervision. Zum Teil hohe notwendige Tagesdosen (z. B. bis zu 240 mg Diazepam) können so recht sicher appliziert werden. Der Bedarf ist hochindividuell. Die Verabreichung wird initial 2-stündlich bedarfsadaptiert gesteuert

- Sukzessive Reduktion der Tagesdosen; Entzug selten länger als 9 Tage
- Alternatives (nicht primär empfohlenes) Schema: Symptomorientierte Verabreichung von Carbamazepin (bis zu 800 mg/Tag) und Tiapridex (bis zu 1200 mg; selektiver D_2-Antagonist) z. B. für die ambulante Entgiftung
  - Gegebenenfalls zu erwägen unter der Konstellation: Geringe Trinkmengen, keine relevanten Folgeerkrankungen, unkomplizierte vorangegangene Verläufe, gute Compliance
- Durch standardisierte Alkoholentzugsbehandlung konnten die Frequenzen von Delirien und Krampfanfällen drastisch reduziert werden
- Vitamin-B_1-Verabreichung (leichte und mittlere Entzugssyndrome: oral 3-mal 100 mg/Tag)
- Wegen der saturierbaren enteralen Transportsituation von Vitamin B_1 sollte die Verabreichung parenteral (für 1 Woche 100 mg im/i.v.) durchgeführt werden bei: Mangelernährung, dauerhaft relevantem Spirituosenkonsum (ab 500 ml/Tag), Delir oder Krampfanfall in der Anamnese, geringsten Hinweisen von Augenmuskelbewegungsstörungen (insbesondere vertikale oder sakkadierte Blickfolgebewegung)
- Unterlassen der Vitamin B_1-Substitution erhöht das Risiko von Wernicke-Enzephalopathien und Marchiafava-Bignami-Syndrom mit dem Risiko bleibender kognitiver Störungen

- **Komplikationen der Alkoholentgiftung**
- **Alkoholentzugsdelir**
- Das alkoholassoziierte Delirium tremens zeigt die klassische Symptomatik eines Delirs (verminderte Klarheit von Wahrnehmung inkl. Halluzinationen, häufig optisch, und Aufmerksamkeit, psychomotorische Auffälligkeiten (vermehrt/vermindert), Desorientierung, Desorganisiertheit, Suggestibilität, Verlust der Tag-Nacht-Rhythmik) mit schweren alkoholentzugsassoziierten Vegetativzeichen
- Es kommt regelhaft zu massiven Verhaltensstörungen mit Eigen- oder Fremdgefährdung; das Risiko für weitere Folgekomplikationen ist erhöht
- **Cave:** Patienten mit schlecht therapierbaren oder fortgeschrittenen Alkoholentzugsdelirsyndromen bedürfen intensivmedizinischer Behandlung und können in psychiatrischen Einrichtungen nicht ausreichend versorgt werden

- **Therapie des Alkoholentzugsdelirs**
- Kontrolle und Stabilisierung der Vitalfunktionen
- Parenterale Flüssigkeitszufuhr
- Elektrolytausgleich (langsam: insbesondere beim Natriumausgleich)
  - Parenterale Vitamin-B_1-Gabe, 50–100 mg i.v., da sonst eine Wernicke-Enzephalopathie droht; Vermeiden von glukosehaltigen Infusionen
  - Thromboseprophylaxe

- Frühzeitiger Beginn einer antipsychotischen Medikation (häufig verwandt Haloperidol 5–30 mg/Tag oral)
- Unzureichende Datenlage für Antipsychotika der 2. Generation (SGA)
- **Cave:** Parenterale Haloperidolgabe nur unter Monitorbedingungen (intensivmedizinische Situation/parenterale und orale Bioverfügbarkeiten/Dosen nicht vergleichbar/keine Übertragbarkeit auf standardisierte Behandlung)

Entwöhnung

- Zunehmend häufiger werden relevante Anteile der Entwöhnung bereits in die Entgiftungsphase integriert (Qualifizierte Entgiftung, ▶ Abschn. 10.2.3, »Entgiftung«)
- Vereinigung aller unter Therapie (▶ Abschn. 10.1.7) genannter Aspekte der Suchtmittelentwöhnung
- Psychoedukation in manualisierten Rückfallprophylaxegruppenmanualen zur Vermittlung der Grundzüge biologischer Sucht- und (kognitiv-)verhaltenstherapeutischer Modelle
- Verhaltenstherapie sind die individuelle Detektion von Auslösesituationen (Craving, Trinkaufforderung, Kränkungen, Misserfolge, Übermut, Wunsch, kontrolliert trinken zu wollen, Alkoholreizwahrnehmung), Aufspüren von Ambivalenzen gegenüber der Abstinenz, Achtsamkeit gegenüber relevanten Situationen und Verhaltensweisen, Alternativkognitionen und -verhalten, Vermeidung der Auslösung von Widerständen des Patienten
- Weniger alkoholspezifische VT-Module: Kommunikationstraining, Stressbewältigungstraining, Einübung von Tagesstrukturierung, Alltagsfertigkeiten vermitteln
- Übliche Maßnahmen der Therapie: Ergo- oder Arbeitstherapien, Physiotherapien, Entspannungstraining, Projektgruppen
- Individuelle soziotherapeutische Begleitung zur Sicherung oder Perspektivenplanung von Wohn-, Arbeits- und Finanzsituation nach Beendigung der Entwöhnung; idealerweise unmittelbare Überleitung in die Nachbetreuung
- Wirksamkeitsanalysen konnten kaum eine generelle Überlegenheit in der Wirksamkeit einer der genannten Bestandteile der Therapie erkennen lassen
- Entwöhnungsmaßnahmen können vollstationär oder auch ambulant erfolgen

Nachsorge

- Aufgrund des chronischen Charakters entscheidend für den Therapieerfolg
- Ziel ist hohe Haltequote zwischen Therapeuten und Patienten, Aufrechterhaltung der Aufmerksamkeit bezüglich der Erkrankung, Motivationsförderung, Abstinenz positiv verstärken, komorbid auftretende Störungen erkennen und behandeln, unmittelbar auf sozialpsychiatrische Komplikationen reagieren, Rückfälle bearbeiten

- Hochfrequente (später niederfrequentere) kürzere Kontakte bei Ambulanzen
- Im Einzelfall sind spezifische Einzelpsychotherapien hilfreich
- Ambulanzen mit aufsuchender Infrastruktur sind für Hochrisikopatienten hilfreich

- **Rückfallbearbeitung**
- Unterscheidung zwischen Rückfällen mit längerer Konsumdauer und zunehmenden Alkoholmengen gegenüber frühzeitiger Detektion von Alkoholkonsum (oder vom Patienten beendeter kurzer Alkoholkonsumphase); letztere Konstellation wird häufig als »Ausrutscher« bezeichnet
- Ein relevanter Rückfall → stationäre Entgiftung (nur bei bekanntermaßen gutartigen Entzugsverläufen ambulante Entgiftung)
- Individuelle und konkrete Evaluation von Auslösesituation, Kognitionen und den Gründen für das Versagen der Alternativstrategien
- Bei Patienten mit sehr hohen Frequenzen oder aber deutlich ausgeprägter Ambivalenz zur Abstinenz kann im Einzelfall erwogen werden, das Abstinenzziel aufzugeben und auf eine Reduktion von Trinktagen und kumulativen Trinkmengen zu achten; hier sind insbesondere Therapien mit μ-Opiat-Antagonisten wirksam

- **Pharmakologische Rückfallprophylaxe**
- Anti-Craving-Substanzen sollen den Trinkdruck, die kumulative Trinkmenge und die Abstinenzraten reduzieren sowie die Anzahl der trinkfreien Tage erhöhen
- Zugelassen sind **Acamprosat** (Campral), die beiden μ-Opiatantagonisten **Naltrexon** (Nemexin) und **Nalmefen** (Selincro)

Praxistipp

Frühe Studien konnten 10–15% höhere Abstinenzraten gegenüber Plazebo darstellen; neue Studien relativieren dies. Eher findet sich eine signifikante Reduktion von Heavy Drinking Days und eine Erhöhung der Anzahl der trinkfreien Tage.

- - **Acamprosat**
- Anlagerung an Spermidin-positiver Bindungsstelle des NMDA-Rezeptors
- Dort Modulation der NMDA-vermittelten Effekte
- Reduktion der Glutamatkonzentration im Entzug
- Erhöhung erniedrigter Basal-GABA-Spiegel

- Dosierung: < 60 kgKG 4-mal 333 mg; ≥ 60 kgKG 6-mal 333 mg in 3 Tagesdosen
- Nebenwirkung:
  - Häufig: GIT-Beschwerden, reduzierte Libido, Juckreiz, makulopapulöses Exanthem
  - Sehr selten: Urtikaria, Angioödem, Anaphylaxie; KI: Patienten mit Niereninsuffizienz; schwere Leberinsuffizienz (Childs-Pugh-Klasse C)

■ ■ Naltrexon

- Kompetitiver Antagonist an μ-Opiat-Rezeptoren; HWZ (Naltrexon/6ß-Naltrexol) = 4/13 h; tägliche Einnahme von 50 mg ausreichend
- Nebenwirkung: Häufig bis sehr häufig: GIT-Beschwerden, Appetitstörungen, Durstgefühl, Schlafstörungen, Unruhe, Kopf-, Muskel- und Gelenkschmerzen, mannigfaltige Störungen der Affektregulation; sehr selten bis gelegentlich: Müdigkeit, vegetative Störungen (RR, Puls, Schwitzen etc.), Leberwerterhöhungen, Überempfindlichkeitsreaktionen, Exantheme, delirante Symptomatik; KI: akute Hepatitis, schwere Leberinsuffizienz, Opioidtherapie/Substitution bzw. illegaler Konsum
- **Cave:** Eine Opiatfreiheit sollte für mind. 2 Wochen gesichert sein (Screening); bei Zweifeln/Unsicherheit Narcanti-Test durchführen (2 ml i.v. fraktioniert)

■ ■ Nalmefen

- Antagonist an opioidergen μ- und δ-Rezeptoren und partieller Agonist am κ-Rezeptor (Opioidrezeptormodulator); t_{max} = 1 h; HWZ = 13 h
- Zur Einnahme bei Bedarf zugelassen (max. 1-mal 18 mg/Tag)
- Tablette bei Trinkdruck 1–2 h vor dem voraussichtlichen Alkoholkonsum oder (wenn nicht mehr erreichbar) direkt nach dem Alkoholkonsum einnehmen
- Nebenwirkung: Sehr häufig Schwindel, Kopfschmerzen, Übelkeit und Schlafstörungen
- Kein besonderes Risiko in der Kombination von Nalmefen und Alkohol; bei leichten bis mittelschweren Leberfunktionsstörungen häufigere Überwachung nötig

Gegenanzeigen:
- Gleichzeitige Indikation für Opiatpräparate, sonstige Opiateinnahme oder -entzug, schwere Leber- oder Nierenfunktionsstörung, Patienten mit in jüngster Zeit aufgetretenen Entzugserscheinungen

- ■ Medikamentöse Aversivtherapie
- **Disulfiram** (Antabus)
  - Therapie: massive metabolisch bedingte aversive physiologische Zustände nach Alkoholeinnahme; dies soll Patienten davon abhalten, der Versuchung zu erliegen, bei Trinkdruck Alkohol zu trinken
- Die Substanz ist in Deutschland nicht mehr erhältlich

> ❯ Die Verordnung von Tranquilizern (Benzodiazepinen) für alkoholabhängige Patienten, häufig aufgrund von beklagten Schlafstörungen und »zur Beruhigung«, trägt meist nur zur Chronifizierung der Suchterkrankung bei und ist daher als Kunstfehler anzusehen (»Krankheit auf Rezept«).

10.2.4 Neuropsychiatrische alkoholassoziierte Störungen und ihre Behandlung

Wernicke-Enzephalopathie (E51.2)

- Häufigste akut verlaufende Komplikation bei Patienten mit Alkoholabhängigkeit
- Durch Vitamin-B_1-Mangel hervorgerufene degenerative Hirnveränderung; Schrumpfung und bräunliche Verfärbung der Mammilarkörper und der Hirnareale um den 3. Ventrikel als Ausdruck stattgefundener punktförmiger Hirnblutungen
- Mangel bei Alkoholerkrankten ist multifaktoriell: Verminderte Aufnahme von Vitamin B_1 (Thiamin) durch Transporter im Jejunum und Ileum. Verminderte hepatische Thiaminspeicherung, verminderte nutritive Aufnahme. Gefährlich ist eine Zunahme der Kohlenhydrataufnahme unter Behandlungsbedingungen, die den Thiaminbedarf erhöht
- Klinisch treten Wernicke-Enzephalopathien häufig im Verlauf komplizierter oder nicht adäquat durchgeführter Entzugssituationen auf
- Obgleich pathologisch definiert, ist das Erkennen durch eine klinische Symptomtrias von Augenbewegungsstörungen, Ataxie und kognitiven Defiziten therapeutisch hoch relevant:
  - Augenbewegungsstörungen (Nystagmus, Diplopie, Abduzensparese, konjugierte Blicklähmung oder internukleäre Ophthalmoplegie)
  - Ataxie (cerebelläre Ataxiemuster, Dysdiadochokinese, Dysarthrie)
  - Kognitive Störungen (Desorientiertheit, Kurzzeitgedächtnisstörung, Desorganisiertheit bis hin zu schweren Bewusstseinsstörungen)
- Unspezifische Störungen können auch das autonome Nervensystem, periphere Neuropathien, Laktatazidosen und Hypo-/Hyperthermien betreffen

- Beachtet werden sollten frühe Stadien mit leichter Ataxie und sakkadierter Blickfolge, die im akuten Entzug schwer von der Entzugssymptomatik abgrenzbar sind
- Im EEG: Unspezifische leichte bis mittelgradige Allgemeinveränderungen; im cMRT können ggf. die oben genannten Läsionen dargestellt werden
- Diagnose: primär klinisch in Verbindung mit passender Anamnese
- Die Mortalität ohne adäquate Behandlung liegt bei ca. 20%
- Unbehandelt besteht eine große Gefahr des Übergangs in das klinische Bild eines Korsakoff-Syndroms

- **Therapie**
- Jeder Verdacht sowie Risikokonstellationen müssen behandelt werden
- Im Vollbild der Erkrankung: 300 mg Thiamin/Tag parenteral für ca. 7 Tage; danach langdauernde orale Thiamingabe (100 mg/Tag)
- Prophylaxe von Risikopatienten: für 7 Tage 100 mg Thiamin parenteral
- Bei parenteralen Verabreichungen von Thiamin kann es äußerst selten zu anaphylaktischen Reaktionen kommen

Korsakoff-Psychose (amnestisches Syndrom) (F10.6)

- Entwickelt sich nahezu immer aus einer Wernicke-Enzephalopathie
- Klassische Trias aus: Störung des Kurzzeitgedächtnisses (bei gut erhaltenem biografischem Gedächtnis), Desorientierung, Konfabulation; weiterhin können auftreten: Langzeitgedächtnisstörungen, Apathie, Abulie
- In der Regel chronischer Verlauf; übliche Behandlungsform: Thiamin-behandlung über akute Phase hinaus; Nutzen von Antidementiva (AChE-Inhibitoren, NMDA-Antagonisten); Einsatz spezifischer kognitiver Trainings (Errorless Learning)

> Aufgrund z. T. erhaltener Persönlichkeitsanteile und gutem Organisations-grad erscheinen die Patienten oft wenig beeinträchtigt, sind aber erheblich pflegebedürftig, da sie durch Desorientiertheit, Merkfähigkeitsstörungen und Anosognosie keine adäquate Reflexionsfähigkeit ihres Handelns besitzen.

Alkoholdemenz (F10.73)

- Im Gegensatz zum Korsakoff-Syndrom keine ausgestanzten Symptome der Merkfähigkeit und Orientierung; wie bei einer Demenz anderer Ätiologie liegen hier insbesondere auch Exekutivfunktions-, Verhaltens- und Sprach-störungen vor
- Sollte gegen die möglichen Demenzformen differenzialdiagnostisch abge-klärt werden (auch bei Vorliegen einer gesicherten Alkoholanamnese)

- Zugelassen sind keine antidementiven Substanzen (Therapieversuche durch Antidementiva können im Einzelfall gerechtfertigt sein)

Alkoholhalluzinose (F10.52)

- Auftreten unter fortgesetztem Alkoholkonsum
- Akustische Halluzinationen mit beschimpfenden bedrohenden Stimmen, stark realitätsverkennender und handlungsweisender Charakter (**Cave:** gefährdendes Verhalten)
- DD Delir beachten (hier eher optische Halluzinationen sowie Auftreten im Entzug)
- Kann auf Antipsychotika ansprechen und sistiert häufig unter Abstinenz

Alkoholischer Eifersuchtswahn (F10.51)

- Seltene Störung bei chronischer Alkoholabhängigkeitserkrankung, bei der Betroffene unkorrigierbar davon überzeugt sind, dass der Partner untreu ist
- Massiv wahnhafter, unkorrigierbarer, aber auch handlungsweisender Charakter der Symptomatik
- Antipsychotische Therapieversuche verlaufen i.d.R. frustran; es besteht zum Teil eine erhebliche Gefährdung für den Partner
- Abstinenz führt i.d.R. nicht sicher zum Sistieren der Symptomatik, sollte aber dennoch angestrebt werden
- Häufig liegen Zeichen für durch den Alkohol bedingte hirnorganische Schäden vor (z. B. frontale Degeneration)

Alkoholbedingte Polyneuropathie

- Bei chronischem und bereits langdauerndem Alkoholkonsum auftretende periphere neuronale Schädigung mit i.d.R. an den Beinen betonter Sensibilitätsstörung (Lageempfindung), Paresen und Schmerzen; kann auch mit einer alkoholischen Myopathie kombiniert sein
- Neben der Abstinenz kann der Einsatz von Thiamin (Vitamin B_1) erwogen werden
- In Kombination mit cerebellärer Atrophie (Kleinhirn ist hochvulnerabel für Alkoholschäden) Auftreten einer peripheren und zentralen ataktischen Symptomatik mit einer erheblichen Sturzgefahr

Alkoholembryopathie (fetales Alkoholsyndrom) (Q86.0)

- Schädigung des Embryos bei (i.d.R.) alkoholabhängigen schwangeren Patientinnen in der Phase der Organanlage und -reifung
- Alkohol ist voll plazentagängig; untere »Toleranzgrenzen« können für Alkohol nicht aufgestellt werden; offensichtlich können bereits geringste

Alkoholmengen (also auch soziale Trinksituationen) in vulnerabler Zeit (entsprechender embryonaler Organanlage) zu Schäden führen
- Relativ klassischer Phänotyp bei Kindern mit Alkoholembryopathie (Mikrozephalie, Epikanthus, flache Nasenwurzel und Nase, fehlendes Philtrum, kurze Lidspalte, abgeflachtes Mittelgesicht, schmale Lippen, Zahnanomalien)
  - Minderwuchs
  - Kognitive Defizite (Sprachentwicklung, Perzeptionsdefizite, Abstraktionsvermögen, Mnestik; letztlich Intelligenzdefizit); das Verhalten ist häufig im Sinne von Risikoverhalten, Distanzlosigkeit und einer Impulsivität gekennzeichnet

10.3 Tabak (F17)

- **Substanzeigenschaften**
- Tabakrauch enthält als wichtigste zentralnervös wirksame Substanzen: Nikotin
- Wirksam ist auch Cotinin (ist auch Abbauprodukt des Nikotins)
- Nikotin wirkt als Agonist an den nikotinergen Acetylcholinrezeptoren
- Die Dopaminausschüttung im Striatum wird lokal differenziert durch unterschiedliche Effekte von verschiedenen Nikotinrezeptoren und ist stark abhängig von der Stimulationsfrequenz; im dorsalen Striatum eher reduzierte Dopaminausschüttung; im ventralen Striatum erhöhtes Signal-Rausch-Verhältnis nach Nikotinkonsum (mehr Dopaminausschüttung bei stärkerer Stimulierung)

- **Klinische Wirkung**
- Modulation (bei einigen Verbesserung) der Kognition
- Erhöhung der Wachheit (Alertness)
- Erhebliche vegetative Reaktionen: Tachykardie, RR-Anstieg; Schweißneigung, Schwitzen bei Hauttemperaturminderung, Antidiurese, GIT-Hypersalivation, Steigerung der Lipolyse und Glykogenolyse
- Sehr rascher Wirkeintritt (ca. 10 min; HWZ: 2 h)

- **Ätiologie**
- Kreuzvulnerabilität zu vielen anderen Suchtstoffen; genetische Prädisposition
- Häufig ist der Beginn des Tabakkonsums stark moduliert durch soziale Verstärker
- Wirkungen auf Kognition sowie auf den Stoffwechsel könnten die Motivation zur Substanzeinnahme verstärken

10.3.1 **Symptome, Diagnostik**

- Intoxikation
- Letale Dosis von Nikotin: 40–60 mg
- Bei versehentlicher oraler Aufnahme können Intoxikationszeichen auftreten
- Vergiftungserscheinungen: Kopfschmerz, Schwindelgefühl, Übelkeit und Erbrechen, Diarrhö, Tremor, Schwächegefühl in den Beinen
- Bei schweren Vergiftungen: tonisch-klonische Krämpfe, Schock, Koma, Atemlähmung, Herzstillstand

- Nikotinabhängigkeit
- Abhängigkeitskriterien nach ICD-10, ▶ Abschn. 10.1.3, »Abhängigkeits-syndrom«

- Folgeschäden
- Durchschnittlicher Verlust von 8 Lebensjahren (tabakassoziierte Folgeschäden)
- Häufig nicht (insbesondere bei onkologischen Folgen) durch Nikotin bzw. Cotinin bedingt, sondern durch karzinogene Begleitstoffe im Tabakrauch

■■ **Durch Tabakrauchen ausgelöste oder verschlechterte Erkrankungen oder Symptome**
- Chronisch obstruktive Bronchitis
- Lungenemphysem
- Pneumonien
- Bösartige Neubildungen (Lunge, Kehlkopf, Mundhöhle, Rachen, Speise-röhre, Bauchspeicheldrüse, Harnblase, Gebärmutter, Leukämie)
- Asthma
- Hypertonie
- Arterielle Verschlusskrankheiten
- Herzinfarkt
- Nierenerkrankungen
- Impotenz und Infertilität
- Hautalterung

Diagnostik
- Typische klinische Hinweiszeichen:
  - Foetor, beachte evtl. überdeckende, stark riechende Lutschpastillen
  - Gelbverfärbung der Finger an dominanter Hand
  - Vergröberte, vorgealterte Haut, v. a. in Gesicht und Dekolleté
  - Körperliche Abhängigkeitszeichen wie Toleranzentwicklung und Entzugssymptome (i.d.R. verlässliche Patientenangaben)

- Stärke der Tabakabhängigkeit lässt sich mit dem Fagerstrøm-Test für Nikotin-abhängigkeit erfassen (FTND; Heatherton et al. 1991; ▶ Arbeitsmaterial FTND)
    - Entscheidend sind morgendliches Rauchverlangen (Zeit bis zur ersten Zigarette) sowie die Zahl der Zigaretten pro Tag
- Cotininbestimmungen im Plasma (bei Rauchern >100 ng/ml; bei passiv Rauchenden i.d.R. deutlich darunter) oder auch als Schnelltest im Urin (bei Rauchern über 200 ng/ml)

- **Entzugszeichen und -komplikationen**
- Körperliche Zeichen können bereits nach stundenweiser Karenz auftreten
- Dauern i.d.R. 1–4 Wochen an, in wenigen Ausnahmefällen subjektiv mehrere Monate

- ■ **Symptome des Nikotinentzugssyndroms**
- Senkung von Blutdruck und Herzfrequenz
- Orthostatische Dysregulation
- Vermehrter Hunger und Gewichtszunahme
- Verstärktes Rauchverlangen
- Ungeduld, Unruhe, Ängstlichkeit
- Konzentrationsstörungen
- Schlafstörungen
- Depressive Verstimmung (insbesondere bei positiver Anamnese für Depressions- und Angsterkrankungen ist in vermehrtem Umfang das Auftreten einer krankheitswertigen und behandlungsbedürftigen depressiven Episode zu befürchten)

❯ Nach Rauchstopp kann wegen veränderten hepatischen Abbaus bei verschiedenen Medikamenten eine Dosisanpassung notwendig werden (▶ Abschn. 4.2.3).

10.3.2 Therapie

- Die in ▶ Abschn. 10.1.7 genannten Therapieschritte (Frühphase, Entzug, Entwöhnung, Nachsorge) werden nicht angeboten. Dazu ist diese Abhängigkeitsform zu häufig und wenig akut invalidierend (kein Rausch). Die meisten Patienten versuchen initial, ohne Hilfe zu entziehen. Dies ist mit hohen Rückfallquoten verbunden
- Es finden sich in der Literatur etliche an die Verhaltenstherapie angelehnte Ratgeber oder Selbsthilfemanuale (zunehmend auch Smartphone-Apps), die niederschwellig verfügbar, aber nicht professionell begleitet sind

- Professionelle Entwöhnungsprogramme sind zumeist Kombinationen aus Gruppentherapien (nur selten Einzeltherapiesettings) und Nikotinersatzpräparaten
- Gruppentherapien sind verhaltenstherapeutisch ausgerichtet mit 8–10 Personen, wöchentlichen Sitzungen von 1–2 h, Dauer über 2–3 Monate
- In Kombinationstherapien können Abstinenzraten von bis zu 50% nach 6 Monaten erreicht werden; aber bereits einfache Kurzzeittherapien, primär zur Motivationsförderung und mit basaler Verhaltenstherapie, können eine Wirksamkeit nachweisen
- Sonstige pharmakologische Hilfsmaßnahmen bedürfen der ärztlichen Begleitung (Bupropion und Vareniclin)

Pharmakotherapie

- Medikamentöser Rückfallschutz nach Rauchstopp durch Nikotinersatzstoffe Bupropion (Zyban) und Vareniclin (Champix) möglich
- Indikation zur medikamentösen Behandlung abhängig vom Schweregrad der Abhängigkeit, von den bisherigen (Miss-)Erfolgen bei der Abstinenz und der Gefahr, eine Depression zu entwickeln

- Nikotinersatzpräparate
- Nikotin-Substitution zur Vermeidung der Entzugssymptomatik
- Im Gegensatz zur Zigarette geringere Spitzenkonzentrationen (nicht gemeint: E-Zigarette)
- Entwöhnung von den handlungsassoziierten Triggern des Rauchens
- Die schädlichen Zigarettenbegleitstoffe sind nicht enthalten
- Eine langsame kontrollierte Dosisreduktion ist möglich
- Die konstanteste Form der Nikotinersatztherapie ist die Verwendung der Nikotinpflaster mit kontinuierlicher Abgabe
- Eine begleitende Verhaltenstherapie ist wichtig
- Grundsätzliche Gefahr, dass Nikotinpräparate und Tabakprodukte gleichzeitig eingenommen werden
- Die Substitutionsbehandlung sollte immer das Ausschleichen zum Ziel haben (8–12 Wochen)

- Nikotinpflaster
- Werden 1-mal täglich appliziert, geben den Wirkstoff über 16 (Emulation des Tagesrhythmus) bzw. 24 h ab (>20 Zigaretten/Tag → mit Höchstdosis beginnen z. B. 16 h/25-mg- oder 24 h/52,5-mg-Pflaster); Nikotinkarenz über das Rauchen beachten!
- Die 16-h-Applikationsdauer soll den üblichen Tag-Nacht-Rhythmus imitieren und wird zunehmend bevorzugt

■ ■ Nikotinkaugummi
▬ Führen zu undulierenden Nikotinkonzentrationen (auch Lutschtabletten) und können bedarfsgerechter eingesetzt werden; sie imitieren die intendierte Nikotineinnahme wie beim Rauchen
▬ Übliche Stoffmengen pro Tablette/Kaugummi sind 2 oder 4 mg
▬ Die Wirkstofffreisetzung erfolgt innerhalb von 15–30 min; das Verschlucken der Tabletten führt zu einer langsameren Resorption

■ ■ Inhaler
▬ In der Regel wird ca. 1 mg Nikotin pro Sprühstoß verabreicht
▬ Die Freisetzung ist noch schneller als bei Lutschtabletten oder Kaugummi; damit wird die Wirkstofffreisetzung der einer Zigarette am ähnlichsten
▬ Entsprechend ist das Suchtpotenzial von allen Applikationsformen am höchsten
▬ Höchstdosis sollte 4 Sprühstöße pro Stunde über 16 h nicht überschreiten

■ Andere Substanzen
▬ **Bupropion** ist ein Dopamin-/Noradrenalinrückaufnahmeinhibitor; auch als Antidepressivum eingesetzt, aber auch zur Begleitung einer Nikotinentwöhnung zugelassen; signifikante Wirkung zur Unterstützung einer Entwöhnung mit einem RR von ca. 1,6 gegenüber Plazebo in Bezug auf die Abstinenz nach 6 Monaten
▬ Bupropionnebenwirkungen: Erniedrigung der Krampfschwelle; Transaminasenanstieg, Schlafstörungen, sympathikomimetische Reaktion, Agitiertheit
▬ **Cave:** Bupropion ist ein potenter CYP2D6-Inhibitor
▬ **Vareniclin** ist ein ebenfalls in dieser Indikation zugelassener Partialagonist an $\alpha_4\beta_2$-Nikotinrezeptoren; die Effektivität erscheint in Metanalaysen noch höher als die des Bupropion
▬ Vareniclinnebenwirkung: Häufig finden sich Schlaflosigkeit mit abnormen Träumen, Kopfschmerzen, Vertigo und GIT-Beschwerden. Beachtet werden müssen ggf. auftretende EKG-Veränderungen und Störungen in der Affektivität. Es gibt vereinzelte Reporte über suizidale Handlungen, Aggressivität und kardiovaskuläre Ereignisse

■ Tabakentwöhnung bei schwangeren Raucherinnen
▬ Aufgrund der erheblichen toxischen Schäden durch die Tabakbegleitstoffe sowie Kohlenmonoxid ist die Verwendung von Nikotinersatzpräparaten vorzuziehen, da Rauchen das teratogene und perinatale Risiko erhöht (geringes Geburtsgewicht, Frühgeburtlichkeit, Entwicklungsverzögerung, Minderwuchs, plötzlicher Kindstod)

— Keine gute Datenlage, ob Nikotinersatzpräparate Geburtskomplikationen vermindern

— Andere eingesetzte Pharmaka sind während der Schwangerschaft nicht geeignet

10.4 Sedativa und Hypnotika (F13)

— Medikamente, die eine klinisch sedierende Wirkung in Verbindung mit der Gefahr einer Entwicklung abhängiger Einnahmemuster besitzen (insbesondere Benzodiazepine und seltener die Barbiturate, Chloralhydrat sowie Clomethiazol)

— Alle diese suchterzeugenden Substanzen interagieren mit dem GABAA-Rezeptor

— Die häufig verabreichten Benzodiazepine (BZDs) binden an eine spezifische Bindungsstelle und haben in Abwesenheit von GABA keine intrinsische Aktivität. Die BZDs wirken lediglich auf Rezeptoren der $\alpha_1\beta_x\gamma_{2/3}$-, $\alpha_2\beta_x\gamma_{2/3}$-, $\alpha_3\beta_x\gamma_{2/3}$- und $\alpha_5\beta_x\gamma_{2/3}$-Varianten, von denen die α_1-Varianten eher sedierend wirken (andere Formen eher anxiolytisch oder muskelrelaxierend). Auch Trichlorethanol als aktiver Metabolit von Chloralhydrat wirkt primär als Modulator des GABA am GABAA-Rezeptor

— Barbiturate in niedrigen Dosen Modulatoren der GABAA-Rezeptoren, in hohen Dosen direkte Agonisten → deutlich weniger sicher in der Anwendung

— Alle modulatorisch am GABAA-Rezeptor ansetzenden Substanzen sind suspekt, eine Abhängigkeit zu verursachen; dies gilt auch für die »Z-Substanzen« (Zolpidem, Zopiclon, Zaleplon: selektive α_1-Rezeptor-Liganden), allerdings in deutlichst abgeschwächtem Maße

▪ **Ätiologie**

— Bei regelmäßiger Anwendung kann es bereits kurzfristig zur beginnenden Toleranz (im Hinblick auf die Sedierung aber eher später) im Hinblick auf die Anxiolyse kommen, nach ca. 2–4 Monaten kann eine Abhängigkeitsentwicklung als wahrscheinlich angenommen werden, auch wenn die therapeutische Dosis nicht verändert wurde

— Abgrenzung von Absetz- und Reboundeffekten von Entzugszeichen

— Entzugszeichen sind körperlicher und psychischer Natur

10.4.1 Symptome, Diagnostik

- Intoxikation
- Die akute Intoxikation ist primär durch die stark sedativen Wirkanteile geprägt: Schläfrigkeit bis zum Koma (insbesondere in Kombination mit anderen Sedativa bzw. Alkohol), starke Muskelhypotonie, Ataxie, Sturzneigung, ausgeprägte Dysarthrie, Atemdepression (insbesondere in Kombinationseinnahmen mit anderen atemsuppressiven Substanzen)
- Benzodiazepine ohne Kointoxikation besitzen in singulärer Verabreichung eine recht hohe therapeutische Breite und sind relativ sicher

- Abhängigkeit
- Bei einem regelmäßigen Konsum von Benzodiazepinen kommt es rasch zur Toleranz- und Abhängigkeitsentwicklung
- Benzodiazepinabhängigkeit: Erstkontakt meist aufgrund therapeutischer Verschreibungen, deshalb häufig Komorbidität mit Angsterkrankungen und depressiven Erkrankungen
- Abhängiger Konsum findet sich auch gehäuft in der Kombination mit illegalen Drogen
- Aufgrund der massiven Toleranzentwicklung und der recht spezifischen Pharmakodynamik ist ein regelmäßiger süchtiger Konsum häufig klinisch kaum zu detektieren; eine geringere Toleranz gegenüber den muskelrelaxierenden Eigenschaften kann klinisch hinweisend sein
- In Verbindung mit häufigen Dissimulationstendenzen sowie nicht vorhandenen laborchemischen Hinweiszeichen (ausgenommen Drogenscreening) kann sehr häufig eine Benzodiazepinabhängigkeit übersehen werden und damit ein beginnendes Entzugssyndrom nicht korrekt zugeordnet werden
- Bei unklaren Bewusstseinsveränderungen bis hin zu Delirien ohne ätiogene Zuordnung ist immer auch an ein Benzodiazepinentzugssyndrom zu denken
- Bei Benzodiazepinen gibt es häufiger das Phänomen der »Low-Dose«- oder auch »Therapeutic-Dose«-Abhängigkeit: Stetiger Konsum von Benzodiazepinen (i.d.R. bei weiteren psychiatrischen Komorbiditäten), aber keine klare Dosiseskalation und weitestgehend kontrolliertes Einnahmeverhalten
- Übliche immunologische Screeningtests erfassen nicht alle Benzodiazepine:
  - Nachweis von Flunitrazepam (z. B. Rohypnol), Lorazepam (z. B. Tavor) und Alprazolam (z. B. Tafil) ist bisweilen schwierig
  - Clomethiazol (Distraneurin), Zolpidem (z. B. Stilnox), Zopiclon (z. B. Ximovan), Zaleplon (Sonata) und Gammahydroxybutyrat sind nicht routinemäßig nachweisbar

— Aufgrund z. T. sehr langer HWZ der Benzodiazepine oder deren aktiven Metaboliten sind die Nachweistests häufig über Wochen nach der letzten Einnahme positiv (z. B. N-Desmethyldiazepam bis zu 100 h bzw. in seltenen Fällen bis zu 200 h)

■ **Risiken und Hinweise für Sedativa- und Hypnotikaabhängigkeit**
— Angsterkrankungen (z. B. generalisierte Angststörung, Panikstörung)
— Höheres Alter mit körperlichen und mit Schmerzen verbundenen Krankheiten
— Persönlichkeitsstörungen oder subdepressiv-dysphore Verstimmung
— Chronische Schlafstörungen
— Angehörigkeit eines medizinischen Berufes
— Vorbestehende Abhängigkeit
— Unwillige und fordernde Reaktion auf Verweigerung entsprechender Rezepte
— Beschaffung von Medikamenten oder Rezepten über Dritte oder Privatrezepte bei gesetzlich Krankenversicherten

■ **Typische Beeinträchtigungen, die eine Entgiftung erforderlich machen können**
— Antriebslosigkeit und affektive Indifferenz, Gedächtnis- und Konzentrationsstörungen, körperliche Schwäche, eingeschränkte Mobilität, Sturzgefährdung, wiederholte versehentliche Intoxikationen, Angst- und Schlafstörungen
— Nutzen-Risiko-Abwägung erforderlich, da nicht jeder Patient von Sedativa oder Hypnotika entzogen werden muss
— Faktoren, die für den Entzug sprechen:
  — Wirkverlust oder Wirkumkehr
  — Manifeste schädliche Folgeerscheinungen des dauerhaften Konsums
  — Iatrogene Hypnotikaabhängigkeit bei anderweitig besser behandelbarer psychischer Grundstörung
  — Veränderungsbereitschaft oder -möglichkeit bei Patienten in ansonsten gutem Allgemeinzustand

10.4.2 Therapie

Früh- und Motivationsphase
— Aufgrund sehr heterogener Patientenpopulation individualisiertes Vorgehen notwendig
— Bereits beim Verschreiben der Substanzen (bei gegebener Indikation) muss ausführliche Aufklärung über Suchtpotenzial erfolgen

- Bei Patienten mit einer Polytoxikomanie sind i.d.R. die substanzassoziierten motivationalen Schritte vorrangig, obgleich in der Entzugssituation primär die Entgiftung der Sedativa zu beachten ist
- Bei inzidentell diagnostizierten oder vermuteten Benzodiazepin-/Sedativa-abhängigkeitserkrankungen sollte eine umfassende psychiatrische Anamneseerhebung erfolgen (häufig im Konsil- oder Liaisondienst), um eventuell auch über etwaige psychiatrische Komorbiditäten die Einbindung in einen psychosozialen Gesamtbehandlungsplan zu erreichen

Entgiftung

- Aufgrund der schweren Entzugszeichen – bis hin zu letalen Verläufen (z. B. Status epilepticus, Delir) – ist wie bei der Alkoholentzugsbehandlung eine ausschleichende Substitutionsbehandlung zu beginnen

- Entzugszeichen
- Unruhe/Angst/Nervosität/Reizbarkeit
- Schlafstörungen
- Kopfschmerzen
- Muskelzuckungen/Tremor (weniger ausgeprägt als bei Alkohol)
- Krampfanfälle bis zum Status epilepticus
- Allgemeine Schwäche
- Schwindel
- Benommenheitsgefühl
- Appetitlosigkeit
- Konzentrationsstörungen
- Dysphore Verstimmung
- Wahrnehmungs- und Bewusstseinsstörungen (Metallgeschmack, Hyperakusis, Lichtscheue, Gefühl elektrischer Schläge, Depersonalisationserscheinungen); problematisch ist, dass aufgrund der häufig langen Halbwertszeiten der Benzodiazepine oder deren aktiver Metaboliten die Entzugssymptomatik durchaus mit deutlicher Latenz von mehreren Tagen nach letzter Einnahme oder nach zu schneller Reduktion auch deutlich nach Ende des Ausschleichplans wieder auftreten kann

- Komplikationen
- Entzugs-Grand-mal-Anfälle und Delirien

> ❯ Die Entgiftung von Benzodiazepinen und anderen Sedativa oder Hypnotika muss grundsätzlich sehr langsam und ausschleichend durchgeführt werden, da anderenfalls die Gefahr schwerwiegender Entzugserscheinungen entsteht.

- **Entzugsbehandlung von Benzodiazepinen**
  - Bei Patienten mit einer sog Low-Dose-Abhängigkeit sollte die Indikation zum Entzug zurückhaltend gestellt werden
    - Geringe Gefährdung durch die dauerhafte niedrigdosierte und stabile Medikation rechtfertigt häufig nicht die Belastungen durch den Entzug – insbesondere nicht die häufig dann im Rebound wieder auftretende ursächliche Symptomatik der Grunderkrankung
    - Alternative Therapiestrategien werden von den Patienten i.d.R. nicht als gleichwirksam empfunden
    - Hohe Rückfallgefahr – sinkende Lebensqualität
  - Auch bei höheren Tagesdosen sollte die Indikation zum Entzug immer individuell mit dem Patienten besprochen werden; entscheidende Parameter sind:
    - Zunehmende Toleranzentwicklung/Wirkungsverlust
    - Gefährdungspotenzial durch hohe Dosen
    - Undulierende Dosismengen mit Kontrollverlust
    - Gefährdung durch Führen des KFZ oder bei der Arbeit
    - Behandlungsfähigkeit und -willigkeit psychischer Begleiterkrankungen
    - Alter/somatische Erkrankungen/Lebenserwartung
    - Gefährdungspotenzial durch den Entzug
  - Ambulante Entzugsbehandlungen sind i.d.R. nicht erfolgreich und deutlich gefährlicher durch fehlendes Monitoring

- **■ Praktische Umsetzung des Benzodiazepinentzugs**
  - Im Rahmen stationärer Behandlungen wird häufig auf ein länger wirksames Präparat (längere HWZ, z. B. Diazepam) umgestellt (gemäß Äquivalenzdosen)
    - Unklar, ob dieses Verfahren grundsätzlich die Komplikationsraten oder Erfolgsaussichten verbessert
    - Probleme des Umstellens können durch individuelle Unschärfen der Äquivalenzdosen (◻ Tab. 10.3), durch schwierig einzuschätzende pharmakokinetische Situationen in der Umstellungsphase sowie durch Akzeptanzprobleme durch den Patienten auftreten
    - Grundsätzlich ist auch der Entzug durch Einsatz der missbrauchten Substanz selbst zu gewährleisten
  - Eine standardisierte Entzugsbehandlung ist aufgrund der geringeren Vegetativsymptomatik im Entzug verglichen mit Alkohol nicht sicher möglich
  - Ausschleichphase erst nach sicherer Dosisfindung beim Patienten (insbesondere bei unsicheren Patientenangaben oder stark wechselndem Konsum)
  - Eine initiale Reduktionsgeschwindigkeit mit 5–10 mg Diazepamäquivalent alle 2 Tage kann unter stationären Bedingungen initial versucht werden, muss aber grundsätzlich klinisch dauerhaft reevaluiert werden

◨ **Tab. 10.3** Äquivalenzdosen verschiedener Benzodiazepine

Wirkstoff	Handelsname	Äquivalenzdosis [mg]
Diazepam	Valium	10 (Bezugswert)
Alprazolam	Tafil	1,5
Bromazepam	Lexotanil, Normoc	6,0
Brotizolam	Lendormin	0,5
Chlordiazepoxid	Librium	20,0
Clobazam	Frisium	20,0
Clonazepam	Rivotril	2,0
Clotiazepam[a]	Trecalmo	5
Dikaliumclorazepat	Tranxilium	20,0
Flunitrazepam	Rohypnol	0,75
Flurazepam	Dalmadorm	30, 0
Lorazepam	Tavor	2,0
Lormetazepam	Noctamid	1,5
Medazepam	Rudotel (früher Nobrium)	20,0
Midazolam	Dormicum	7,5
Nitrazepam	Mogadan, Radedorm	5,0
Oxazepam	Adumbran	30 ,0
Prazepam	Demetrin	20,0
Temazepam	Planum, Remestan	20,0
Tetrazepam	Musaril (Zulassung ruht)	50,0
Triazolam	Halcion	0,5
Zolpidem	Stilnox, Bikalm	20,0
Zopiclon	Ximovan	15,0

[a] In Deutschland nicht mehr auf dem Markt.

- Aufgrund der häufig langen Halbwertzeiten sollten die letzten Reduktions-
  schritte langsamer ablaufen
- Insgesamt ist der Entzugsverlauf hochindividuell
- Die Dauer des Medikamentenentzugs kann bis zu 6 Wochen betragen – bei
  sehr hohen Tagesdosen z. T. auch noch länger
- Die Berücksichtigung der Benzodiazepinsubstitution (inkl. Ausschleichen)
  ist neben der Berücksichtigung des Alkoholkonsums gegenüber allen anderen Entzugssyndromen (inkl. Opiate) prioritär
- Der Einsatz von Antiepileptika zur Vermeidung von Entzugsanfällen sollte
  nur bei bekannten Risikopatienten (häufig vorbekannte bzw. schlecht
  beherrschbare Krampfanfälle) erwogen werden

Benzodiazepinentzug bei Schwangeren

- Benzodiazepinabstinenz sollte bei Schwangeren zu jedem Zeitpunkt der
  Gravidität angestrebt werden
- Teratogene Wirkung bei Benzodiazepinen in hohen Dosen und in Kombination mit Alkohol ist nicht ausgeschlossen. Diesbezüglich ist die Studienlage
  uneinheitlich; das relative Risiko für Malformationen kann – wenn überhaupt erhöht – als deutlich geringer als für viele andere suspekte Medikamente (z. B. Valproat/Phenytoin) erachtet werden
- **Postpartales Floppy-Infant-Syndrom** beim Kind: verminderter Muskeltonus, Sedierung, Hypotonie, Trinkschwäche und in schweren Fällen Atemstörungen
- Benzodiazepinentzug des Neugeborenen möglich (muss dann von Neonato-
  logen behandelt werden)

Entzug von anderen Sedativa und Hypnotika

- Der Entzug von Barbituraten ist aufgrund des geringen Verbreitungsgrades
  selten und verläuft nach ähnlichen Gesichtspunkten/Regeln
- Abhängigkeiten von Zopiclon und Zolpidem sind ebenfalls die Ausnahme;
  hier sollte aufgrund der kurzen Halbwertszeit auf Diazepam umgestellt
  werden
- Abhängigkeiten von niederpotenten Antipsychotika oder generell antihistaminerg wirksamen Sedativa sind nicht zu erwarten bzw. bekannt

Entwöhnung und Nachsorge

- Für die Sedativaentwöhnung bzw. Nachsorge existieren deutlich weniger
  spezialisierte Einrichtungen
- Die grundlegenden Therapieverfahren sollten sich primär an den komorbid
  vorhandenen psychischen Erkrankungen ausrichten (z. B. spezifische Therapien bei Angsterkrankungen; Anbindung an Drogenhilfeeinrichtungen bei

Polytoxikomanie); wichtig ist die Einbindung des verschreibenden Arztes in die Therapiestrategie
 Wichtiger Bestandteil der Nachsorge: regelmäßige, langfristige Teilnahme an Selbsthilfegruppen

Weiterführende Literatur

Brück R, Mann K (2006) Alkoholismusspezifische Psychotherapie. Manual mit Behandlungs-modulen. Deutscher Ärzte-Verlag, Köln
Mann K, Loeber S, Croissant B, Kiefer F (2006) Qualifizierte Entzugsbehandlung von Alkohol-abhängigen. Deutscher Ärzte-Verlag, Köln
Schmidt LG, Gastpar M, Falkai P, Gaebel W (2006) Evidenzbasierte Suchtmedizin. Deutscher Ärzte-Verlag, Köln
Wanke K (1985) Süchtiges Verhalten. Grenzen und Grauzonen im Alltag. In: Deutsche Haupt-stelle gegen die Suchtgefahren (Hrsg) Schriftenreihe zum Problem der Suchtgefahren, Bd 27. Hoheneck, Hamm, S 20
Zimmermann US, Mick I, Mann K (2012) Psychische und Verhaltensstörungen durch psycho-trope Substanzen. In: Schneider F (Hrsg) Facharztwissen Psychiatrie und Psychotherapie. Springer, Heidelberg, S 233–249

Ratgeber für Betroffene und Angehörige
Dietze K, Spicker M (2007) Alkohol – kein Problem? Beltz, Weinheim
Kuntz H (2014) Drogen & Sucht. Beltz, Weinheim
Schmalz U (2015) Das Maß ist voll. Für Angehörige von Alkoholabhängigen, 4. Aufl. Balance, Bonn
Zocker H (2006) Anonyme Alkoholiker. Selbsthilfe gegen die Sucht. Beck, München

Testliteratur
► Anhang

Internetlinks
Leitlinien der Deutschen Gesellschaft für Psychiatrie und Psychotherapie, Psychosomatik und Nervenheilkunde (DGPPN) und der Deutschen Gesellschaft für Suchtforschung und Suchttherapie e.V. (DG-Sucht) für Alkohol sowie Tabak: http://www.dgppn.de/fileadmin/user_upload/_medien/download/pdf/kurzversion-leitlinien/S3-Leitlinie_Alkohol_AWMF_76-001.pdf; http://www.dgppn.de/fileadmin/user_upload/_medien/download/pdf/kurzversion-leitlinien/S3-Leitlinie_Tabak_10_02_15_AWMF_76-006.pdf
Bundesinstitut für Arzneimittel und Medizinprodukte: http://www.bfarm.de/DE/Bundesopiumstelle/Betaeubungsmittel/_node.html
Bundeszentrale für gesundheitliche Aufklärung (BZgA) (Informationsstelle) http://www.bzga.de/themenschwerpunkte/suchtpraevention/
Deutsche Hauptstelle für Suchtfragen (DHS) (Informationsstelle) www.dhs.de

Richtlinien der Bundesärztekammer zur Durchführung der substitutionsgestützten Behandlung Opiatabhängiger: http://www.baek.de/downloads/RL-Substitution_19-Februar-2010.pdf

Selbsthilfegruppen

Anonyme Alkoholiker Interessengemeinschaft e. V., Tel. +49 (0) 89 - 31 69 500, http://www.anonyme-alkoholiker.de

Al-Anon/Alateen (Angehörige und Freunde von Betroffenen), Tel. +49 (0) 201 - 77 30 07, http://www.al-anon.de/

Blaues Kreuz in Deutschland e.V., Tel. +49 (0) 202 – 62 003 - 0, http://www.blaues-kreuz.de/

Freundeskreise für Suchtkrankenhilfe – Bundesverband e. V., Tel. +49 (0) 5 61 - 78 04 13, http://www.freundeskreise-sucht.de/

Guttempler in Deutschland e. V., Tel. +49 (0) 40 – 24 58 80, http://www.guttempler.de/

Kreuzbund e. V. – Bundesgeschäftsstelle, Tel. +49 (0) 2381 - 6 72 72 - 0, http://www.kreuzbund.de/de/kreuzbund-startseite.html

Suchtkrankheiten Teil 2 – Illegale Suchtmittel

T. Veselinović, F. Schneider

F. Schneider (Hrsg.), *Klinikmanual Psychiatrie, Psychosomatik und Psychotherapie*,
DOI 10.1007/978-3-642-54571-9_11, © Springer-Verlag Berlin Heidelberg 2016

11.1 Illegale Drogen – diagnostische Kategorien nach ICD-10

- Gemäß ICD-10 werden für folgende illegale Drogen gesonderte diagnostische Kategorien definiert:
    - Opioide (u. a. Heroin, Codein, andere opiathaltige Mittel) **(F11.x)**
    - Cannabinoide **(F12.x)**
    - Kokain **(F14.x)**
    - Andere Stimulanzien einschließlich Koffein (u. a. Amphetamin, Methamphetamin, »Crystal«) **(F15.x)**
    - Halluzinogene (u. a. LSD, Mescalin) **(F16.x)**
    - Flüchtige Lösungsmittel **(F18.x)**
    - Multipler Substanzgebrauch wird unter **F19.x** kodiert
- Es gelten die allgemeinen diagnostischen Kriterien und Therapiestrategien für Missbrauchs- bzw. Abhängigkeitserkrankungen

11.2 Opiate und opiatartige Analgetika (F11)

- **Zentraler Wirkmechanismus von Opiaten und Opioiden:** agonistische Wirkung an den Rezeptoren des körpereigenen Opiatsystems
- Durch verschiedene Rezeptor-Subtypen werden unterschiedliche Wirkungen vermittelt:
    - μ-Rezeptoren (μ_1, μ_2): Analgesie, Atemdepression, Miosis, Bradykardie, Toleranzentwicklung

- κ- Rezeptoren: Analgesie, Sedierung, Dysphorie, Miosis
- δ-Rezeptoren: Analgesie, Toleranzentwicklung, Atemdepression, hypotone Kreislaufwirkung
- **Opiate:** natürliche μ-Rezeptor-Agonisten
  - Bekannteste Opiate: Morphium (Morphin), Heroin, Codein
- **Heroin** (Diacetylmorphin)
  - Halbsynthetisches Opioid, potenter und lipophiler als Morphin; durch die rasche Passage der Blut-Hirn-Schranke schnelle Anflutung und stark ausgeprägte euphorische Effekte, dadurch enormes Suchtpotenzial
  - In reiner Form feines, weißes Pulver, häufig jedoch verfärbt durch unterschiedliche Zusätze, die zum »Strecken« verwendet werden (z. B. Coffein, Paracetamol, Glucose, Glycerin, Stärke/Mehl, Sorbit, Laktose, Saccharose, …)
  - Straßenheroin wird in kleinen Päckchen als Pulver mit einer schwankenden Wirkstoffkonzentration (5–30%) verkauft
- **Konsumformen:**
  - Intravenös
  - Inhalativ
  - Intranasal
  - Oral: spielt bei Heroin kaum eine Rolle, da sich hierbei die Wirkung nur sehr langsam und wenig intensiv entfaltet
- **Dosierung:** Bei bestehender Abhängigkeit benötigen Heroinkonsumenten zwischen 0,5 und 3 g Heroin pro Tag, verteilt auf 3 oder mehr Einnahmen, die bei Nichtgewöhnung mehrfach tödlich wirken würden
- **Opioide:** vollsynthetische μ-Rezeptor-Agonisten; bekannteste Vertreter: Methadon, Fentanyl, Tilidin
- **Methadon:** vollsynthetischer, reiner μ-Rezeptor-Agonist; aufgrund langsamer Anflutung entfällt die initiale euphorisierende Wirkung (»Kick«), die im Wesentlichen zur Abhängigkeitsentwicklung beiträgt
- **Endorphine:** körpereigene Agonisten der Opioidrezeptoren

- **Therapeutischer Einsatz von Opiaten und Opioiden**
- Bei akuten und chronischen Schmerzen gemäß WHO-Stufenschema (http://www.forum-schmerz.de/schmerz-infos/krebsschmerzen/therapie/who-stufenschema.html)
- Zur symptomatischen Behandlung von Reizhusten und Durchfall
- In der Anästhesie
- Im Rahmen einer Heroinentzugsbehandlung (z. B. Methadon, Buprenorphin)
- Zur Substitutionsbehandlung bei schwerer Heroinabhängigkeit (Heroin)

11.2.1 **Epidemiologie**

- Aktuelle Schätzung der Zahl der Opiatabhängigen in Deutschland: 180.000
- Lebenszeitprävalenz für Heroinkonsum bei 18- bis 64-Jährigen: 0,6%
- 12-Monats-Prävalenz für Heroinkonsum in Deutschland: 0,2% (Männer 0,3%, Frauen 0,1%); für andere Opiate 0,3% (Männer 0,4%, Frauen 0,3%); höchste 12-Monats-Prävalenz für den Konsum von Heroin in der Gruppe der 20- bis 29-Jährigen (0,7%) und für andere Opiate in der Alterskategorie 30–39 (0,8%)
  - Beginn des Erstkonsums meistens im frühen Erwachsenenalter; voraus geht in der Regel der Konsum einer Reihe anderer psychotroper Substanzen (Nikotin, Alkohol, Cannabis)

11.2.2 **Diagnostik**

Abhängigkeitskriterien nach ICD-10 ► Abschn. 10.1.3

- Drogenscreening im Urin
- Relativ unkomplizierte und schnelle Methode, um kurz zurückliegenden Drogenkonsum (z. B. Nachweisdauer für Heroin ca. 2–4 Tage, Morphin bis zu 4 Tage, Methadon/Polamidon 3–4 Tage nach letztem Konsum) festzustellen
- Möglichkeit falsch-positiver oder falsch-negativer Befunde v. a. bei günstigen immunologischen Drogenschnelltests minderer Qualität
- Mögliche Kontrollmaßnahmen bei der Durchführung
  - Engmaschige Beobachtung ab Einforderung einer Urinprobe
  - Urinabgabe nur unter Sicht
  - Mögliche Kontrollparameter:
    - Zu helle Farbe – V. a. Verdünnung mit Wasser
    - Keine Körpertemperatur – V. a. Abgabe von vorbereitetem Fremdurin
    - Niedrige Kreatininkonzentration – V. a. Verdünnung durch zu viel Trinken
    - Alkalischer pH-Wert – V. a. Seifenzusatz, um die Nachweisbarkeit bestimmter Drogen zu behindern
    - Erhöhte Na^+- oder Cl^--Konzentration: V. a. Salzzugabe

- Sonstige Methoden zum Opiatnachweis
- Bei forensischen Fragestellungen werden z. B. Haaranalysen durchgeführt; dabei können besonders gut Heroin, Methadon, Codein, Kokain, Cannabis, Amphetamine und Nikotin nachgewiesen werden

- Außerdem können Opiate sowie andere illegale Drogen (Kokain, Cannabis) relativ zuverlässig im Speicheltest nachgewiesen werden
- Blutuntersuchungen bieten die Möglichkeit einer quantitativen Bestimmung

11.2.3 Wirkungen der Opiate

- **Hauptwirkungen der Opiate/Opioide:** analgetisch, tranquilisierend, euphorisierend, entspannend, schlafinduzierend, sediert, anxiolytisch, Dämpfung des Atem- und Hustenzentrums, Hemmung der Magen-Darm-Passage
- **Angestrebte Wirkeffekte bei Opiatmissbrauch/-sucht:**
  - Beruhigend, entspannend, schmerzlösend, bewusstseinsmindernd, euphorisierend
  - Heroin: Dämpfung der geistigen Aktivität und negativer Empfindungen (z. B. Angst, Unlust, Leere), Probleme, Konflikte und Belastungen werden nicht mehr als solche wahrgenommen, unangenehme Wahrnehmungen und Reize werden ausgeblendet
  - Bei bestehender Abhängigkeit Vermeidung von Entzugserscheinungen durch Fortführung des Konsums

- Nebenwirkungen/Risiken des Opiatkonsums
- Rasche Entwicklung von Abhängigkeit und Toleranz
- Geringer Spielraum zwischen Verträglichkeit und toxischer Wirkung (bei Personen ohne vorherigen Gewöhnungseffekt bereits ab 5 mg möglich)
- Symptome einer Intoxikation
  - Leicht: initiale Euphorie, gefolgt von Apathie, Dysphorie, psychomotorischer Unruhe oder Verlangsamung, Beeinträchtigung der Urteilsfähigkeit, Pupillenkonstriktion
    - Spezifische Maßnahmen nicht nötig
  - Mittelschwer: Benommenheit, Müdigkeit, verwaschene Sprache, Aufmerksamkeits- und Gedächtnisstörungen
    - Stationäre Überwachung von Herz, Kreislauf und Atmung; weiterer Verlauf nicht vorhersagbar
  - Schwer: Pupillendilatation, Koma, Atemstillstand
    - Stationäre Aufnahme (▶ Abschn. 11.2.5, »Akuttherapie bei vitalbedrohlichen Opiatintoxikationen«)
- Auftreten von Entzugssymptomen bei abruptem Absetzen
- Unvorhersehbare Effekte, insbesondere aufgrund der starken Schwankungen des Gehalts vom reinen Heroin; außerdem bewirken die unterschiedlichen Beimengungen anderer Substanzen häufig unerwartete Wirkungen und Nebenwirkungen

- Besondere Intoxikationsgefahr nach längerer Abstinenz (u. a. bei längeren Gefängnisaufenthalten) aufgrund veränderter Toleranzschwelle
- Bei Personen ohne vorherige Konsumerfahrung treten bei der ersten Opiatinjektion häufig Verwirrtheitszustände und Sedierung auf

11.2.4 Komorbidität/Begleiterkrankungen

- **Häufige körperliche Begleiterkrankungen**
- Reduzierter Allgemeinzustand
- Schlechter Ernährungszustand mit Begleiterscheinungen von Mangelernährung
- Pathologischer Zahnstatus
- **Infektion** durch über Blut übertragbare Erkrankungen: Hepatitis B, Hepatitis C, HIV
- **Sonstige Infektionserkrankungen** (z. B. Tuberkulose, Tetanus), Geschlechtskrankheiten
- **Chirurgische Erkrankungen:** (Spritzen-)Abszesse, Phlegmonen, Lymphangitis, Gefäßdefekte, Embolien, (Spontan-)Pneumothorax, Traumata (häufig: Frakturen an Extremitäten oder des Schädels)
- **Internistische Erkrankungen:** Endokarditis, Hypotonie, Lungenödem, obstruktive Lungenerkrankungen, Lungenkarzinom, Hepatitiden, Obstipation, hormonelle Störungen
- **Dermatologische Erkrankungen:** Parasitosen
- **Neurologische Erkrankungen:** Polyneuropathien, Entzugskrampfanfälle, Hirnblutungen, zerebrale Atrophie, Parkinson-Syndrom

- **Häufige psychische Begleiterkrankungen**
- Vielfach erhöhtes Risiko für eine weitere psychische Erkrankung
- Häufig weitere suchtmittelbezogene Störungen, Persönlichkeitsstörungen sowie affektive und schizophrene Störungen
- Häufig ist es schwer zu entscheiden, ob die oben genannten psychischen Erkrankungen als Folge- bzw. Begleiterscheinungen der Opiatabhängigkeit anzusehen sind, oder ob sie der Opiatabhängigkeit vorausgegangen sind
- Konsumassoziiert können pathologischer Rausch, drogeninduzierte Psychose, Flashbacks sowie Delirien (z. B. beim Entzug) auftreten

11.2.5 **Therapie**

Akuttherapie bei vitalbedrohlichen Opiatintoxikationen

- Akute Maßnahmen bei Opiatintoxikation umfassen:
  - Die üblichen ABC-Regeln, Legen eines i.v.-Zugangs
  - Stationäre Aufnahme zur Überwachung auf einer Intensivstation
  - Ggf. Intubation bei vitalbedrohlicher Atemdepression
  - Ggf. sekundäre Detoxifikation (forcierte Diurese, Ansäuerung des Urins)
  - Symptomatische Maßnahmen: Sauerstoffapplikation, Blutdruckanhebung, antiarrhythmische Therapie, Antikonvulsiva, Flüssigkeitsbilanzierung
  - Antidot Naloxon (Narcanti) i.v. in 0,2-mg-Schritten bis zu 2 mg (notfalls auch i.m. oder s.c. oder intranasal); aufgrund der kurzen Halbwertszeit von Naloxon (15–90 min) ist die Wiederholung der Behandlung sowie eine mehrstündige Überwachung erforderlich, während der massive Opiatentzugssymptome mit Erregungszuständen auftreten können
- Besonders bedrohliche Symptome können bei gleichzeitigem Konsum anderer sedierender Substanzen wie Alkohol oder Benzodiazepinen entstehen

❯ Eine schwerwiegende Opiatintoxikation ist ein intensivmedizinischer Notfall.

Langfristige Behandlung von Opiatabhängigkeit

- 2 Therapieoptionen: **abstinenzorientierte Behandlung** und **Substitutionsbehandlung**
- Zunächst gemeinsames Erstellen eines Behandlungsplanes mit dem Patienten mit Vereinbarung realistischer Ziele
- Oberstes Ziel: Abstinenz; häufig sinnvoll, zuvor Teilziele zu definieren, die das Abstinenzbemühen erleichtern und erst die konsumassoziierten gesundheitlichen Schäden vermindern. Einige Beispiele:
  - Ausschließlich oraler Konsum
  - Verzicht auf gemeinsame Nutzung von Injektionsnadeln
  - Dosisreduktion, Verzicht auf polyvalenten Konsum
  - Regelmäßige Arztkontakte
  - Einrichtung einer gesetzlichen Betreuung
  - Suche nach einer betreuten Wohnform
  - Einstieg in ein Substitutionsprogramm

Abstinenzorientierte Behandlung

- Vor allem bei jungen Patienten, wenn (noch) keine gravierenden gesundheitlichen und sozialen Suchtfolgeerscheinungen eingetreten sind
- Erster Schritt ist die Entgiftung

— Motivierung des Patienten, die Therapie trotz unangenehmer Entzugserscheinungen fortzuführen, sowie die Unterstützung bei der Symptom-
bewältigung

■ **Opiatentzugssyndrom**
— Subjektiv sehr unangenehm, aber **kein medizinischer Notfall** (keine notfall-
mäßige stationäre Aufnahme bzw. keine Verordnung von Ersatzstoffen ohne
ausreichende Kontrolle)
— Vital bedrohliche Komplikationen sind i.d.R. nicht zu erwarten
— Beginn bei reinem Konsum von **Heroin** nach ca. 8 h, bei **Methadon** nach ca.
24 h, bei **Buprenorphin (Subutex)** nach 24–36 h
— Höchste Ausprägung bei Heroin nach 1,5–3 Tagen, bei Methadon nach
3 Tagen
— Dauer des Entzugssyndroms: nach abruptem Absetzen von Heroin
ca. 4–7 Tage, bei Methadon ca. 10–21 Tage
— **Keinesfalls** Opiate oder Tranquilizer zur Linderung der Entzugssymptome
— **Typische Opiatentzugszeichen**
    — Tränen der Augen, Rhinorrhö (laufende Nase), Niesen, Gähnen
    — Erweiterte Pupillen (Mydriasis)
    — Herzrasen, Anstieg des systolischen Blutdrucks
    — Muskelschmerzen, -zuckungen, -verspannungen, -krämpfe (Extremitä-
    tenmuskulatur)
    — Knochenschmerzen
    — Übelkeit, Erbrechen, Durchfall, Bauchkrämpfe
    — Kältegefühl, Frösteln, Schüttelfrost, Piloerektion (»Gänsehaut«)
    — Innere Unruhe
    — Schlafstörungen
    — Starkes Suchtmittelverlangen

■ **Entgiftung**
— Vollstationär auf psychiatrisch-psychotherapeutischer Intensivstation mit
einem opiat-/opioidgestützten oder einem nichtopiat-/nichtopioidgestützten
Therapieverfahren (abhängig vom Gesamttherapiekonzept sowie von den
Präferenzen des Patienten)
— Bei **opiat-/opioidgestützten Therapieverfahren:** Einsatz langwirksamer
Opiatantagonisten **Methadon** oder **Levomethadon** oder des langwirksamen
partiellen Opiatantagonisten **Buprenorphin**
    — 1. Phase: Erhöhung des gewählten Agonisten, bis die Entzugssymptome
    vollständig aufgehoben sind
    — 2. Phase: schrittweise Reduktion der Dosis über einen Zeitraum von
    2–4 Wochen

- Bei **nichtopiat-/nichtopioidgestützten Therapieverfahren:** Einsatz unterschiedlicher Medikamente zur Symptomlinderung der Entzugserscheinungen:
  - **Clonidin (z. B. Catapresan):**
    - Zentraler α_2-Agonist, der durch Hemmung der noradrenergen Neuronen v. a. die **vegetativen Entzugszeichen** lindert
    - Wirkt nur in geringerem Ausmaß gegen Suchtverlangen (»Craving«), dysphorische Stimmung, Schlafstörungen, psychomotorische Unruhe und Muskelschmerzen
    - Keine antikonvulsive oder delirverhütende Wirkung, daher nicht zur Monotherapie zugelassen
    - Nur unter strenger klinischer Überwachung zugelassen
    - Dosierung bei Opiatentzugssyndrom (orale Anwendung): Beginn mit 3- bis 4-mal 0,15 mg/Tag; Steigerung bis 1,2 mg/Tag, in Einzelfällen bis 2,0 mg/Tag; nach Abklingen der Entzugssymptome stufenweise Reduktion innerhalb von 3–5 Tagen (**Cave:** beim schlagartigen Absetzen sind überschießende Sympathikusreaktionen möglich)
    - Häufige Nebenwirkungen: Sedierung, Müdigkeit, Benommenheit, Blutdruckabfall, Pulsverlangsamung, Verstärkung vorbestehender Herzrhythmusstörungen
  - Trizyklische Antidepressiva, z. B. **Doxepin** (z. B. **Aponal;** Dosierung: 3-mal 50 mg bis max. 6-mal 50 mg/Tag, im Verlauf schrittweise Reduktion) oder **Trimipramin** (z. B. **Stangyl;** Dosierung: 25–50 mg, max. 400 mg/Tag) sind etwas besser wirksam gegen **Suchtverlangen, innere Unruhe** und **Schlafstörungen**
    - Kaum Einfluss auf die vegetativen Entzugssymptome
    - Gefahr orthostatischer Dysregulation und epileptischer Anfälle
  - **Mirtazapin** (z. B. **Remergil;** 15–30 mg/Tag) z. B. bei Schlafstörungen
  - Niederpotente Antipsychotika wie z. B. **Perazin** (z. B. **Taxilan;** 2- bis 3-mal 50–75 mg, max. 600–800 mg/Tag), **Pipamperon** (z. B. **Dipiperon;** Beginn mit 3-mal 40 mg, max. 360 mg/Tag) oder **Melperon** (z. B. **Eunerpan;** 2- bis 3-mal 50 mg, max. 400 mg/Tag) bei innerer Unruhe
  - Spasmolytika (z. B. **Buscopan**) oder **Kohle-Compretten** oder **Loperamid** (z. B. **Imodium;** initial 2 Kps., dann 1 Kps. nach jedem ungeformten Stuhl, max. 4–6 Kps./Tag) symptomorientiert bei **gastrointestinalen Entzugszeichen**
  - Nichtsteroidale Antiphlogistika (z. B. **Diclophenac**) unter Magenschutz gegen **Muskel- und Knochenschmerzen**
- Bei gleichzeitigem Beigebrauch von Benzodiazepinen: ggf. prophylaktischer Einsatz von Antikonvulsiva (z. B. **Carbamazepin** [z. B. **Tegretal**]) zur Abwendung der Gefahr epileptischer Anfälle

> ❯ **Opiatantagonisten** wie **Naloxon** (z. B. Narcanti) oder **Naltrexon** (z. B. Nemexin) können ein massives Entzugssyndrom bis hin zur vitalen Gefährdung auslösen, sodass deren Gabe bei der Entgiftungsbehandlung streng kontraindiziert ist. Bei vitalbedrohlichen Opiatintoxikationen ist eine vorsichtige, fraktionierte Gabe von Naloxon zur Notfallbehandlung zulässig.

- »**Turbo-Entzug**«: Dem Patienten wird unter Vollnarkose ein Opiatrezeptorantagonist (Naloxon) verabreicht. Anschließend folgt eine medikamentöse Behandlung mit Opiatantagonisten für 9–12 Monate; diese Behandlung wird aktuell nicht mehr empfohlen
    - Prognose ist nicht besser als beim fraktionierten Entzug
    - Mit hohen Risiken und Kosten verbunden
- »**Kalter Entzug**«: Entzug ohne psychoaktiv wirksame Substanzen zur Linderung der Entzugssymptome, psychologische Führung (»Talk-down«-Methode)
    - Rückfallgefährdung nicht geringer als bei einem Entzug mit pharmakologischer symptomatischer Behandlung

Substitutionsbehandlung bei Opiatabhängigkeit

- Bei chronifizierten Verläufen mit schwerwiegenden gesundheitlichen und sozialen Suchtfolgeschäden und bei Überforderung mit einer abstinenzorientierten Behandlung
- Langfristiges Ziel ist auch hier Abstinenz; es soll über eine sog. kontrollierte Abhängigkeit und andere kurzfristige Zwischenziele erreicht werden. Dazu gehören:
    - Aufrechterhaltung der Therapieteilnahme der Patienten
    - Reduktion des Gebrauchs weiterer Suchtmittel
    - Verbesserung des Gesundheitszustandes
    - Reduzierung der Folgeschäden der Abhängigkeit
- Substitutionsbehandlung unterliegt unterschiedlichen gesetzlichen Regularien: dem Betäubungsmittelgesetz (BtMG), der Betäubungsmittel-Verschreibungsverordnung (BtMVV) und dem Arzneimittelgesetz (AMG)
- »Richtlinien der Bundesärztekammer zur Durchführung der substitutionsgestützten Behandlung Opiatabhängiger« wurden im Februar 2010 erlassen
- **Indikationen** für die Substitutionsbehandlung:
    - Manifeste Opiatabhängigkeit (entsprechend den ICD-10-Kriterien)
    - Höhere Erfolgswahrscheinlichkeit gegenüber einer abstinenzorientierten Behandlung, nach sorgfältiger Abwägung aller entscheidungsrelevanter Gesichtspunkte
    - Erste Wahl bei bestehender Schwangerschaft, um Risiken für Mutter und Kind zu vermindern und adäquate medizinische und soziale Hilfemaßnahmen einzuleiten

- Für eine **diamorphingestützte Substitutionsbehandlung** (kontrollierte Heroinabgabe) werden die Indikationen etwas enger gefasst:
  - Vollendetes 23. Lebensjahr
  - Seit mindestens 5 Jahren bestehende Opiatabhängigkeit, die von schwerwiegenden somatischen und psychischen Störungen begleitet ist
  - Überwiegend intravenöser Konsum
  - Nachweis über 2 erfolglos beendete Behandlungen der Opiatabhängigkeit, von denen eine mindestens über 6 Monate mit einem anderen Substitut gemäß § 5 Abs. 2, 6 und 7 BtMVV einschließlich begleitender psychosozialer Betreuungsmaßnahmen erfolgt sein muss
  - Zum **Therapiekonzept der Substitutionsbehandlung** gehören, neben der Verordnung der Opiatersatzmittel, auch folgende Elemente:
    - Abklärung und ggf. Einleitung einer Behandlung somatischer Erkrankungen
    - Abklärung und ggf. Einleitung einer Behandlung weiterer psychischer Störungen
    - Vermittlung in psychosoziale Maßnahmen
- Durchführung substitutionsgestützter Behandlung Opiatabhängiger nur durch Ärzte mit der Zusatzweiterbildung »Suchtmedizinische Grundversorgung«
- Substituierende Ärzte sind zur Meldung der Substituierten in kodierter Form an das Substitutionsregister bei der Bundesopiumstelle in Bonn gemäß § 5a BtMVV verpflichtet (v. a. zur Vermeidung von Doppelbehandlungen bei verschiedenen Ärzten)
  - Bei gesetzlich Versicherten außerdem Meldung bei der Kasse und der Beratungskommission der zuständigen Kassenärztlichen Vereinigung
- Maßnahmen vor Beginn der Substitutionsbehandlung:
  - Ausdrückliches Einverständnis des Patienten zu den geplanten Therapiemaßnahmen
  - Empfohlen wird zudem, die Modalitäten der geplanten Behandlung in Form eines **schriftlichen Behandlungsvertrags** festzulegen

---

Schriftlicher Behandlungsvertrag zur Substitutionsbehandlung (nach den Richtlinien der Bundesärztekammer)

- Auswahl des Substitutionsmittels und detaillierte Aufklärung über mögliche Nebenwirkungen
- Vereinbarung des Vergabemodus und der Versorgung an Wochenenden, Feiertagen und in der Urlaubszeit

- Notwendigkeit des Verzichts auf Beikonsum anderer Stoffe, die eine potenzielle gesundheitliche Gefahr darstellen und somit die Ziele der Substitution gefährden
- Überprüfung der Einhaltung der Vereinbarung über den Verzicht auf Beikonsum, z. B. durch Urinscreening und Atemalkoholkontrollen
- Definition klarer Therapieziele
- Absprache betreffend die Abbruchkriterien
- Einschluss in erforderliche psychosoziale Begleitmaßnahmen
- Aufklärung über eventuelle Verminderung des Reaktionsvermögens und dadurch bedingte verminderte Fahrtüchtigkeit
- Erteilung einer Schweigepflichtentbindung gegenüber den beteiligten Institutionen (z. B. Kassenärztliche Vereinigung, Ärztekammer, psychosoziale Betreuungsstelle, vor- und mitbehandelnde Ärzte, Apotheke)
- Aufklärung über zentrale Meldeverpflichtung in anonymisierter Form zur Verhinderung von Doppelvergaben

- Verabreichung oraler Substitutionsmittel unter kontrollierten Bedingungen
    - Nur in den jeweils pro Tag erforderlichen Dosen
    - Nur zum unmittelbaren Verbrauch
    - Abgabe nur durch den behandelnden Arzt, dessen Vertreter oder durch das vom Arzt beauftragte, entsprechend qualifizierte Fachpersonal
    - Nach jeder Applikation des Diamorphins muss der behandelnde Arzt eine Bewertung des klinischen Zustandes des Patienten vornehmen
    - Einnahme erfolgt unter Sicht
- Der Patient erhält einen Behandlungsausweis, in dem das entsprechende Substitutionsmittel und die aktuelle Tagesdosis in Milligramm (mg) aufgeführt sind
    - Letzte Eintragung sollte nicht älter als 3 Monate sein
- Anhand klinischer und laborchemischer Parameter wird die verordnungsgemäße Einnahme des Substituts sowie der Umfang des Konsums anderer psychotroper Substanzen überwacht und sorgfältig dokumentiert
- Bei akutem Konsum anderer psychotroper Substanzen, die in Kombination mit dem Substitut zu einer gesundheitlichen Gefährdung führen können, sollte eine Reduktion oder ggf. eine Einstellung der Substitution bedacht werden; insbesondere muss der Patient darauf hingewiesen werden, dass eine Einnahme des Substituts in Kombination mit Alkohol und/oder Sedativa zu Atemdepressionen mit tödlichem Ausgang führen kann
- Zeigt sich der Patient als ungeeignet für die Substitutionstherapie oder setzt den Konsum weiterer gefährdender Substanzen trotz ärztlicher

Ermahnungen fort, sollte die Substitutionsbehandlung beendet oder unterbrochen werden

- **Take-Home-Verordnung**
  - Verschreibung des Substitutionsmittels (für bis zu 7 Tage, bei Auslandsurlaub auch bis zu 30 Tage im Jahr unter Meldung an die Aufsichtsbehörde) zur eigenverantwortlichen Einnahme; diese darf nicht unmittelbar zu Beginn der Substitution erfolgen und setzt eine abgeschlossene Dosisfindung, klinische Stabilisierung, fortgeschrittene psychosoziale Reintegration, fehlenden Beikonsum, fehlende akute Fremd- oder Eigengefährdung sowie zuverlässige und regelmäßige Arztkontakte voraus

- **Substitutionsbehandlung in der Schwangerschaft**
  - Bei schwangeren Opiatabhängigen ist i.d.R. eine Substitution indiziert
  - **Positive Aspekte der Substitution in der Schwangerschaft:**
    - Vermeidung des Konsums von häufig verunreinigtem »Straßenheroin«
    - Minimierung des Beikonsums
    - Reduzierung unerwünschter Effekte, die durch den wiederholten Wechsel zwischen Intoxikation und Entzug entstehen
    - Reduzierung der Infektionsgefahr (bei gemeinsamer Nadelnutzung)
  - Kinder von substituierten Müttern zeigen keine erhöhte Rate von kongenitalen Anomalien, erleiden jedoch oft ein neonatales Entzugssyndrom; zudem kommen häufiger vor:
    - Neurologische Auffälligkeiten
    - Entwicklungsverzögerungen
    - Plötzlicher Kindstod
    - In der späteren Entwicklung wurde häufig eine niedrigere Intelligenz beobachtet
  - Entzugsbehandlungen in der Schwangerschaft werden nicht empfohlen (im 1. Trimenon erhöhtes Risiko für Spontanabort, im 3. Trimenon erhöhtes Risiko für vorzeitige Wehen)

- **Substitutionsmittel**

- ■ ■ **Methadonrazemat (Methadon) und Levomethadon (L-Polamidon)**
  - Beide Lösungen haben die gleiche Wirkung (μ-Rezeptor-Agonisten)
  - Levomethadon:
    - Linksdrehendes Isomer des Methadon-Razemat
    - Eigentlich pharmakodynamisch am μ-Rezeptor aktives Isomer
  - Bei der vorwiegend hepatischen Metabolisierung von Methadon besteht eine hohe interindividuelle, genetisch bedingte Variabilität

— Klinisch bedeutsam, da bei langsamer Metabolisierung bereits niedrige Dosen zu hohen Plasmaspiegeln und Überdosierung führen können

— Andererseits benötigen Patienten mit einem raschen Methadonabbau (»fast-metaboliser«) höhere Dosen

— Vor der Behandlung kardiologische Diagnostik und während der Behandlung regelmäßige EKG-Kontrollen notwendig

— **Dosierung:**
  — Langsame, schrittweise Eindosierung unter engmaschiger ärztlicher Kontrolle
  — Individualisierte Dosisfindung; bei fehlender Opiattoleranz liegt die mittlere letale Methadondosis zwischen 1 und 1,5 mg/kgKG (gelegentlich bei 0,7 mg/kgKG)
  — Beginn der Behandlung: 30–40 mg Methadonrazemat (entspricht 3-4 ml einer 10-mg/ml-Lösung); **Wichtig:** Erstdosis maximal 40 mg Methadonrazemat
  — Bei anhaltenden Entzugsbeschwerden: ca. 10–12 h nach der ersten Gabe erneute Verabreichung von 20–50 mg; die abendliche Gabe sollte spätestens 3–4 h vor dem Schlafengehen erfolgen (Gefahr einer Atemdepression)
  — Am 2. Tag: morgendliche Gabe der Gesamtdosis des Vortages, im Tagesverlauf können erneut max. 10–20 mg ergänzend gegeben werden (**Cave:** Kumulationsgefahr mit daraus resultierendem Überdosierungsrisiko)
  — In dieser Weise Dosissteigerung bis zum (vollständigen) Abklingen der Entzugsbeschwerden (i.d.R. nach 1–6 Tagen)
  — Bei den ersten Gaben des Substitutes ist eine 1- bis 2-stündige Nachbeobachtung des Patienten empfehlenswert (**Cave:** Sedierung, Intoxikationszeichen)
  — Die Substitutionsdosis beträgt im Regelfall 80–120 mg/Tag Methadon-Razemat; höhere Dosierungen nur bei sicherem Ausschluss eines Beikonsums; zu niedrige Dosierungen sollten vermieden werden (dadurch wird der Beikonsum gefördert)

❯ **Umrechnung von D,L-Methadon (Methadonrazemat) auf Levomethadon (L-Polamidon):** In Deutschland enthält die verfügbare L-Polamidon-Lösung die halbe Wirkstoffkonzentration (5 mg/ml) im Vergleich zu der Konzentration von Methadonrazemat in standardisierten Apothekenrezepturen (10 mg/ml), sodass gleiche Volumina verabreicht werden können (Beispiel: 7 ml einer 10-mg/ml-Methadonrazematlösung sind wirkungsgleich zu 7 ml einer 5-mg/ml-L-Polamidon-Lösung). Dennoch sollte vor der Umstellung die Konzentration der genutzten bzw. einzusetzenden Lösung sorgfältig geprüft werden.

- Eine reduzierte Dosis wird bei älteren Patienten, bei reduziertem Allgemeinzustand oder bei schweren Nieren- oder Leberfunktionsstörungen empfohlen
- Nach Erreichen der Erhaltungsdosis wird eine Verabreichung von (Levo-) Methadon in Form einer einmaligen Tagesdosis empfohlen; dies ist aufgrund günstiger pharmakokinetischer Eigenschaften (rasche Resorption, maximale Plasmaspiegel nach 2–6 h, hohe Bioverfügbarkeit von etwa 80%, Plasmaeliminationshalbwertszeit von ca. 24–48 h) möglich
- Bei zeitgleicher Abdosierung anderer Suchtmittel (z. B. Benzodiazepine oder Barbiturate), muss die Methadondosis ggf. gesteigert werden
- Eine (vorübergehende) Dosiserhöhung kann auch bei internistischen Krankheiten (z. B. grippalen Infekten), Notwendigkeit einer zusätzlichen Behandlung mit bestimmten Medikamenten oder intensiver körperlicher Arbeit erforderlich werden
- Symptome einer **Überdosierung**: Schwindelgefühle, Konzentrationsstörungen, verminderte Stuhlfrequenz, Darmstille, Miosis; in diesem Fall sollte eine Dosisreduktion um nicht mehr als 10–20 mg Methadon (bzw. 5–10 mg Levomethadon) erfolgen
- Nach jeder **Dosisänderung**: mindestens 1-wöchige ärztliche Beobachtungsphase vor erneuter Dosisänderung
- **Dosisreduktion** bei angestrebter Beendigung einer Substitution:
  - Im Vorfeld kritische Prüfung der Indikation zur Abdosierung im Hinblick auf das erhebliche Rückfallrisiko und die Vorteile einer stabilen Substitutionsbehandlung gegenüber unkontrolliertem Opiatkonsum
  - Langsame Dosisreduktion (ca. 10% der Ausgangsdosis pro Woche oder pro 14 Tage) über mehrere Monate
  - In unteren Dosisbereichen (z. B. unter 30 mg Methadonracemat) verdeckte Reduktion in kleineren Schritten
  - Ggf. begleitende Gabe von Antidepressiva oder Carbamazepin
  - Im Falle eines Rückfalls erneute Dosiserhöhung

> Bereits geringe Dosen von Methadon können bei nichtopiattoleranten Personen zu schweren Intoxikationen mit Atemdepression und schließlich zum Tode führen.

- **Nebenwirkungen:** Abhängigkeitsentwicklung, Übelkeit, Erbrechen, Sedierung, Schwitzen, Atemdepression, Pruritus, Exanthem, Obstipation, Kopfschmerzen, Antriebsstörung, Stimmungsschwankungen, zerebrale Krampfanfälle
- **Kontraindikationen:** akute Intoxikationen, Überempfindlichkeit gegenüber Methadon, Behandlung mit MAO-B-Hemmern, Behandlung mit Narkotika-(Agonisten-/)Antagonisten, Polytoxikomanie

 — **Interaktionen mit:**
   — Zentral dämpfenden Substanzen (Alkohol, Benzodiazepine)
      – Verstärkung der Wirkung
   — Inhibitoren von CYP3A4, (z. B. Erythromycin) bzw. CYP2B6
      (z. B. Clopidogrel) oder MAO-Hemmern
      – Erhöhte Plasmaspiegel
   — CYP3A4- oder CYP2B6-Induktoren (z. B. Phenobarbital, HIV-Protease-
      hemmer Efavirenz) oder Antazidan (Resorptionshemmung)
      – Niedriger Plasmaspiegel
   — Jeglichen Präparaten, welche die QTc-Zeit verlängern

■■ **Buprenorphin (Subutex)**
 — Kombinierter Opiatrezeptoragonist/-antagonist (partieller
   μ-Opiatrezeptoragonist mit langsamer Rezeptorkinetik sowie
   κ-Opiatrezeptorantagonist)
 — Effektive Wirkdauer: ca. 24 h
 — Substitutionsbehandlung erfolgt nach den gleichen Regeln, wie sie für die
   Substitutionsbehandlung mit Methadon gelten
 — Effektiver Dosisbereich zur Substitutionsbehandlung: 8–16 mg/Tag;
   max. Tagesdosis in Deutschland: 24 mg
 — Take-Home-Vergabe möglich, allerdings ist hier zu bedenken, dass
   Buprenorphin nach Auflösung der Substanz zur i.v.-Gabe missbraucht
   werden kann
 — Auch im Rahmen einer Detoxifikationsbehandlung einsetzbar
 — **Kontraindikationen:** Schwere respiratorische Insuffizienz, schwere Leber-
   insuffizienz, akuter Alkoholismus oder Delirium tremens, Behandlung mit
   MAO-Hemmern, Überwachung bei bekannten oder vermuteten EKG-Ver-
   änderungen oder Elektrolytungleichgewicht, Bradykardie und bei Behand-
   lung mit Klasse-I- und -III-Antiarrhythmika
 — **Interaktionen mit:**
   — MAO-Hemmern, Benzodiazepinen (wechselseitige Wirkungsverstärkung
      mit dem Risiko einer letalen Überdosierung)
   — Partiellen und vollen Opiatantagonisten (Ausnahme: Intoxikations-
      therapie)
   — Jegliche Präparate, welche die QTc-Zeit verlängern
 — Vorteile gegenüber Methadon und L-Polamidon:
   — Relativ breite Sicherheitsspanne im Vergleich zu reinen
      μ-Opiatrezeptoragonisten, Intoxikationen kommen daher kaum vor
   — Aufgrund der deutlich längeren Halbwertszeit ist Buprenorphin auch zur
      intermittierenden Gabe alle 2 oder 3 Tage (Alternate-Day-Verordnung)
      zugelassen

- Deutlich geringere Nebenwirkungen wie Obstipation, Schwitzen, Müdigkeit
- Patienten sind unter der Behandlung weniger sediert
- Bei einer Umstellung von Methadon/Levomethadon auf Buprenorphin können Entzugserscheinungen auftreten; vor der Umstellung sollte daher die maximale Tagesdosis Methadon auf 60 mg reduziert werden und eine Medikationspause von mindestens 24 bzw. 36 h eingehalten werden
- In der Schwangerschaft geeignet

❯ Bei Schwangeren ist Buprenorphin zur Substitution wegen der weniger ausgeprägten Entzugssymptomatik beim Neugeborenen dem Methadon vorzuziehen. Eine Umstellung von Methadon auf Subutex bei bereits eingetretener Schwangerschaft ist wegen Abortgefahr (Teilentzug) kritisch.

■ ■ Buprenorphin/Naloxon (Suboxone)
- Kombinationspräparat aus dem partiellen µ-Opiatagonisten Buprenorphin und dem reinen Opiatantagonisten Naloxon
- Naloxon hemmt die initial euphorisierende Wirkung von Buprenorphin in der Anflutungsphase, wodurch das Abhängigkeitspotenzial verringert wird
- Beginn der Behandlung erst nach dem Auftreten eines Opiatentzugssyndroms (ca. 6–8 h nach der letzten Heroininjektion, ca. 24–36 h nach der letzten Methadoneinnahme)
- **Initiale Dosierung:** 4/1 mg Buprenorphin/Naloxon, bei stärkster Abhängigkeit 8/2 mg Buprenorphin/Naloxon, bei Vorliegen einer Alkohol- oder Benzodiazepinintoxikation 2/0,5 mg Buprenorphin/Naloxon
- **Effektiver Dosisbereich** zur Substitutionsbehandlung liegt zwischen 8/2–16/4 mg/Tag; **max. Tagesdosis** in Deutschland 24/6 mg
- Aufgrund der langen Halbwertszeit für »Alternate-Day-Verordnung« (alle 2–3 Tage) sowie ggf. für eine Take-Home-Vergabe geeignet
- Der wesentliche Vorteil von Suboxone gegenüber Subutex oder Methadon ist das geringere Risiko einer missbräuchlichen i.v.-Anwendung
- Nebenwirkungen: Entzugssyndrom, Kopfschmerzen, Schlaflosigkeit, gastrointestinale Störungen, Schwitzen
- Kontraindikationen und Interaktionen: wie bei Buprenorphin

■ ■ Heroin (Diacetylmorphin)
- Bei besonders schweren Fällen von Opiatabhängigkeit gibt es in Deutschland die Möglichkeit einer heroingestützten Behandlung
- Diese Substitutionsform erfordert besondere organisatorische Voraussetzungen

Entwöhnung und Nachsorge

- Idealerweise sollte auf die Entgiftungsbehandlung möglichst nahtlos eine mehrmonatige Entwöhnungsbehandlung in einer Suchtfachklinik folgen
- Ziel der Behandlung ist die Befähigung zu einem suchtmittelfreien Lebensstil sowie eine spätere berufliche Rehabilitation bzw. soziale Reintegration
- Nachsorge beinhaltet psychotherapeutische Maßnahmen und psychosoziale Unterstützung und Einbindung in Selbsthilfeprogramme

- **Pharmakologische Rückfallprophylaxe**
- **Naltrexon (Nemexin)**
- μ-Opiatrezeptorantagonist, zugelassen zur medikamentösen Unterstützung der Entwöhnungsbehandlung nach erfolgter Opiatentgiftung
- Kann bei fortbestehendem Opiatkonsum Entzugssymptome auslösen; daher ist vor Behandlungsbeginn ein konsumfreies Intervall von 7–10 Tagen nötig
- **Dosierung:** initial 25 mg, falls nach 1 h keine Entzugssymptome auftreten, kann die restliche ½ Tbl. (25 mg) verabreicht werden; alternativ fraktionierte Testinjektion von 0,2–2 mg/Tag Naloxon; übliche Tagesdosis: 50 mg/Tag oder jeden 2.–3. Tag nach festem Schema (z. B. montags und mittwochs jeweils 100 mg, freitags 150 mg)
- In den USA ist Naltrexon als 30 Tage wirksame i.m.-Depotmedikation unter dem Namen Vivitrex zur Behandlung der Alkohol- und Opiatabhängigkeit zugelassen
- Einnahme von Opiaten unmittelbar nach Beendigung einer Naltrexontherapie kann zu potenziell lebensbedrohlichen Intoxikationen führen, da nach Durchbrechen der durch Naltrexon bedingten Opiatrezeptorblockade schlagartig die Atmung und Herz-Kreislauf-Funktion beeinträchtigt werden können; ausführliche Aufklärung notwendig

Weitere Behandlungsaspekte

- **Behandlung komorbider psychischer Erkrankungen:** häufig; können sich erheblich auf die Prognose auswirken, sodass sie auf jeden Fall mitbehandelt werden sollten
- **Behandlung komorbider körperlicher Erkrankungen:** besonders wichtig, da Patienten dazu neigen, ihre körperliche Gesundheit stark zu vernachlässigen
- **Psychosoziale Behandlung:** wird durch Suchtberatungsstellen oder als Teil von stationären Nachsorgebehandlungen angeboten
  - Vorbereitende Maßnahmen zur Inanspruchnahme suchtmedizinischer Behandlungen oder langfristiger Therapieangebote
  - Unterstützung vielfältiger psychosozialer Probleme (Schulden, Wohnung im Milieu, anstehende Gerichtsverfahren usw.)

— Einbezug des sozialen Umfelds; Stärkung sozialer Kontakte zu nicht suchtkranken Bezugspersonen
— Weitere **niederschwellige Angebote zur Schadensminderung:** z. B. Notfall-schlafstellen, Drogenkonsumräume oder Spritzenaustauschprogramme
  — Abhängige Menschen müssen dafür, abgesehen von basalen Umgangs-regeln wie Verzicht auf Gewalt, keine weiteren Voraussetzungen erfüllen
— **Selbsthilfegruppen:** z. B. bei der Drogenberatungsstelle; Übersicht bei der Nationalen Kontakt- und Informationsstelle zur Anregung und Unter-stützung von Selbsthilfegruppen (NAKOS) (www.nakos.de)

11.2.6 Abhängigkeit von opiathaltigen Analgetika

— Schmerzmittelmissbrauch liegt vor, wenn ein Arzneimittel aus nichtmedizi-nischer Indikation, in inadäquat (unverhältnismäßig) hoher Dosierung und/oder über einen zu langen Zeitraum eingenommen wird
— Schmerzmittelmissbrauch/-abhängigkeit auch bei Patienten, die zunächst aus eindeutiger medizinischer Notwendigkeit heraus die Schmerzmittel benötigt haben
— Zu Beginn finden sich oft Kopfschmerzen, Zahnschmerzen, grippebedingte Glieder- und Kopfschmerzen, Schmerzen des Bewegungs- und Stützappa-rates (rheumatische Beschwerden), Beeinträchtigungen im Rahmen der Monatsblutung, Magen-Darm-Krämpfe, »Herzbeklemmungen« und Druck-gefühle verschiedenster Art im Brustbereich u. a.
— Nur teilweise ein nachweisbares organisches Korrelat, das jedoch häufig nicht das volle Ausmaß der Beschwerden erklärt, häufig eine somatoforme Störung, die oft nicht als solche erkannt und daher nicht adäquat behandelt wird
— Die Gefahr einer Missbrauchs-/Abhängigkeitsentwicklung ist bei akuten Schmerzbildern geringer als bei immer wieder auftretenden oder chroni-schen Schmerzzuständen
— Durch eine Verordnung von analgetischen Mischpräparaten (z. B. mit Codein) kann unachtsam eine Missbrauchs-/Abhängigkeitsentwicklung gebahnt werden
— Verschiedene Untersuchungen zeigen eine wesentlich höhere Prävalenz bei Frauen (ca. 2- bis 4-mal so häufig wie Männer)
— Häufig übersehenes Problem: Schmerzmittelmissbrauch im Laien- und Leistungssport; hierbei werden Schmerzmittel manchmal schon vor Beginn des sportlichen Einsatzes eingenommen mit dem Ziel einer Ausdauer- und Leistungssteigerung

- ■ Negative Konsequenzen jahrelanger Schmerzmittelabhängigkeit
- ▬ Häufig: Dauerkopfschmerzen (tabletteninduzierte Kopfschmerzen)
- ▬ Organschäden (z. B. Nierenschäden mit Nierenversagen und Dialysepflicht)
- ▬ Opioide haben bei Medikamentenmissbrauch oft eine stark euphorisierende Wirkung
- ▬ Bei nachlassender Wirkung der Opioide kommt es oft zu depressiver Verstimmung
- ▬ Toleranzentwicklung: Steigerung der Dosierung mit Gefahr von Intoxikation und Atemlähmung
- ▬ Jahrelanger Missbrauch kann zu einer pharmakogenen Wesensänderung führen
    - ▬ Häufig schlechte, labile, niedergedrückte und ängstliche Stimmung, Einsamkeitsgefühle und Minderwertigkeitskomplexe
    - ▬ Rascher irritierbar, leichter enttäuschbar, schneller zu verärgern, erscheinen reizbarer, geringere Frustrationstoleranz, schnelleres Aufbrausen
    - ▬ Häufig ausgeprägte Grübelneigung, verminderte Zuversicht und Selbstvertrauen

- ■ Therapie
- ▬ Problem der Abhängigkeit muss erkannt und mit dem Patienten besprochen werden
- ▬ Es reicht nicht, eine weitere Rezeptierung zu verweigern, da der Patient dann seine Bezugsquelle auf eine andere Praxis verlagern könnte
- ▬ Sobald sich, durch supportive Gespräche, eine Sensibilisierung entwickelt, sollten gemeinsam weitere Schritte zur Reduktion der Schmerzmitteldosis geplant werden
- ▬ Häufig ist eine stationäre oder tagesklinische Entgiftungsbehandlung sinnvoll
- ▬ Eine psychiatrische Komorbidität ist nicht selten und sollte mitberücksichtigt werden

11.3 Cannabinoide (F12)

- ▬ **Delta-9-Tetrahydrocannabinol (THC)** besitzt die höchste psychoaktive Potenz der verschiedenen chemische Stoffe in Cannabis
- ▬ **Marihuana (»Gras«)**
    - ▬ Getrocknete Blüten und Blätter der weiblichen Hanfpflanze; THC-Gehalt 1–14%
- ▬ **Haschisch (»Dope«, »Shit«)**
    - ▬ Harz der Blütenstände; THC-Gehalt 4–12%

- **Haschischöl**
  - Stark konzentrierter Auszug aus Haschisch oder Marihuana; hohe THC-Konzentration, zwischen 12 und 60%
- **»Spice«**
  - Mischung aus getrockneten Pflanzen und synthetischen Cannabinoiden
- **Konsumformen:** Rauchen (selbstgedrehte Zigaretten [»Joints«], Wasserpfeifen [»Bongs«]), Essen (»Spacekekse«), Trinken (Cannabisprodukte im Tee oder Kakao)
- Cannabinoide wirken über die **Cannabinoidrezeptoren CB1**
  - Wirkung beim Rauchen innerhalb von Sekunden wahrnehmbar, volle Ausprägung nach ca. 30 min, Dauer ca. 1–3 h
  - Wirkung bei oralem Konsum verzögert, beginnt nach etwa 30–60 min, dauert bis zu 5 h

- **Einsatz von Cannabis zu Heilzwecken**
- Seit 1998 ist Delta-9-THC in Deutschland als Medikament verschreibungsfähig
- **Dronabinol:** internationale Freiname für das pharmakologisch wirksamste Delta-9-Tetrahydrocannabinol; (**Marinol, zugelassen in USA und Kanada**)
- **Nabilon:** vollsynthetisches THC-Derivat; in Deutschland verkehrsfähig und verschreibungsfähig, jedoch nicht mehr auf dem Markt; Vertrieb noch in Kanada (**Cesamet**) und in Großbritannien (**Nabilon**)
- **Sativex:** Spray zur Anwendung in der Mundhöhle zur Linderung mittelschwerer bis schwerer Spastik bei Patienten, die an Multipler Sklerose leiden
- **Bedrocan** (Cannabis Flos, »medicinal cannabis«, medizinische Hanfblüte) wird aus 3 speziellen weiblichen Cannabissorten gewonnen und enthält eine THC-Konzentration von ca. 19% und eine CBD-Konzentration weniger als 1%; 3 weitere Präparate unterscheiden sich lediglich im THC- und CBD-Gehalt: **Bedrobinol** (THC: ca. 12%, CBD: <1%), **Bediol** (THC: ca. 6%, CBD: ca. 7,5%), **Bedica** (THC: ca. 14%, CBD: <1%)
- Eine legale Verwendung des natürlichen Cannabis (Erwerb von Cannabisblüten oder Cannabisextrakt aus der Apotheke) ist seit einiger Zeit nach Einholung einer »Ausnahmegenehmigung zur Verwendung von Cannabis« beim Bundesinstitut für Arzneimittel und Medizinprodukte in Bonn zulässig
- Schwerkranke dürfen in Einzelfällen einen Antrag auf Eigenanbau von Cannabispflanzen für medizinische Zwecke stellen
- Indikationen, bei denen eine Cannabisverordnung möglich ist:
  - Bei anhaltenden, schweren Schmerzen
  - Zur Appetitsteigerung bei Gewichtsabnahme sowie gegen Übelkeit bei Patienten, die an AIDS oder einer Krebserkrankung leiden

- Zur Verbesserung der spastischen Symptomatik bei Multipler Sklerose
- Zur Symptomlinderung bei Tourette-Syndrom
- Beim Glaukom zur Reduzierung des Augeninnendrucks

11.3.1 Epidemiologie

- Cannabis gehört nach Alkohol und Tabak zu der am häufigsten konsumierten psychoaktiven Substanz
- 12-Monats-Prävalenz des Konsums von Cannabis ist unter Männern doppelt so hoch wie unter Frauen (6,0% vs. 3,0%)
- Negativer Altersgradient mit den höchsten Prävalenzwerten unter 18- bis 20-Jährigen (16,2%) und 21- bis 24-Jährigen (13,7%)
- Europaweite Erhebungen zeigen, dass ca. 22% der Erwachsenen in Europa mindestens 1-mal im Leben Cannabis probiert haben
- Für die meisten Konsumenten (ca. 90–95%) ist der Cannabiskonsum nur eine temporäre Erfahrung im Sinne eines Probierens oder gelegentlichen Gebrauchs

11.3.2 Symptome, Diagnostik

- Psychische, bei sehr hohem Konsum auch körperliche Abhängigkeit
- **Cannabisrausch:** Verstärkung der bereits vorhandenen Gefühle und Stimmungen (positiv oder negativ)
- Folgende Effekte werden als Konsumgründe angegeben:
  - Beruhigende, entspannende und stimmungsaufhellende Effekte
  - Wahrnehmungsakzentuierung (z. B. intensiveres Farberleben)
  - Subjektiv assoziationsreiches und phantasievolles Denken
  - Heiteres Gefühl, verbunden mit einer gesteigerten Kommunikationsfähigkeit
  - Verlangsamtes Zeiterleben
  - Appetitsteigerung
- **Unerwünschte psychische Nebeneffekte:**
  - Häufig Denkstörungen mit bruchstückhaftem, ideenflüchtigem Denken
  - Verminderung der Konzentrationsfähigkeit und des Reaktionsvermögens (bis zu 1–2 Tage nach Intoxikation)
  - Beeinträchtigung der Informationsverarbeitung und des abstrakten Denkvermögens
  - Reduzierte Aufmerksamkeit und beeinträchtigtes Kurzzeitgedächtnis
  - Verstärkte Ablenkbarkeit und Fokussierung auf unwichtige Nebenreize

- Illusionen und Verkennungen
- Eingeschränkte Fahrtüchtigkeit (wird ab einer Konzentration von über 1,0 Nanogramm pro Milliliter Blut angenommen)
- **Atypische Wirkungen:** niedergedrückte Stimmung, gesteigerter Antrieb, Unruhe, Angst und Panik; selten Desorientiertheit, Verwirrtheit, alptraumartige Erlebnisse mit Verfolgungsphantasien bis hin zum Wahn (Horrortrips)

- **Körperliche Effekte:** Steigerung der Herzfrequenz, erhöhter Blutdruck, Augenrötung, Mundtrockenheit, Erweiterung der Bronchien, gleichzeitige Beeinträchtigung der Lungenfunktion, Übelkeit, gelegentlich Schwindelgefühle
- **Langzeiteffekte/Folgeschäden:**
    - Somatische Probleme (respiratorische und pulmonale Symptome wie Kurzatmigkeit und Brustenge; maligne Erkrankung des Respirationstraktes, Immunsuppression)
    - Psychosoziale Folgen (frühzeitiger Schulabbruch, Arbeitsplatzverlust, Unfälle)
    - Psychische Komorbidität; zahlreiche Untersuchungen haben einen Zusammenhang zwischen Cannabiskonsum und Psychosen festgestellt
    - »Amotivationales Syndrom« (Depressivität, Lethargie, Passivität, verflachter Affekt, Interessenverlust, Antriebslosigkeit, Konzentrationsstörungen, sozialer Rückzug)
    - Risiko des Umstiegs auf andere »härtere« Drogen (Cannabis als »Einstiegsdroge«)

11.3.3 Therapie

- Es sollten die allgemeinen Grundprinzipien der Suchttherapie befolgt werden
- Bei komplizierten Intoxikationsverläufen (cannabisbedingte Panikattacken, psychotische Episoden) können **Benzodiazepine** oder **Antipsychotika** indiziert sein
- Wesentliches Therapieelement: **psychoedukative Maßnahmen** (zur Aufrechterhaltung der Motivation)
- Ggf. **pharmakologische Symptomlinderung** der Entzugserscheinungen (Beginn: ca. 10 h nach dem letzten Konsum; Dauer ca. 5–21 Tage)
- Mögliche Entzugszeichen:
    - Craving (starkes Suchtmittelverlangen)
    - Leichte Irritierbarkeit bis zur Aggressivität
    - Psychomotorische Unruhe

- Ängstlichkeit, Reizbarkeit, innere Unruhe, Affektlabilität
- Schlafstörungen, Albträume
- Hyperalgesie (vor allem Kopf-, Bauch- und Muskelschmerzen)
- Schweißausbrüche, v. a. nächtlich
- Entwöhnungsbehandlung i.d.R. ambulant; seit 2006 z. B. die CANDIS-Therapie (http://www.candis-projekt.de), 8–12 Wochen und 10 einzeltherapeutische Sitzungen
- Zur Nachsorge: dauerhafte **motivationsstärkende Beratung, Selbsthilfegruppen** zusammen mit Konsumenten anderer illegaler Drogen
- Aktuell keine Pharmaka zur rückfallschützenden Behandlung zugelassen
  - Der Cannabinoidrezeptorantagonist Rimonabant (Acomplia) wurde aufgrund mehrerer negativer Bewertungen und Warnungen vor Nebenwirkungen vom Markt genommen
- Eine wesentlichen Rolle für den Therapieerfolg und die weitere Prognose spielt eine suffiziente Behandlung der komorbiden psychischen Erkrankungen

11.4 Partydrogen: Kokain (F14), andere Stimulanzien (F15) und Halluzinogene (F16)

- Die verschiedenen Substanzen werden von vielen Patients wahllos konsumiert
- Wichtige Gemeinsamkeit in der Wirkung: psychische Stimulation
- Psychostimulanzien aktivieren mesolimbische und mesokortikale dopaminerge Neurone (»Reward-System«); längerfristige Einnahme beeinträchtigt die natürliche Funktion des Belohnungssystems
- Psychopathologisch kann es zu einem paranoiden Syndrom bis hin zu akuten psychotischen Syndromen kommen

11.4.1 Kokain

- **Kokain:** wird in der Regel intranasal konsumiert (»geschnupft«; eine »Linie« enthält ca. 20–50 mg Kokainhydrochlorid)
  - **»Crack«:** wird in der Regel mittels erhitzter Pfeife inhaliert, wodurch höhere Dosen (250 mg bis 1 g) als beim Konsum von Kokainhydrochlorid resorbiert werden
  - **»Speedball«:** Gemisch aus Kokain und Heroin (i.v.-Verwendung); starke euphorisierende Wirkung
- 12-Monats-Prävalenz für Kokainkonsum in Deutschland: ca. 0,8%

- **Konsumformen von Kokain:** oral, intranasal (die häufigste Konsumform), intravenös oder durch Rauchen
- **Wirkungsbeginn:** beim Schnupfen nach 2–3 min (max. Konzentration nach 30–60 min, Wirkungsdauer ca. 1 h), beim Spritzen oder Rauchen bereits nach wenigen Sekunden (Wirkungsdauer ca. 5–10 min, Halbwertszeit im Plasma 30–90 min)

- ### Kokainwirkung und -intoxikation
- Nutzung von Kokain als »**Leistungsdroge**«: zeitlich begrenzt zur Leistungssteigerung mit euphorischen Gefühlen, gesteigerter Aufmerksamkeit, erhöhter körperlicher Belastbarkeit, reduziertem Hungergefühl und Schlafbedürfnis, Lust- und Potenzsteigerung
- **Rauschzustände** verlaufen meistens in mehreren Stadien:
  - **Euphorisches Stadium:** gehobene Stimmung, erhöhtes Selbstwertgefühl, gesteigerter Antrieb, beschleunigtes Denken, verstärkte Sinneswahrnehmung und Kreativität, Sorglosigkeit, Verlust von sozialen und sexuellen Hemmungen, vermindertes Schlafbedürfnis, gesteigerte Libido, gelegentlich Halluzinationen oder Pseudohalluzinationen
  - **Rauschstadium:** nach etwa 20–60 min Abklingen der euphorischen Phase; zu den beschriebenen Wahrnehmungen können ängstlich-paranoide Stimmungen hinzutreten, die v. a. mit akustischen, manchmal auch mit optischen Halluzinationen einhergehen
  - **Depressives Stadium:** Niedergeschlagenheit, Antriebslosigkeit, Müdigkeit und Erschöpfung bis hin zu Angstzuständen, Schuldgefühle, Selbstvorwürfe und Suizidgedanken
- Typische Symptome einer **Kokainintoxikation:** Angst, Misstrauen, Unruhe, Antriebslosigkeit, Verwirrtheit, bizarres und gewalttätiges Verhalten, Wahrnehmungsveränderungen, paranoide und dysphore Reaktionen

- ### Komplikationen des Kokainkonsums
- Aufgrund anhaltender Vasokonstriktion zerebrale und kardiale Minderdurchblutungen mit ischämischen Läsionen
- »**Crack-Lunge**« u. a. mit Sauerstoffmangel im Blut oder Blutspucken infolge einer Lungenblutung
- Beim Injizieren können Verunreinigungen und hinzugefügte Streckmittel Gefäßschädigungen oder sonstige gefährliche Nebenwirkungen verursachen
- **Kokainschock** (bei Überempfindlichkeit bereits durch geringe Dosen); Symptome: Blässe, kalter Schweiß, Atemnot, schweres Kreislaufversagen
- **Kokainvergiftung** (bei Überdosierung) mit zentralnervöser Übererregung, zunehmendem Verlust der Koordinationsfähigkeit, Verwirrtheit, Unruhe und zerebralen Krampfanfällen mit Bewusstseinsstörungen, schließlich

Bewusstlosigkeit und Tod durch Atemlähmung und schweres Kreislaufversagen
- **Folgeschäden:**
    - Körperlich (Schwächung der Widerstandskraft, verminderte Belastbarkeit, starker Gewichtsverlust sowie Schädigungen der Blutgefäße und verschiedener Organe, Infektionen)
    - Psychisch (Schlafstörungen, Depressionen, Angst, Persönlichkeitsveränderungen mit dissozialen und narzisstischen Zügen, gelegentlich Kokainpsychose mit paranoiden Wahnvorstellungen und chronischen Halluzinationen, z. B. Dermatozoenwahn, manische Symptome, Antriebsstörung, Ängstlichkeit)
    - Sozial (strafrechtliche und auch finanzielle Probleme, soziale Isolation)
- **Während der Schwangerschaft** kann Kokainkonsum zu Früh- oder Totgeburten wie auch zu massiven Reifungs- und Wachstumsstörungen des Fötus führen, u. a. mit Fehlentwicklungen des Gehirns und anderer Organe; durch Kokainkonsum können während der gesamten Schwangerschaft Schäden an jedem Organ und Gewebe des ungeborenen Kindes entstehen
- **Kokainentzug** verläuft i.d.R. in 3 Phasen (Gawin u. Kleber 1986):
    - **»Crash-Phase«** (9 h bis 4 Tage); Symptome: dysphorische bzw. depressive Stimmung, Lethargie, Müdigkeit, Schlafstörungen (Insomnie oder Hypersomnie), lebhafte Träume, Appetitsteigerung, psychomotorische Hemmung oder Erregung
    - **Entzugsphase** (1–10 Wochen); Symptome: Depressivität, Antriebslosigkeit, ausgeprägtes Craving
    - **Löschungsphase** (beginnt nach 10 Wochen); Symptome: wiederkehrende drogenbezogene Albträumen mit Rauscherlebnissen, wiederkehrendes Craving

- **Therapie**
- In der Akutphase des Entzugs:
    - Kardiologische Notfalltherapie bei kardiovaskulärer Hyperaktivität (Arrhythmien, Tachykardie, Hypertonie)
    - Supportive psychotherapeutische Maßnahmen (»Talking-down«)
    - Psychosoziale Maßnahmen
    - Trizyklische Antidepressiva (z. B. Doxepin)
    - Bei starken Angst- und Panikzuständen: Benzodiazepine
    - Bei psychotischer Symptomatik: Antipsychotika
- In der Postakutphase des Entzugs:
    - Entwöhnungsbehandlung (i.d.R. ambulant)
    - Längere Behandlungsdauer ist mit einem besseren Therapieerfolg verbunden

11.4.2 Psychostimulanzien

━ Bekannte Psychostimulanzien: **Amphetamin, Methamphetamin** (etwas stärker wirksam; Straßennamen: »**Speed**«, »**Crystal**«) sowie **Ecstasy** (chemisch eng mit Amphetamin verwandte Stimulanzien, z. B. 3.4-Methylendioxymethamphetamin (MDMA))

━ **Konsumformen:** oral (als Tabletten), intranasal oder intravenös

━ **Wirkung:** präsynaptische Freisetzung von Dopamin und Noradrenalin; MDMA und ähnliche Substanzen verstärken die präsynaptische Freisetzung von Serotonin und Dopamin

━ Werden häufig zur Leistungssteigerung und/oder zur Gewichtsreduktion eingesetzt; überdurchschnittlich hohe Raten der Konsumenten z. B. unter Models, Fernfahrern, Studierenden und in der Tanzszene

■ Angestrebte Wirkung

━ **Amphetamine:** Euphorie, subjektiv gesteigerte geistige und körperliche Leistungsfähigkeit, Wachsamkeit, Unterdrückung von Müdigkeit sowie des Schlafbedürfnisses und des Hungergefühls

━ **Ecstasy:** stimulierende und entspannend-angstlösende und leichtere wahrnehmungsverändernde Effekte; es werden tiefe Glücksgefühle und Gefühle der Nähe zu anderen Menschen berichtet; ähnlich wie Amphetamine auch stimulierende, antriebssteigernde Effekte, Unterdrückung von Müdigkeit und Hungergefühl

■ Amphetamin-/Ecstasyintoxikation

━ Es können komplizierte, atypische oder psychotische Rauschverläufe auftreten

━ Symptome ähneln der einer Kokainintoxikation, sind jedoch meistens milder

■ ■ Komplikationen bei hochdosiertem Amphetamin-/ Ecstasykonsum

━ **Psychische Komplikationen:**
  – **Amphetamine:** aggressive Entgleisungen, Erregungszustände, Intoxikationspsychosen (häufig mit Verfolgungsideen, optischen und taktilen Halluzinationen und affektiver Labilität)
  – **Ecstasy:** depressiv-ängstliche Reaktionen, Agitiertheit, psychotische Phänomene, Postintoxikationssyndrome (Abgeschlagenheit, ängstlich-dysphorische Verstimmung, Kopfschmerzen, Appetitmangel und Frösteln)

━ **Somatische Komplikationen:** Herzrhythmusstörungen, Herzinfarkt, hypertensive Krisen mit Gehirnblutungen, Atemdepression, Krampfanfälle, Dyskinesien, Dystonien, Bewusstseinstrübung bis zum Koma; kasuistisch wurde eine Reihe von Todesfällen im Zusammenhang mit massivem Fieber und Rhabdomyolyse berichtet; bei höheren Ecstasydosen und bei gleichzeitiger Medikation mit anderen serotonerg wirksamen Substanzen kann ein Serotoninsyndrom auftreten

11.4.3 Halluzinogene

- **Biogene Drogen:**
  - Lysergsäurediäthylamid (LSD) (habsynthetisch)
  - **Psilocybin** (aus Pilzen oder synthetisch gewonnen)
  - N,N-Dimethyltryptamin-Hydroxid (Bufotonin) (enthalten im Sekret einer Kröte)
  - Meskalin (enthalten im Peyote-Kaktus)
  - Ibotensäure und dessen Decarboxylierungsprodukt Muscimol (aus dem roten Fliegenpilz)
  - Salvinorin A (aus dem Aztekensalbei)
  - Tropanalkaloide (aus den Nachtschattengewächsen [Solanaceae])
- **Synthetische Drogen:**
  - Phencyclidin (PCP; »Angel Dust«), halluzinogene, aber auch stimulierende und schmerzstillende Effekte
  - Ketamin
  - 3,4-Methylendioxy-N-ethylamphetamin (MDA; »Eve«)
- **Gemeinsamer Wirkungseffekt:**
  - Tiefgreifende psychische Veränderungen mit stark verändertem Erleben von Raum und Zeit
  - Die halluzinogene Wirkung scheint v. a. über die Aktivierung zentraler serotonerger $5-HT_2$- sowie $5-HT_1$-Rezeptoren vermittelt zu werden
  - Rauschverlauf ist sehr stark von der Person, ihren Erwartungen und der Situation abhängig
  - Erlebnisse können von einer euphorischen Grundstimmung bis zu Panik und Entsetzen (»Horror-Trip«) variieren; Verkennung der Realität kann zu erheblicher Selbstgefährdung führen
  - Körperliches Entzugssyndrom tritt bei Halluzinogenen nicht auf

- **Halluzinogenintoxikation/-symptome und spätere Komplikationen**
- Psychotische Symptomatik mit Wahn (häufig: paranoides Erleben, Beziehungsideen) und Halluzinationen
- Ausgeprägte Angst und/oder Depression
- Angst, den Verstand zu verlieren

- Subjektive Verstärkung von Wahrnehmungseindrücken
- Depersonalisation, Derealisation, Illusionen, Halluzinationen sowie
  Synästhesien (Verschmelzung von Sinnesempfindungen)
- Vermindertes Urteilsvermögen
- »Flashbacks«, die an Erlebnisse erinnern, die während früherer Intoxikatio-
  nen mit Halluzinogenen aufgetreten sind. Im Unterschied zu einer Psychose
  werden die Wahrnehmungsstörungen nicht wahnhaft interpretiert.
  Derartige Episoden können jahrelang persistieren
- Es können schizophreniforme Psychosen mit einer Dauer von Tagen,
  Wochen bis hin zu 6 Monaten auftreten
- **Somatische Intoxikationssymptome:** Mydriasis, Übelkeit, Erbrechen,
  Temperaturanstieg, starkes Schwitzen, Palpitation, Tachy- oder Bradykardie,
  Blutdruckanstieg oder später Hypotonie, verschwommenes Sehen, Tremor,
  Muskelzuckungen, unkoordinierte Bewegungen und Koordinations-
  störungen

> Ausgeprägte Intoxikationen können zu lebensbedrohlichen Zuständen
> durch Bewusstseinstrübungen, Delirien sowie vegetative Begleiterschei-
> nungen bis hin zu Bewusstlosigkeit, Koma und Atemlähmung führen.

11.4.4 Therapie

- Akut:
  - Bei ausgeprägtem **anticholinergem Delir:** intensivmedizinische Über-
    wachung und ggf. Notfalltherapie mit 1–2 mg Physostigmin (langsam i.v.
    über ca. 2–5 min)
  - Bei schwerer Panik und psychotischem Erleben: beruhigendes Gespräch
    (»Talking-down«) und ggf. Benzodiazepine
  - Bei protrahierten psychotischen Zuständen: Antipsychotika (**Cave:** Nicht
    während der akuten Intoxikation)
- Postakut:
  - Psychotherapeutische Weiterbehandlung
  - Selbsthilfegruppen (auffindbar z. B. über **Narcotics Anonymous**)
  - Familientherapie, Angehörigengruppen
  - Supportive Verfahren (z. B. Ergotherapie, Musik-/Kunsttherapie, Sport-
    therapie) zur Förderung der Entwicklung eines drogenfreien Freizeit-
    verhaltens
  - Psychosoziale Maßnahmen

11.5 Flüchtige Lösungsmittel (F18)

- Die sog. Schnüffelstoffe sind flüchtige oder gasförmige Substanzen, die inhaliert werden, um einen Rausch zu erzeugen
- Genutzt werden Bestandteile aus verschiedenen Lösungen, die im Haushalt oder in der Industrie verwendet werden (z. B. Klebern, Reinigungsmitteln, Korrekturflüssigkeiten, Farben, Lacken, Benzin)
- Wichtigste Substanzen mit psychotropen Effekten:
    - Toluol (in fast allen Lösungsmitteln für Klebstoffe)
    - Xylol (universales Lösemittel)
    - Aceton (Nagellackentferner, Abbeizer, Verdünner, Klebstoffbestandteil)
    - Chlorierte Kohlenwasserstoffe (Dichlormethan, Trichlorethan, Trichlorethylen)
    - Benzin, Benzol (Gummiklebemittel, u. a. in der Schuhindustrie)
    - Butan (Feuerzeug, Gasflaschen)
    - Fluorkohlenwasserstoffe der aliphatischen Reihe (Treibgase wie Freon, Frigen, Kaltron etc.)
    - Hexan (Hauptbestandteil des Benzins)
    - Isopropylalkohol, Methylethylketon-Methylisobutylketon (Haushaltskleber)
    - Methano, Narkosemittel (Äther, Chloroform, Lachgas)
    - Mittel gegen Angina pectoris (Amylnitrit, Butylnitrit, Isobutylnitrat – sog. Poppers)
- Meistens werden Mischungen verschiedener Substanzen inhaliert
- Relativ rasche Wirkung durch die Inhalation (oft innerhalb weniger Minuten)
- Lösungsmittel wirken narkotisch oder erregend
- **Angestrebte psychische Wirkungen:** Euphorisierung, Anxiolyse, antidepressiv, Sorglosigkeit, intensivere Wahrnehmung von Farben, Musik und Umgebung
- Konsumenten wirken häufig wie alkoholisiert
- Manche Stoffe, z. B. Toluol, bewirken psychodelische Effekte, mit Halluzinationen, verändertem Zeitempfinden, Störungen des Körperschemas, Wahnideen
- Unterschiedliche Wirkungsdauer: Klebstoffe, Farben, Lacke, Benzin wirken mehrere Stunden; Lachgas 5 min; Poppers wenige Sekunden bis 20 min

- Intoxikation
- - Klinisch bedeutsame Symptome bei akuter Intoxikation
    - Kopfschmerzen, Schwindel, Herzklopfen
    - Nystagmus, Koordinationsstörungen, Gangunsicherheit

- Schnupfen, Husten oder Nasenbluten
- Übelkeit, Erbrechen
- Hörminderung und Kribbelempfindungen an Händen und Füßen
- Verschwommenes Sehen oder Diplopie (Doppelbilder)
- Erregung, Unruhe
- Lethargie, Gleichgültigkeit
- Delirien
- Kontroll- und Koordinationsstörungen
- Konzentrationsschwierigkeiten
- Gesteigerte optische und akustische Sinneswahrnehmungen
- Bewusstlosigkeit bei Hochdosierung
- Erstickungsgefahr beim Inhalieren aus Plastiksäcken
- Plötzliche Todesfälle, meist durch Herzrhythmusstörungen und Ausfall des Atemzentrums im Gehirn oder Sauerstoffmangel (»Sudden Sniffing Death Syndrome«)

■■ **Längerfristige Wirkungen und Risiken**
- Reizerscheinungen an der Nase, die bis zu Schleimhautverletzungen führen können
- Verätzungen der Atemwege, Lungenschäden und Karzinome
- Toxische Hepatitis und Fettleber
- Nierenschäden
- Herz-Kreislauf-Versagen, Herzrhythmusstörungen
- Schädigungen im zentralen und peripheren Nervensystem
- Toluol kann zu Gehirnschädigungen, Gehörverlust, Gleichgewichtsstörungen und Konzentrationsschwierigkeiten führen
- Hexan und Benzin können Schädigungen der Nervenbahnen und Knochenmarkschädigungen (Leukämie) auslösen
- Chlorierte Wasserstoffe können Lungen, Leber und Nieren schädigen
- Bei häufigem Gebrauch von Schnüffelstoffen kann sich eine gewisse Toleranz entwickeln
- Durch Sauerstoffmangel können irreversible Nerven- und Hirnschäden auftreten; z. B. kann längerer Konsum zu Demenz führen

11.5.1 Gamma-Hydroxybuttersäure (GHB) liquid Ecstasy

- Gamma-Butyrolacton (GBL), industriell weit verbreitetes Lösungsmittel, in verschiedenen Reinigern (z. B. in Felgenreinigern, acetonfreien Nagellackentfernern) und Fertigprodukten (u. a. Pharmazeutika und Pflanzenschutzmittel)

- Chemisch nicht verwandt mit Ecstasy (Methylendioxymethamphetamin oder MDMA)
- GHB fällt unter die betäubungsmittelrechtlichen Vorschriften
- Nach dem Trinken wird GBL zu GHB metabolisiert
  - In niedriger Dosierung Wirkung über spezifische GHB-Rezeptoren, die eine Glutamatausschüttung vermitteln (exzitatorische Wirkung)
  - In höherer Dosierung zunehmende Aktivierung der GABA-Rezeptoren mit sedativ-hypnotischen Effekten
- **Wirkung abhängig von der Dosierung:**
  - Geringe Dosen: alkoholähnlicher Rausch mit euphorisierendem, entspannendem, antidepressivem, angstlösendem und muskelrelaxierendem Effekt
  - Mittlere Dosen: sexuell anregend, Herabsetzung der Hemmschwelle, starker Rededrang (Laberflash), verstärktes Farbsehen, leichte Halluzinationen und akustische Täuschungen möglich
  - Höhere Dosen: sedierend, atemdepressiv, starke Halluzinationen
  - Überdosis: Verlangsamung von Herzschlag und Atmung, meist reversibles Koma (mit dem Risiko des Erstickens an Erbrochenem); nach dem Koma: schnelles Erwachen mit sofortiger voller Orientierung ohne Hang-over
- Bei häufiger Nutzung: Gefahr der Verschlimmerung von Ängsten und Schlafstörungen, viele missbrauchen die Droge dann alle 2–4 h rund um die Uhr
- GHB/GBL ist mit aufwändigen Verfahren im Urin etwa 12 h, im Blut bis zu 6 h nachweisbar; gängige Drogenschnelltests testen nicht auf GHB/GBL
- Auftreten von Entzugssymptomen 1–6 h nach der letzten Einnahme mit Tremor, Ängsten, Schlafstörungen, autonomer Dysfunktion, Delirium; stationäre Überwachung mit Kontrolle der Flüssigkeitsbilanz, des Blutzuckers und der Elektrolyte, oft mit vorübergehender Sedierung mit hochdosierten Benzodiazepinen erforderlich

11.6 Multipler Substanzkonsum (Polytoxikomanie) (F19)

- Wahlloser und chaotischer Konsum mehrerer Substanzen nebeneinander, wobei kein Stoff oder keine Stoffgruppe bevorzugt wird (nach ICD-10)
- Diagnostische Kategorie wird auch verwendet, wenn nur eine oder keine der konsumierten Substanzen sicher zu identifizieren ist, da viele Konsumenten oft selbst nicht genau wissen, was sie einnehmen
- Sind Patienten von mehreren Substanzen abhängig, wobei jede gezielt und spezifisch konsumiert wird, wird nicht F19 kodiert, sondern jede einzelne Suchterkrankung

Weiterführende Literatur

Batra A, Bilke-Hentsch O (Hrsg) (2012) Praxisbuch Sucht. Thieme, Stuttgart

Gawin FH, Kleber HD (1986) Abstinence symptomatology and psychiatric diagnoses in cocaine abusers. Arch Gen Psychiatry 43: 107–113

Pabst A, Kraus L, Gomes de Matos E, Piontek D (2013) Substanzkonsum und substanzbezogene Störungen in Deutschland im Jahr 2012. Sucht 59: 321–331

Zimmermann US, Mick I, Mann K (2012) Psychische und Verhaltensstörungen durch psychotrope Substanzen (F1) In: Schneider F (Hrsg) Facharztwissen Psychiatrie und Psychotherapie. Springer, Heidelberg, S 233–258

Ratgeber für Betroffene und Angehörige

Kuntz H (2014) Drogen & Sucht: Ein Handbuch über alles, was Sie wissen müssen, 4. Aufl. Beltz, Weinheim

Schneider R (2010) Die Suchtfibel. Wie Abhängigkeit entsteht und wie man sich daraus befreit. Informationen für Betroffene, Angehörige und Interessierte. Schneider, Baltmannsweiler

Internetlinks

Projekt drugcom der Bundeszentrale für gesundheitliche Aufklärung (BZgA): http://www.drugcom.de

Projekt Drug Scouts der SZL Suchtzentrum Leipzig gGmbH: http://www.drugscouts.de

Richtlinien der Bundesärztekammer zur Durchführung der substitutionsgestützten Behandlung Opiatabhängiger: http://www.bundesaerztekammer.de/downloads/RL-Substitution_19-Februar-2010.pdf

Schizophrene Störungen (F2)

T. Nickl-Jockschat, F. Schneider

F. Schneider (Hrsg.), *Klinikmanual Psychiatrie, Psychosomatik und Psychotherapie*,
DOI 10.1007/978-3-642-54571-9_12, © Springer-Verlag Berlin Heidelberg 2016

◻ **Tab. 12.1** ICD-10: F2 Schizophrene Psychosen

Erkrankung	ICD-10-Kodierung	Definition	Therapiestrategie
Schizophrenie	F20	Störungsbilder mit charakteristischen Beeinträchtigungen der Kognition, des Affekts, der Wahrnehmung und teilweise auch der Motorik	Pharmakotherapeutisch sind atypische Antipsychotika Mittel der Wahl, psychotherapeutisch stehen v. a. supportive Techniken, Psychoedukation, Familienintervention, soziales Fertigkeitstraining und kognitiv-behaviorale Strategien im Vordergrund
Schizotype Störung	F21	Störungsbild mit exzentrischem Verhalten sowie Anomalien des Denkens und des Affekts, die schizophrenienah wirken, es fehlen aber eindeutig psychotische Symptome	Supportive Psychotherapie, ggf. Training sozialer Fertigkeiten. Ggf. niedrigdosiert Antipsychotika bei psychosenahen Symptomen, Angst und eingeschränkten kognitiven Fähigkeiten
Anhaltende wahnhafte Störung	F22	Meist monothematische oder aufeinander abgestimmte Wahninhalte mit wenig bizarrem Inhalt und fehlende formale Denkstörungen	Atypische Antipsychotika sind Mittel der Wahl; zusätzlich kognitiv-behaviorale psychotherapeutische Maßnahmen

◘ Tab. 12.1 (Fortsetzung)

Erkrankung	ICD-10-Kodierung	Definition	Therapiestrategie
Akute vorübergehende psychotische Störung	F23	Vielgestaltige psychopathologische Symptomatik und definitionsgemäß kurze Verlaufsdauer	Atypische Antipsychotika sind Mittel der Wahl; psychotherapeutisches Vorgehen analog zu dem bei Schizophrenien
Schizoaffektive Störung	F25	Psychotische und affektive Symptome prägen das klinische Bild in etwa gleichem Ausmaß	Behandlung der schizodepressiven Episode mit atypischen Antipsychotika, die Kombination mit einem Antidepressivum kann sinnvoll sein. Behandlung der akuten schizomanischen Phase mit atypischen Antipsychotika oder Lithium. Kognitiv-behaviorale psychotherapeutische Maßnahmen analog zu den schizophrenen und den affektiven Störungen

12.1   Schizophrenie (F20)

12.1.1 Ätiologie

- Komplexes Zusammenspiel genetischer und umweltassoziierter früher und später Risikofaktoren
- Heritabilität ca. 80%
- Nach heutigem Kenntnisstand heterogene genetische Architektur
  - Eine Genotypisierung ist bei Angehörigen von Erkrankten nicht sinnvoll
- Frühe umweltassoziierte Risikofaktoren (intrauterin/perinatal/frühkindlich):
  - Infektionserkrankungen des mütterlichen Organismus v. a. während des 2. und 3. Trimenons der Schwangerschaft
  - Geburt in den Wintermonaten (erhöhte Infektionsgefahr)
  - Perinatale Hypoxie/Geburtstraumen
- Späte umweltassoziierte Risikofaktoren (Pubertät/Adoleszenz):
  - Konsum illegaler Drogen (v. a. Cannabis und Amphetamine)
  - Psychosozialer Stress

12.1.2 Symptome, Diagnosekriterien (ICD-10)

Diagnostische Leitlinien (ICD-10): F20 Schizophrenie
Mindestens ein eindeutiges Symptom aus der folgenden Gruppe 1–4 (2 oder
mehr, wenn weniger eindeutig) über einen Zeitraum von mehr als 1 Monat:
1. Gedankenlautwerden; Gedankeneingebung; Gedankenentzug; Gedanken-
   ausbreitung
2. Kontroll- oder Beeinflussungswahn; Gefühl des Gemachten bzgl. Körperbewegungen, Gedanken, Tätigkeiten oder Empfindungen; Wahnwahrnehmung
3. Kommentierende oder dialogische Stimmen
4. Anhaltender kulturell unangemessener, bizarrer Wahn

Oder mindestens 2 eindeutige Symptome aus der folgenden Gruppe 5–8
(mehr, wenn weniger eindeutig) über einen Zeitraum von mehr als 1 Monat:
5. Anhaltende Halluzinationen jeder Sinnesmodalität
6. Neologismus, Gedankenabreißen oder -einschiebungen in den Gedankengang
7. Katatone Symptome (Erregung, Haltungsstereotypien, Negativismus usw.)
8. Negativsymptome wie Sprachverarmung, Affektverflachung, Apathie usw.

- Charakteristischerweise zu Beginn der Erkrankung episodisch auftretende
  Phasen mit vorwiegender Positivsymptomatik
- Bei Chronifizierung häufig zunehmende, nicht selten therapieresistente
  Negativsymptomatik mit entsprechend gravierenden psychosozialen
  Einschränkungen
- **Positivsymptome**: Symptome, die beim Erkrankten auftreten, beim
  Gesunden aber nicht vorhanden sind, z. B. Wahn, Halluzinationen,
  Ich-Störungen
- **Negativsymptome**: Krankheitsbedingter Wegfall von psychischen Leistungen
  und Funktionen, z. B. Affektverflachung, Antriebsminderung, Anhedonie
- Daneben können – mit Ausnahme der quantitativen Bewusstseinslage und
  üblicherweise der Orientierung – nahezu alle psychischen Funktionen sowie
  Funktionen der Motorik Auffälligkeiten aufweisen

Diagnostische Unterformen

- Gemäß ICD-10 werden 7 Unterformen der Schizophrenie unterschieden
- Zuordnung erfolgt anhand der psychopathologischen Querschnitts-
  symptomatik
- Geringe prognostische Validität dieser Subgruppen

Tab. 12.2 Hyper- und hypomotorische Symptome

Hypermotorische Symptome	Hypomotorische Symptome
– Psychomotorische Erregung – Motorische und sprachliche Stereotypien – Echopraxie/Echolalie – Manierismen	– Stupor – Negativismus – Haltungsstereotypie – Katalepsie

- **Paranoid-halluzinatorische Schizophrenie (ICD-10: F20.0)**
- Charakteristisch sind akustische Halluzinationen, v. a. Stimmenhören und Wahnvorstellungen (v. a. Verfolgungswahn, aber auch andere Formen)
- Manifestation oft in einem späteren Alter als andere Unterformen

- **Hebephrene Schizophrenie (ICD-10: F20.1)**
- Kennzeichnend sind vorwiegend Störungen des formalen Denkens (bizarrer Gedankengang) sowie des Affekts (läppischer Affekt) und des Antriebs
- Meist erhebliche psychosoziale Einschränkungen aufgrund der Symptomenkonstellation

- **Katatone Schizophrenie (ICD-10: F20.2)**
- Psychomotorische Störungen stehen im Vordergrund
- Häufig wird eine Unterscheidung zwischen hypo- und hypermotorischen Symptomen getroffen (**Tab. 12.2)
- Sonderform: **maligne (febrile/perniziöse) Katatonie** – Notfall!
  - Hyperthermie (ohne nachweisbare Infektion)
  - Tachykardie
  - Exsikkose
  - Laborchemisch Rhabdomyolyse mit CK-Erhöhung (**Cave:** Crush-Niere!)
  - Bei Zyanose und Hämorrhagien Intensivpflichtigkeit

- **Undifferenzierte Schizophrenie (ICD-10: F20.3)**
- Allgemeine diagnostische Kriterien einer Schizophrenie liegen vor, jedoch lässt sich das Störungsbild keiner Unterform aus F20.0 bis F20.2 zuordnen, weil entweder deren Merkmale nicht eindeutig erfüllt sind oder Merkmale verschiedener Untergruppen in etwa identischer Ausprägung gleichzeitig vorliegen
- Abgrenzung insbesondere gegen postschizophrene Depression und schizophrenes Residuum

- **Postschizophrene Depression (ICD-10: F20.4)**
- Diagnosestellung, wenn
  - eine psychotische Episode in den letzten 12 Monaten vorausgegangen ist, aber zum aktuellen Zeitpunkt nicht mehr besteht
  - wenigstens ein Symptom der Schizophrenie noch besteht und
  - die allgemeinen Diagnosekriterien einer depressiven Episode erfüllt sind
  - **Cave:** hohes Suizidrisiko

- **Schizophrenes Residuum (ICD-10: F20.5)**
- Diagnosestellung, wenn
  - wenigstens eine psychotische Episode in der Anamnese vorliegt und
  - während mindestens der letzten 12 Monate ausgeprägte Negativsymptome dominierten, während Positivsymptome entweder nicht oder nur in untergeordneter Intensität auftraten
- Die Diagnose eines schizophrenen Residuums trifft noch keine Aussage darüber, ob es sich um einen dauerhaften Defekt oder eine zeitlich begrenzte Symptomatik handelt!

- **Schizophrenia simplex (ICD-10: F20.6)**
- Progrediente, häufig ausgeprägte Negativsymptomatik bei Fehlen von akuten psychotischen Episoden
- Aufgrund der unspezifischen Symptomatik zurückhaltende Diagnosestellung

12.1.3 Diagnostik

- **Anamnese/Klinische Untersuchungen**
- Anamneseerhebung (psychiatrisch, pharmakologisch, somatisch)
- Psychopathologische Untersuchung
- Körperlich-internistische und neurologische Untersuchung

- **Diagnostik bei Erstmanifestation einer Schizophrenie**
- Labor:
  - Bestimmung von Blutbild und Differenzialblutbild, C-reaktivem Protein (CRP), Serumelektrolyten, Leberwerten, Nierenwerten, TSH
  - Qualitatives Drogenscreening
- Strukturelle Bildgebung des Gehirns (CT/MRT) (Ausschluss raumfordernder Prozess und Entzündung)
- EEG
- Bei entsprechendem Verdacht ggf. zusätzlich: HIV-Test, Lues-Serologie, Lumbalpunktion

— Zudem EKG (insbesondere QTc-Zeit-Kontrolle vor Pharmakotherapie!)
— Neuropsychologische Testung (auch zur Verlaufskontrolle gut geeignet;
  ► Abschn. 2.6)

▪ **Diagnostik bei Wiedererkrankung**
— Klinische Untersuchungen inkl. neurologischer und allgemein-körperlicher
  Untersuchung (einschließlich Körpergewicht)
— Routinelabor (s. oben)
— Kontrolle aller bei Erst- bzw. Voruntersuchung festgestellten Pathologika
— Ggf. neuropsychologische Untersuchung zur Verlaufskontrolle
— Ggf. therapeutisches Drug Monitoring (insbes. bei Verdacht auf Non-
  Compliance)

12.1.4 Differenzialdiagnosen

— Differenzialdiagnostische Abgrenzung der Schizophrenien sowohl gegen
  andere psychische, als auch gegen somatische (sog. sekundäre oder symptomatische Schizophrenien) Krankheits- und Störungsbilder (◻ Tab. 12.3,
  ◻ Tab. 12.4, ◻ Abb. 12.1)
— Bei ca. 2–5% der Patienten mit den Symptomen einer akuten Schizophrenie
  besteht eine andersartige primäre oder sekundäre Hirnerkrankung!

◻ **Tab. 12.3** Psychiatrische Differenzialdiagnosen zur Schizophrenie.
(Aus Nickl-Jockschat u. Schneider 2012)

Krankheitsbild	Wichtige Unterscheidungskriterien
Substanzinduzierte psychotische Störung (F1x.5)	Zusammenhang zwischen Substanzeinnahme und psychotischer Symptomatik; qualitatives Drogenscreening und Bestimmung der Blut-alkoholkonzentration vornehmen
Schizotype Störung (F21; ► Abschn. 12.2)	Fehlen eindeutiger psychotischer Symptome über einen längeren Zeitraum
Anhaltende wahnhafte Störung (F22; ► Abschn. 12.3)	Oft monothematischer, wenig bizarrer Wahn, fehlende höhergradige formale Denkstörungen und Halluzinationen
Akute vorübergehende psychotische Störung (F23; ► Abschn. 12.4)	Zeitkriterium (kürzer als 4 Wochen)

◘ **Tab. 12.3** (Fortsetzung)

Krankheitsbild	Wichtige Unterscheidungskriterien
Schizoaffektive Störung (F25; ► Abschn. 12.5)	Affektive und psychotische Symptome prägen das Krankheitsbild in nahezu identischem Ausmaß
Schwere depressive oder manische Episode mit psychotischen Symptomen (F32.3 bzw. F30.2)	Oft synthyme Wahninhalte bei affektiven Störungen

◘ **Tab. 12.4** Neurologische und internistische Erkrankungen mit schizophreniformen Symptomen. (Aus Nickl-Jockschat u. Schneider 2012)

Krankheitsbild	Diagnostik
Zerebrale Raumforderung, v. a. frontal und temporal	Zerebrale Bildgebung, Herdbefund im EEG, ggf. fokalneurologischer Ausfall
Epilepsie (v. a. Temporallappenepilepsie)	EEG
Entzündliche/infektiöse ZNS-Erkrankungen	Lumbalpunktion, zerebrale Bildgebung (MRT)
Degenerative ZNS-Erkrankungen	Zerebrale Bildgebung, neuropsychologische Testung, ggf. Lumbalpunktion, ggf. Genotypisierung (z. B. bei V. a. Chorea Huntington)
Zerebrovaskuläre Erkrankungen	Zerebrale Bildgebung
Metabolische Erkrankungen (z. B. Morbus Wilson, Porphyrie usw.)	Gezielte laborchemische Diagnostik bei klinischem Verdacht (z. B. Kayser-Fleischer-Kornealring)
Endokrinopathie (Schilddrüse, Nebennierenrinde)	Hormonstatusbestimmung
Autoimmunerkrankung (z. B. Lupus erythematodes mit zerebraler Manifestation)	Autoantikörper, zerebrale Bildgebung
Vitaminmangelsyndrome (V. a. Vitamin-B_{12}-Mangel)	Vitaminspiegelbestimmung
Pharmakologisch induzierte Störungen	Medikamentenanamnese, ggf. Kontrolle der Medikamentenspiegel

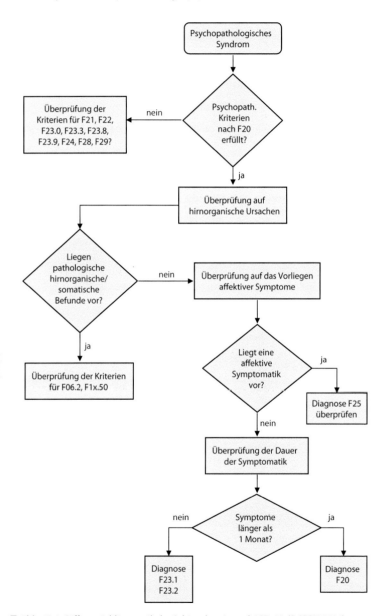

■ **Abb. 12.1** Differenzialdiagnostik der Schizophrenie nach ICD-10. (DGPPN 2006)

12.1.5 Epidemiologie/Prävalenz

- **Lebenszeitprävalenz** weltweit ca. 1%
- **Jahresinzidenz** etwa 1/10.000 Einwohner
- Ausgeglichene **Geschlechterverteilung,** Männer erkranken jedoch im Schnitt früher, bei Frauen zweiter, flacherer postmenopausaler Manifestationsgipfel
- Größere Schwankungen in den **Prävalenzraten zwischen regional, kulturell oder ethnisch unterschiedlichen Populationen** konnten nicht nachgewiesen werden; aktuell ist keine Population bekannt, in der schizophrene Störungen nicht auftreten würden
- **Sozioökonomischer Status/Bildungsabschluss:** Gehäuftes Auftreten bei Personen mit niedrigem Bildungsabschluss und niedrigem sozioökonomischen Status (unklar, ob sozialer Abstieg aufgrund der Erkrankung oder Krankheitsmanifestation aufgrund erhöhtem Stresslevel bei niedrigem sozialen Status)

12.1.6 Verlauf und Prognose

- **Krankheitsbeginn:** Manifestation meist in der Adoleszenz bzw. dem frühen Erwachsenenalter (Männer: Manifestation hauptsächlich zwischen dem 18. und dem 25. Lebensjahr, Frauen: Manifestation hauptsächlich zwischen dem 22. und dem 28. Lebensjahr)
- **Prodromalphase:** Bei ca. 75% der Erkrankten geht eine Prodromalphase mit unspezifischer Symptomatik voraus, die üblicherweise mehrere Jahre andauert
  - Häufig affektive, insbesondere depressive Symptomatik unmittelbar vor Erkrankungsbeginn
  - Neuere Studien konnten als Risikofaktoren mit hohem prädiktiven Wert für eine Konversion in eine Psychose identifizieren:
    - Bereits erfolgtes Auftreten von Positivsymptomen
    - Bizarre Denkmuster
    - Störungen des Schlaf-Wach-Rhythmus
    - Während des letzten Jahres niedriges psychosoziales Funktionsniveau
    - Vorliegen einer schizotypen Störung
    - Niedrige Schulbildung, bzw. geringe Anzahl der in Ausbildung verbrachten Lebensjahre
- **Langzeitverlauf:**
  - Ca. 20% der Erkrankungen heilen ohne Residuum aus
  - Bei ca. 80% können Residualzustände unterschiedlichen Schweregrades beobachtet werden, ca. 50–60% erleiden im Verlauf schwere psychosoziale Beeinträchtigungen

◨ **Tab. 12.5** Prognoseparameter für Schizophrenie. (Aus Nickl-Jockschat u. Schneider 2012, mod. nach Leucht et al. 2015)

Positive Prognose	Negative Prognose
Prämorbide Persönlichkeit	
Extrovertierte Primärpersönlichkeit	Schizoide Primärpersönlichkeit
Gute soziale Einbindung	Soziale Isolation
Soziodemografische und familiäre Variablen	
Wenige Expressed Emotions	Starke Expressed Emotions
Verheiratet	Jeder andere Familienstand
Klinische Parameter	
Akuter Krankheitsbeginn, v. a. bei identifizierbarem auslösendem Ereignis im Vorfeld	Schleichender Krankheitsbeginn
Seltene und kurz andauernde Krankheitsepisoden	Häufige, lang andauernde Episoden
	Bei Erstmanifestation vorwiegend Negativsymptomatik
	Drogenabusus bzw. -abhängigkeit

- Schwere perakute Verlaufsformen, die unmittelbar nach Erstmanifestationen zu hochgradigen chronischen Defiziten führen, kommen dank der modernen Behandlungsansätze praktisch nicht mehr vor
- **Prognose:** ◨ Tab. 12.5 gibt einen Überblick über mittelfristige Prognoseparameter (1–5 Jahre), für den Langzeitverlauf existieren bislang nur ungenügend validierte Parameter
- Wesentlicher verlaufsmodulierender Parameter: eine konsequente psychopharmakologische, psycho- und soziotherapeutische Therapie, insbesondere die Behandlung von Frühwarnzeichen für psychotische Episoden
- **Komorbidität:** Stationär behandelte Patienten leiden in 50–80% der Fälle, ambulant behandelte in 20–40% der Fälle an zusätzlichen somatischen (hauptsächlich kardiovaskuläre oder respiratorische Erkrankungen sowie Infektionskrankheiten) oder psychischen Erkrankungen (insbesondere Suchterkrankungen)
- **Lebenserwartung:** Durchschnittliche Lebenserwartung ist um 15 Jahre reduziert
  - Hauptsächliche Todesursachen sind Suizide sowie krankheitsbedingte Unfälle mit Todesfolge und eine erhöhte Rate an körperlichen

(insbesondere kardio-, und zerebrovaskulären sowie respiratorischen) Erkrankungen

- Körperliche Erkrankungen entstehen v. a. im Rahmen eines metabolischen Syndroms (Nebenwirkung atypischer Antipsychotika! → konsequente diätetische Beratung und Gewichtskontrolle)
- Etwa 10% der schizophrenen Patienten unternehmen innerhalb eines Jahres nach Erstmanifestation der Erkrankung einen Suizidversuch (Risikofaktoren v. a. akustische Halluzinationen und suizidales Verhalten in der Vorgeschichte)
- **Fremdaggressivität:** Erhöht v. a. bei Psychose in Kombination mit Substanzmissbrauch
  - Betroffen sind v. a. Angehörige und nahe Bezugspersonen der Patienten; höchstes Risiko für ärztliches Personal im Zeitraum um die stationäre Aufnahme
  - Prädiktoren für ein erhöhtes Gewaltpotenzial sind frühere Aggressionen, hohe Akuität, fehlende Krankheits- und Behandlungseinsicht, Suchtmitteleinnahme u. a.

12.1.7 Therapie

Pharmakotherapie

- **Allgemeine Therapieprinzipien**
- Atypische Antipsychotika sind – insbesondere zur Behandlung der akuten psychotischen Episode – Mittel der Wahl
- Eine Monotherapie sollte wenn möglich angestrebt werden
- Bei guter Kontrolle der Symptome unter einem typischen Antipsychotikum, guter Verträglichkeit und Akzeptanz seitens des Patienten sollte nicht ohne andere Veranlassung auf ein atypisches Antipsychotikum umgestellt werden (aber **Cave:** Spätdyskinesien!)
- Eine Umstellung der antipsychotischen Medikation sollte immer überlappend erfolgen (bei Umstellung insbesondere bei sozial schlecht integrierten Patienten die Indikation zur stationären Aufnahme prüfen!)
- Zur Dosierung ☐ Tab. 12.6
- Zu den Nebenwirkungen ▶ Abschn. 3.5
- Benzodiazepine können zur Anxiolyse eingesetzt werden
- Niederpotente Antipsychotika können zur Sedierung eingesetzt werden
- Bei zusätzlich vorliegender depressiver Symptomatik sollte die Kombinationsbehandlung mit einem Antidepressivum erwogen werden
- Keine Empfehlung für die Kombination eines Antipsychotikums mit Stimmungsstabilisierern wie Carbamazepin, Valproinsäure oder Lithium zur Behandlung der Positivsymptomatik

□ Tab. 12.6 Dosierungsempfehlungen

Substanz	Empfohlene Startdosis (mg/Tag)	Dosierungsintervall (empfohlene Verteilung der Gesamtdosis über den Tag)	Zieldosis Erst-erkrankte (mg/Tag)	Zieldosis Mehrfach-erkrankte (mg/Tag)	Höchste empfohlene Dosis (mg/Tag)
Amisulprid	200	(1–)2	100–300	400–800	1200
Aripiprazol	(10–)15	1	(15–)30	15–30	30
Clozapin	25	(2–)4	100–250	200–450	900
Olanzapin	5–10	1	5–15	5–20	20
Risperidon	2	1–2	1–4	3–6(–10)	16
Ziprasidon	40	2	40–80	80–160	160

- Bei der differenziellen Wahl der Medikation sollte diese auf die klinischen Zielsyndrome abgestimmt werden:
  - Früheres Ansprechen auf medikamentöse Therapie
  - Nebenwirkungserfahrungen
  - Applikationsform und Dosierung
  - Begleitmedikation und medikamentöse Interaktionen
  - Patientenpräferenzen
  - Individuelles Risikoprofil

- **Nebenwirkungen**
▶ Kap. 3

- **Malignes neuroleptisches Syndrom (MNS)**
▶ Kap. 28

Spezielle Aspekte der Psychopharmakotherapie

- **Behandlung der Negativsymptomatik**
- Eine vorwiegende Negativsymptomatik sollte immer mit einem atypischen Antipsychotikum behandelt werden
- Bislang besitzt in Deutschland nur Amisulprid die Zulassung für den Indikationsanspruch »primär negative Zustände (Defektsyndrom) mit Affektverflachung, emotionalem und sozialem Rückzug«
- Bei zahlreichen anderen Atypika sind die in den Zulassungsbescheiden formulierten Indikationsansprüche aber so gefasst, dass sie zumindest implizit die Behandlung der Negativsymptomatik einschließen (z. B. Zulassung für Ziprasidon zur »Behandlung der Schizophrenie« ohne explizite Einschränkung auf die Positivsymptomatik)

- **Depotpräparate**
- Die Gabe eines **Depotpräparats** dient nicht nur der Compliancesicherung, sondern kann auch durch die Vermeidung einer täglichen Medikamenteneinnahme zu einer erhöhten Patientenzufriedenheit führen
- Bei den atypischen Antipsychotika stehen gegenwärtig für Risperidon, Paliperidon, Olanzapin und Aripiprazol Depotpräparate zur Verfügung

- **Medikamentöse Behandlungsresistenz**
- **Definition:** fehlende oder unbefriedigende Verbesserung der Zielsymptome trotz Behandlung in empfohlener Dosierung und Dauer jeweils zwischen 6 und 8 Wochen mit mindestens 2 Antipsychotika, wovon mindestens eines ein Atypikum sein sollte (Spiegelkontrolle zur Überprüfung der Compliance empfohlen)

- Eine Kombinationsbehandlung mit Antipsychotika sollte bei persistierender Therapieresistenz in Erwägung gezogen werden
  - In besonderen Fällen therapieresistenter Erkrankung kann die Augmentation von Clozapin mit einem anderen Atypikum versucht werden
- Intensivierung der kognitiven Verhaltenstherapie als nichtmedikamentöse Therapiealternative
- Bei weiter bestehender Therapieresistenz Elektrokonvulsionstherapie (EKT): Indexserie mit ca. 6–12 Behandlungen mit anschließender Erhaltungs-EKT (▶ Kap. 7)
- Bei der malignen/perniziösen Katatonie ist die EKT bei Nichtansprechen auf pharmakologische Behandlungsversuche als notfallmäßige Behandlungsmaßnahme indiziert

Psycho- und Soziotherapie

- Wesentliche Ziele:
  - Akzeptanz des Patienten stärken, dass er an einer rezidivierend verlaufenden Erkrankung leidet
  - Selbstmanagement verbessern
  - Tragfähige Problembewältigung erarbeiten
  - Individuelle Ressourcen und
  - Individuelle Risikofaktoren (z. B. soziale Kompetenzdefizite) identifizieren

- **Psychoedukation**
- Definition: Vermittlung von Informationen über die Erkrankung an den Patienten und seine Angehörigen (z. B. hinsichtlich biologischen und psychosozialen Krankheitsauslösern, Diagnosekriterien, Frühwarnzeichen, Krankheitsverlauf, Rezidivhäufigkeit, Behandlungsgrundlagen)
- Grundlage für die partizipative Entscheidungsfindung bei der Behandlung
- Dient auch der Compliancesicherung sowie der Vermeidung gesundheitsgefährdenden Verhaltens

- **Psychoedukative Familienintervention und Einbeziehung der Angehörigen**
- »Expressed-Emotions«-Konzept: wichtiger Rückfallparameter für Schizophreniepatienten
  - Ein verstärkter Ausdruck von Emotionen in der familiären Kommunikation geht mit einem erhöhten Rückfallrisiko einher (sog. High-Expressed-Emotions-Muster, HEE-Muster)
  - Ziel: durch Aufklärung, Einbeziehung und Training der Angehörigen, z. B. in ihren Kommunikationsmustern, sollen ein Abbau von HEE-Mustern bewirkt und entsprechend das Stresslevel und damit die Rückfallwahrscheinlichkeit des Patienten gesenkt werden

- **Kognitiv-behaviorale Rehabilitation und Trainingsverfahren**
  - Verfahren zum systematischen Ausgleich kognitiver Defizite sowie zur Reduktion der psychotischen Positivsymptomatik
  - Im Vordergrund stehen meist die Förderung von exekutiven Funktionen (Arbeitsgedächtnis, Handlungsplanung, Organisation) und der Aufmerksamkeit (v. a. Daueraufmerksamkeit, selektive Wahrnehmung)

- **Soziotherapie**
  - Gemeindenahe Versorgung: Verbesserung der Behandlung psychischer Erkrankungen in dem Umfeld, in dem sie auch auftreten
  - Falls möglich, Förderung des Einsatzes auf dem ersten Arbeitsmarkt
  - Berufliche Förderungswerke können herangezogen werden, wenn Beratungs- und Umschulungsmaßnahmen erforderlich werden
  - Werkstätten für Behinderte (WfB) stellen Beschäftigungsmöglichkeiten dar, wenn ein Einsatz auf dem übrigen Arbeitsmarkt nicht mehr möglich ist
  - Die Bandbreite betreuter Wohnformen ausnutzen (ambulant betreutes Einzelwohnen, Wohngruppe, ggf. Heimunterbringung)

12.2 Schizotype Störung (F21)

12.2.1 Ätiologie

- Ätiologie bislang weitgehend ungeklärt
- Es wird vermutet, dass zwischen Schizophrenie und schizotyper Störung genetisch und neurobiologisch ein fließender Übergang, keine scharfe Trennung besteht (bei der schizotypen Störung nur Negativsymptome, keine Positivsymptome)

12.2.2 Symptome, Diagnosekriterien (ICD-10

Diagnostische Leitlinien (ICD-10): F21 Schizotype Störung
Über einen Zeitraum von mindestens 2 Jahren sind mindestens 4 der folgenden Merkmale ununterbrochen oder wiederholt vorhanden:
- Kalter, unnahbarer Affekt
- Seltsames, exzentrisches und eigentümliches Verhalten und Erscheinung
- Wenig soziale Bezüge und Tendenz zu sozialem Rückzug

- Sonderbare Ansichten oder magisches Denken, welche das Verhalten beeinflussen und im Widerspruch zu den (sub-)kulturellen Normen stehen
- Misstrauen oder paranoide Vorstellungen
- Zwanghaftes Grübeln ohne inneren Widerstand
- Gelegentliche Körpergefühlsstörungen und Depersonalisations- und Derealisationserleben
- Denken und Sprache erscheinen vage, gekünstelt, umständlich, metaphorisch und stereotyp
- Gelegentliche vorübergehende »quasipsychotische« Episoden mit intensiven Illusionen, akustischen und anderen Halluzinationen, sowie wahnähnlichen Ideen; diese Episoden treten i.d.R. ohne äußeren Stimulus auf
- Das Vorliegen einer Schizophrenie ist ein Ausschlusskriterium für die Diagnose einer schizotypen Störung

- Es fehlen die eine Schizophrenie charakterisierenden Kernsymptome, die Schwelle zur Psychose wird nicht überschritten
- Psychosenahe Episoden mit intensiven Illusionen, akustischen und anderen Halluzinationen sowie wahnähnlichen Ideen können aber auftreten

12.2.3 Diagnostik

- Diagnosestellung erfolgt operationalisiert nach den ICD-10-Diagnosekriterien
- Apparative Diagnostik analog zur Schizophrenie

12.2.4 Differenzialdiagnosen

- **Schizophrenie:** insbesondere die Unterscheidung zur Schizophrenia simplex kann in manchen Fällen schwierig sein; die Unterscheidung erfolgt durch das Fehlen eindeutiger und länger dauernder psychotischer Symptome bei der schizotypen Störung
- **Schizoide, ängstlich-vermeidende und paranoide Persönlichkeitsstörungen:** die schizotype Störung unterscheidet sich durch das seltsame, exzentrische Verhalten, das Auftreten inhaltlicher Denkstörungen, Wahrnehmungsstörungen und eine vage und umständliche Sprache

12.2.5 **Epidemiologie/Prävalenz**

- Es existieren kaum belastbare epidemiologische Daten
- Schätzungen gehen von einer Punktprävalenz von 2–3% aus
- Gehäuftes Auftreten bei Angehörigen von Schizophreniepatienten

12.2.6 **Verlauf und Prognose**

- Erkrankungsbeginn oft nicht eindeutig feststellbar, häufig erstmals Auffälligkeiten in der Jugend bzw. im frühen Erwachsenenalter
- Meist chronische Verläufe mit wechselnder Intensität der Symptomausprägung
- In ca. 10% der Fälle Manifestation einer Schizophrenie im Verlauf
- Ansonsten entspricht der Verlauf meist dem einer Persönlichkeitsstörung

12.2.7 **Therapie**

- Indikation für supportive Psychotherapie, ggf. Training sozialer Fertigkeiten
- Psychosenahe Symptome sowie Angst und eingeschränkte kognitive Fähigkeiten scheinen gut mit niedrigdosierten Antipsychotika behandelbar

12.3 **Anhaltende wahnhafte Störung (F22)**

12.3.1 **Ätiologie**

- Ätiologie und neurobiologische Grundlagen sind bislang weitgehend unbekannt
- Studien zu Risikofaktoren existieren ebenfalls bislang nur in geringer Zahl
- Menschen mit Behinderungen der Sinneswahrnehmung (z. B. Blindheit, Taubheit, usw.) sollen ein erhöhtes Risiko aufweisen
- Auch Migranten scheinen ein etwas erhöhtes Risiko aufzuweisen

12.3.2 Symptome, Diagnosekriterien (ICD-10)

Diagnostische Leitlinien (ICD-10): F22 Anhaltende wahnhafte Störung
- Vorliegen eines Wahns oder Wahnsystems mit anderen als den für die Diagnose einer Schizophrenie typischen Inhalten (also insbesondere etwa kein bizarrer, kulturunüblicher Wahn)
- Der Wahn muss **mindestens 3 Monate** bestehen
- Die allgemeinen Kriterien einer Schizophrenie werden nicht erfüllt
- Anhaltende Halluzinationen jeder Sinnesmodalität dürfen nicht vorkommen
- Depressive Symptome können vorkommen; die Wahngedanken müssen aber nach Rückbildung der affektiven Symptomatik weiterhin bestehen
- Eine primäre oder sekundäre Erkrankung des Gehirns bzw. eine durch psychotrope Substanzen hervorgerufene Störung liegen nicht vor

- **Häufige Wahnthemen:**
  - Eifersuchtswahn
  - Liebeswahn/Erotomanie
  - Verfolgungswahn
  - Größenwahn
  - Hypochondrischer Wahn
  - Querulatorischer Wahn
  - Dysmorphophober Wahn
- Besonderheiten:
  - **Capgras-Syndrom:** Patienten wähnen in einer bekannten Person einen Doppelgänger; häufig weisen sie auf vermeintliche kleinste Unterschiede zwischen der bekannten Person und dem angeblichen Doppelgänger hin
  - **Fregoli-Wahn:** Patienten sind davon überzeugt, Familienangehörige hätten die Gestalt von Fremden angenommen oder ein Familienangehöriger habe sich in einen anderen verwandelt

12.3.3 Diagnostik

- Diagnosestellung erfolgt operationalisiert nach den ICD-10-Diagnosekriterien
- Apparative Diagnostik analog zur Schizophrenie

12.3.4 Differenzialdiagnosen

— **Schizophrenie:** Im Vergleich zur Schizophrenie meist weniger bizarrer Wahn bei anhaltenden wahnhaften Störungen; insbesondere formale Denkstörungen treten nicht höhergradig auf, ebenso keine Halluzinationen
— **Akute polymorphe psychotische Störungen:** Entscheidend ist das Zeitkriterium; für mindestens 3 Monate fortbestehende Symptome bei der anhaltenden wahnhaften Störung, bei kürzerem Bestehen Einordnung als akute polymorphe psychotische Störung ohne Symptome einer Schizophrenie (bei längerem Bestehen ggf. Diagnoseänderung)
— **Affektive Störungen mit psychotischen Symptomen:** Treten wahnhafte Symptome nur in Begleitung affektiver Symptomatik auf, ist die Diagnose einer affektiven Störung mit psychotischen Symptomen wahrscheinlich; v. a. ein phasenhaftes Auftreten der Wahnsymptomatik spricht gegen das Vorliegen einer anhaltenden wahnhaften Störung
— **Somatoforme Störungen:** Hypochondrische Inhalte erreichen bei somatoformen Störungen nicht das Ausmaß einer durchgehend auftretenden wahnhaften Gewissheit
— **Organische wahnhafte Störungen:** Insbesondere bei später Manifestation der Symptomatik können etwa neurodegenerative Erkrankungen als Auslöser in Betracht kommen; eine sorgfältige klinische, neuropsychologische und apparative Abklärung (cCT/cMRT, ggf. 18FDG-PET, Lumbalpunktion) und eine Untersuchung im Intervall führen meist zu einer guten Abgrenzung
— **Wahnhafte Störungen durch psychotrope Substanzen:** Suchtanamnese, pharmakologische Anamnese (z. B. Corticosteroide, L-Dopa) und laborchemische Untersuchungen (z. B. Urindrogenscreening) führen zur Abgrenzung; Sonderform: alkoholischer Eifersuchtswahn (meist mit Impulskontrollstörung assoziiert)

12.3.5 Epidemiologie/Prävalenz

— Lebenszeitprävalenz ca. 0,05–0,1%
— Erkrankungsbeginn meist im 5.–7. Lebensjahrzehnt
— Ausbildungsstand und soziale Stellung sind meist bereits vor Diagnosestellung unterhalb des Bevölkerungsdurchschnitts
— Frauen sind häufiger betroffen als Männer
— Aufgrund weniger epidemiologischer Studien und vergleichsweise niedriger Beeinträchtigungen für die Patienten, ist unklar, ob die anhaltende wahnhafte Störung insgesamt selten vorkommt oder lediglich selten zu einer psychiatrischen Behandlung führt

12.3.6 Verlauf und Prognose

- Erkrankungsbeginn meist nach dem 40. Lebensjahr
- Oft schleichender Beginn
- Im Verlauf bisweilen Ausbildung eines systematisierten Wahns
- Von den wahnhaften Inhalten abgesehen sind die Patienten psycho-pathologisch stabil, im Gegensatz zur Schizophrenie wird das soziale Funktionsniveau meist nicht wesentlich beeinträchtigt (kein »Lebensknick«)
- Der Verlauf ist meist deutlich günstiger als bei den Schizophrenien; bei ca. 50% der Patienten kommt es im Verlauf zur Vollremission
- Prognostisch besonders günstig ist eine akute Manifestation in jungem Lebensalter
- Bis zu 20% der anhaltenden wahnhaften Störungen werden im Verlauf als Schizophrenie identifiziert, ca. 5% als affektive Störung

12.3.7 Therapie

- Behandlung mit atypischen Antipsychotika, bei Eifersuchtswahn und hypochondrisch-körperbezogenen Wahninhalten existieren Einzelfall-berichte und Fallserien, die ein gutes Ansprechen der Symptomatik auf Risperidon in niedriger Dosierung berichten
- Bei Chronifizierung ggf. Einstellung auf ein Depotpräparat
- Schwierige psychotherapeutische Behandelbarkeit: Wahninhalte sollten zu Beginn der Therapie weder in Frage gestellt, noch bestätigt werden
- Aufzeigen und Bearbeiten einzelner für den Patienten negativer Konsequenzen, die durch das Krankheitsgeschehen entstanden sind, können ein guter Anknüpfungspunkt sein, daran kann ein kognitiv-behavioraler Ansatz anknüpfen

12.4 Akute vorübergehende psychotische Störungen (F23)

12.4.1 Ätiologie

- Wahrscheinlich heterogene Gruppe von Störungen mit uneinheitlicher Ätiologie
- Häufig vorausgehend sind akute psychosoziale Belastungssituationen

12.4.2 Symptome, Diagnosekriterien (ICD-10)

Diagnostische Leitlinien (ICD-10): F23 Akute vorübergehende psychotische Störungen
- Akuter Beginn innerhalb von 2 Wochen
- Es liegen entweder eine schnell wechselnde »polymorphe« Psychopathologie oder die »typischen Symptome einer Schizophrenie« vor
- Vorliegen einer akuten Belastungssituation (nicht obligat)
- Die Symptomatik remittiert, bevor die Zeitkriterien für eine Schizophrenie (1 Monat) oder eine anhaltende wahnhafte Störung (3 Monate) erfüllt sind

- Das Zeitkriterium ist entscheidend für die Diagnose einer akuten vorübergehenden psychotischen Störung
- Charakteristisch ist das Nebeneinander bzw. der schnelle Wechsel sehr heterogener Symptome

- Diagnostische Einordnung der jeweiligen Unterform
- Je nach Symptomatik werden in der ICD-10 3 Unterformen unterschieden:
    - Akute polymorphe psychotische Störung ohne Symptome einer Schizophrenie (ICD-10: F23.0)
    - Akute polymorphe psychotische Episode mit Symptomen einer Schizophrenie (ICD-10: F23.1)
    - Akute schizophreniforme psychotische Störung (ICD-10: F23.2)
- Liegen die typischen Symptome einer Schizophrenie vor (Diagnosekriterien nach ICD-10 sind bis auf das Zeitkriterium erfüllt), erfolgt die Zuordnung zu den akuten schizophreniformen Störungen; ist dies nicht der Fall, wird die Störung den akuten polymorphen psychotischen Störungen zugeordnet

12.4.3 Diagnostik

- Diagnosestellung erfolgt operationalisiert nach den ICD-10-Diagnosekriterien
- Apparative Diagnostik analog zur Schizophrenie

12.4.4 Differenzialdiagnosen

- **Schizophrenie:** Abgrenzung über das Zeitkriterium
- **Anhaltende wahnhafte Störung:** Auch hier v. a. Abgrenzung über das Zeitkriterium
- **Drogen- bzw. medikamenteninduzierte psychotische Störungen:** Differenzialdiagnostische Abgrenzung über ein möglichst frühzeitiges Drogenscreening sowie eine sorgfältige pharmakologische und Drogenanamnese
  - Es entwickelt sich aber leicht aus einer drogeninduzierten psychotischen Störung eine (drogeninduzierte) schizophrene Störung

12.4.5 Epidemiologie/Prävalenz

- Lebenszeitprävalenz ca. 0,2–0,5%
- Frauen sind etwa doppelt so häufig betroffen wie Männer
- Das Ersterkrankungsalter liegt meist in der Jugend bzw. im jungen Erwachsenenalter
- Vor allem akute polymorphe psychotische Störungen kommen in Entwicklungsländern ca. 10-mal so häufig vor wie in den industrialisierten Ländern (Gründe dafür sind bislang nicht bekannt)

12.4.6 Verlauf und Prognose

- Rasche Symptommanifestation innerhalb von höchstens 2 Wochen, oft sogar binnen weniger als 48 h
- Im Verlauf kann die Symptomatik binnen Stunden oder Tagen ausgeprägten Fluktuationen unterliegen
- Typisch ist ihr benigner Verlauf: i.d.R. kommt es schon nach Tagen oder Wochen zur vollständigen Remission
- Prognostisch günstig sind ein perakuter Beginn, ausgeprägte affektive Symptomatik und Verwirrtheit
- Ca. ein Drittel der akuten schizophreniformen Störungen nimmt tatsächlich einen remittierenden, bzw. phasischen Verlauf (diese Patienten haben meist eine gute Prognose, bleiben also z. B. weiterhin beruflich und familiär gut integriert)
- Sollte im Verlauf eine Reklassifizierung als schizophrene oder schizoaffektive Störung vorgenommen werden müssen (s. oben), so gilt die Prognose des jeweiligen Störungsbilds

12.4.7 Therapie

- Bei den akuten vorübergehenden psychotischen Störungen sind atypische Antipsychotika Mittel der Wahl
- Zur Kupierung von Angst- und Erregungszuständen können niederpotente Antipsychotika bzw. Benzodiazepine herangezogen werden
- Dosierung analog zur Schizophrenie
- Psychotherapeutisches Vorgehen entsprechend dem bei akuten Schizophrenien

12.5 Schizoaffektive Störungen (F25)

12.5.1 Ätiologie

- Mutmaßlich heterogene Gruppe von Erkrankungen mit unterschiedlichen zugrunde liegenden Pathophysiologien
- Wenigstens auf genetischer Ebene scheinen die schizoaffektiven Erkrankungen den schizophrenen und affektiven Erkrankungen eng verbunden zu sein

12.5.2 Symptome, Diagnosekriterien (ICD-10)

> **Diagnostische Leitlinien (ICD-10): F25 Schizoaffektive Störungen**
> Während derselben Störungsepisode treten sowohl eindeutig schizophrene als auch eindeutig affektive Symptome gleichzeitig oder nur durch wenige Tage getrennt auf.

- Es müssen gleichzeitig psychotische und affektive Symptome vorliegen, die in ihrem Ausprägungsgrad jeweils für sich alleine die Diagnose einer psychotischen bzw. einer affektiven Störung rechtfertigen würden
- Ein breites Spektrum affektiver und schizophrenietypischer Symptome kann sich bei den einzelnen Episoden manifestieren
- Meist sind Wahninhalte bizarr und stimmungsinkongruent
- Sowohl eine depressive als auch eine manische Auslenkung der Stimmung ist möglich
- **Cave:** deutlich erhöhtes Suizidrisiko bei schizodepressiven Episoden im Vergleich zur unipolaren Depression

12.5.3 Diagnostik

— Operationalisierte Diagnosestellung nach ICD-10
— Klinische und apparative Diagnostik analog zur Schizophrenie bzw. den affektiven Störungen

12.5.4 Differenzialdiagnosen

— **Schizophrenie:** Im Vergleich zur schizoaffektiven Störung treten bei Schizophrenien die affektiven Symptome im Vergleich zur Gesamtdauer der Erkrankung nur relativ kurz und meist nur während der Residualphase auf
— **Affektive Störungen mit psychotischen Symptomen:** Im Gegensatz zu den schizoaffektiven Störungen liegt bei den affektiven Störungen meist ein stimmungskongruenter, nicht bizarrer Wahn vor
— **Weitere Differenzialdiagnostik** analog zur Schizophrenie und den affektiven Störungen

12.5.5 Epidemiologie/Prävalenz

— Lebenszeitprävalenz: ca. 0,5–0,8%
— Ausgeglichenes Geschlechterverhältnis

12.5.6 Verlauf und Prognose

— Erstmanifestation typischerweise in der Jugend bzw. im frühen Erwachsenenalter, allerdings kann eine Manifestation in jedem Lebensalter beobachtet werden
— Bei ca. einem Fünftel bis einem Viertel der Patienten werden chronische Verläufe beschrieben
— Bei dem Rest der Betroffenen manifestiert sich die Störung episodisch mit mehrjährigen Intervallen zwischen den Episoden
— Hinsichtlich ihrer Prognose haben schizoaffektive Störungen eine Mittelstellung zwischen den Schizophrenien und den rein affektiven Störungen: sie haben eine bessere Prognose als Erstere, aber eine schlechtere als Letztere
— Schlechte prognostische Faktoren sind:
    — Schlechte prämorbide Anpassung
    — Schleichender Beginn der Erkrankung
    — Fehlen auslösender Stressoren zu Beginn der Symptomatik
    — Überwiegen schizophrener Symptome

— Ausbleiben einer Remission
— Positive Familienanamnese für Schizophrenie

12.5.7 Therapie

— Die Behandlung der schizodepressiven Episode erfolgt mit atypischen Antipsychotika; die Kombination mit einem Antidepressivum kann sinnvoll sein
— Die Behandlung der akuten schizomanischen Phase erfolgt durch atypische Antipsychotika oder Lithium
— Bei Lithium und Carbamazepin konnte die phasenprophylaktische Wirkung nachgewiesen werden; meist erfolgt eine Kombinationsbehandlung mit einem Antipsychotikum zur Phasenprophylaxe
— Kognitiv-behaviorale psychotherapeutische Maßnahmen analog zu den schizophrenen und den affektiven Störungen

Weiterführende Literatur

Bäuml J, Pitschel-Walz G, Berger H, Gunia H (2010) Arbeitsbuch PsychoEdukation bei Schizophrenie (APES). Mit Manual zur Gruppenleitung. Schattauer, Stuttgart
Deutsche Gesellschaft für Psychiatrie, Psychotherapie und Nervenheilkunde (DGPPN) (2006) S3 Praxisleitlinien in Psychiatrie und Psychotherapie. Bd 1: Behandlungsleitlinie Schizophrenie. Steinkopff, Darmstadt (http://www.awmf.org/uploads/tx_szleitlinien/038-009k_S3_Schizophrenie_01.pdf; derzeit in Revision)
Leucht S, Vauth R, Olbrich HM, Jäger M (2015) Schizophrenien und andere psychotische Störungen. In: Berger M (Hrsg) Psychische Erkrankungen, 5. Aufl. Elsevier, Berlin
Moritz S, Veckenstedt R, Randjbar S, Vitzthum F (2011) MKT+ Individualisiertes Metakognitives Therapieprogramm für Menschen mit Psychose. Springer, Heidelberg
Nickl-Jockschat T, Schneider F (2012) Schizophrenie, schizotype und wahnhafte Störungen (F2). In: Schneider F (Hrsg) Facharztwissen Psychiatrie und Psychotherapie. Springer, Heidelberg, S 259–293

Ratgeber für Betroffene und Angehörige
Bäuml J (2008) Psychosen aus dem schizophrenen Formenkreis. Ratgeber für Patienten und Angehörige. Leitfaden für professionelle Helfer. Einführung für interessierte Laien. Springer, Heidelberg
Finzen A (2013) Schizophrenie: Die Krankheit verstehen, behandeln, bewältigen. Psychiatrie-Verlag, Bonn
Häfner H (2010) Schizophrenie: Erkennen, Verstehen, Behandeln. Beck, München

Internetlinks
Kompetenznetz Schizophrenie: http://www.kompetenznetz-schizophrenie.de
Früherkennungs- und Therapiezentrum für psychische Krisen (FETZ): http://www.fetz.org/

Affektive Störungen (F3)

M. Härter, O. Möller, F. Schneider, W. Niebling

F. Schneider (Hrsg.), *Klinikmanual Psychiatrie, Psychosomatik und Psychotherapie*,
DOI 10.1007/978-3-642-54571-9_13, © Springer-Verlag Berlin Heidelberg 2016

◻ **Tab. 13.1** ICD-10: F3 Affektive Störungen

Erkran-kung	ICD-10-Kodierung	Definition	Therapiestrategie
Depressive Episode	F32 bzw. F33	Erkrankungsbild ist gekennzeichnet durch gedrückte Grundstimmung, Interessenverlust, Anhedonie und Verminderung des Antriebs. Zudem finden sich häufig verminderte Konzentration und Aufmerksamkeit, reduziertes Selbstwertgefühl, Schuldgefühle, Suizidgedanken oder -handlungen, verminderter Appetit und eine pessimistische Zukunftsperspektive, häufig auch verschiedenste körperliche Beschwerden, z. B. Kopf- und Rückenschmerzen sowie Magen-Darm- oder Herzbeschwerden	Pharmakotherapie mit Antidepressiva, alternativ oder zusätzlich Psychotherapie (insbesondere kognitive Verhaltenstherapie und Interpersonelle Psychotherapie) sowie weitere Therapieverfahren (Lichttherapie, Schlafentzugstherapie, körperliches Training, Elektrokonvulsionstherapie), je nach Schweregrad und Verlauf
Manische Episode	F30	Erkrankungsbild ist gekennzeichnet durch situationsinadäquate gehobene Stimmung, Erregung, Hyperaktivität, Rededrang oder Größenideen	Medikamentös werden Stimmungsstabilisierer und atypische Antipsychotika eingesetzt; zusätzlich in akuter Phase: Abschirmung von Außenreizen, um sprachliche und motorische Erregung nicht zu fördern

◧ **Tab. 13.1** (Fortsetzung)

Erkran- kung	ICD-10- Kodierung	Definition	Therapiestrategie
Bipolare affektive Störung	F31	Es liegen sowohl manische als auch depressive Episoden in der Anamnese vor	Im Vordergrund steht eine medikamentöse Therapie mit Stim- mungsstabilisierern und atypischen Anti- psychotika; begleitend stützende Psychothe- rapie und Psychoeduka- tion

13.1 Ätiologie

Affektive Störungen sind bedingt durch ein komplexes, je nach Person indivi-
duelles **Zusammenspiel biologischer, psychischer und sozialer Faktoren:**
– Genetische Disposition
– Entwicklungsbedingte Disposition durch einschneidende Belastungen in der
  individuellen Entwicklungs- und Lebensgeschichte (z. B. Vernachlässigung,
  Verlust)
– Bestimmte Persönlichkeitsfaktoren und Verhaltensmuster (z. B. Introver-
  tiertheit, negative Selbstsicht, Vermeidung sozialer Interaktionen, intra-
  psychische Konflikte)
– Neurobiologische Faktoren:
  – Bei depressiven Störungen bestehen wahrscheinlich Dysfunktionen im
    Bereich der zentralen neuromodulatorischen Systeme, v. a. der serotoner-
    gen und noradrenergen Transmittersysteme
  – Zum anderen bestehen Abweichungen und Störungen der Feedback-
    mechanismen der Hypothalamus-Hypophysen-Nebennierenrinden-
    (HHN)-Stress-Achse, die dazu führen, dass die erhöhte Aktivität des
    Systems bei Stress (Hyperkortisolismus) nicht ausreichend herunter-
    reguliert werden kann
– Somatische Faktoren: schwere/chronische körperliche Erkrankungen oder
  Einnahme bestimmter Medikamente als mögliche Auslöser einer affektiven
  Störung

- **Risikofaktoren**
- Frühere depressive oder manische Episoden
- Bipolare oder depressive Störungen in der Familiengeschichte
- Suizidversuche in der eigenen Vor- oder der Familiengeschichte
- Komorbide somatische Erkrankungen
- Komorbider Substanzmissbrauch
- Aktuell belastende Lebensereignisse
- Mangel an sozialer Unterstützung

13.2 Symptome, Diagnosekriterien (ICD-10)

13.2.1 Depressive Episode (F32, F33)

Diagnostische Leitlinien (ICD-10): F32.x Depressive Episode
- Über einen Zeitraum von mindestens 2 Wochen sind mindestens 2 Hauptsymptome und 2 Zusatzsymptome vorhanden
- Hauptsymptome beziehen sich auf eine Veränderung der Stimmung bzw. Affektivität sowie des allgemeinen Aktivitätsniveaus:
  - Gedrückte Grundstimmung (**tiefe Traurigkeit**): Gefühle der Verzweiflung und »inneren Leere« stellen sich ohne erkennbaren Anlass ein
  - Interessenverlust (**Anhedonie**): Fähigkeit, sich an wichtigen Dingen oder Aktivitäten des Alltags zu erfreuen bzw. daran teilzunehmen, geht verloren; Interessenverlust kann sich auf alle Lebensbereiche erstrecken (Familie, Freundeskreis, Beruf, Hobbys, Sport oder sexuelle Aktivitäten)
  - Verminderung des Antriebs (**Energielosigkeit**): Gefühl einer starken inneren Müdigkeit und Energielosigkeit lässt jede Aktivität beschwerlich erscheinen; Motivation zur Durchführung selbst einfacher Alltagsaktivitäten, wie Essenszubereitung oder Körperpflege, nimmt ab
- Zusatzsymptome:
  - Verminderte Konzentration und Aufmerksamkeit
  - Reduziertes Selbstwertgefühl und Selbstvertrauen
  - Gefühle von Schuld und Wertlosigkeit
  - Negative und pessimistische Zukunftsperspektive
  - Suizidgedanken oder Suizidhandlungen
  - Schlafstörungen
  - Verminderter Appetit

- ICD-10 differenziert weiter nach (◘ Abb. 13.1):
    - Schweregrad (leichte, mittelgradige, schwere depressive Episode)
    - Vorliegen somatischer oder psychotischer Symptome
    - Verlauf (monophasisch, rezidivierend/chronisch, bipolarer Verlauf)
- Leichte und mittelgradige depressive Episoden können zusätzlich mit oder ohne somatische Symptome verschlüsselt werden (bei schweren depressiven Störungen wird vom Vorliegen somatischer Symptome ausgegangen)
- Merkmale des **somatischen Syndroms:**
    - Interessenverlust oder Verlust der Freude an normalerweise angenehmen Aktivitäten
    - Mangelnde Fähigkeit, auf eine freundliche Umgebung oder freudige Ereignisse emotional zu reagieren
    - Frühmorgendliches Erwachen, 2 oder mehr Stunden vor der gewohnten Zeit
    - Morgentief
    - Psychomotorische Hemmung oder Agitiertheit
    - Deutlicher Appetitverlust
    - Gewichtsverlust (häufig mehr als 5% des Körpergewichts im vergangenen Monat)
    - Deutlicher Libidoverlust
- Schwere depressive Störungen können von psychotischen Symptomen, wie Wahnideen und/oder Halluzinationen, begleitet sein, die sich häufig um Themen wie Verarmung oder Versündigung drehen **(F32.2 ohne psychotische Symptome, F32.3 mit psychotischen Symptomen)**
- **Rezidivierende depressive Störung (F33):** wiederholte depressive Episoden leichter, mittelgradiger oder schwerer Ausprägung; in der Vorgeschichte finden sich keine Episoden einer gehobenen Stimmung bzw. Manie
- **Saisonal abhängige Depression:** Subtyp der rezidivierenden depressiven Störung, die mit einem saisonalen Muster auftritt (meist mit depressiven Episoden im Herbst und Winter und vollständiger Remission im Frühling und Sommer), wobei dieses Auftretensmuster mindestens 2 Jahre bestehen muss; charakteristisch ist meist eine atypische Symptomatik mit gesteigertem Appetit (»Heißhunger« auf Süßes) und erhöhtem Schlafbedürfnis

> Eine depressive Störung sollte auch bei vielen primär körperlichen Beschwerden erwogen werden, da depressive Patienten häufig zunächst über somatische Beschwerden klagen.

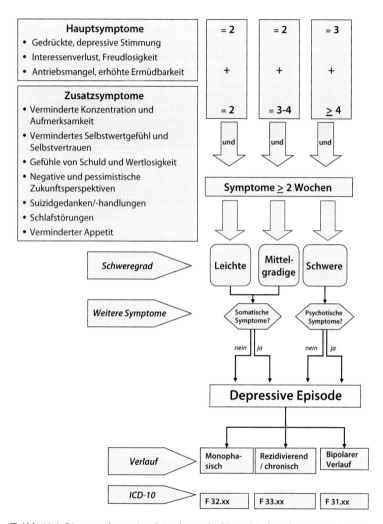

□ **Abb. 13.1** Diagnose depressiver Episoden nach ICD-10. (Mod. nach Härter et al. 2007)

13.2.2 Manische Episode (F30)

Kategorie F30 darf nur für eine einzelne manische Episode verwendet werden; wenn zuvor oder später depressive, manische oder hypomanische Episoden auftreten, ist eine bipolare affektive Störung (F31; ▶ Abschn. 13.2.3) zu diagnostizieren.

Diagnostische Leitlinien (ICD-10): F30.x Manische Episode
- Stimmung ist vorwiegend gehoben oder gereizt
- Mehrere der folgenden Symptome müssen vorliegen:
  - Gesteigerte Aktivität oder motorische Ruhelosigkeit
  - Gesteigerte Gesprächigkeit
  - Ideenflucht
  - Verlust normaler sozialer Hemmungen
  - Vermindertes Schlafbedürfnis
  - Überhöhte Selbsteinschätzung oder Größenwahn
  - Ablenkbarkeit, andauernder Wechsel von Aktivitäten
  - Tollkühnes oder rücksichtsloses Verhalten
  - Gesteigerte Libido oder sexuelle Taktlosigkeit
- Episode dauert mindestens eine 1 Woche und ist so schwer, dass die berufliche und soziale Funktionsfähigkeit mehr oder weniger vollständig unterbrochen sind

---

In der ICD-10 werden unterschieden (◨ Abb. 13.2):
- Manie ohne psychotische Symptome (F30.1)
- Manie mit psychotischen Symptomen (F30.2): Wahnideen oder Halluzinationen kommen zusätzlich vor
- Hypomanie (F30.0): Manie nur leicht ausgeprägt

13.2.3 Bipolare affektive Störung (F31)

- Sowohl manische als auch depressive Episoden liegen in der Anamnese vor
- Zwischen den Episoden kommt es zur vollständigen Besserung
- **Gemischte Episode (F31.6):** Während des überwiegenden Teils einer Krankheitsepisode stehen sowohl manische als auch depressive Symptome gleichermaßen im Vordergrund, und die Phase dauert wenigstens 2 Wochen lang an
- **Rapid Cycling (F31.81):** Schneller Phasenwechsel (mindestens 4 Stimmungswechsel im Jahr)

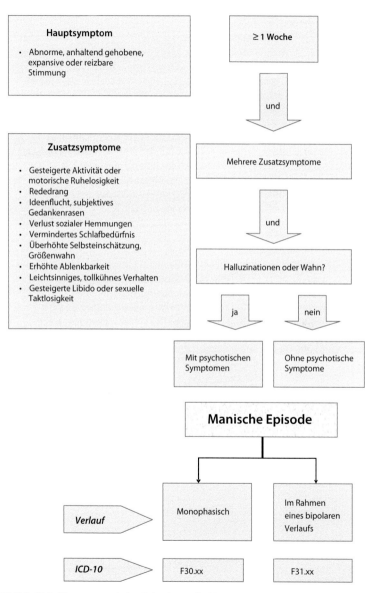

Hauptsymptom

· Abnorme, anhaltend gehobene, expansive oder reizbare Stimmung

≥ 1 Woche

und

Zusatzsymptome

· Gesteigerte Aktivität oder motorische Ruhelosigkeit
· Rededrang
· Ideenflucht, subjektives Gedankenrasen
· Verlust sozialer Hemmungen
· Vermindertes Schlafbedürfnis
· Überhöhte Selbsteinschätzung, Größenwahn
· Erhöhte Ablenkbarkeit
· Leichtsinniges, tollkühnes Verhalten
· Gesteigerte Libido oder sexuelle Taktlosigkeit

Mehrere Zusatzsymptome

und

Halluzinationen oder Wahn?

ja   nein

Mit psychotischen Symptomen

Ohne psychotische Symptome

Manische Episode

Verlauf

Monophasisch

Im Rahmen eines bipolaren Verlaufs

ICD-10

F30.xx

F31.xx

◼ **Abb. 13.2** Diagnose manischer Episoden nach ICD-10

13.3 Diagnostik

━ Psychopathologische Untersuchung (▶ Kap. 1), **Suizidalität** erfragen (▶ Kap. 27)!
━ Anamneseerhebung (▶ Kap. 2): z. B. positive Familienanamnese für affektive
  Erkrankungen?; genaue Medikamentenanamnese, da zahlreiche Medikamente affektive Störungen auslösen können (▶ Kap. 5)
━ Sorgfältige körperliche Untersuchung (▶ Kap. 2)
━ Labor (▶ Kap. 2): Blutbild, Bestimmung der Leber- und Nierenwerte (vor
  Antidepressivagabe), TSH (bei V. a. Schilddrüsenfunktionsstörung)
━ Bei entsprechendem Verdacht gezielter Einsatz weiterer Untersuchungen:
  z. B. Differenzialblutbild (Ausschluss Neoplasien, Infekte etc.); Bestimmung
  des C-reaktiven Proteins (Infektionen, entzündliche Prozesse, Tumorerkrankungen), EEG, EKG; selten MRT, Röntgenthorax, Liquor cerebrospinalis,
  HIV-Test, Lueserologie, Drogenscreening notwendig
━ Testpsychologische Zusatzdiagnostik (▶ Kap. 2): Eigen- und Fremdbeurteilungsfragebögen:
  ━ Depressionsdiagnostik:
    – International gebräuchlichste Selbstbeurteilungsskalen: Beck-Depressions-Inventar (BDI-II; Beck, dt. Bearbeitung von Hautzinger et al.
      2009) oder Patient Health Questionnaire (PHQ-D; Löwe et al. 2002)
    – Gebräuchliche Fremdbeurteilungsskala: Depressionsskala nach
      Hamilton (Hamilton Depressionsskala, HAMD; Hamilton 2005)
  ━ Maniediagnostik: z. B. Manie-Selbstbeurteilungsskala (MSS; Krüger et al.
    1998) oder Fremdbeurteilungsskalen wie die Young Mania Rating Scale
    (YMRS; Young et al. 1978) und Bech-Rafaelsen-Manie-Skala (BRMAS;
    Bech 2005)

**Fragenbeispiele, die helfen können, das Vorliegen
einer depressiven Episode zu erfragen**
━ Können Sie sich noch über etwas freuen?
━ Haben Sie noch Interesse und Freude an Dingen, die Ihnen sonst wichtig
  sind bzw. die Sie sonst gerne tun?
━ Fühlen Sie sich ohne Grund schwunglos, müde, antriebslos?
━ Fällt es Ihnen schwer, Entscheidungen zu treffen?
━ Neigen Sie in letzter Zeit zum Grübeln, fühlen Sie sich unkonzentriert und
  unaufmerksam?
━ Leiden Sie in letzter Zeit unter Schlafstörungen?
━ Haben Sie wenig Appetit oder an Gewicht abgenommen?
━ Spüren Sie irgendwelche Schmerzen oder Missempfindungen?
━ Haben sich Schwierigkeiten bei der Sexualität eingestellt?
━ Haben Sie manchmal das Gefühl, das Leben mache keinen Sinn mehr?

13.4 Differenzialdiagnosen

13.4.1 Differenzialdiagnosen der Depression

▬ **Anpassungsstörung mit depressiver Reaktion** (z. B. als Trauerreaktion nach Verlust des Partners oder nach Diagnose einer körperlichen Erkrankung)
  ▬ Trauerreaktionen lassen zumeist innerhalb von 2 Monaten nach einem schweren Verlust nach
  ▬ Bei Trauerreaktionen besteht i.d.R. eine Ansprechbarkeit für positive Ereignisse (Schwingungsfähigkeit)
  ▬ Trauerreaktionen sind nicht mit vegetativen Symptomen verbunden wie z. B. Gewichtsabnahme, frühmorgendlichem Erwachen
  ▬ In der Regel keine Anzeichen für andauernde, schwere Selbstzweifel oder starke Schuldgefühle bei Trauerreaktionen
▬ **Schizoaffektive Störung, gegenwärtig depressiv (F25.1):** Während einer Krankheitsphase bestehen gleichzeitig eindeutige Symptome einer Depression und einer Schizophrenie
▬ **Postschizophrene Depression (F20.4):** Kriterien einer depressiven Episode sind erfüllt, der Betroffene litt innerhalb der letzten 12 Monate an einer schizophrenen Episode und es sind noch einige schizophrene Symptome vorhanden

13.4.2 Differenzialdiagnosen der Manie

▬ Schizophrenie (F20) (► Kap. 12)
▬ Schizoaffektive Störung, gegenwärtig manisch (F25.0): Während einer Krankheitsphase treten gleichzeitig Symptome einer Manie und einer Schizophrenie auf
▬ Somatische Erkrankung (z. B. ZNS-Erkrankungen, Intoxikationen)

13.5 Epidemiologie/Prävalenz

▬ **Lebenszeitprävalenz**
  ▬ einer klinisch relevanten depressiven Störung ca. 18%
  ▬ einer manischen Episode ca. 0,2–0,3%; relative Häufigkeit der Manie: max. 5% aller affektiven Störungen
  ▬ einer bipolaren affektiven Störung ca. 1–2%, bei breiterer Definition mit Einbeziehung der Hypomanie ca. 5%

- **Erstmanifestationsalter**
  - Depressionen können in jedem Lebensalter auftreten; 50% aller Patienten erkranken bereits vor dem 31. Lebensjahr; im höheren Lebensalter sind Depressionen die häufigste psychische Erkrankung, wobei eine hohe Komorbidität mit körperlichen Erkrankungen besteht
  - Ersterkrankungsalter bei der Manie: meist zwischen dem 30. und 40. Lebensjahr
  - Ersterkrankte einer bipolaren Störung sind im Durchschnitt 18 Jahre alt; bipolare Störungen beginnen häufig mit einer Manie
- **Geschlechterverteilung**
  - Frauen haben ein doppelt so hohes Erkrankungsrisiko für depressive Störungen wie Männer, auch ihr Rückfallrisiko für weitere depressive Episoden ist höher
  - An bipolaren Störungen und an einer manischen Episode erkranken Männer und Frauen in etwa gleich häufig
  - Getrennt lebende, geschiedene oder verwitwete Menschen und solche mit schwachem sozialem Beziehungsnetz sowie Personen aus einkommensschwachen Schichten oder arbeitslose Personen erkranken häufiger an Depressionen

13.6   Verlauf und Prognose

- Häufig episodischer Verlauf einer depressiven Störung, d. h., die Krankheitsphasen sind zeitlich begrenzt und können auch ohne therapeutische Maßnahmen abklingen
- Bei 55–65% der Patienten treten im Laufe des Lebens mehrere depressive Phasen auf (rezidivierende Depression)
  - Wiedererkrankungswahrscheinlichkeit: nach 2-maliger Erkrankung ca. 70%, nach einer 3. Episode ca. 90%
  - Mit steigender Anzahl der Episoden verkürzen sich die zeitlichen Abstände zwischen den depressiven Phasen
- Bei 5–10% der Patienten manifestiert sich nach Auftreten einer depressiven Episode im Langzeitverlauf eine manische Episode (Diagnose einer bipolaren Störung)
- Lebenszeitrückfallrisiko bei bipolaren Störungen: ca. 95%
- Bei ca. 15% der depressiven Störungen kommt es – insbesondere bei nicht adäquater Behandlung – zu einem der folgenden chronischen Verläufe:
  - **Dysthymie (F34.1):** dauerhaft vorhandene depressive Stimmung mit schwächerer Symptomausprägung, die mehr als 50% der Zeit mindestens 2 Jahre lang besteht

- **Rezidivierende depressive Episode** mit vorausgehender Dysthymie ohne vollständige Remission nach der depressiven Phase (»double depression«)
- **Depressive Episode,** die seit mehr als 2 Jahren ohne deutliche Symptomverbesserungen besteht
- Eine weitere anhaltende affektive Störung ist die **Zyklothymie (F34.0):** anhaltende Stimmungslabilität mit wechselnden Episoden leichter Depression und leicht gehobener Stimmung; einige Personen mit Zyklothymie entwickeln eine bipolare affektive Störung

13.6.1 Suizidalität

> - Patienten regelmäßig (auch im Behandlungsverlauf) aktiv und empathisch zur Suizidalität explorieren!
> - Äußerungen, die im Zusammenhang mit Todeswünschen stehen, immer ernst nehmen und nie bagatellisieren!

- Depressionen sind die psychischen Erkrankungen mit dem **höchsten Suizidrisiko** (Suizidmortalität stationär behandelter Patienten ca. 15%)
- Suizidrisiko bei depressiv Erkrankten ist etwa 30-mal höher als in der Allgemeinbevölkerung, zwei Drittel aller Suizidversuche stehen mit Depressionen in Zusammenhang
- 60–70% der Patienten haben während einer aktuellen Depression Suizidgedanken
- Liegen Hinweise oder Risikofaktoren vor, für die empirisch ein erhöhtes Suizidrisiko belegt ist (Hoffnungslosigkeit, fortgeschrittenes Alter, männliches Geschlecht, soziale Vereinsamung, psychotisches Erleben), sollte dem Thema zusätzliche Aufmerksamkeit gewidmet werden, bei schwer depressiven Patienten muss dies täglich erfolgen (▶ Kap. 27)

> Akute Suizidalität ist immer ein Grund für eine stationäre Einweisung in eine Klinik für Psychiatrie und Psychotherapie, notfalls auch gegen den Willen des Patienten (▶ Kap. 29).

13.6.2 Komorbidität

- Sehr häufig Komorbidität affektiver Störungen mit Angst- und Panikstörungen, somatoformen Störungen, Substanzmissbrauch, Ess- und Persönlichkeitsstörungen

━ Insbesondere Patienten mit bipolarer affektiver Störung haben ein deutlich erhöhtes Risiko, einen Substanzmissbrauch zu entwickeln
━ Komorbidität geht meist einher mit stärkerer Symptomschwere, Chronizität, höherer funktioneller Beeinträchtigung, höherer Suizidrate und geringerem Ansprechen auf eine medikamentöse oder psychotherapeutische Behandlung

13.7 Therapie

━ Behandlung einer affektiven Störung ist zunächst auf Linderung der Symptome ausgerichtet
━ Primär kommen 4 Behandlungsstrategien bei depressiven Erkrankungen infrage (abhängig von Symptomschwere, Erkrankungsverlauf, Patientenpräferenz):
  1. **Aktives beobachtendes Abwarten (»watchful waiting/active monitoring«):** Bei leichter depressiver Episode kann evtl. mit einer Behandlung abgewartet werden, wenn die Patienten eine Behandlung ablehnen oder davon ausgegangen werden kann, dass die depressive Symptomatik sich ohne Behandlung zurückbildet (jedoch regelmäßige aktive Überprüfung der Symptomatik und stützende Gespräche)
  2. **Medikamentöse Behandlung:** Antidepressivabehandlung als Basistherapie bei mittelschweren und schweren Depressionen, chronischem Verlauf und unvollständigem Ansprechen auf eine alleinige Psychotherapie; Behandlung mit Stimmungsstabilisierern (z. B. Lithium, Lamotrigin, Valproinsäure) oder atypischen Antipsychotika als Basistherapie bei bipolaren Störungen und Manien
  3. **Psychotherapie:** Kann als alleinige Behandlung bei leichten bis mittelgradigen Depressionen und fehlender Selbstgefährdung indiziert sein, ebenso bei bestehenden Kontraindikationen gegen Antidepressiva, unzureichendem Ansprechen auf andere Behandlungsverfahren oder Ablehnung von Antidepressiva durch den Patienten
  4. **Kombinationstherapie (Antidepressiva und Psychotherapie):** Insbesondere bei schweren Depressionen und einem unvollständigen Ansprechen auf eine alleinige medikamentöse oder psychotherapeutische Behandlung; kann auch bei geringer Mitarbeit der Patienten bei einer alleinigen Therapiemaßnahme, schweren bzw. chronischen Depressionen, ausgeprägten psychosozialen Problemen oder bei Vorhandensein einer psychischen Komorbidität vorteilhaft sein

- **Aufklärung und Mitarbeit des Patienten**
- Gezielte Informationen und regelmäßige **Aufklärungsgespräche** tragen wesentlich zur Sicherstellung einer guten Kooperation des Patienten bei
- Idealerweise erfolgt die Patienten- und, soweit angebracht, Angehörigenaufklärung auch in schriftlicher Form: Entsprechende allgemeinverständliche **Patienteninformationen** liegen vor (z. B. in Härter et al. 2007: dort auch in Englisch, Französisch, Italienisch, Spanisch und Türkisch)

- Patienten darüber informieren, dass bei einer medikamentösen antidepressiven Behandlung mit einer Wirklatenz von ca. 2–3 Wochen zu rechnen ist
- Nebenwirkungen der Medikamente immer direkt und mit Hinweis auf ihre meist vorübergehende Natur sowie mit einer Gewichtung hinsichtlich der erwarteten Wirkung beruhigend ansprechen
- Auf die Möglichkeit von Absetzerscheinungen beim Absetzen eines Medikaments, bei einer Dosisreduzierung oder einer unregelmäßigen Einnahme hinweisen
- Notwendigkeit der Fortführung der Pharmakotherapie nach dem Abklingen der akuten Symptomatik früh thematisieren

13.7.1 Behandlungsphasen

- Gliederung der Behandlung affektiver Störungen in 3 Phasen:
  - Akuttherapie
  - Erhaltungstherapie
  - Langzeit- bzw. Rezidivprophylaxe

Akuttherapie

- **Ziele**
- Leidensdruck des Patienten lindern
- Symptome der gegenwärtigen Episode behandeln
- Suizidalität abwenden
- Möglichst weitgehende Remission erreichen
- Berufliche und psychosoziale Leistungsfähigkeit wiederherstellen

- **Akuttherapie der unipolaren Depression**
- In der Regel medikamentöse antidepressive Therapie oder Psychotherapie, je nach Schweregrad (aufgrund längerer Wartezeiten kann eine Psychotherapie nicht selten jedoch erst beginnen, wenn die Phase der Akuttherapie bereits vorüber ist)

- Bei **saisonal abhängiger affektiver Störung:** Annahme eines serotonergen Defizits
  - SSRIs und MAO-Hemmer sowie Bupropion werden empfohlen
  - Außerdem Indikation zur Lichttherapie prüfen (▶ Kap. 7)

- **Akuttherapie der bipolaren Depression**
- Gefahr eines Umkippens in eine Manie (»switch«) beachten; Risiko ist bei SSRIs geringer als bei trizyklischen Antidepressiva
- Zusätzlich zu einem Antidepressivum sollte ein Stimmungsstabilisierer oder ein atypisches Antipsychotikum, z. B. Quetiapin, verordnet werden
- Quetiapin ist zur Behandlung von schweren depressiven Episoden im Rahmen einer bipolaren affektiven Störung zugelassen

- **Akuttherapie der Manie**
- Wichtig: Abschirmung von Außenreizen, um sprachliche und motorische Erregung nicht zu fördern
- Medikamentös werden Stimmungsstabilisierer (Lithium, Valproinsäure) und atypische Antipsychotika (Aripiprazol, Asenapin, Olanzapin, Quetiapin, Risperidon, Ziprasidon) eingesetzt
- Vorteile der atypischen Antipsychotika im Vergleich zu Lithium: bessere Handhabbarkeit, schnellerer Wirkungseintritt, im Allgemeinen bessere Verträglichkeit
- Bei gereizter Manie sollte atypischen Antipsychotika der Vorzug gegeben werden; angefangen werden kann z. B. mit 10 mg Olanzapin zur Nacht
- Bei schweren manischen Symptomen, insbesondere mit psychotischen Symptomen, wird in i.d.R. eine Kombination von Stimmungsstabilisierer und atypischem Antipsychotikum eingesetzt
  - Am besten evaluiert sind die Kombination von Valproinsäure mit atypischen Antipsychotika oder Lithium mit atypischen Antipsychotika

---

Praxistipp

Wenn möglich, sollte auf typische (konventionelle) Antipsychotika verzichtet werden, auch weil Patienten mit affektiven Störungen ein höheres Risiko für Spätdyskinesien aufweisen als Patienten mit schizophrenen Störungen und weil konventionelle Antipsychotika ein höheres Risiko für ein Umkippen in eine Depression aufweisen.

- **Akuttherapie der gemischten Episode**
- Dafür ist bisher ausschließlich Ziprasidon zugelassen; angefangen werden kann eine Behandlung z. B. mit 40 mg Ziprasidon zur Nacht

- Akuttherapie eines »Rapid Cycling«
- Im Vordergrund steht eine Therapie mit Stimmungsstabilisierern; möglichst vollständiger Verzicht auf die Gabe von Antidepressiva, da diese ein »Rapid Cycling« triggern können

Erhaltungstherapie

- Ziel: Durch Weiterführung der medikamentösen und/oder psychotherapeutischen Behandlung den noch instabilen Zustand der Patienten so weit zu stabilisieren, dass ein Rückfall vermieden werden kann
- **Psychopharmakologische Erhaltungstherapie** über einen Folgezeitraum von **mindestens 6 Monaten** mit der gleichen Dosis, die zur Remission geführt hat; erst am Ende der Erhaltungstherapiephase schrittweise Dosisreduktion
- Umfasste die Akuttherapie ausschließlich **Psychotherapie**: Weiterführung der psychotherapeutischen Akutbehandlung über einen Zeitraum von **8–12 Monaten** nach Ende der eigentlichen Therapie in Form niedrigerer Sitzungsfrequenz (größere Intervalle zwischen den Therapiesitzungen)
- Im Falle **kombinierter Akutbehandlung**: Medikamentöse Behandlung sollte in gleicher Dosis fortgesetzt werden; Fortführung der Psychotherapie erscheint ebenfalls als sinnvoll, wenn sie sich in der Akutphase als wirksam erwiesen hat
- Bei bipolaren affektiven Störungen sind die Grenzen zwischen Erhaltungstherapie und Rezidivprophylaxe (Phasenprophylaxe; s. unten) unscharf

Rezidivprophylaxe

- Einer der Hauptrisikofaktoren für erneute Episoden sind Restsymptome, die nach dem Ende einer Episode weiter andauern
- Ziel: Auftreten einer erneuten Krankheitsepisode langfristig verhindern
- Insbesondere Patienten mit mehreren zurückliegenden depressiven oder manischen Episoden und/oder diejenigen, die während dieser Episoden starke funktionelle Einschränkungen erlebten, bedürfen einer längerfristigen Weiterführung der Behandlung
- Bei Patienten, die **2 oder mehr depressive Episoden** in der jüngsten Vergangenheit aufwiesen und dabei bedeutsame funktionelle Einschränkungen hatten: medikamentöse Behandlung mindestens 2 Jahre lang mit der gleichen Dosis empfohlen, die sich in der Akutbehandlung als effektiv erwiesen hat
- Bei einer **bipolaren affektiven Störung:** medikamentöse Rezidivprophylaxe mit einem Stimmungsstabilisierer oder einem atypischen Antipsychotikum
- Bereits nach einer ersten manischen Episode sollte eine Phasenprophylaxe erfolgen: nach der **ersten manischen Episode** mindestens 12-monatige Phasenprophylaxe, nach einer **zweiten Episode** ist die langfristige Phasenprophylaxe oft unumgänglich

— Zusätzliche psychotherapeutische Rezidivprophylaxe kann v. a. nützlich sein, wenn:
  — Der Aufbau von Bewältigungsfertigkeiten indiziert ist
  — Langfristige psychosoziale Belastungen vorliegen
  — Die Remission einer vorher chronifizierten (>2 Jahre) depressiven Störung vorliegt
  — Patienten für eine bestimmte Zeit frei von Medikation sein müssen

13.7.2 Pharmakotherapie

— Vor Beginn einer Pharmakotherapie: immer Kontraindikationen (z. B. Epilepsie, Unverträglichkeit bezüglich trizyklischer Antidepressiva; ▶ Kap. 3) erfassen
— Bei jedem Patienten mit der niedrigen, in ◨ Tab. 13.2 als »Anfangsdosis« bezeichneten Tagesdosis beginnen
— Empfehlung für die meisten Antidepressiva (insbesondere die trizyklischen Antidepressiva): Dosis schrittweise erhöhen, damit die zu Beginn möglichen und im Verlauf rückläufigen Nebenwirkungen gut toleriert werden

 Regelmäßiges Monitoring (initial alle 1–2 Wochen) ist notwendig, um sowohl die Ansprechbarkeit auf die Medikamente als auch das Auftreten der Nebenwirkung zu prüfen.

■ **Möglichkeiten des Vorgehens bei Nebenwirkungen**
— Beobachten und abwarten (wenn kein unmittelbares medizinisches Risiko besteht)
— Änderung von Menge, Frequenz oder Einnahmezeit des Medikaments
— Wechsel des Medikaments
— Spezifische Behandlung der Nebenwirkung

❯ Nicht auszuschließen ist, dass Antidepressiva (möglicherweise eher SSRI als andere) zu Beginn der Therapie das Risiko für Suizidgedanken und -versuche erhöhen. Deshalb allen Patienten zu Beginn der Behandlung besondere Aufmerksamkeit widmen und Symptome, die auf ein erhöhtes Suizidrisiko hindeuten (wie z. B. erhöhte Angst, Agitiertheit oder impulsives Verhalten), engmaschig beobachten.

Tri- und tetrazyklische Antidepressiva (TZA)
— Einteilung in Antidepressiva vom Amitriptylintyp (Amitriptylin, Doxepin, Trimipramin) und Antidepressiva vom Desipramintyp (Desipramin,

Nortriptylin, Maprotilin); Antidepressiva vom Imipramintyp nehmen eine Mittelstellung ein
- **Kontraindikationen:** Glaukom, Prostatahyperplasie, paralytischer Ileus, kardiale Reizleitungsstörungen (► Kap. 3)
- Bei Überdosierung (auch in suizidaler Absicht): Kardiotoxizität, da die TZA einen verlangsamenden Effekt auf die kardiale Erregungsleitung ausüben können

---

Praxistipp

Plasmaspiegel sollten kontrolliert werden, da TZA häufig auch aufgrund der ausgeprägten vegetativen Nebenwirkungen zu niedrig dosiert werden.

Selektive Serotoninrückaufnahmeinhibitoren (SSRI)

- SSRI weisen i.d.R. ein deutlich günstigeres Nebenwirkungsprofil (inkl. dem niedrigeren Risiko, sich mit den Präparaten zu suizidieren) auf als die TZA, da sie selektiv wirken und auf andere Rezeptoren keine wesentliche blockierende Wirkung ausüben
- Eher antriebssteigernde Wirkung
- Bei Kombination mehrerer serotoninagonistischer Substanzen (z. B. in Kombination mit MAO-A-Hemmern): Gefahr eines **Serotoninsyndroms** (Fieber, Schwitzen, gastrointestinale Beschwerden, Tremor, Myoklonien, Hyperreflexie, Agitiertheit und in schweren Fällen Verhaltens- und Bewusstseinsänderungen)
- Bei Jugendlichen bestehen Hinweise auf ein möglicherweise erhöhtes Auftreten suizidaler Gedanken; auch für ältere Patienten bestehen Hinweise auf ein erhöhtes Suizidrisiko zu Beginn der Behandlung mit SSRIs

Monoaminoxidasehemmer (MAO-Hemmer)

❯ MAO-Hemmer dürfen wegen der Gefahr eines Serotoninsyndroms nicht mit Serotoninagonisten wie SSRI oder dem TZA Clomipramin kombiniert werden.

- Bei Medikamentenumstellung sind Sicherheitsabstände zu beachten: irreversible MAO-Hemmer mindestens 2 Wochen vor Beginn einer Therapie mit überwiegendem oder selektivem Serotoninrückaufnahmehemmer absetzen; umgekehrt nach Therapie mit einem Serotoninrückaufnahmehemmer eine Karenzzeit von einigen Tagen beachten (bei Fluoxetin mindestens 5 Wochen!)
- Bei Behandlung mit einem irreversiblen MAO-Hemmer (Tranylcypromin): Patienten über die Notwendigkeit einer tyraminarmen Diät wegen der Gefahr hypertensiver Krisen aufklären
- Eher antriebssteigernde Wirkung

◻ Tab. 13.2 Präparateauswahl

Wirkstoff	Handels-name (Beispiel)	Anfangs-dosis/Tag [mg]	Durch-schnittliche Dosis/Tag [mg]	Maximale Dosis/Tag [mg]	Nebenwirkungen (NW)	Interaktionen
Selektive Serotoninrückaufnahmeinhibitoren (SSRI)						
Citalopram	Cipramil	10–20	20	40	Häufig: gastrointestinale NW, Agitation, Schlafstörungen, sexuelle Funktionsstörungen, Hyponatriämie, selten: dosisabhängige QTc-Zeit-Verlängerung	Geringes Interaktionspotenzial
Escitalopram	Cipralex	10	10	20	Wie Citalopram	Geringes Interaktionspotenzial
Fluoxetin	Fluctin	20	20	60	Wie Citalopram	Hohes Interaktionspotenzial (inhibitorische Wirkungen auf CYP2D6)
Fluvoxamin	Fevarin	50	150	300	Wie Citalopram	Hohes Interaktionspotenzial (inhibitorische Wirkungen auf u. a. CYP1A2, CYP2C19)
Paroxetin	Tagonis	20	40	60	Wie Citalopram	Hohes Interaktionspotenzial (inhibitorische Wirkungen auf CYP2D6)
Sertralin	Zoloft	25–50	100	200	Wie Citalopram	Geringes Interaktionspotenzial

Selektive Serotonin-und Noradrenalinrückaufnahmeinhibitoren (SSNRI)						
Duloxetin	Cymbalta	30–60	60	120	Wie Citalopram	Kombination mit CYP1A2- oder CYP2D6-Inhibitoren erhöht den Plasmaspiegel
Venlafaxin	Trevilor	37,5–75	150–225	375	Wie Citalopram und zusätzlich Hypertension	Bericht über Intoxikation bei Kombination mit Tramadol; Einzelfallberichte über Serotoninsyndrom bei Kombination bei Kombination mit Fluoxetin oder Paroxetin
Serotoninwiederaufnahmeverstärker						
Tianeptin	Tianeurax	25–37,5	25–37,5	37,5	Häufig: Essstörungen, Albträume, Schläfrigkeit/Schlaflosigkeit, Benommenheit, Kopfschmerzen, Kreislaufkollaps, Zittern, eingeschränktes Sehvermögen, Hitzewallungen, Herzklopfen, Brustschmerzen und Atembeschwerden, Mundtrockenheit, Darmträgheit, Bauchschmerzen, Übelkeit, Erbrechen, Blähungen, Durchfall, Sodbrennen, Rückenschmerzen, Muskelschmerzen, Schwächegefühl, Gefühl, einen Kloß im Hals zu haben; gelegentlich: Juckreiz, Nesselsucht	Keine Kombination mit Monoaminoxidase(MAO)-Hemmern; bei der gleichzeitigen Anwendung von Mianserin (ein Antidepressivum) verringerte Wirksamkeit

▣ Tab. 13.2 (Fortsetzung)

Wirkstoff	Handels-name (Beispiel)	Anfangs-dosis/Tag [mg]	Durch-schnittliche Dosis/Tag [mg]	Maximale Dosis/Tag [mg]	Nebenwirkungen (NW)	Interaktionen
Serotoninmodulatoren						
Trazodon	Thombran	50	200–400	600	Häufig: Sedierung, orthostatische Hypotonie Selten: gastrointestinale NW, Gewichtszunahme, Priapismus	Metabolisierung über CYP3A4
Noradrenalin-Serotonin-Modulatoren						
Mirtazapin	Remergil	15	45	60	Häufig: Sedierung Selten: orthostatische Hypotonie, Gewichtszunahme	Geringes Interaktionspotenzial
Selektive Noradrenalin- und Dopaminrückaufnahmeinhibitoren						
Agomela-tin	Valdoxan	25	25–50	50	Häufig: Transaminasenerhöhung, Übelkeit, Schwindel, Kopfschmerzen, Migräne, Schläfrigkeit/Schlaflosigkeit, Diarrhö, Obstipation, Übelkeit, vermehrtes Schwitzen, Rückenschmerzen, Angst Gelegentlich: Parästhesie, verschwommenes Sehen, Ekzem Selten: erythematöser Ausschlag	Keine Kombination mit CYP1A2-Inhibitoren Fluvoxamin und Ciprofloxacin, die den Abbau von Agomelatin hemmen; Vorsicht bei gleichzeitiger Anwendung mit mäßigen CYP1A2-Inhibitoren (erhöhte Agomelatinexposition möglich); ebenso Östrogene

Bupropion	Elontril	150	150	300	Sehr häufig: Schlaflosigkeit, Kopfschmerzen, Mundtrockenheit, gastrointestinale NW Häufig: Agitiertheit, Überempfindlichkeitsreaktionen wie Urtikaria, Appetitlosigkeit, Zittern, Schwindel, Geschmacksstörungen, Sehstörungen, Tinnitus, Hypertonie, Obstipation, Fieber, Brustschmerzen, Asthenie Gelegentlich: Tachykardie, Konzentrationsstörungen, Gewichtsverlust Selten: Krampfanfälle	Metabolisierung v. a. über CYP2B6, inhibitorische Wirkungen auf CYP2D6

Tri- und tetrazyklische Antidepressiva (nichtselektive Monoaminrückaufnahmeinhibitoren) – TZA

Amitriptylin	Saroten	25–50	100–150	300	Wie Amitriptylinoxid, nur anticholinerge NW und orthostatische Hypotonie sehr häufig	Wie Amitriptylinoxid
Amitriptylinoxid	Equilibrin	60	60–180	300	Sehr häufig: Sedierung, Gewichtszunahme Häufig: anticholinerge NW, sexuelle Funktionsstörungen, orthostatische Hypotonie, EKG-Veränderungen Cave: kann die Krampfschwelle herabsetzen	Kombinationen mit Fluvoxamin oder Inhibitoren von CYP2D6 führen zur Erhöhung des Plasmaspiegels Cave: unter Kombinationen mit Fluoxetin ist über schwere Intoxikationen berichtet worden

Tab. 13.2 (Fortsetzung)

Wirkstoff	Handels-name (Beispiel)	Anfangs-dosis/Tag [mg]	Durch-schnittliche Dosis/Tag [mg]	Maximale Dosis/Tag [mg]	Nebenwirkungen (NW)	Interaktionen
Clomipra-min	Anafranil	25–50	75–150	300	Häufig: anticholinerge NW, sexuel-le Funktionsstörungen, orthostati-sche Hypotonie, Gewichtszunah-me, EKG-Veränderungen Selten: gastrointestinale NW, Sedierung, Agitation, Schlafstörun-gen Cave: kann die Krampfschwelle herabsetzen	Kombination mit Fluvoxamin führt zur Erhöhung des Plas-maspiegels
Desipra-min	Petylyl	50	100–150	250	Häufig: Agitation, Schlafstörungen Selten: anticholinerge NW, sexuelle Funktionsstörungen, orthostati-sche Hypotonie, Gewichtszunah-me, EKG-Veränderungen	Kombination mit CYP2D6-Inhibitoren erhöht den Plas-maspiegel
Doxepin	Aponal	25–50	50–150	300	Sehr häufig: anticholinerge NW, Sedierung, orthostatische Hypotonie Häufig: sexuelle Funktionsstörun-gen, Gewichtszunahme, EKG-Veränderungen	Kombination mit Fluvoxamin führt zur Erhöhung des Plas-maspiegels

Imipramin	Tofranil	25–50	50–150	300	Häufig: anticholinerge NW, Agitation, Schlafstörungen, orthostatische Hypotonie, Gewichtszunahme, EKG-Veränderungen Selten: Sedierung, sexuelle Funktionsstörungen **Cave:** kann die Krampfschwelle herabsetzen	Kombinationen mit Fluvoxamin oder Inhibitoren von CYP2D6 führen zur Erhöhung des Plasmaspiegels
Maprotilin (tetrazyklisch)	Ludiomil	25	75–150	225	Häufig: anticholinerge NW, Sedierung, orthostatische Hypotonie, Gewichtszunahme Selten: sexuelle Funktionsstörungen, EKG-Veränderungen **Cave:** erhöhtes Anfallrisiko/ Krampfrisiko	Kombination mit CYP2D6-Inhibitoren erhöht den Plasmaspiegel
Nortriptylin	Nortrilen	30	100–150	225	Selten: anticholinerge NW, Sedierung, Agitation, Schlafbedürfnis, sexuelle Funktionsstörungen, orthostatische Hypotonie, Gewichtszunahme, EKG-Veränderungen **Cave:** kann die Krampfschwelle herabsetzen	Kombination mit CYP2D6-Inhibitoren erhöht den Plasmaspiegel

◻ Tab. 13.2 (Fortsetzung)

Wirkstoff	Handels-name (Beispiel)	Anfangs-dosis/Tag [mg]	Durch-schnittliche Dosis/Tag [mg]	Maximale Dosis/Tag [mg]	Nebenwirkungen (NW)	Interaktionen
Trimipra-min	Stangyl	25–50	50–150	400	Sehr häufig: anticholinerge NW, Sedierung, orthostatische Hypotonie, Gewichtszunahme Häufig: sexuelle Funktionsstörungen, EKG-Veränderungen Cave: kann die Krampfschwelle herabsetzen	Kombinationen mit Fluvoxamin oder Inhibitoren von CYP2D6 führen zur Erhöhung des Plasmaspiegels
MAO-Inhibitoren						
Moclo-bemid (reversibler MAO-A-Hemmer)	Aurorix	150	300	600	Selten: Agitation, Schlafstörungen	Hohes Interaktionspotenzial (inhibitorische Wirkungen auf CYP2D6)
Tranylcy-promin (irreversibel, nicht-selektiv)	Jatrosom N	10	20	40	Sehr häufig: orthostatische Hypotonie Häufig: Agitation, Schlafstörungen Cave: hypertensive Krise; Gefahr eines Serotoninsyndroms	Hohes Interaktionspotenzial, Gefahr schwerer Neben- bzw. Wechselwirkungen mit anderen Medikamenten- oder Nahrungsmittelkomponenten; erfordert eine konsequente tyraminarme Diät

Stimmungsstabilisierer

Carbamazepin	Tegretal	200–400	400–1.200 Therapeutischer Carbamazepinspiegel liegt zwischen 4 und 12 µg/ml	1.600	Sehr häufig: Somnolenz, Sedierung, Schwindel, Ataxie Häufig: allergische Hautreaktionen mit und ohne Fieber, Blutbildveränderungen, Appetitlosigkeit, Mundtrockenheit, Nausea, Veränderungen von Leberfunktionswerten, Hyponatriämie **Cave:** sehr selten auftretende exfoliative Dermatitis bei Stevens-Johnson-Syndrom bzw. Lyell-Syndrom ist lebensbedrohlich (sofort absetzen!)	Hohes Interaktionspotenzial; keine Kombination von Carbamazepin mit anderen potenziell knochenmarkstoxischen Substanzen (Clozapin)
Lamotrigin	Elmendos	25	100–200	400	Sehr häufig: Hautausschlag, Kopfschmerzen, Schwindel, Sehstörungen Häufig: Agitiertheit, Reizbarkeit, Schlaflosigkeit, Müdigkeit, Nystagmus, Tremor, Ataxie, Arthralgie, Schmerzen, gastrointestinale Beschwerden **Cave:** selten schwere, lebensbedrohliche Hautreaktionen (Quincke-Ödem, Stevens-Johnson-Syndrom, Lyell-Syndrom)	Begleitend verabreichte Substanzen, welche die Glukuronidierung von Lamotrigin hemmen (z. B. Valproat), können Plasmaspiegel rasch ansteigen lassen; bei gleichzeitiger Verwendung von Induktoren der Glukuronidierung (z. B. Carbamazepin, Phenytoin, Primidon) sollte jeweils die doppelte normale Dosis verabreicht werden

◻ **Tab. 13.2** (Fortsetzung)

Wirkstoff	Handels-name (Beispiel)	Anfangs-dosis/Tag [mg]	Durch-schnittliche Dosis/Tag [mg]	Maximale Dosis/Tag [mg]	Nebenwirkungen (NW)	Interaktionen
Lithium	Hypnorex retard		Eindosierung: zur Phasenprophylaxe oder antidepressiven Augmentation Beginn mit 12–18 mmol/Tag, bei manischen Patienten sind 30–40 mmol/Tag möglich; Zielkonzentrationen: Plasmakonzentration für antimanische Wirkung 1,0–1,2 mmol/l, für phasenprophylaktische Wirkung 0,6–0,8 mmol/l, für Lithiumaugmentation 0,4–0,6 mmol/l **Cave:** bereits bei 1,5 mmol/l oder früher treten Überdosierungsphänomene auf		Häufig: Tremor, kognitive Störungen, Polyurie/-dipsie, Gewichtszunahme, gastrointestinale Beschwerden, Struma, TSH-Anstieg, Leukozytosen	Hohes Interaktionspotenzial; Saluretika, nichtsteroidale Antiphlogistika und andere Substanzen, die die Clearance von Lithium verlängern, sollten vermieden werden, da sie das Risiko einer Lithiumintoxikation erhöhen
Valproin-säure	Orfiril long	500–1.000	1.200–2.000	2.500 (Orfi-ril long) 2.000 (Ergenyl chrono, Ergenyl chronos-phere)	Sehr häufig: Hyperammonämie Häufig: Appetit- und Gewichtsveränderungen, gastrointestinale Beschwerden, vorübergehender Haarausfall, Blutbildveränderungen, Schläfrigkeit, Tremor, Parästhesien	Hemmung von Glukuronyl-transferase und CYP2C9

Atypische Antipsychotika (für Aripiprazol, Asenapin, Olanzapin, Risperidon, Quetiapin, Ziprasidon ▸ Kap. 3 bzw. ▸ Kap. 12)

Asenapin	Sycrest	2-mal 10 (Monotherapie) 2-mal 5 (Kombitherapie)	10–20	20	Cave: bei gleichzeitiger Einnahme von valproinsäurehaltigen Arzneimitteln und Antikoagulanzien oder Antiaggreganzien kann es zu erhöhter Blutungsneigung kommen; in Einzelfällen: Stevens-Johnson-Syndrom, Lyell-Syndrom, reversible Hypothermie	Angstgefühle, Somnolenz, Gewichtszunahme, Schwindel, Bewegungsdrang, Dyskinesie; QTc-Zeit-Verlängerung	Vorsicht bei CYP1A2-Inhibitor Fluvoxamin: Erhöhung Asenapinplasmaspiegel

Dosen sind bei älteren Patienten (<65 Jahre) bis auf 50% der empfohlenen Maximaldosis anzupassen (s. Rote Hand Briefe: http://akdae. de/Arzneimittelsicherheit/RHB/Archiv/index.html)

Neuere Antidepressiva

- Bupropion (Elontril): selektiver Noradrenalin- und Dopaminwiederaufnahmehemmer
- Weitere Antidepressiva: Mirtazapin (Remergil), Venlafaxin (Trevilor) und Duloxetin (Cymbalta) (◘ Tab. 13.2)
- Tianeptin (Tianeurax): Serotoninwiederaufnahmeverstärker
- Melatoninrezeptoragonist (MT1/MT) und Serotonin-5-HT$_{2C}$-Rezeptor-Antagonist Agomelatin (Valdoxan)

Phytotherapeutika

- Wegen Unsicherheiten über die richtige Dosierung, der variablen Zusammensetzung der Extrakte und insbesondere der möglichen schweren Wechselwirkungen mit anderen verschriebenen Medikamenten (u. a. orale Kontrazeptiva, Antikonvulsiva, Antikoagulanzien, SSRIs) ist Johanniskraut nicht als Mittel der 1. Wahl zu empfehlen

Antimanika bzw. Stimmungsstabilisierer

Neben Lithium (z. B. Hypnorex) sind einige Antikonvulsiva wie Carbamazepin (z. B. Tegretal), Lamotrigin (z. B. Elmendos) und retardierte Valproinsäure (z. B. Orfiril long) zur Phasenprophylaxe bei bipolaren Störungen zugelassen:

- Valproinsäure ist v. a. bei häufigeren Vorphasen, Lithium bei wenigen Vorphasen zu bevorzugen
- Lamotrigin ist für die Prophylaxe depressiver Syndrome im Rahmen einer bipolaren Störung zugelassen; Lamotrigin muss langsam eindosiert werden
- Carbamazepin ist zugelassen zur Phasenprophylaxe, wenn Lithium nicht oder nicht ausreichend wirksam ist oder wenn Kontraindikationen gegen Lithium bestehen
- Routinelaboruntersuchungen sind regelmäßig einzuhalten (► Kap. 3), bei Carbamazepin, Lithium und Valproinsäure sind regelmäßige Bestimmungen der Plasmakonzentration notwendig

❯ Lithium, Carbamazepin, Lamotrigin und Valproinsäure sind teratogen. Patientinnen hierüber aufklären! Gegebenenfalls sollte vor Behandlungsbeginn ein Schwangerschaftstest durchgeführt werden.

Wegen besserer Handhabbarkeit und der i. Allg. besseren Verträglichkeit werden vermehrt atypische Antipsychotika wie z. B. Olanzapin (Zyprexa) und Quetiapin (z. B. Seroquel) als Stimmungsstabilisierer eingesetzt:

- Aripiprazol, Olanzapin und Quetiapin sind zugelassen zur Phasenprophylaxe bei Patienten mit bipolaren Störungen, deren manische Phase auf eine Behandlung mit dieser Substanz angesprochen hat

— Quetiapin ist zur Prävention von depressiven Episoden zugelassen bei Patienten mit bipolaren Störungen, deren depressive Phase auf eine Behandlung mit Quetiapin angesprochen hat; eine Monotherapie mit Quetiapin zur Phasenprophylaxe wird aber in den S3-Leitlinien wegen mangelhafter Datenlage nicht empfohlen. Vor allem bei älteren Patienten sollte regelmäßig im EKG überprüft werden, ob Veränderungen in der QTc-Zeit auftreten

13.7.3 Psycho- und Soziotherapie

Grundlagen

— **Allgemeine Ziele der Behandlung:**
  — Verminderung der Symptome und letztlich Erreichen einer vollständigen Remission
  — Wiederherstellung der beruflichen und psychosozialen Leistungsfähigkeit
  — Reduzierung der Wahrscheinlichkeit für einen direkten Rückfall oder eine spätere Wiedererkrankung
  — Ermutigung und Vermittlung von Hoffnung erweisen sich gerade im Hinblick auf bestehende Verzweiflung und Suizidalität als hilfreich
— Setzen von erreichbaren Zielen und Ermutigung zum Aufbau sozialer Aktivitäten, um über Erfolgserlebnisse positive Gefühle und Hoffnung in Bezug auf die Erkrankung zu geben
— Patienten in der Krankheitsphase keine wichtigen Entscheidungen treffen lassen, soziotherapeutische Hilfe, z. B. Regelung der finanziellen (insbesondere bei der Manie!) und beruflichen Verhältnisse des Patienten (Geschäftsfähigkeit! ▶ Kap. 30)
— Vermittlung eines rationalen Krankheitsverständnisses und der Information, dass der Patient zzt. wirklich krank ist und ihm Hilfe zusteht, führt zur Entlastung des Patienten; zu frühes Hinweisen auf Konflikte als mögliche Ursachen der Depression kann die Belastung des Patienten verstärken
— Bei **akut depressiven Patienten** sind patientenzentrierte supportive Gespräche wichtig, in denen empathisch und auf vertrauensvolle Weise auf die von den Patienten vorgebrachten Beschwerden und Sorgen unterstützend eingegangen wird
— Bei Behandlung der **bipolaren affektiven Störung** steht zwar die medikamentöse Behandlung im Vordergrund, wichtig ist jedoch eine gezielte **Psychoedukation,** in der neben der Vermittlung eines Krankheitskonzepts auch Einsicht in die Notwendigkeit der spezifischen medikamentösen und/oder psychotherapeutischen Behandlung vermittelt werden sollte

> **Praxistipp**
>
> — Wenn Psychotherapie indiziert ist, den Patienten vorab darauf hinweisen, dass bis zum Ansprechen auf die Therapie ein längerer Zeitraum von ca. 3 Monaten bis zur vollständigen Remission die Regel ist, ggf. auch länger
> — Dem Patienten vermitteln, dass eine Fortführung der Psychotherapie über eine gewisse Zeit meist auch nach Abklingen der depressiven Episode sinnvoll ist, um die in der Therapie erlernten Fertigkeiten zu festigen und zu stabilisieren

— Alleinige spezifische psychotherapeutische Behandlung ist bei leichten bis mittelgradigen Depressionen gerechtfertigt und Erfolg versprechend
— Wissenschaftlich am besten abgesichert sind die kognitive Verhaltenstherapie, die Interpersonelle Psychotherapie und die tiefenpsychologisch orientierte Kurzzeittherapie

> **Praxistipp**
>
> Von den Krankenkassen werden derzeit nur die Kosten für die Richtlinienverfahren »Verhaltenstherapie« und »tiefenpsychologisch fundierte Therapie« erstattet.

Kognitive Verhaltenstherapie

— Annahme, dass depressiven Störungen **negative Denkschemata** bezüglich der eigenen Person, der Umwelt und der Zukunft (»kognitive Triade«) zugrunde liegen
— Negative Denkschemata entstehen durch belastende Ereignisse, ungünstige Erfahrungen und können durch ähnliche Ereignisse leicht aktiviert werden (Schemata des Verlusts, der Zurückweisung); Verfestigung durch zirkuläres Feedback
— Die »kognitiven Verzerrungen« sind einseitig, übertrieben negativ, selektiv und willkürlich
— Ziel der kognitiven Verhaltenstherapie: Erfassung der verzerrten Wahrnehmung und Erarbeitung alternativer Kognitionen und Verhaltensmuster
— Außerdem: Förderung von Erfolgserlebnissen und Steigerung positiv erlebter Aktivitäten, Vermittlung von Entspannungstechniken und im späteren Therapieverlauf Einüben von Problemlösestrategien und sozialen Fertigkeiten, um das Selbstwertgefühl des Patienten zu festigen und die Beziehungsfähigkeit zu verbessern

- **Mögliche Indikation:** Patienten mit depressionsfördernden Verhaltensweisen und negativen Denkstilen (z. B. Schwarz-Weiß-Denken, negative
Schlussfolgerungen)

Interpersonelle Psychotherapie (IPT)

- Spezifisch für depressive Störungen entwickelte Kurzzeittherapie mit insgesamt 12–20 Einzelsitzungen
- Annahme, dass sich Depressionen primär infolge interpersoneller Konflikte
entwickeln und interpersonelle Erfahrungen des Betroffenen einschneidenden Einfluss auf die Entwicklung einer Depression haben
- Therapieziel: **Bewältigung belastender zwischenmenschlicher und psychosozialer Stressoren,** wie unbewältigte Trauer, Rollenwechsel, Rollen-
konflikte, soziale Isolation und familiäre, berufliche oder soziale Konflikte,
unabhängig davon, ob diese Stressoren zur depressiven Störung beitragen
oder die Folge der depressiven Störung sind
- Therapeutischer Prozess umfasst 3 Phasen, die jeweils unterschiedliche
Schwerpunkte haben:
  1. Anfangsphase (1.–3. Sitzung): Aufklärung über die depressive Störung,
  Beziehungsanalyse und Identifizierung der Problembereiche
  2. Mittlere Phase (4.–13. Sitzung): Erlernen geeigneter Strategien und
  Fähigkeiten zur Bearbeitung der in der ersten Phase festgelegten
  Problembereiche, wie z. B. Bewältigung der sozialen und interpersonellen
  Schwierigkeiten, die mit der Depression in Verbindung stehen
  3. Schlussphase (14.–16. Sitzung): Zusammenfassung des Therapieprozesses
  und Vorbereitung auf die Zeit nach der Behandlung, Wiedereingliederung
  des Patienten in den Alltag sowie Informationen und Strategien, wie mögliche künftige Probleme frühzeitig erkannt und gelöst werden können
- **Mögliche Indikation:** Patienten in aktuellen Konflikten mit anderen Personen oder in veränderten Lebenssituationen oder Rollen

Cognitive Behavioral Analysis System of Psychotherapy (CBASP)

- CBASP wurde spezifisch zur **Behandlung chronischer Depressionen**
entwickelt
- Behaviorale, kognitive und interpersonelle Strategien werden kombiniert
- Grundlegende Annahme, dass depressive Patienten in ihrer kognitiv-emoti-
onalen Entwicklung aufgrund wiederholt negativer Lebenserfahrungen in
vulnerablen Phasen einen Rückstand aufweisen und sich auf einer Ebene des
»präoperatorischen Denkens« befinden (globales Denken, Unbeeinflussbar-
keit der Denkprozesse durch Vernunft und Logik anderer, Egozentrizität der
Patienten in ihrer Sicht der eigenen Person und auch der anderer Personen)

— Ziel der CBASP: Patienten sollen schrittweise zu formal-operativem Denken angeregt werden, zur sozialen Problemlösung und zur empathischen Responsivität

— Wesentliche Interventionen beinhalten:
  — Einübung von Situationsanalysen (um kausale Beziehung zwischen Verhalten, Denkmustern und den jeweiligen Konsequenzen herzustellen)
  — Anschließendes Verhaltenstraining
  — Interpersonelle Strategien zur Gestaltung der therapeutischen Beziehung

— Therapie ist konzipiert für:
  — 16–20 Sitzungen in der akuten Behandlungsphase und
  — zusätzlich 18–20 Sitzungen in der Erhaltungsphase

— Kombinationstherapie mit Psychopharmakotherapie scheint im Vergleich zur Einzeltherapie die besten Erfolge zu erzielen

Tiefenpsychologische Kurzzeittherapien

— Ausgangspunkt ist Freuds Depressionskonzept, wonach depressive Störungen auf **unbewussten Prozessen** beruhen, die durch frühen Objektverlust oder traumatisierende Enttäuschungserlebnisse und eine dadurch bedingte starke narzisstische Bedürftigkeit mit gegen sich selbst gerichteten aggressiven Impulsen bedingt sind

— Ziel psychodynamischer Kurzzeittherapien: aktuelle (»fokale«) Konflikte des Patienten zu identifizieren und dem Patienten verstehbar zu machen, wie sich diese Konflikte in aktuellen Situationen und Beziehungen (einschließlich der therapeutischen Beziehung) auswirken, sodass Schwierigkeiten besser antizipiert und bewältigt oder Konflikte neutralisiert werden können

— Bei Depressionen spielt die Kurzzeittherapie besonders dann eine Rolle, wenn begrenzte Krisen, wie z. B. eine Trennung, der Auslöser sind

— **Mögliche Indikation:** Patienten mit chronischen Selbstwert- und Sinnproblemen und einer Kindheitsgeschichte mit Missbrauch, Verlusten und Trennungen

13.7.4 Weitere Therapieverfahren

Elektrokonvulsionstherapie (EKT)

— Wird überwiegend zur **Behandlung therapieresistenter unipolarer Depression** (d. h. nach mindestens 2 lege artis durchgeführten Behandlungen mit Antidepressiva unterschiedlicher Wirkstoffklassen) und **wahnhafter Depressionen** angewendet, aber auch bei schwerer depressiver Episode mit

psychomotorischer Verlangsamung, bei bedrohlichem, depressionsbedingtem Gewichtsverlust oder bei massiv suizidalen Patienten
- Nach einer erfolgreichen EKT-Serie besteht ein sehr hohes Rückfallrisiko, das sich aus dem abrupten Absetzen einer hocheffizienten Intervention erklärt; deshalb wird die EKT – analog dem Vorgehen bei einer antidepressiven medikamentösen Therapie – zunehmend und mit Erfolg als Erhaltungsbehandlung angewandt
    - diese erfolgt in zunächst wöchentlichen, dann allmählich größer werdenden Abständen über mindestens 6 Monate (▶ Kap. 7)

Wachtherapie (Schlafentzugstherapie)
- Partieller Schlafentzug in der 2. Nachthälfte beziehungsweise vollständiger Schlafentzug
- Ein die medikamentöse Therapie ergänzendes Element, besonders wenn rasche Response notwendig ist oder z. B. die Effekte einer ungenügenden medikamentösen Therapie verstärkt werden sollen (▶ Kap. 7)

❯ **Cave:** Es kann unter Schlafentzug bei entsprechend vorbelasteten Patienten zu zerebralen Krampfanfällen und der Verschlechterung einer wahnhaften Symptomatik kommen!

Lichttherapie
- Besonders zur Behandlung **saisonaler Depression** geeignet
- Bevorzugtes Gerät ist eine Lichtquelle, die weißes, fluoreszierendes Licht abgibt, bei dem der UV-Anteil herausgefiltert wird und das Lichtintensitäten größer als 2.500 lx (Lux) erzeugt (10.000 lx für 30 min tgl., 2.500–6.000 lx für 60–120 min tgl., bevorzugt morgens zwischen 6 und 8 Uhr, über 2–4 Wochen)
- Auch kann die Behandlung mit natürlichem Licht in Form eines täglichen 1-stündigen Morgenspaziergangs im Freien für 2 oder mehr Wochen empfohlen werden
- Lichttherapie sollte nicht angewendet werden bei gleichzeitiger Gabe von zu einer Photosensibilitätsstörung führenden Medikamenten; keine Hinweise darauf, dass sie mit Augen- oder Retinaschäden assoziiert ist (▶ Kap. 7)

Körperliches Training
- Körperliche Aktivität kann positive Auswirkungen auf die Stimmung haben, Patienten mit einer depressiven Störung und ohne Kontraindikation für körperliche Belastungen sollte die Durchführung eines strukturierten und supervidierten körperlichen Trainings empfohlen werden

Weiterführende Literatur

Assion H-J, Vollmoeller W (2006) (Hrsg) Handbuch Bipolare Störungen. Grundlagen – Diagnostik – Therapie. Kohlhammer, Stuttgart
Beck AT, Rush AJ, Shaw BF, Emery G, hrsg. von Hautzinger M (2010) Kognitive Therapie der Depression, 2. Aufl. Beltz, Weinheim
Benkert O, Hippius H (2015) Kompendium der Psychiatrischen Pharmakotherapie, 10. Aufl. Springer, Heidelberg
Härter M, Baumeister H, Bengel J (2007) Psychische Störungen bei körperlichen Erkrankungen. Springer, Heidelberg
Härter M, Bermejo I, Niebling W (2007) (Hrsg) Praxismanual Depression – Diagnostik und Therapie erfolgreich umsetzen. Deutscher Ärzte-Verlag, Köln
Härter M, Schneider F (2012) Affektive Störungen (F3). In: Schneider F (Hrsg) Facharztwissen Psychiatrie und Psychotherapie. Springer, Heidelberg, S 295–319
Hautzinger M (2013) Kognitive Verhaltenstherapie bei Depressionen, 7. Aufl. Beltz, Weinheim
Meyer TD, Hautzinger M (2013) Bipolare Störungen: Kognitiv-verhaltenstherapeutisches Behandlungsmanual. Beltz PVU, Weinheim

Ratgeber für Betroffene und Angehörige
Bock T (2007) Achterbahn der Gefühle. Mit Manie und Depression leben lernen. Balance buch+medien, Bonn
Hautzinger M (2006) Ratgeber Depression. Informationen für Betroffene und Angehörige. Hogrefe, Göttingen
Hirsch H (2006) Depressionen. Hilfe zur Selbsthilfe. Südwest, München
Meyer TD (2014) Mal himmelhoch, mal abgrundtief: Bipolare Störungen – Hilfen für Betroffene und Angehörige. Beltz, Weinheim
Meyer TD, Hautzinger M (2013) Ratgeber Manisch-depressive Erkrankung. Hogrefe, Göttingen
Müller-Rörich T, Hass K, Margue F, van den Broek A, Wagner R (2013) Schattendasein – Das unverstandene Leiden Depression, 2. Aufl. Springer, Heidelberg
Schneider F (2013) Depression im Sport. Der Ratgeber für Sportler, Trainer, Betreuer und Angehörige. Herbig, München
Schneider F, Nesseler T (2011) Depressionen im Alter. Die verkannte Volkskrankheit. Herbig, München
Simhandl C, Mitterwachauer K (2007) Depression und Manie. Erkennen und erfolgreich behandeln: Ein Lesebuch für Menschen mit Stimmungsschwankungen. Springer, Heidelberg
Wolkenstein L, Hautzinger M (2014) Ratgeber Chronische Depression. Hogrefe, Göttingen

Testliteratur
▶ Anhang

Internetlinks

Deutsche Gesellschaft für Bipolare Störungen e. V.: http://www.dgbs.de

Deutsches Bündnis gegen Depression e. V.: http://www.buendnis-depression.de

Informationsservice zu Depressionen mit Informationen zu Selbsthilfegruppen: http://www.depressionen-verstehen.de

Stiftung Deutsche Depressionshilfe mit zahlreichen Informationen aus Praxis, Forschung und Klinik für Ärzte und Patienten: http://www.deutsche-depressionshilfe.de

Bundesärztekammer (BÄK), Kassenärztliche Bundesvereinigung (KBV), Arbeitsgemeinschaft der Wissenschaftlichen Medizinischen Fachgesellschaften (AWMF) (Hrsg) Patienten-Leitlinie zur Nationalen VersorgungsLeitlinie Unipolare Depression: http://www.leitlinien.de/nvl/depression

Deutsche Gesellschaft für Psychiatrie und Psychotherapie, Psychosomatik und Nervenheilkunde (DGPPN), Bundesärztekammer (BÄK), Kassenärztliche Bundesvereinigung (KBV), Arbeitsgemeinschaft der Wissenschaftlichen Medizinischen Fachgesellschaften e.V. (AWMF) (Hrsg) S3-Nationale Versorgungsleitlinie Unipolare Depression, 2. Auflage: http://www.dgppn.de/publikationen/leitlinien.html

Deutsche Gesellschaft für Bipolare Störungen (DGBS), Deutsche Gesellschaft für Psychiatrie und Psychotherapie, Psychosomatik und Nervenheilkunde (DGPPN) (Hrsg) S3-Leitlinie zur Diagnostik und Therapie Bipolarer Störungen: http://www.dgppn.de/fileadmin/user_upload/_medien/download/pdf/kurzversion-leitlinien/s3-leitlinie-bipolar.pdf

psychenet – Hamburger Netz psychische Gesundheit mit zahlreichen nützlichen Informationen zu affektiven Erkrankungen und ihrer Behandlung inklusive medizinischer Entscheidungshilfen zur Depression (auch auf Englisch/Türkisch): http://www.psychenet.de

Angststörungen (F40, 41)

P. Zwanzger, F. Schneider

F. Schneider (Hrsg.), *Klinikmanual Psychiatrie, Psychosomatik und Psychotherapie*,
DOI 10.1007/978-3-642-54571-9_14, © Springer-Verlag Berlin Heidelberg 2016

Tab. 14.1 ICD-10: F40, 41 Angststörungen

Erkrankung	ICD-10-Kodierung	Definition	Therapiestrategie
Panikstörung	F41.0	Kennzeichnend sind wiederholt und plötzlich auftretende, situationsunspezifische Anfälle eines exzessiven Angstgefühls (Panikattacken), die von einer ausgeprägten körperlichen Symptomatik, wie z. B. Herzrasen, Schweißausbrüche, Schwindel oder Übelkeit, begleitet sind. Zwischen den Attacken liegen häufig angstfreie Zeiträume. In der Folge entwickelt sich oft eine starke Angst, erneut eine Panikattacke zu erleiden (Angst vor der Angst, antizipatorisches Angstgefühl)	Je nach Leidensdruck und Schweregrad umfasst die Therapie psychotherapeutische oder medikamentöse Verfahren oder deren Kombination. Von den psychotherapeutischen Maßnahmen stehen hauptsächlich Psychoedukation, Entspannungsverfahren und Expositionsübungen im Vordergrund. Die medikamentöse Behandlung erfolgt in erster Linie mit Antidepressiva

☐ Tab. 14.1 (Fortsetzung)

Erkrankung	ICD-10-Kodierung	Definition	Therapiestrategie
Generalisierte Angststörung	F41.1	Gekennzeichnet durch eine ständig vorhandene Symptomatik mit Angst und Besorgtheit; hinzu kommen häufig verschiedene unspezifische körperliche Beschwerden wie Nervosität, Verspannungen und Schmerzen	Verhaltenstherapeutisch liegt der Fokus meist bei kognitiver Umstrukturierung; bei der medikamentösen Therapie haben sich neben Antidepressiva auch Antikonvulsiva als wirksam erwiesen
Soziale Phobie	F40.1	Erkrankung, bei der die Angst vor der prüfenden Beobachtung durch andere im Vordergrund steht; bei Konfrontation mit sozialphobischen Reizsituationen kommt es zu Herzklopfen, Schwitzen, Erröten, Angst und Unruhegefühlen. Auch werden Sozialkontakte zunehmend vermieden	Verhaltenstherapeutisch wird insbesondere die kognitiv-behaviorale Gruppentherapie als sinnvoll angesehen; bei der medikamentösen Therapie haben sich Antidepressiva als wirksam erwiesen
Spezifische Phobien	F40.2	Es kommt zu Angstzuständen bei Konfrontation mit einem spezifischen Stimulus, z. B. Höhenangst, Spinnenangst. Die entsprechenden Objekte und Situationen werden i.d.R. von Betroffenen vermieden	Behandlung i.d.R. durch Expositionstherapie; es gibt keine Empfehlung zur medikamentösen Behandlung

14.1   Ätiologie

- Genetische Prädisposition: Anteil genetischer Faktoren an der Entstehung von Angsterkrankungen: ca. 30% bei der generalisierten Angststörung, ca. 40–50% bei der Panikstörung bis hin zu ca. 70% bei der Agoraphobie und Blut-Spritzen-Phobie
- Neurobiologische Faktoren:
  - Annahme einer Fehlfunktion oder Überempfindlichkeit des Angstnetzwerks (zentraler Bestandteil und Regulationsorgan ist die Amygdala, welche gemeinsam mit anderen wichtigen Hirnstrukturen wie dem

Hippocampus, dem präfrontalen und orbitofrontalen Kortex, dem Thamalus, dem Hypothalamus und dem Locus coeruleus sowie dem periaquäduktalen Grau verschaltet ist)
— Hypothese der gestörten kortikolimbischen Interaktion mit unzureichendem inhibitorischem Einfluss präfrontaler Kortexareale auf limbische Strukuren
— Fehlfunktion oder Überempfindlichkeit des Angstnetzwerks ist möglicherweise mit einer Störung des Neurotransmitterhaushalts verknüpft; wichtige Neurotransmitter sind dabei das serotonerge, noradrenerge und das adenosinerge System sowie das GABA-System
— Psychologische und psychosoziale Faktoren
  — Life Events
  — Traumatische Lebensereignisse
  — Umgang mit Angst im elterlichen Umfeld (Modelllernen), biografische Aspekte, Persönlichkeitsstruktur können die Entstehung einer Angststörung begünstigen oder fördern; zu den wichtigsten gehören:
    – Umgang der Eltern mit Ängsten und Sorgen (Modelllernen)
    – Traumatische Lebensereignisse, Verlust- oder Trennungserlebnisse, durchgemachte Gewalterlebnisse
    – Soziale Faktoren
— Integratives **Vulnerabilitäts-Stress-Modell:** Im Falle erhöhter basaler innerer Anspannung kommt es bei Belastung oder Stress zum Auftreten von über das normale Maß hinausgehenden Angstsymptomen; dabei wird die Schwelle von normaler zu pathologischer Angst überschritten

14.2 Symptome, Diagnosekriterien (ICD-10)

14.2.1 Panikstörung

Diagnostische Leitlinien (ICD-10): F41.0 Panikstörung
— Nicht vorhersehbare und aus heiterem Himmel kommende Panikattacken, die in Situationen auftreten, in denen keine objektive Gefahr besteht
— Angstfreie Zeiträume zwischen den Attacken (Erwartungsangst jedoch häufig)
— Körperliche Symptomatik wie z. B. Herzklopfen, thorakales Engegefühl, Erstickungsgefühle, Schwindel etc.

Zeitkriterium: mehrere schwere Panikattacken innerhalb eines Zeitraums von etwa 1 Monat

Charakteristisch für die Panikstörung sind wiederholt und aus heiterem Himmel auftretende schwere Panikattacken.

Panikattacke

Plötzlich auftretende Gefühle intensiver Angst, begleitet von ausgeprägter körperlicher Symptomatik, die von Patient zu Patient variieren kann. Zu den häufigsten Symptomen gehören Herzrasen, Hitzewallungen, Schweißausbrüche, Beklemmungsgefühle, Zittern, Benommenheit, Schwitzen, thorakale Schmerzen, Atemnot, Parästhesien und abdominelle Beschwerden.

- Panikattacken sind situationsunabhängig
- Beschwerden setzen völlig unvermittelt ein und steigern sich crescendoartig innerhalb weniger Minuten zum Höhepunkt
- Weitere Beschwerden:
  - Angst vor Kontrollverlust
  - Angst zu sterben
  - Ohnmachtsgefühle
  - Depersonalisations- oder Derealisationserleben
- Dauer einer Panikattacke: meist 10–30 min, kann in seltenen Fällen auch länger sein
- Sehr häufig findet sich die sog. **Erwartungsangst** (antizipatorisches Angstgefühl, »Angst vor der Angst«), d. h. die andauernde Angst, eine erneute Panikattacke zu erleiden, infolgedessen es zum sozialen Rückzug und zu einer **Agoraphobie** kommen kann

---
Diagnostische Leitlinien (ICD-10): F40.0 Agoraphobie

- Auftreten der Angst in mindestens 2 der folgenden umschriebenen Situationen:
  - In Menschenmengen
  - Auf öffentlichen Plätzen
  - Bei Reisen mit weiter Entfernung von zu Hause oder bei Reisen alleine
- Vermeidung der phobischen Situation
- Psychische oder vegetative Symptome müssen eine primäre Manifestation der Angst sein und dürfen nicht auf anderen Symptomen wie Wahn oder Zwangsgedanken beruhen
- **F40.00:** Ohne Angabe einer Panikstörung
- **F40.01:** Mit Panikstörung

14.2.2 Generalisierte Angststörung (GAS)

Diagnostische Leitlinien (ICD-10): F41.1 Generalisierte Angststörung
- Generalisierte und anhaltende Angst, die nicht auf bestimmte Situationen oder die Umgebung beschränkt ist
- Befürchtungen und Sorgen (Sorge über zukünftiges Unglück, Nervosität, Konzentrationsschwierigkeiten)
- Körperliche Symptome (Unruhe, Spannungskopfschmerz, Zittern, Unfähigkeit zur Entspannung, vegetative Übererregbarkeit, Benommenheit, Schwitzen, Tachykardie oder Tachypnoe, Oberbauchbeschwerden, Schwindelgefühle, Mundtrockenheit)
- Zeitkriterium: primäre Symptome von Angst an den meisten Tagen der Woche, mindestens mehrere Wochen lang

---

- Zentrales psychopathologisches Symptom: anhaltende Sorge, die unterschiedliche Inhalte haben kann, z. B. Sorge um Gesundheit, Sorge um die Zukunft und das finanzielle Wohlergehen und andere Lebensinhalte
- Reduziertes Selbstvertrauen und Probleme zurechtzukommen
- Häufig: Fehleinschätzung hinsichtlich des Grades möglicher Gefahren oder Bedrohungen, dies führt zur Vermeidung und nicht dazu, sich mit Problemen auseinander zu setzen

14.2.3 Soziale Phobie

Diagnostische Leitlinien (ICD-10): F40.1 Soziale Phobie
- Die Angst ist auf bestimmte soziale Situationen beschränkt:
  - In verhältnismäßig kleinen Gruppen von Menschen
  - In sozialphobischen Reizsituationen wie beispielsweise beim Essen, Sprechen in der Öffentlichkeit, Schlangestehen, Zeigen von Leistungen in der Öffentlichkeit etc.
- Körperliche Symptome wie Erröten, Vermeiden von Blickkontakt, Händezittern, Übelkeit, Harndrang
- Mit niedrigem Selbstwertgefühl oder Furcht vor Kritik oder Peinlichkeit verbunden
- Häufig werden die Angst auslösenden Situationen zunehmend vermieden, obwohl die Angst objektiv als überzogen erkannt wird

- Soziale Phobie ist gekennzeichnet durch die Angst vor prüfender Beobachtung durch andere Menschen
- Unterschieden werden grundsätzlich 2 Kategorien sozialphobischer Ängste:
  - **Isolierte soziale Phobie:** Die sozialphobische Symptomatik beschränkt sich nur auf eine einzelne soziale Situation
  - **Generalisierte soziale Phobie:** Sozialphobische Ängste betreffen fast alle sozialen Interaktionen
- Zentraler Gedanke für die Patienten: Das eigene Verhalten könnte peinlich sein, man könnte sich lächerlich machen etc.
- Die Symptome können das Ausmaß einer Panikattacke erreichen
- Häufig Komorbidität mit weiteren psychischen Erkrankungen: spezifische Phobien, Agoraphobie, Alkoholmissbrauch bzw. Alkoholabhängigkeit, Benzodiazepinmissbrauch, depressive Störungen

14.2.4 Spezifische Phobie

Diagnostische Leitlinien (ICD-10): F40.2 Spezifische (isolierte) Phobien
- Die Angst muss auf das Vorhandensein eines bestimmten phobischen Objektes oder eine Situation begrenzt sein
- Die phobische Situation wird, wann immer möglich, vermieden
- Psychische oder vegetative Symptome müssen eine primäre Manifestation der Angst sein und dürfen nicht auf anderen Symptomen wie Wahn oder Zwangsgedanken beruhen

- Kennzeichnend ist eine anhaltende Angst vor einem umschriebenen Objekt oder einer umschriebenen Situation, und diese Angst verursacht ein erhebliches Leiden
- Beim Kontakt mit dem phobischen Stimulus kommt es i.d.R. zu einer ausgeprägten Angstreaktion mit vegetativer Begleitsymptomatik, die das Ausmaß einer Panikattacke erreichen kann
  Besonders häufig sind:
- **Furcht vor bestimmten Tieren** (Zoophobie), insbesondere vor Spinnen, Hunden, Schlangen, Insekten oder Mäusen
- **Klaustrophobie** (Angst vor Aufenthalt in geschlossenen Räumen)
- **Akrophobie** (Angst in großer Höhe)
- **Aviophobie** (Flugangst)
- **Blut-Spritzen-Verletzungs-Phobie**
- **Zahnarztphobie**

◘ **Tab. 14.2** Mögliche Screeningfragen. (Zwanzger u. Schneider 2012)	
Angststörung	Screeningfragen
Panikstörung	»Treten die Angstsymptome akut und ohne Ursache, sozusagen wie aus heiterem Himmel auf?«, »Sind diese Attacken von zahl-reichen körperlichen Symptomen begleitet?«
Soziale Phobie	»Verspüren Sie die Ängste und körperlichen Symptome meistens in Situationen, in denen Sie Angst haben, sich lächerlich zu machen oder peinlich zu verhalten, z. B. im Kontakt mit anderen Menschen, beim Essen in der Öffentlichkeit?«
Spezifische Phobie	»Treten Ihre Angstsymptome nur in einem bestimmten Kontext, d. h. bei Konfrontation mit einem bestimmten Reiz, auf?«
Generalisierte Angststörung	Machen Sie sich viele Sorgen und haben Sie das Gefühl, dass Sie nicht mehr abschalten können, dass Sie sozusagen von Ihren Sorgen beherrscht werden?«

14.3 Diagnostik

- Psychopathologische Untersuchung (▶ Kap. 1), systematisches Screening bestimmter Erkrankungskategorien (◘ Tab. 14.2):
  - Gründliche Exploration der Angstsymptome: Zeit, Ort und Situation des Auftretens, Dauer, episodisch/persistierend, spontanes Auftreten oder situationsbedingt, vegetative Reaktionen
- Anamneseerhebung (▶ Kap. 2) unter Zuhilfenahme fremdanamnestischer Angaben, insbesondere auch Medikamentenanamnese
- Fremdanamnese
- Körperliche Untersuchung (▶ Kap. 2) zum Ausschluss einer somatischen Erkrankung mit entsprechenden internistischen, neurologischen und labor-chemischen Untersuchungen sowie Bildgebung (cCT, cMRT) (▶ Kap. 2)
  - Obligate Basisuntersuchungen: Blutbild, Elektrolyte, Blutzucker, Schild-drüsen- und Leberwerte, EKG sowie Drogenurin
  - Je nach im Vordergrund stehender Symptomatik muss eine körperliche Erkrankung ausgeschlossen und eine **Konsiliaruntersuchung** veranlasst werden:
    - Kardiologisches Konsil: bei allen Arten von Herzrasen, fraglichen Herzrhythmusstörungen, thorakalem Engegefühl etc.
    - Pneumologisches Konsil: z. B. bei Verdacht auf Asthma
    - Gastroenterologisches Konsil: z. B. bei Gastritis, Übelkeit, Erbrechen, Diarrhö

- Neurologisches Konsil: bei Schwindel, Kopfschmerzen, Gleichge-
  wichtsstörungen, Parästhesien oder anderen neurologisch anmutenden
  Beschwerden
- HNO-Konsil: bei Gleichgewichtsstörungen und Tinnitus
- Orthopädisches/rheumatologisches Konsil: bei chronischen Verspan-
  nungen, Muskel- und Gelenkschmerzen
- Testpsychologische Zusatzdiagnostik: Screeningfragebögen, z. B. Panik- und
  Agoraphobieskala (Bandelow 1997) oder Beck-Angst-Inventar (Margraf u.
  Ehlers 2007) (▶ Abschn. 2.6)

14.4 Differenzialdiagnosen

14.4.1 Somatische Differenzialdiagnosen

- **Internistische Erkrankungen**
  - Hypoglykämie
  - Hyperthyreose
  - Hyperkaliämie
  - Hypokalziämie
  - Akute intermittierende Porphyrie
  - Insulinom
  - Karzinoid
  - Phäochromozytom
  - Lungenerkrankungen
  - Synkopale Ereignisse
  - Herzrhythmusstörungen
  - Angina pectoris
  - Myokardinfarkt
- **Neurologische Erkrankungen**
  - Periphere Vestibularisstörung
  - Benigner paroxysmaler Lagerungsschwindel
  - Komplex partielle Anfälle
  - Temporallappenepilepsie
  - Migräne
  - Multiple Sklerose

14.4.2 Psychiatrische Differenzialdiagnosen

- Depressive Störungen (Depressionen gehen fast immer mit Ängsten einher; eine Angststörung sollte nur dann zusätzlich diagnostiziert werden, wenn die Angstsymptomatik auch längere Zeit unabhängig von der affektiven Symptomatik besteht)
- Somatoforme Störungen (Ängstlichkeit und Sorgen vorwiegend auf körperliche Symptome und befürchtete Erkrankungen und deren antizipierte negative Folgen bezogen)
- Psychotische Episoden bei Erkrankungen aus dem schizophrenen Formenkreis (Ängste beziehen sich dort i.d.R. auf Themen wie Verfolgung, Beeinträchtigung und Beeinflussung und wirken zumeist bizarr und fremdartig)
- Alkohol- oder Drogenmissbrauch bzw. -abhängigkeit (Entzugssymptomatik)
- Essstörungen (intensive Sorge, zu dick zu sein oder zu werden trotz objektivem Normal- oder Untergewicht)
- Organisch-psychische Erkrankungen
- Delirante Syndrome
- Posttraumatische Belastungsstörungen (wesentliches Unterscheidungskriterium zu Angststörungen: ein der Störung vorausgehendes schweres Trauma sowie das anhaltende Erinnern oder Wiedererleben des Traumas)
- Persönlichkeitsstörungen
- Häufig tritt eine ängstliche Symptomatik oder Panikattacke im Rahmen von Alkoholmissbrauch/-abhängigkeit oder Drogenmissbrauch/-abhängigkeit auf. Besonders häufig sind Panikattacken bei Entzugssyndromen zu beobachten. Anamnestisch muss daher besonderes Augenmerk auf die Einnahme folgender Substanzen gerichtet werden:
  - Alkohol
  - Benzodiazepine
  - Ecstasy oder andere MDMA-Derivate
  - Cannabinoide
  - Opiate
  - LSD
  - andere Drogen
- Oftmals werden ängstliche Syndrome mit Panikattacken ähnlicher Symptomatik auch nach Einnahme folgender Substanzen beobachtet:
  - Schilddrüsenhormone
  - Nikotin
  - Bronchodilatatoren
  - Appetitzügler
  - Natriumglutamat

Praxistipp

Auch erhöhter Koffeingenuss kann zu Angst- und Paniksymptomen bzw. zu einer Verstärkung derselben bei vorliegender Erkrankung führen!

14.5   Epidemiologie/Prävalenz

- Angsterkrankungen gehören zu den häufigsten psychischen Erkrankungen
- Gesamtlebenszeitprävalenz von Angsterkrankungen ca. 20% in der Allgemeinbevölkerung
- Prävalenzangaben der jeweiligen Angsterkrankungen:
  - Spezifische Phobie: ca. 9%
  - Soziale Phobie: ca. 7%
  - Panikstörung mit und ohne Agoraphobie: ca. 4%
  - Generalisierte Angststörung: ca. 3%
- Frauen sind ungefähr doppelt so häufig betroffen wie Männer

14.6   Verlauf und Prognose

- Erstmanifestation
  - Generalisierte Angststörung und Panikstörung: i.d.R. im jungen bis mittleren Erwachsenenalter
  - Soziale Phobie: häufig im späten Jugendalter
  - Spezifische Phobien: häufig bereits im frühen Kindesalter
- Angststörungen nehmen unbehandelt tendenziell einen eher chronischen Verlauf, insbesondere wenn keine Therapie erfolgt
  - Ein Großteil der Patienten mit Panikstörungen zeigt zunächst einen schubförmigen Verlauf mit Phasen symptomfreier Intervalle
  - Die Verlaufscharakteristik der generalisierten Angststörung ist eher chronisch progredient ohne symptomfreie Intervalle
  - Auch der Verlauf von spezifischen Phobien ist chronisch
- Angsterkrankungen sind durch eine frühzeitige, zielgerichtete, differenzierte und effektive Therapie gut behandelbar

14.7 Therapie

Bei der Behandlung von Angststörungen werden psychotherapeutische und psychopharmakologische Maßnahmen sowie deren Kombination eingesetzt.

14.7.1 Pharmakotherapie

Bedingungen, unter denen die rasche Einleitung einer medikamentösen Therapie erwogen werden muss
- Nichtansprechen auf psychotherapeutische Maßnahmen
- Chronifizierung
- Komorbide psychische Erkrankungen wie Depression
- Suizidalität
- Kontraindikationen für Psychotherapie

Panikstörung

Zahlreiche **Antidepressiva** haben sich als hochwirksam und effektiv in der Therapie der Panikstörung erwiesen (■ Tab. 14.3):
- Am häufigsten eingesetzt werden moderne Antidepressiva wie die selektiven Serotoninwiederaufnahmehemmer (SSRI) sowie die selektiven Serotonin- und Noradrenalinrückaufnahmeinhibitoren (SSNRI)
- Antidepressiva müssen langsam und vorsichtig eindosiert werden!

Praxistipp

- Um initiale Nebenwirkungen gering zu halten, sollte die Anfangsdosis ungefähr halb so groß sein wie die für depressive Erkrankungen empfohlene Startdosis
- Diese Dosierung sollte zunächst für 4–7 Tage beibehalten werden, bevor eine Dosiserhöhung vorgenommen wird
- Kommt es trotzdem nach Ansetzen des SSRI/SSNRI während der ersten Behandlungstage vorübergehend zu einer Verschlimmerung der Paniksymptomatik, kann es in Einzelfällen sinnvoll sein, für eine definierte Dauer von Tagen bis wenigen Wochen ein Benzodiazepin fest hinzuzukombinieren: Empfohlen werden dann z. B. Lorazepam (z. B. Tavor) 3-mal 0,25 mg bis 3-mal 0,5 mg pro Tag oder Alprazolam (z. B. Tafil) 4-mal 0,5 mg pro Tag

---

- Die Angstsymptomatik kann sich in den ersten Tagen nach Eindosieren des SSRIs noch verschlechtern (intensive Aufklärung des Patienten über die

◻ **Tab. 14.3** Auswahl der in Deutschland zugelassenen Präparate zur Behandlung der Panikstörung

Wirkstoff	Handels-name (Beispiel)	Tagesdosis zu Behandlungs-beginn [mg]	Durch-schnittliche Tagesdosis [mg]	Zugelassene Tages-höchstdosis [mg]	Nebenwirkungen	Interaktionen/ Besonderheiten
Paroxetin	Seroxat	10	40	60	Übelkeit/gastrointestinal, Schlaflosigkeit/Erregung, sexuelle Dysfunktion	Viele Interaktionen, potenter CYP2D6-Inhibitor, nicht sedie-rend
Citalopram	Cipramil	10	20	60	Übelkeit/gastrointestinal, Schlaflosigkeit/Erregung, sexuelle Dysfunktion	Wenig Interaktionen, nicht sedierend
Escitalopram	Cipralex	5	10	20	s. Citalopram	s. Citalopram
Venlafaxin	Trevilor ret.	37,5	75	225	Übelkeit/gastrointestinal, Schlaflosigkeit/Erregung, sexuelle Dysfunktion, Hyper-tension	Wenig Interaktionen, nicht sedierend
Clomipramin	Anafranil	10–25	75–225	300	Anticholinerge Nebenwirkun-gen, sexuelle Dysfunktion, orthostatische Hypotension, Gewichtszunahme, EKG-Veränderungen, kann die Krampfschwelle herabsetzen	Stimmungsaufhellend

Problematik, damit die anfängliche Zunahme der Symptomatik nicht als Verschlechterung der Grunderkrankung fehlinterpretiert wird!)

— Wirkeintritt der Antidepressiva i.d.R. erst nach 2–4 Wochen (ggf. auch länger)

— Zur Erhaltungstherapie wird oft eine niedrigere Dosis als in der Behandlung von Depressionen benötigt, dennoch sollten in der Akutphase der Behandlung ausreichende Dosisbereiche angestrebt werden, solange keine Response zu verzeichnen ist

> **Praxistipp**
>
> Die Therapie mit Antidepressiva sollte bei gutem Ansprechen und komplikationslosem Verlauf entsprechend den Empfehlungen der Behandlung von Depressionen frühestens nach 6 Monaten beendet werden.

— Ausschleichen der Medikation: ganz langsam und sukzessive über mehrere Wochen

— Beim Absetzen kann es zu vorübergehenden Unruheerscheinungen, Herzklopfen oder anderen Symptomen kommen (Patienten darüber aufklären! Langsam absetzen!)

— Benzodiazepine haben ihren Stellenwert v. a. in der Therapie **akuter** Angst- und Panikzustände sowie in der Überbrückung des Zeitraums bis zum Wirkeintritt eines Antidepressivums

— Längerfristige Gabe ist aufgrund des bekannten Risikos von Missbrauch und Abhängigkeitsentwicklung nicht empfohlen

> **Praxistipp**
>
> **Akuttherapie:** z. B. 1–2,5 mg Lorazepam (z. B. Tavor), ggf. sublingual (es stehen sog. lyophylisierte Plättchen von Lorazepam zur Verfügung, die sich rasch im Mund auflösen und einen unverzüglichen Wirkeintritt garantieren). Auch die Gabe von Diazepamtropfen (z. B. Valium) ist möglich.

Möglicher Behandlungsalgorithmus Panikstörung

— Präparat der ersten Wahl: SSRI oder SSNRI, jeweils Startdosis
  - Paroxetin (z. B. Seroxat) 10 mg
  - Citalopram (z. B. Cipramil) 10 mg
  - Escitalopram (z. B. Cipralex) 5 mg oder
  - Venlafaxin (z. B. Trevilor ret.) 37,5 mg

- Langsame Dosissteigerung, bei Auftreten von zunehmender Angstsympto-
matik zunächst Behandlung mit Benzodiazepinen
- Aufdosieren bis zur möglichen Maximaldosis, dann Empfehlung: bei Non-
Response Umstellung auf andere Substanzgruppe, z. B. trizyklische Anti-
depressiva
- Umstellungszeitraum: frühestens nach 8 Wochen

Generalisierte Angststörung (GAS)

- Für die Therapie der GAS stehen **Antidepressiva** sowie **Antikonvulsiva**
zur Verfügung (◨ Tab. 14.4)
- Als besonders wirksam haben sich Paroxetin, Escitalopram, Venlafaxin
sowie Pregabalin erwiesen
- **Benzodiazepine** sollten wegen der insbesondere bei der GAS vorliegenden
hohen Neigung zur Chronizität sowie der im Vordergrund stehenden somatischen Symptomatik weitestgehend vermieden werden. Der kurzfristige
Einsatz in schweren Phasen von Angst und Unruhe oder Schlafstörungen
sowie zur Überbrückung der therapeutischen Lücke bis zum Wirkeintritt des
Antidepressivums ist jedoch möglich. Können theoretisch auch bei der
generalisierten Angststörung in akuten Phasen von Angst, Unruhe oder
auch bei Schlafstörungen vorübergehend verordnet werden (aufgrund der
Chronizität der GAS und des oft problematischen Verlaufs ist der Einsatz
von Benzodiazepinen i.d.R. nur in Ausnahmefällen zu empfehlen)

Möglicher Behandlungsalgorithmus generalisierte Angststörung

- Präparat der 1. Wahl: SSRI, SSNRI oder Antikonvulsivum, jeweils Startdosis
  - Paroxetin (z. B. Seroxat) 10 mg
  - Escitalopram (z. B. Cipralex) 5 mg
  - Venlafaxin (z. B. Trevilor ret.) 75 mg oder
  - Pregabalin (z. B. Lyrica) 75 mg
- Langsame Dosissteigerung, bei Auftreten von zunehmender Angst-
symptomatik zunächst Behandlung mit Benzodiazepinen
- Aufdosieren bis zur möglichen Maximaldosis, dann Empfehlung: bei
Non-Response Umstellung auf andere Substanzgruppe, z. B. von SSNRI auf
Antikonvulsivum oder von Antikonvulsivum auf SSNRI oder SSRI etc.
- Umstellungszeitraum: frühestens nach 8 Wochen

◻ Tab. 14.4 Auswahl der in Deutschland zugelassenen Präparate zur Behandlung der generalisierten Angststörung

Wirkstoff	Handels-name (Beispiel)	Tagesdosis zu Behand-lungsbe-ginn [mg]	Durch-schnittliche Tagesdosis [mg]	Zugelassene Tages-höchstdosis [mg]	Nebenwirkungen	Interaktionen/Besonderheiten
Paroxetin	Seroxat	10	20	50	Übelkeit/gastrointestinal, Schlaf-losigkeit/Erregung, sexuelle Dysfunktion	Viele Interaktionen, potenter CYP2D6-Inhibi-tor, nicht sedierend
Escitalop-ram	Cipralex	5–10	10	20	Übelkeit/gastrointestinal, Schlaf-losigkeit/Erregung, sexuelle Dysfunktion	Wenig Interaktionen, nicht sedierend
Venlafaxin	Trevilor ret.	75	75–225	225	Übelkeit/gastrointestinal, Schlaf-losigkeit/Erregung, sexuelle Dysfunktion, Hypertension	Wenig Interaktionen, nicht sedierend
Duloxetin	Cymbalta	30	60-120	120		
Pregabalin	Lyrica	75	150–600	600	Sedierung, Schwindel	Keine Interaktionen
Buspiron	Bespar	10	15–30	60	Sedierung, Schwindel, Kopf-schmerzen, Nervosität, Erregung	Metabolisierung haupt-sächlich über CYP3A4
Opipramol	Insidon	50	50–200	300	Ödeme, Haarausfall, paralyti-scher Ileus	Sedierend
Hydroxyzin	Atarax	25	37,5–75	75	Sedierung, Schwindel, Kopf-schmerzen, Nervosität, Erregung	Potenter CYP2D6-Inhibi-tor

Soziale Phobie

- Für die Therapie kommen in erster Linie **Antidepressiva** (◻ Tab. 14.5) in Betracht
- Bei der isolierten sozialen Phobie kann es im Einzelfall auch sinnvoll sein, einen β-Blocker zu verordnen; der Einsatz von β-Blockern bei der generalisierten sozialen Phobie ist aber nicht sinnvoll
- **Benzodiazepine** können grundsätzlich auch bei der sozialen Phobie eingesetzt werden, sie sollten allerdings nur im Notfall oder bei akut auftretender Angstsymptomatik eingesetzt und nicht langfristig über mehrere Wochen gegeben werden

---

Möglicher Behandlungsalgorithmus soziale Phobie
- Präparat der 1. Wahl: SSRI, SSNRI oder MAO-Hemmer, jeweils Startdosis
  - Paroxetin (z. B. Seroxat) 10 mg
  - Citalopram (z. B. Cipramil) 5 mg
  - Venlafaxin (z. B. Trevilor ret.) 75 mg oder
  - Moclobemid (z. B. Aurorix) 150 mg
- Langsame Dosissteigerung, bei Auftreten von zunehmender Angstsymptomatik zunächst Begleitbehandlung mit Benzodiazepinen
- Aufdosieren bis zur möglichen Maximaldosis, dann Empfehlung: bei Non-Response Umstellung auf andere Substanzgruppe, z. B. von SSRI auf MAO-Hemmer oder von MAO-Hemmern auf SSRI oder SSNRI
- Umstellungszeitraum: frühestens nach 8 Wochen

Spezifische Phobie

Es gibt keine Empfehlungen zur medikamentösen Behandlung, i.d.R. wird hier nur psychotherapeutisch behandelt.

14.7.2 Psychotherapie

Erstmaßnahmen

- Zentrale Stellung hat die Vermittlung eines Krankheitskonzepts: Dem Patienten vermitteln, dass die körperlichen Symptome seiner Angst eigentlich harmlos sind und letztlich nur Ausdruck einer primär normalen, in diesem Fall aber überschießenden Stressreaktion sind
- Voraussetzung für eine erfolgreiche Verhaltenstherapie: dem Patienten muss bewusst sein, dass er lernen muss, die Symptome auszuhalten und zu kontrollieren
- Ratschläge zur Lebensführung sind wichtig

□ Tab. 14.5 Auswahl der in Deutschland zugelassenen Präparate zur Behandlung der sozialen Phobie

Wirkstoff	Handels- name (Beispiel)	Tagesdosis zu Behandlungs- beginn [mg]	Durch- schnittliche Tagesdosis [mg]	Zugelassene Tageshöchst- dosis [mg]	Nebenwirkungen	Interaktionen/ Besonderheiten
Paroxetin	Seroxat	10	20	50	Übelkeit/gastrointestinal, Schlaflosigkeit/Erregung, sexuelle Dysfunktion	Viele Interaktionen, potenter CYP2D6-Inhi- bitor, nicht sedierend
Escitalopram	Cipralex	5–10	10	20	Übelkeit/gastrointestinal, Schlaflosigkeit/Erregung, sexuelle Dysfunktion	Wenig Interaktionen, nicht sedierend
Venlafaxin	Trevilor ret.	75	75–225	225	Übelkeit/gastrointestinal, Schlaflosigkeit/Erregung, sexuelle Dysfunktion, Hypertension	Wenig Interaktionen, nicht sedierend
Moclobemid	Aurorix	150	300–600	600	Agitation, Schlafstörun- gen	Potenter CYP2D6-Inhibi- tor, Gefahr schwerer Neben- bzw. Wechsel- wirkungen mit anderen Medikamenten- oder Nahrungsmittelkompo- nenten

Erstmaßnahmen und Empfehlungen

a. Psychotherapeutische Basisintervention
   - Ausführliches Gespräch
   - Aufklärung über das Krankheitsbild
   - Vermittlung eines mehrdimensionalen Krankheitsmodells
   - Vermittlung des Nichtvermeidungsprinzips
b. Vermeidung potenzieller Noxen
   - Reduktion Koffeinkonsum
c. Komplementäre Maßnahmen
   - Verbesserte Schlafhygiene
   - Entspannungsverfahren
   - Sport
   - Stressreduktion
d. Selbsthilfe
   - Selbsthilferatgeber an die Hand geben
   - Angehörigengespräch durchführen

Kognitive Verhaltenstherapie

- Methode der Wahl zur Therapie von Angststörungen
- Hohe Evidenz aufgrund zahlreicher kontrollierter klinischer Studien für alle Angsterkrankungen
  Zu den wichtigsten verhaltenstherapeutischen Techniken gehören:
- Psychoedukative Maßnahmen mit Vermittlung eines rationalen Störungsmodells
- Kognitive Verfahren
- Expositionstherapie (▶ Abschn. 6.2.2):
  - Flooding
  - Systematische Desensibilisierung

Entspannungsverfahren

- Es werden v. a. Techniken wie die Progressive Muskelrelaxation nach Jacobson empfohlen; Autogenes Training ist eher nicht geeignet, da dieses die Wahrnehmung für körperliche Symptome eher schärft und zur Eskalation führen kann
- Ein gezieltes Atemtraining mit Schulung des Atemrhythmus kann bei Patienten mit Neigung zur Hyperventilation günstig sein

Psychodynamische Therapie

- Kann in Einzelfällen hilfreich sein, v. a. wenn neben der Angstproblematik gleichzeitig eine Persönlichkeitsakzentuierung oder Persönlichkeitsstörung vorliegt
- Insgesamt geringe Evidenz bei Panikstörung und GAS, vereinzelt liegen allerdings Studien zur Therapie der sozialen Phobie vor
- Die Bedeutung dieser Therapieform liegt aber v. a. in der Sekundärprävention durch das Erarbeiten wesentlicher psychodynamischer Entstehungsfaktoren der Angststörungen
- Wesentliche Voraussetzungen für die Durchführung: hohe Therapiemotivation des Patienten und insbesondere eine gewisse Introspektionsfähigkeit

Relevanz der einzelnen Psychotherapieverfahren für die unterschiedlichen Angsterkrankungen

- **Panikstörung mit Agoraphobie:** Hauptsächlich stehen Information, Entspannungsverfahren und Expositionsübungen im Vordergrund
- **Generalisierte Angststörung:** Der Fokus liegt meist auf der kognitiven Umstrukturierung
    - Eine Maßnahme ist die sog. Sorgenkonfrontation, bei der Patienten angeleitet werden, Gedanken und Sorgen »zu Ende zu denken«, anstatt gedankliche Sprünge zwischen verschiedenen Sorgen zu machen
- **Soziale Phobie:** Insbesondere die kognitive behaviorale Gruppentherapie wird als sinnvoll angesehen, da bereits die Gruppensitzungen an sich eine Konfrontationssituation mit gefürchteten sozialen Reizen darstellt und somit gleichzeitig die Möglichkeit des Trainings der sozialen Kompetenz besteht
- **Spezifische Phobien:** Werden i.d.R. durch eine Expositionstherapie behandelt

Weiterführende Literatur

Zwanzger P, Deckert J (2007) Angsterkrankungen. Ursachen, Diagnostik, Therapie. Nervenarzt 78: 349–360
Zwanzger P, Schneider F (2012) Angststörungen (F40, 41). In: Schneider F (Hrsg) Facharztwissen Psychiatrie und Psychotherapie. Springer, Heidelberg

Ratgeber für Betroffene und Angehörige
Clark DA, Beck AT (2014) Ängste bewältigen – ein Übungsbuch: Lösungen aus der Kognitiven Verhaltenstherapie. Junfermann, Paderborn
Schmidt-Traub S (2013) Angst bewältigen: Selbsthilfe bei Panik und Agoraphobie – Den Rückfall vermeiden – Fallbeispiele und konkrete Tipps. Springer, Berlin, Heidelberg

Testliteratur
► Anhang

Internetlinks
Angst- und Panik-Selbsthilfe Schweiz: http://www.aphs.ch
Deutsche Angstselbsthilfe (DASH, Übersicht aller Spezialambulanzen für Angsterkrankungen
    und Spezialabteilungen in Deutschland): http://www.panik-attacken.de
Leitlinien der Deutschen Gesellschaft für Psychiatrie und Psychotherapie, Psychosomatik und
    Nervenheilkunde (DGPPN) zur Behandlung von Angststörungen: http://www.dgppn.de/
    fileadmin/user_upload/_medien/download/pdf/kurzversion-leitlinien/S3-LL_Lang_
    Angstst%C3%B6rungen_2014.pdf
Gesellschaft für Angstforschung: http://www.gwdg.de/~bbandel/gaf.htm
Selbsthilfeforum für Angsterkrankte und deren Angehörige: http://www.angsterkrankungen.de

Zwangsstörungen (F42)

P. Zwanzger, F. Schneider

F. Schneider (Hrsg.), *Klinikmanual Psychiatrie, Psychosomatik und Psychotherapie*,
DOI 10.1007/978-3-642-54571-9_15, © Springer-Verlag Berlin Heidelberg 2016

◘ **Tab. 15.1** ICD-10: F42 Zwangsstörungen

Erkran-kung	ICD-10-Kodierung	Definition	Therapiestrategie
Zwangs-störung	F42	Erkrankung, die durch das Vorliegen von Zwangsgedanken und/oder Zwangshandlun-gen, die sich dauernd wiederholen und als unangenehm empfun-den oder gar von den Betroffenen als unsin-nig erachtet werden, charakterisiert ist	Verhaltenstherapie ist bei der Zwangsstörung die Methode der Wahl. Im Vordergrund stehen Verfahren der Exposi-tion mit der Verhinderung von Zwangshandlungen; bei der medikamentösen Therapie sind selektive Sero-toninwiederaufnahmehemmer (SSRI) die Medikamente der 1. Wahl

15.1 Ätiologie

— Lerntheoretische Ansätze: 2-Faktoren-Modell nach Mowrer: Erklärt Zwangshandlungen durch klassische und operante Konditionierungspro-zesse, wobei das sich dabei entwickelnde Vermeidungsverhalten für die Auf-rechterhaltung der Zwangssymptomatik wesentlich ist
    — Ursprünglich neutrale Reize werden mit unangenehmen Situationen assoziiert, sodass der ursprünglich neutrale Reiz, z. B. Schmutz, negativ besetzt ist und Angst und Spannung erzeugt
    — Zwangshandlungen zielen auf eine Reduktion der Spannungszustände ab, was sich in Handlungen wie Ordnen, Kontrollieren, Waschen etc. äußert

- Neurobiologische Befunde:
    - Annahme einer Dysregulation serotonerger, aber auch dopaminerger Neurotransmission
    - Neuronale Korrelate: orbitofrontaler Kortex, Nucleus caudatus, Globus pallidus, Thalamus
    - Von besonderer Bedeutung ist die verringerte Hemmung des Thalamus durch den Globus pallidus mit verstärkter thalamokortikaler Erregung
    - Wahrscheinlich neuronale Überaktivität im frontoorbitalen Kortex
- Genetische Faktoren scheinen eine Rolle zu spielen
- Psychoanalytisches Modell:
    - Bestehender Konflikt zwischen aggressiven Triebimpulsen und moralischem Verhalten; Zwangssymptomatik als Kompromiss zwischen Trieberfüllung und Triebabwehr
    - Annahme, dass für die Entwicklung einer zwanghaften Persönlichkeitsstruktur die sog. anale Trias relevant ist (Kombination von Sparsamkeit, Ordnungsliebe und Eigensinn)

15.2   Symptome, Diagnosekriterien (ICD-10)

Diagnostische Leitlinien (ICD-10): F42 Zwangsstörung

Zwangsgedanken und Zwangshandlungen müssen mindestens 2 Wochen lang an den meisten Tagen nachweisbar sein. Sie müssen quälend sein oder die normale Aktivität stören und zudem folgende Merkmale aufweisen:

- Sie sind als eigene Gedanken oder Impulse für den Patienten erkennbar
- Der Patient leistet Widerstand gegen mindestens einen Gedanken oder eine Handlung (wenn auch erfolglos)
- Der Gedanke oder die Handlungsausführung dürfen nicht angenehm sein (einfache Erleichterung von Spannung und Angst wird nicht als angenehm in diesem Sinn betrachtet)
- Gedanken, Vorstellungen oder Impulse müssen sich in unangenehmer Weise wiederholen

Die Symptomatik der Zwangsstörung setzt sich aus Zwangsgedanken und Zwangshandlungen zusammen.

- **Zwangsgedanken**
- Wiederkehrende und anhaltende Gedankenimpulse oder Vorstellungen, die durchaus als unrealistisch oder unpassend wahrgenommen werden
- Die Gedanken rufen ausgeprägte Angst- und Spannungsgefühle hervor
- Die Gedanken werden als eigene Gedanken interpretiert und im Gegensatz zu Erkrankungen aus dem schizophrenen Formenkreis nicht als fremdartig, eingegeben oder persönlichkeitsfremd empfunden

- **Zwangshandlungen**
- Wiederholt ablaufende Verhaltensweisen als Reaktion auf die Zwangsgedanken (vgl. oben)
- Zwangshandlungen reduzieren die durch Zwangsgedanken entstehenden Unruhe- und Spannungszustände
- Typische Zwangshandlungen: Ordnen, Waschen, Prüfen, Kontrollieren, Zählen, Beten, Orte oder Sätze wiederholen

- **Typische Inhalte von Zwangsgedanken und Zwangshandlungen**
- Schmutz
- Unkalkulierbare Gefahr
- Sexuelle Inhalte
- Aggression
- Verstöße gegen Normen

15.3 Diagnostik

- Psychopathologische Untersuchung (▶ Kap. 1)
- Anamneseerhebung (▶ Kap. 2)
- Körperliche Untersuchung (▶ Kap. 2)
- Testpsychologische Zusatzdiagnostik: Hilfreich können Screeninginstrumente sein wie das Hamburger Zwangsinventar (HZI) von Zaworka et al. (1983) (▶ Abschn. 2.6)

❯ Wegen der z. T. problematischen Inhalte der Zwangsgedanken ist die Exploration oft sehr mühsam, weil die Patienten häufig nicht in der Lage sind, ihre Gedanken auszusprechen.

Mögliche Fragen zum Screening einer Zwangsstörung
- Leiden Sie unter sich wiederholt aufdrängenden Gedanken, die Sie als unsinnig empfinden?
- Führen diese Gedanken zu Spannungszuständen?
- Machen Ihnen diese Gedanken Angst?
- Müssen Sie Handlungen vornehmen, die Ihnen unsinnig erscheinen, um die Spannungs- und Angstzustände zu reduzieren?
- Waschen oder reinigen Sie sich häufig?
- Kontrollieren Sie häufig?
- Beschäftigen Sie sich mit Ordentlichkeit und Symmetrie?
- Kosten Sie das Denken oder die Handlungen eine erhebliche Zeit des Tages?

15.4 Differenzialdiagnosen

Differenzialdiagnostisch sind v. a. folgende Erkrankungen abzugrenzen:
- Zwanghafte Persönlichkeitsstörung (im Unterschied zur Zwangsstörung, bei der die Betroffenen ihre Verhaltensweisen oder Gedanken als unsinnig und irrational empfinden, bewerten Menschen mit einer anankastischen Persönlichkeitsstörung ihre Verhaltensweisen als richtig und gerechtfertigt) (▶ Kap. 21)
- Erkrankungen aus dem schizophrenen Formenkreis (▶ Kap. 12)
- Gilles-de-la-Tourette-Syndrom (▶ Kap. 25; häufig auch mit Komorbidität Zwangsstörung)
- Organisch-psychische Erkrankungen (▶ Kap. 9)

Die Einnahme psychotrop wirksamer Substanzen wie Amphetamine oder Kokain, aber auch Kortikosteroide oder L-Dopa, können zum Auftreten von Zwangsphänomenen führen.

15.5 Epidemiologie/Prävalenz

- Lebenszeitprävalenz von Zwangsstörungen: ca. 2–3%

15.6 Verlauf und Prognose

- Beginn der Zwangsstörung meist in der Adoleszenz oder im frühen Erwachsenenalter, manchmal auch schon in der Kindheit
- In den meisten Fällen chronischer Verlauf, bei milder Symptomausprägung ist die Prognose aber durchaus günstig
- Mindestens die Hälfte der Zwangspatienten erwartet eine bedeutsame Teilremission

15.7 Therapie

- Kombination einer antidepressiven Therapie zusammen mit einer spezifischen Verhaltenstherapie

15.7.1 Pharmakotherapie

- Antidepressiva, im Besonderen die selektiven **Serotoninwiederaufnahme-hemmer** (SSRI sind Medikamente der 1. Wahl (◨ Tab. 15.2)
  - Wirksamkeitsnachweise v. a. für Paroxetin (z. B. Seroxat), Citalopram (z. B. Cipramil; Off-Label-Indikation), Sertralin (z. B. Zoloft; Off-Label-Indikation) und Fluoxetin (z. B. Fluctin) sowie Fluvoxamin (z. B. Fevarin)
  - Unter den Trizyklika gilt Clomipramin (z. B. Anafranil) als Mittel der Wahl
- Bei Indikation einer Pharmakotherapie: Beginn mit einem modernen Antidepressivum, z. B. Paroxetin (z. B. Seroxat) 10 mg pro Tag in steigender Dosierung bis 60 mg pro Tag
- Behandlung mit SSRIs genügend lange und in ausreichender Dosierung, da Antidepressiva meist erst nach 8–12 Wochen ihre volle Wirkung erreichen und dazu meist auch hohe Dosierungen notwendig sind
- Bei Nichtansprechen nach ca. 12 Wochen kann von SSRI auf Clomipramin umgestellt werden
- Darüber hinaus kann bei Therapieresistenz ein Versuch mit einem atypischen Antipsychotikum unternommen werden (◨ Tab. 15.3), z. B. mit Olanzapin (z. B. Zyprexa), Quetiapin (z. B. Seroquel), Risperidon (z. B. Risperdal) oder Zotepin (z. B. Nipolept) in Kombination zum Antidepressivum; Depotantipsychotika sollten nicht verabreicht werden

◻ Tab. 15.2 Antidepressiva zur Behandlung von Zwangsstörungen

Wirkstoff	Handels- name (Beispiel)	Tagesdosis zu Behandlungs- beginn [mg]	Durch- schnittliche Tagesdosis [mg]	Zugelassene Tageshöchst- dosis [mg]	Nebenwirkungen	Interaktionen/ Besonderheiten
Clomipramin	Anafranil	25–50	75–150	300	Anticholinerge Neben- wirkungen, sexuelle Dysfunktion, orthosta- tische Hypotension, Gewichtszunahme, EKG-Veränderungen, kann die Krampf- schwelle herabsetzen	Stimmungsaufhellend
Citalopram (Off-Label- Indikation)	Cipramil	10–20	20–40	60	Übelkeit/gastrointesti- nal, Schlaflosigkeit/ Erregung, sexuelle Dysfunktion	Wenig Interaktionen, nicht sedierend
Escitalopram	Cipralex	10–20	20–40	20	s. Citalopram	Geringes Interaktionspo- tenzial, nicht sedierend
Fluoxetin	Fluctin	20	20	60	s. Citalopram	Hohes Interaktions- potenzial (potenter CYP2D6-Inhibitor), nicht sedierend

Fluvoxamin	Fevarin	50	100–300	300	s. Citalopram	Hohes Interaktionspotenzial (potenzieller Inhibitor u. a. von CYP1A2, CYP2C19), nicht sedierend
Paroxetin	Seroxat	10–20	40–50	60	Übelkeit/gastrointestinal, Schlaflosigkeit/Erregung, sexuelle Dysfunktion	Viele Interaktionen, potenter CYP2D6-Inhibitor, nicht sedierend
Venlafaxin (Off-Label-Indikation)	Trevilor ret.	75	75–300	375	Übelkeit, gastrointestinale Beschwerden, Schlaflosigkeit/Erregung, sexuelle Dysfunktion, Hypertension	Wenig Interaktionen, nicht sedierend

□ Tab. 15.3 Antipsychotika zur Zusatztherapie bei Zwangserkrankungen (Off-Label-Indikation)

Wirkstoff	Handels-name (Beispiel)	Dosis [mg]	Nebenwirkungen	Interaktionen/Besonderheiten
Olanzapin	Zyprexa	5–20	Gewichtszunahme, Lipidverände-rungen, gesteigertes Risiko für Glukosestoffwechselstörungen	Metabolisierung v. a. über CYP1A2 und CYP2D6; Verstärkung des Metabolismus durch gleichzeitiges Rauchen oder Carbamazepin (Induktoren von CYP1A2); Hemmung des Metabolismus durch Fluvo-xamin und andere spezifische CYP1A2-Inhibitoren
Risperidon	Risperdal	2–4	Gewichtszunahme, Blutzuckerände-rung, extrapyramidalmotorische Störungen, Hyperprolaktinämie, sexuelle Funktionsstörungen, orthostatische Hypotonie, Tachykar-die, selten anticholinerge Neben-wirkungen, QT-Zeit-Verlängerung	Metabolisierung über CYP2D6 und geringer über CYP3A4; Hemmung der Metabolisierung durch Inhibitoren von CYP2D6 (Fluoxetin); Vorsicht bei Patienten mit Hypertonie, kardiovaskulären Erkrankungen und vaskulärer Demenz
Quetiapin	Seroquel	300–600	Sedierung, Gewichtszunahme, Blutzuckeränderung, Liquidände-rung, Hypotension	Metabolisierung über CYP3A4
Zotepin	Nipolept	50–200	Anticholinerge Nebenwirkungen, orthostatische Hypotension, Senkung der Krampfschwelle, Gewichtszunahme, Sedierung	Metabolisierung hauptsächlich über CYP1A2 und CYP3A4; Verstärkung des Metabolismus durch gleichzeitiges Rauchen oder Carbamazepin (Induktoren von CYP1A2); Hemmung des Metabolismus durch Fluvo-xamin und andere spezifische CYP1A2-Inhibitoren

15.7.2 Psychotherapie

— Verhaltenstherapie (▶ Kap. 6) ist die Therapie 1. Wahl
— Grundlegender Aspekt der Therapie ist v. a. die **Exposition mit Reaktionsverhinderung:** Entscheidend ist die Konfrontation des Patienten mit zwangsauslösenden Situationen und das Verhindern, dass sich in der Reaktion Zwangshandlungen einstellen
— Im Vordergrund der Therapie steht die Reduktion der Zwangssymptomatik; Vollremissionen sind vergleichsweise eher selten

Weiterführende Literatur

Oelkers C, Hautzinger M (2013) Zwangsstörungen: Kognitiv-verhaltenstherapeutisches Behandlungsmanual. Beltz, Weinheim
Zwanzger P, Schneider F (2012) Zwangsstörungen (F42). In: Schneider F (Hrsg) Facharztwissen Psychiatrie und Psychotherapie. Springer, Heidelberg, S 335–340

Ratgeber für Betroffene und Angehörige
Hoffmann N, Hofmann B (2013) Wenn Zwänge das Leben einengen: Der Klassiker für Betroffene. Erweitert und mit neuen Übungen. Zwangsgedanken und Zwangshandlungen. Springer, Heidelberg

Testliteratur
▶ Anhang

Internetlinks
S3-Leitlinie Zwangsstörungen der DGPPN: http://www.dgppn.de/fileadmin/user_upload/_medien/download/pdf/kurzversion-leitlinien/S3-Leitlinie_Zwangsst%C3%B6rungen_lang.pdf
Deutsche Gesellschaft Zwangserkrankungen e. V.: http://www.zwaenge.de

Reaktionen auf schwere Belastungen und Anpassungsstörungen (F43)

U. Habel, F. Schneider

F. Schneider (Hrsg.), *Klinikmanual Psychiatrie, Psychosomatik und Psychotherapie*,
DOI 10.1007/978-3-642-54571-9_16, © Springer-Verlag Berlin Heidelberg 2016

■ **Tab. 16.1** ICD-10: F43 Reaktionen auf schwere Belastungen und Anpassungsstörungen (F43)

Erkrankung	ICD-10-Kodierung	Definition	Therapiestrategie
Akute Belastungsreaktion	F43.0	Vorübergehende Störung mit einem gemischten, wechselnden Bild aus meist anfänglicher »Betäubung«, gefolgt von depressiver Stimmung, Angst, Ärger, Verzweiflung, Überaktivität oder Rückzug; die Reaktion tritt unmittelbar nach einer außergewöhnlich schweren Belastung auf und lässt rasch wieder nach (innerhalb von Stunden bis wenigen Tagen)	Stützende Gespräche oft ausreichend
Posttraumatische Belastungsstörung	F43.1	Verzögerte oder protrahierte Reaktion nach einem außergewöhnlich schweren Trauma mit einer charakteristischen Symptomtrias aus Wiedererleben des Traumas, Vermeidung traumaassoziierter Stimuli und einem Hyperarousal	Traumafokussierte kognitive Verhaltenstherapie; phasenorientiertes Vorgehen mit zunächst Stabilisierung und erst bei ausreichender Stabilisierung Traumaexposition; ggf. Kombination mit Antidepressiva, v. a. SSRI; EMDR (Eye Movement Desensitization and Reprocessing)

■ **Tab. 16.1** (Fortsetzung)

Erkrankung	ICD-10-Kodierung	Definition	Therapiestrategie
Anpassungsstörung	F43.2	Zustände von subjektiver Bedrängnis und emotionaler Beeinträchtigung, die psychosoziale Funktionen behindern und innerhalb eines Monats nach einer einschneidenden Lebensveränderung oder einem belastenden Lebensereignis von weniger katastrophalem Ausmaß als bei den Belastungsreaktionen/-störungen auftreten	Stützende Gespräche oft ausreichend, bei schwerer Ausprägung Kombination mit Antidepressiva, v. a. SSRI

16.1   Ätiologie

— Ätiologische Rückführbarkeit auf ein bestimmtes Ereignis, ohne welches die Erkrankung nicht aufgetreten wäre
  — Bei akuter Belastungsreaktion oder posttraumatischer Belastungsstörung: Vorliegen eines ungewöhnlich belastenden oder besonders traumatischen Ereignisses (z. B. sexueller oder körperlicher Missbrauch, Überfälle, Unfälle, Naturkatastrophen, Terrorismus, schwere oder lebensbedrohliche Erkrankungen)
  — Bei Anpassungsstörungen: Vorliegen einer einschneidenden, belastenden Lebensveränderung (z. B. Trauerfall, Trennungserlebnis, Emigration)

❯ Akute Belastungsreaktion und PTBS grenzen sich von den Anpassungsstörungen u. a. durch **Art, Dauer und Schwere** des auslösenden Ereignisses ab.

— Entscheidende Prädiktoren für die Entwicklung einer PTBS:
  — Besondere Schwere eines Traumas (vergleichbar zu Konzentrationslagerhaft)
  — Subjektiv erlebter Verlust der Kontrolle über das Ereignis
  — Subjektive Bewertung als lebensbedrohlich oder als ernsthafte Gefahr für die körperliche Unversehrtheit (die eigene oder die anderer)
  — Erleben von Gefühlen der Angst, Wut oder Hilflosigkeit

> Je schwerwiegender, andauernder und unvorhersehbarer ein traumatisches Ereignis erscheint, desto höher ist das Risiko, eine posttraumatische Belastungsstörung zu entwickeln

- **Risikofaktoren** für das Auftreten einer PTBS:
    - Weibliches Geschlecht
    - Junges Alter
    - Niedriger verbaler und kognitiver Entwicklungsstand
    - Multiple Traumatisierung
    - Geringes Ausmaß sozialer Unterstützung
    - Eigene Schuldzuschreibung
    - Symptome wie Panik, Dissoziation, hoher Stress
    - Psychische und somatische Vorerkrankungen
    - Prämorbide Persönlichkeit (Neurotizismus)
    - Frühe Trennungserlebnisse in der Kindheit
- **Neurobiologische Faktoren**, die bei der posttraumatischen Belastungsstörung eine Rolle spielen:
    - Genetische Vulnerabilität
    - Dysregulation der Hypothalamus-Hypophysen-Nebennierenrinden-Achse mit einer reduzierten Kortisolkonzentration im Serum bzw. einem verstärkten Feedback von Kortisol auf das Stresshormonsystem; Hypokortisolismus → gestörte autoregulatorische Hemmung stressbedingter Katecholaminfreisetzung → Inhibition des präfrontalen Kortex → Disinhibition der Amygdala
    - Neurochemische Veränderungen: erhöhte noradrenerge Aktivität, Beeinträchtigung des Opioidsystems
    - Hirnstrukturelle und -funktionelle Veränderungen: Hippocampusvolumenminderung, Hyperaktivität der Amygdala und Hypoaktivität im präfrontalen Kortex, erniedrigte Aktivität im Broca-Areal bei Erinnerungen an das Trauma
- Neurobiologische Besonderheiten werden mit einem »Traumagedächtnis« in Verbindung gebracht: Annahme, dass die traumatische Situation ohne kortikale Verarbeitung und modulierenden Einfluss des Hippocampus direkt über den Thalamus an die Amygdala geleitet wird und als unbewerteter, fragmentierter und mit hoher vegetativer Erregung verbundener Gedächtnisinhalt abgespeichert wird
    - Nur ungenügende Integration des Traumas in seinen raum-zeitlichen Kontext und in andere autobiografische Inhalte; kann durch Trigger leicht reaktiviert werden

16.2   Symptome, Diagnosekriterien (ICD-10)

16.2.1 Akute Belastungsreaktion

- Vorübergehende Störung auf eine außergewöhnlich schwere Belastung
- Entwickelt sich **unmittelbar** nach der Belastung und geht i.d.R. innerhalb von Stunden oder wenigen Tagen wieder zurück
- Typisch ist ein **gemischtes, wechselndes Bild**
  - Anfänglich mit einer Art »**Betäubung**« mit Bewusstseinseinengung und Desorientiertheit
  - Nachfolgend finden sich meist depressive Symptome, Angst, Ärger, Verzweiflung, Rückzug oder Überaktivität, **ohne längeres Vorherrschen eines Symptoms**
  - Zumeist begleiten **vegetative Symptome** das Bild
  - Auch **dissoziative Phänomene** (z. B. Amnesie in Bezug auf das traumatische Ereignis, emotionale Losgelöstheit, Derealisation oder Depersonalisation) können auftreten

> **Diagnostische Leitlinien (ICD-10): F43.0 Akute Belastungsreaktion**
> - Erleben einer **außergewöhnlichen physischen und/oder psychischen Belastung**
> - **Beginn** der Symptome **unmittelbar** (innerhalb weniger Minuten bis Tage) nach der Belastung
> - **Gemischtes, wechselndes Bild** mit anfänglichem Zustand von »Betäubung« und nachfolgend Depression, Angst, Ärger, Rückzug, Verzweiflung, Überaktivität (kein Symptom längere Zeit vorherrschend)
> - **Rascher Rückgang der Symptome** (innerhalb von 3 Tagen, oft innerhalb von Stunden)

16.2.2 Posttraumatische Belastungsstörung

- Manifestation i.d.R. mit einer **Latenz**, die wenige Wochen bis Monate nach dem **Erleben oder Beobachten** eines extrem traumatischen Ereignisses dauern kann (in seltenen Fällen ist auch eine Latenz von Jahren oder Jahrzehnten möglich)

> **Diagnostische Leitlinien (ICD-10): F43.1 Posttraumatische Belastungsstörung**
> ▬ Erleben eines kurz- oder langanhaltenden Ereignisses von außergewöhnlicher Bedrohung mit katastrophalem Ausmaß, das bei nahezu jedem eine tiefe Verzweiflung hervorrufen würde (»**Traumakriterium**«)
> ▬ **Wiedererleben** der traumatischen Situation durch Flashbacks, sich aufdrängende, lebendige Erinnerungen, Albträume
> ▬ **Vermeidung** von Stimuli, die mit dem traumatischen Ereignis in Zusammenhang stehen
> ▬ Anhaltende Symptome eines **erhöhten Erregungsniveaus**
> ▬ Die Symptome treten **innerhalb von 6 Monaten** nach dem traumatischen Ereignis oder nach Ende der extremen Belastungsperiode auf (in einigen Fällen kann ein späterer Beginn berücksichtigt werden)

Charakteristische Symptome der PTBS sind
▬ **Intrusionen:** Ungewolltes Wiedererleben der traumatischen Situation (sich aufdrängende Erinnerungen oder Wiederinszenierungen in Form von Flashbacks, Albträumen)
▬ **Vermeidung:** Vermeidung von Stimuli, die an das traumatische Ereignis erinnern, Teilamnesie, emotionale Abstumpfung
▬ **Hyperarousal:** Erhöhtes Erregungsniveau, das sich beispielsweise ausdrückt in Schlafstörungen, Konzentrationsstörungen, Reizbarkeit, innerer Unruhe, Angespanntheit

Weitere häufige Symptome sind
▬ Gefühle der Hoffnungslosigkeit, Verzweiflung, ständiges Gefühl des Bedrohtseins, selbstschädigendes Verhalten, Suizidgedanken und -handlungen, aggressives Verhalten
▬ Quälende Schuldgefühle (beispielsweise überlebt zu haben, während andere nicht überlebt haben)
▬ Konflikte in zwischenmenschlichen Beziehungen oder am Arbeitsplatz, beispielsweise durch phobisches Vermeiden bestimmter Hinweisreize, erhöhte Reizbarkeit und Konzentrationsstörungen

16.2.3 Anpassungsstörungen

▬ Auftreten nach einschneidenden Lebensveränderungen oder belastenden Lebensereignissen von weniger katastrophalem Ausmaß wie bei den Belastungsstörungen (z. B. nach einer Trennung/Scheidung, einem Trauerfall, Emigration, Eintritt in den Ruhestand)

- Häufig gemischtes Bild aus depressiver Verstimmung, Angst und übermäßiger Besorgnis, z. B. mit den alltäglichen Anforderungen nicht mehr zurecht zu kommen
- Symptome sind so stark ausgeprägt, dass sie soziale Funktionen und Leistungen beeinträchtigen

---

Diagnostische Leitlinien (ICD-10): F43.2 Anpassungsstörungen
- **Beginn** der Symptome **innerhalb eines Monats** nach einer psychosozialen Belastung von nicht außergewöhnlichem oder katastrophalem Ausmaß
- Symptome (außer psychotische Symptome) wie sie bei affektiven Störungen, Störungen des ICD-10-Kapitels F4 (neurotische, Belastungs- und somatoforme Störungen) und den Störungen des Sozialverhaltens vorkommen können, deren Kriterien aber nicht erfüllt werden (das vorherrschende klinische Erscheinungsbild wird mit der 5. Stelle kodiert):
  - F43.20 Kurze depressive Reaktion (nicht länger als 1 Monat anhaltend)
  - F43.21 Längere depressive Reaktion (nicht länger als 2 Jahre andauernd)
  - F43.22 Angst und depressive Reaktion gemischt
  - F43.23 mit vorwiegender Störung von anderen Gefühlen
  - F43.24 mit vorwiegender Störung des Sozialverhaltens
  - F43.25 mit gemischter Störung von Gefühlen und Sozialverhalten
- Nach Ende der Belastung oder ihrer Folgen halten die Symptome nicht länger als 6 Monate an (außer bei der längeren depressiven Reaktion)

16.3   Diagnostik

- Diagnostik nach den klinischen Kriterien der ICD-10 (s. oben)
- Anamneseerhebung: zeitlichen Zusammenhang zu einem traumatischen Ereignis oder einer belastenden, einschneidenden Lebensveränderung explorieren
- Psychometrische Testverfahren (Selbst- und Fremdbeurteilungsskalen) wie z. B. die Posttraumatische Diagnoseskala (PDS; Steil u. Ehlers 2000) oder die Impact of Event Scale (IES oder IES-R, Horowitz et al. 1979, Weiss u. Marmar 1996) oder Interviews wie das strukturierte klinische Interview Clinician Administered PTSD Scale (CAPS, dt. Übersetzung von Schnyder u. Moergeli 2002) oder das SKID-PTSD (Strukturiertes Klinisches Interview für DSM-IV; spezifisches Modul zur PTBS-Erfassung), können als diagnostische Hilfsinstrumente herangezogen werden (▶ Abschn. 2.6)
- Sorgfältige körperliche Untersuchung zum Ausschluss eines organischen Grundleidens

16.4 Differenzialdiagnosen

- Depressive Störungen
- Angststörungen

❯❯ Auch die Belastungsreaktionen bzw. Anpassungsstörungen gehen mit depressiven und Angstsymptomen einher, allerdings sind diese nicht so vorherrschend, dass die Kriterien einer depressiven oder Angststörung erfüllt wären. Im anderen Fall kann eine Depression oder Angststörung als komorbide Erkrankung vorliegen.

16.5 Epidemiologie/Prävalenz

- Inzidenzen der PTBS sind u. a. abhängig von der **Art des erlebten Traumas**:
  - **Typ II** (mehrfaches bzw. lang anhaltendes Trauma; Beispiel: wiederholter sexueller Missbrauch, Konzentrationslagerhaft) ist mit einem höheren Risiko für die Entwicklung einer PTBS behaftet als **Typ-I**-Trauma (einmaliges, kurzdauerndes Trauma; Beispiel: Verkehrsunfall, Überfall)
  - Bei **absichtlich** durch Menschen zugefügten Traumatisierungen (z. B. sexuelle Übergriffe) ist die Wahrscheinlichkeit, eine PTBS zu entwickeln, höher als nach Unfällen oder Naturkatastrophen
- Frauen scheinen etwa doppelt so häufig von einer PTBS betroffen zu sein wie Männer
- **Lebenszeitprävalenz** für eine PTBS wird in der Allgemeinbevölkerung mit etwa 8% angegeben (es müssen aber immer Einflüsse von Kriegen und Naturkatastrophen als länderspezifische Besonderheiten berücksichtigt werden)

16.6 Verlauf und Prognose

- Rückgang der akuten Belastungsreaktion definitionsgemäß innerhalb von Stunden bis wenigen Tagen
  - Möglich ist auch ein Übergang in eine PTBS oder eine andere psychische Erkrankung wie eine depressive oder dissoziative Störung
- Bei der Mehrzahl der Betroffenen mit einer PTBS entwickeln sich die Symptome innerhalb weniger Wochen und Monate wieder zurück
  - Insbesondere bei anhaltenden Belastungen besteht aber die Gefahr der Chronifizierung
  - Möglich ist auch der Übergang in eine andauernde Persönlichkeitsänderung nach Extrembelastung (ICD-10: F62.0)

— Durch symptombedingte Beeinträchtigungen wie phobisches Vermeidungsverhalten, erhöhte Schreckhaftigkeit, Reizbarkeit oder Konzentrationsstörungen kann eine PTBS zu schwerwiegenden psychosozialen Komplikationen wie z. B. Arbeitsplatzverlust oder Konflikten in der Partnerschaft
  führen
— Bei PTBS besteht eine hohe Komorbiditätsrate mit anderen psychischen Erkrankungen, am häufigsten mit Angststörungen, Depressionen, dissoziativen und somatoformen Störungen, Suchterkrankungen, Borderlinepersönlichkeitsstörung (diese stehen häufig selbst in ursächlichem Zusammenhang
  mit dem traumatischen Ereignis)
— Erhöhte Rate an Suiziden und Suizidversuchen bei Patienten mit einer PTBS
— Anpassungsstörungen sind ein Risikofaktor für die Entwicklung einer
  depressiven Störung

16.7 Therapie

— Therapeutischer Schwerpunkt liegt auf psychotherapeutischen Verfahren
— Im Falle der akuten Belastungsreaktion und der Anpassungsstörungen sind
  häufig bereits stützende psychiatrisch-psychotherapeutische Gespräche ausreichend
— Von einer routinemäßigen Anwendung des Debriefings als Frühintervention
  nach einem traumatischen Ereignis mit dem Ziel der Prävention einer PTBS
  wird sehr abgeraten (fehlende Evidenz für eine Wirksamkeit, z. T. sogar
  negative Langzeitergebnisse hinsichtlich der Entwicklung einer PTBS)
— Nach Traumatisierung wird anstatt eines Debriefings zunächst ein **abwar-
  tendes Beobachten** (»watchful waiting«) mit dem Angebot von stützenden
  Gesprächen ohne Fokussierung auf das Trauma empfohlen; **frühzeitige
  kognitiv-verhaltenstherapeutische Intervention** kann aber sinnvoll sein
  bei Hochrisikopatienten und denjenigen, die bereits Symptome einer
  Belastungsreaktion oder -störung aufweisen

16.7.1 Psychotherapie

Akute Belastungsreaktion und Anpassungsstörungen

— Oft sind stützende Gespräche bereits ausreichend
— Wichtig sind die Organisation sozialer Unterstützung, die Erarbeitung von
  Bewältigungsstrategien und die Abklärung von Suizidalität
— Bei schwerwiegender Symptomatik und Suizidalität kann auch eine kurze
  stationäre Aufnahme zur Krisenintervention notwendig werden

Posttraumatische Belastungsstörung

- Wesentlicher Bestandteil der Therapien ist die **Konfrontation mit dem Trauma** mit den Zielen:
  - Erfahrung des Aushaltenkönnens der belastenden Erinnerungen
  - Erfahrung von Sicherheit
  - Abbau von Vermeidungsverhalten und inadäquater Bewältigungsversuche
  - Erarbeitung eines vollständigen Traumagedächtnisses, mit dem die Ereignisse in einen hilfreichen Kontext eingeordnet werden können
- Da eine Exposition für die Betroffenen erheblich belastend ist, muss dieser eine **Stabilisierungsphase** vorausgehen
- Ziele in der Stabilisierungsphase: Einüben von Entspannungsverfahren und Skills sowie Vermittlung von Informationen über das Krankheitsbild
  - Eine möglicherweise hilfreiche Imaginationsmethode ist die des »sicheren Ortes«: die Betroffenen werden ermuntert, sich einen für sie positiv besetzten Ort vorzustellen, an den sie sich imaginativ zurückziehen können, wenn sie Erinnerungen an das Trauma übermannen

> ❯ Ziel ist es zunächst, eine ausreichende Stabilisierung und Bewältigungskompetenz zu entwickeln, auf deren Grundlage eine Konfrontation mit dem Trauma erfolgen kann.

- Gut untersucht ist die **traumafokussierte kognitive Verhaltenstherapie**, die in mehreren aufeinander folgenden Schritten abläuft:
  - Zunächst Psychoedukation über die Erkrankung und Einüben von Entspannungsverfahren
  - Anschließend Erstellung einer Angsthierarchie
  - Exposition in sensu bis zur Reduktion der Angst während des Erlebens der traumatischen Szene
  - Ergänzend kommen Methoden der kognitiven Umstrukturierung zum Einsatz
  - Bei ausreichender Stabilisierung Konfrontation mit angstauslösenden Stimuli in vivo
- Als weitere Erfolg versprechende Therapieformen werden in der Literatur die Eye Movement Desensitization and Reprocessing Therapy (EMDR), die Imagery Rescripting and Reprocessing Therapy (IRRT) und die Narrative Expositionstherapie (NET) genannt:
  - **EMDR:** hat sich im Vergleich zu anderen spezifischen Traumatherapieverfahren als vergleichbar effektive, evidenzbasierte und zeitökonomische Behandlungsmethode erwiesen; Methode geht auf Shapiro (1989) zurück; dabei werden wiederholt imaginativ kurze Details des Traumagedächtnisses adressiert und die Patienten werden gleichzeitig bestärkt, sich zu distanzieren, was eher als effektive Gedächtnisverarbeitung denn als kogni-

tive Vermeidung gilt. Dies wird verstärkt durch die besondere Komponente gleichzeitiger Augenfolgebewegungen, die an bestimmten Fingerbewegungen des Therapeuten ausgerichtet sind. Der zugrundeliegende Mechanismus ist nach wie vor ungeklärt, ebenso wie die Frage nach gleichermaßen wirksamen anderen, z. B. auditorischen oder taktilen, bilateralen Stimulationen. Eine Erleichterung interhemisphärischer Interaktion mit positiven Effekten auf das Gedächtnis wurde postuliert (was aber neurobiologisch höchst fraglich erscheint), ebenso wie eine Assoziation zu den REM-Schlafphasen, in denen starke Augenbewegungen stattfinden und eine Integration episodischer in semantische Gedächtnisinhalte erfolgt.

— **IRRT**: kognitiv-verhaltenstherapeutisches Verfahren, das eine imaginative Traumaexposition mit dem Aufbau von Stärke- und Bewältigungsbildern kombiniert
— **NET**: Verfahren, bei dem unter therapeutischer Anleitung ein schriftlicher Bericht über das Trauma verfasst wird

16.7.2 Pharmakotherapie

— Psychopharmaka können in ausgeprägteren Fällen einer **PTBS** oder **Anpassungsstörung** ergänzend zur Psychotherapie verordnet werden
— Die einzigen in Deutschland zugelassenen Substanzen zur Behandlung der PTBS sind die **Serotoninwiederaufnahmehemmer (SSRI)** Paroxetin und Sertralin (beide gelten als Mittel 1. Wahl)
  — Empfohlen wird eine Behandlungsdauer von 1–2 Jahren. **Cave:** Unter SSRI können Albträume auftreten
— Ebenfalls als wirksam bei PTBS-Symptomatik haben sich Venlafaxin und Mirtazapin erwiesen
— Es wird ein Rückgang von Albträumen und Schlafstörungen bei PTBS durch den Alpha-Rezeptorenblocker Prazosin berichtet, Prazosin ist allerdings nicht mehr auf dem deutschen Markt verfügbar; eine mögliche Alternative stellt der Alpha-Rezeptorenblocker Doxazosin dar
— Bei einer PTBS mit psychoseähnlichen Symptomen können zusätzlich atypische Antipsychotika wie Olanzapin und Quetiapin eingesetzt werden (beide off-label); für Olanzapin und Quetiapin gibt es auch Hinweise auf eine positive Beeinflussung von Schlafstörungen bei PTBS
— Die Gabe von Benzodiazepinen muss kritisch abgewogen werden; sie können die Symptomatik verschlechtern und zur Chronifizierung beitragen
— Auch bei den **Anpassungsstörungen** sind zur unterstützenden medikamentösen Behandlung **SSRIs** die Mittel 1. Wahl

Weiterführende Literatur

Hofmann A (2009) EMDR: Therapie psychotraumatischer Belastungssyndrome. Thieme, Stuttgart

Maercker A (2013) (Hrsg) Posttraumatische Belastungsstörungen, 4. Aufl. Springer, Heidelberg

Shapiro F (1989) Eye movement desensitization: A new treatment for post-traumatic stress disorder. J Behav Ther Exp Psychiatry 20: 211–217

Ratgeber für Betroffene und Angehörige

Ehring T, Ehlers A (2012) Ratgeber Trauma und Posttraumatische Belastungsstörung: Informationen für Betroffene und Angehörige. Hogrefe, Göttingen

Testliteratur

▶ Anhang

Internetlinks

National Institute of Clinical Excellence/NICE (2005) Post-Traumatic Stress Disorder: The Management of PTSD in Adults and Children in Primary and Secondary Care. NICE, London: https://www.nice.org.uk/guidance/cg26

Dissoziative Störungen (Konversionsstörungen) (F44)

S. Weber-Papen, K. Mathiak, F. Schneider

F. Schneider (Hrsg.), *Klinikmanual Psychiatrie, Psychosomatik und Psychotherapie*,
DOI 10.1007/978-3-642-54571-9_17, © Springer-Verlag Berlin Heidelberg 2016

◼ **Tab. 17.1** ICD-10: F44 Dissoziative Störungen (Konversionsstörungen)

Erkrankung	ICD-10-Kodierung	Definition	Therapiestrategie
Dissoziative Störungen (Konversions-störungen)	F44	**Dissoziative Störung i.e.S.:** Störungen im Bereich des Bewusstseins, Identitätserlebens, des autobiografischen Gedächtnisses oder der Wahrnehmung der Umwelt **Konversionsstörungen:** Pseudoneurologische Defizite; Störungen im Bereich der Willkürmotorik, Sensibilität und Sensorik	Schwerpunkt liegt auf den **psychotherapeutischen Verfahren;** phasenorientiertes Vorgehen: 1. Aufbau von Sicherheitserleben, Symptomreduktion und Einübung alternativer Verhaltensweisen 2. Konfliktbearbeitung, ggf. Traumatherapie

17.1 Ätiologie

- Erkrankungen, bei denen eine enge zeitliche Verbindung der Symptome mit traumatisierenden Ereignissen, akuten Belastungssituationen, unlösbaren oder unerträglichen Konflikten oder gestörten Beziehungen angenommen wird
- Dissoziation und Konversion als Bewältigungsversuch eines Traumas, Konfliktes oder einer Belastung

- Dissoziation und Konversion stehen in Zusammenhang mit hoher emotionaler Anspannung oder mit miteinander in Konflikt stehenden Emotionen
- Im Sinne des Vulnerabilitäts-Stress-Modells: Zusammenwirken prädisponierender Faktoren (frühe und aktuelle) für die Neigung zur Dissoziation und akuter Stressoren/Belastungen
    - Frühe Vulnerabilitätsfaktoren: genetische und neurobiologische Komponenten, Persönlichkeitsfaktoren, ungünstiges familiäres Umfeld (z. B. emotionale Vernachlässigung), traumatische Lebensereignisse
    - Aktuelle Vulnerabilitätsfaktoren: z. B. Schlafmangel, ungünstige allgemeinkörperliche Verfassung (erhöht die »emotionale Verwundbarkeit«)
- Genetik: Hinweise für eine genetische Disposition, auf Belastungen mit Dissoziation zu reagieren
- Neurobiologische Ansätze postulieren:
    - Eine Dysfunktion der Hypothalamus-Hypophysen-Nebennierenrinden-Achse (HHN-Achse)
    - Störungen im Regelkreis von Thalamus, Amygdala, Hippocampus und präfrontalem Kortex durch häufige und/oder starke Stresserfahrungen
    - FMRT-Befunde geben Hinweise, dass die Dissoziationstendenz (»trait«) u. a. negativ mit der Aktivierung in der Amygdala korreliert ist
- Neurochemische Korrelate: endogenes Opioidsystem, Serotonin- und Glutamatsystem
- Neurobehaviorales Konzept: Dissoziation als Aktivierung serotonerg und opioid vermittelter zentraler Afferenzkontrollen
    - Führt dazu, dass der Organismus in Situationen enormer Bedrohung mit einem sog. Totstellreflex (»freezing«) reagiert, um so – evolutionsgeschichtlich gesehen – seine Überlebenschancen zu steigern
    - Damit einhergehend u. a. Verlust der Kontrolle über die Willkürmotorik und die Ausgrenzung der Affektwahrnehmung
    - »Totstellreflex« ist konditionierbar und auch auf nicht traumaassoziierte Reize generalisierbar
- Persönlichkeitsfaktoren, die in Zusammenhang mit einer erhöhten Dissoziationsneigung gebracht werden: Suggestibilität, Phantasieneigung, Alexithymie (Unfähigkeit, eigene Gefühle wahrzunehmen und zu beschreiben)
- Lernprozesse können die dissoziative Symptomatik aufrechterhalten durch kurzfristige negative Verstärkung (z. B. Reduktion der Wahrnehmung unangenehmer Gefühle oder der Auseinandersetzung damit) und positive Verstärkung (z. B. Zuwendung und Aufmerksamkeit durch das Umfeld); kurzfristiger »Krankheitsgewinn« (läuft auf unbewusster Ebene ab)
- Psychoanalytische Auffassung: Abwehr und Umwandlung verdrängter psychischer Konflikte

> — »Übersetzung« unbewusster Konflikte in körperliche Symptome (Konversion; Symbolcharakter der Symptomatik) oder
> — Abspaltung von der Realität (Dissoziation)

❯ Primär somatische Ursachen sind per definitionem ausgeschlossen! Anamnestisch finden sich aber häufig körperliche Erkrankungen, die in die Symptomausgestaltung mit einfließen.

17.2 Symptome, Diagnosekriterien (ICD-10)

— Die ICD-10 fasst unter die dissoziativen Störungen (Konversionsstörungen) (F44) – im Gegensatz zum DSM-5 – die dissoziativen Störungen im engeren Sinne sowie die pseudoneurologischen Konversionssymptome (dissoziative Bewegungsstörungen, Krampfanfälle sowie Sensibilitäts- und Empfindungsstörungen), welche sich im DSM-5 unter der Kategorie »Störungen mit somatischen Symptomen und verwandte Störungen« finden (zu der dort auch die somatoformen Störungen gehören)

Diagnostische Leitlinien (ICD-10): F44.x Dissoziative Störungen (Konversionsstörungen)
Allgemeine Kriterien für dissoziative Störungen (Konversionsstörungen):
- — Fehlen einer die Symptome hinreichend erklärenden körperlichen Erkrankung
- — Überzeugender zeitlicher Zusammenhang zwischen dissoziativen Symptomen und Belastungen, Problemen oder gestörten Beziehungen

Darüber hinaus gelten die Charakteristika, wie sie für die einzelnen dissoziativen Störungen in ICD-10: F44 (◻ Tab. 17.2) aufgeführt sind.

— Symptome bei Konversionsstörungen entsprechen in der Regel den Vorstellungen des Patienten über die funktionellen Zusammenhänge im Körper und weniger den anatomischen oder physiologischen Gegebenheiten

❯ Es handelt sich nicht um Simulation, denn die Symptombildung erfolgt nicht absichtlich bzw. nicht bewusst!

— Häufig Leugnung einer Beziehung der Symptome zu Belastungssituationen
— Manchmal sog. »belle indifférence«: trotz offensichtlich starker Beeinträchtigung und intensiv geschilderter Beschwerden relativ gleichgültige und sorglose Haltung gegenüber der Krankheit (»belle indifférence« sollte inzwischen

■ **Tab. 17.2** Dissoziative Störungen – Untergruppen

ICD-10-Kodierung	Spezifische Gruppe	Diagnosekriterien (ICD-10)
F44.0	Dissoziative Amnesie	– Teilweise oder vollständige Amnesie für kurz zurückliegende traumatische oder belastende Ereignisse oder Probleme – Fehlen von hirnorganischen Störungen, Intoxikationen oder starker Erschöpfung – Weiteres Charakteristikum: Die Amnesie ist länger anhaltend und/oder ausgeprägter als »normale Vergesslichkeit«, wobei Ausmaß und Schwere der Amnesie von Untersuchung zu Untersuchung wechseln können
F44.1	Dissoziative Fugue	– Vorliegen einer dissoziativen Amnesie – Plötzliches, unerwartetes, aber äußerlich normal organisiertes und zielgerichtetes Weggehen von zu Hause oder der gewohnten Umgebung und den sozialen Aktivitäten – Selbstversorgung bleibt weitgehend erhalten, ebenso wie einfache soziale Interaktionen mit Fremden
F44.2	Dissoziativer Stupor	– Stupor: Beträchtliche Verringerung oder Fehlen willkürlicher Bewegungen, der Sprache und normaler Reaktionen auf äußere Reize wie Licht, Geräusche, Berührung (normaler Muskeltonus, aufrechte Haltung und Atmung sind erhalten [sowie die – häufig eingeschränkte – Koordination der Augenbewegungen]) – Fehlen einer organischen oder anderen psychischen Erkrankung, die den Stupor erklären könnte – Kurz zurückliegendes belastendes Ereignis oder gegenwärtige Probleme
F44.3	Trance- oder Besessenheitszustände	**Trance:** passagere Bewusstseinsveränderung: – Zeitweiliger Verlust des Gefühls der persönlichen Identität und der vollständigen Wahrnehmung der Umgebung – Bewusstseinseinengung in Hinblick auf die unmittelbare Umgebung oder die Einengung der Bewusstseinsbreite (eingeengte und selektive Fokussierung auf Stimuli) – Beschränkung von Bewegungen, Haltungen und Gesprochenem auf die Wiederholung eines kleinen Repertoires

oder

Besessenheitszustand: Betroffene sind überzeugt, von einer Macht, einem Geist oder ähnlichem besessen zu sein/beherrscht zu werden

– Trance oder Besessenheitszustand müssen ungewollt sein, als belastend empfunden werden und dürfen nicht auf rituelle oder religiöse Situationen beschränkt sein

– Kein gleichzeitiges Auftreten mit einer schizophrenen oder anderen akuten Psychose, einer körperlichen Krankheit wie Temporallappenepilepsie oder einer Kopfverletzung oder einer Intoxikation

F44.4	Dissoziative Bewegungsstörungen	– Kompletter oder teilweiser Verlust der Bewegungsfähigkeit eines oder mehrerer Körperglieder (betrifft Bewegungen, die normalerweise der willkürlichen Kontrolle unterliegen, einschließlich der Sprache) oder – Unterschiedliche/wechselnde Grade von Koordinationsstörungen, Ataxie oder Unfähigkeit, ohne Hilfe aufzustehen; oder auch übertriebenes Zittern oder Schütteln von Extremitäten
F44.5	Dissoziative Krampfanfälle	– Plötzliche krampfartige Bewegungen ohne Bewusstseinsverlust – Hinstürzen mit schweren Verletzungen, Zungenbiss oder Urinabgang sind sehr selten bei dissoziativen Krampfanfällen
F44.6	Dissoziative Sensibilitäts- und Empfindungsstörungen	– Verlust oder Reduktion normaler Hautempfindungen (begrenzt/umschrieben oder am ganzen Körper) oder – Teilweiser oder vollständiger Verlust des Hör-, Riech- oder Sehsinnes (weniger vollständiger Visusverlust als vielmehr Verlust der Sehschärfe)
F44.80	Ganser-Syndrom	– Vorbeireden (Vorbeiantworten), i.d.R. begleitet von anderen dissoziativen Symptomen

◼ Tab. 17.2 (Fortsetzung)

ICD-10-Kodierung	Spezifische Gruppe	Diagnosekriterien (ICD-10)
F44.81	Multiple Persönlichkeit-(sstörung)	– Existenz von 2 oder mehr unterschiedlichen Persönlichkeiten oder Persönlichkeitszuständen innerhalb eines Individuums, die wechselnd dominieren (zu einem Zeitpunkt tritt immer nur eine in Erscheinung)
		– Jede Persönlichkeit hat ihr eigenes Gedächtnis, eigene Vorlieben und Verhaltensweisen
		– Die eine Persönlichkeit ist sich der Existenz der anderen fast niemals bewusst und hat keinen Zugang zu deren Erinnerungen
		– Wechsel von der einen zur anderen Persönlichkeit geschieht beim ersten Mal i.d.R. plötzlich und in Zusammenhang mit einem traumatischen Ereignis
		– Nachfolgende Wechsel i.d.R. in belastenden Situationen
		(Anmerkung: der Begriff der multiplen Persönlichkeitsstörung ist irreführend, da es sich nicht um eine Persönlichkeitsstörung handelt; auch geht man davon aus, dass nicht verschiedene Persönlichkeiten, sondern eher verschiedene Persönlichkeitszustände vorliegen, im DSM-5 wird diese Störung daher als dissoziative Identitätsstörung bezeichnet; gemäß DSM-5 ist eine vollständige Amnesie zwischen den einzelnen Identitätszuständen keine Voraussetzung für die Diagnosestellung; generell handelt es sich aber um eine umstrittene Diagnose, die in dieser Form vielleicht auch nicht existiert, sondern auf einer falschen differenzialdiagnostischen Einordnung beruht)

aber nicht mehr als eindeutiger Hinweis auf eine dissoziative Störung/Konversionsstörung bewertet werden [Fiedler 2013], denn sie lässt sich mitunter auch bei neurologischen Erkrankungen finden)
- Ebenfalls den dissoziativen Störungen zuordnen lassen sich **Depersonalisations- und Derealisationssyndrome** (sie werden in der ICD-10 aber – im Gegensatz zum DSM-5 – in einer eigenständigen Kategorie »Andere neurotische Störungen« aufgeführt)
    - **Depersonalisation:** subjektives Gefühl der Unwirklichkeit, Losgelöstheit oder Entfremdung des Selbst
    - **Derealisation:** subjektives Gefühl der Unwirklichkeit, Losgelöstheit oder Entfremdung der Umwelt

---

Depersonalisations- und Derealisationssyndrom (ICD-10: F48.1)
- **Depersonalisation:** subjektives Gefühl, »entfernt« zu sein, »nicht richtig hier« zu sein; Empfindungen, Gefühle und inneres Selbstgefühl erscheinen »losgelöst«, fremd, Gefühle oder Bewegungen scheinen nicht zu einem gehörend, Gefühl, in einem »Schauspiel« mitzuwirken
- **Derealisation:** subjektives Gefühl der Unwirklichkeit; die Umgebung oder bestimmte Objekte erscheinen fremd, verzerrt, stumpf, farblos o. Ä.
- Die Einsicht, dass die Veränderung nicht von außen, anderen Personen oder Kräften gemacht wurde, bleibt erhalten

---

- Zusammenhang zwischen Depersonalisations- und Derealisationserleben und starken Emotionen
- Depersonalisations- und Derealisationsphänomene sind nur dann als Störung zu werten, wenn die Symptomatik anhaltend, rezidivierend oder so ausgeprägt ist, dass deutliches subjektives Leiden besteht
- Depersonalisations- und Derealisationsphänomene können auch im Rahmen einer schizophrenen, depressiven, phobischen oder Zwangsstörung auftreten, es sollte dann die Diagnose der im Vordergrund stehenden Erkrankung gestellt werden

17.3 Diagnostik

> ❯ Wichtig sind die Feststellung eines Zusammenhangs der dissoziativen Symptome zu einem traumatischen bzw. belastenden Ereignis, zu Konflikten oder unbefriedigten Bedürfnissen sowie der Ausschluss eines organischen Grundleidens, das die Symptome erklären könnte.

━ Bei der Anamneseerhebung ist auf die Exploration möglicher ätiologischer
  Faktoren wie Traumata, besondere Belastungen und Konflikte zu achten
━ Ausschluss einer organischen Ursache durch eingehende körperliche Unter-
  suchung, v. a. mit neurologischem Schwerpunkt
   ━ Wichtige auszuschließende neurologische Erkrankungen sind Epilepsien
     (z. B. postiktale Fugue, insbesondere bei Temporallappenepilepsie), intra-
     kranielle Raumforderungen, multiple Sklerose, Migräne, systemischer
     Lupus erythematodes, Porphyrie, Intoxikationen, paroxysmale Ataxien,
     Myasthenia gravis und andere Muskelkrankheiten
━ Es gibt eine Reihe spezifischer, standardisierter Diagnoseverfahren, die als
  Screeninginstrumente bei der Erfassung dissoziativer Phänomene, der
  Quantifizierung ihres Schweregrades und zur Erhöhung der Diagnosesicher-
  heit eingesetzt werden können; dazu gehören:
   ━ **Dissociative Experience Scale** (DES; Bernstein u. Putnam 1986): Selbst-
     beurteilungsfragebogen in englischer Sprache; international am weitesten
     verbreitet und besten evaluiert; erfasst Dissoziation als »trait« (generelle
     Neigung zur Dissoziation)
   ━ **Fragebogen zu dissoziativen Symptomen** (FDS; Spitzer et al. 2005):
     deutsche Adaption der DES; Selbstbeurteilungsfragebogen; erfasst im
     Gegensatz zur DES auch Konversionssymptome
   ━ **Strukturiertes Klinisches Interview für DSM-IV für Dissoziative Störungen**
     (SKID-D; Gast et al. 2000): sog. Goldstandard; erfasst allerdings nur die
     dissoziativen Störungen im engeren Sinne und nicht die pseudoneurologi-
     schen Konversionssymptome und benötigt etwa 3 Zeitstunden; es gibt eine
     Kurzform als Screeninginstrument (Mini-SKID-D; Wabnitz et al. 2010)

17.4 Differenzialdiagnosen

━ Dissoziative Phänomene können nicht nur als eigenständiges Krankheits-
  bild, sondern auch als Symptom bei anderen psychischen Erkrankungen auf-
  treten (und bei einigen sogar integraler Bestandteil sein), z. B.:
   ━ Zustand mit anfänglicher »Betäubung« bei der akuten Belastungsreaktion
   ━ Andauerndes Gefühl von »Betäubtsein« bei posttraumatischer
     Belastungsstörung
   ━ Derealisations-/Depersonalisationserleben, Analgesien bei der
     Borderlinepersönlichkeitsstörung
   ━ Depersonalisations- oder Derealisationserleben bei Panikstörungen
   ━ Derealisations-/Depersonalisationserleben bei psychotischen Störungen
     (die Intaktheit des Realitätsurteils bei dissoziativen Störungen ist ein ent-
     scheidendes abgrenzendes Merkmal gegenüber psychotischen Störungen)

> Treten dissoziative Störungen ausschließlich während einer anderen psychischen Erkrankung auf, so wird nur Letztere diagnostiziert, und die dissoziativen Phänomene werden als Symptom der primären Erkrankung eingeordnet.

- Mögliches Auftreten dissoziativer Phänomene in leichterer Ausprägung (ohne psychosoziale Beeinträchtigungen und Leidensdruck) auch im Rahmen »normalpsychischer« Zustände, z. B. bei starker Übermüdung
- Einige weitere differenzialdiagnostische Abgrenzungen:
  - Dissoziative Amnesie (häufig unvollständiger und selektiver autobiografischer Erinnerungsverlust) versus organisch bedingte Amnesie (oft liegen weitere Störungen wie Bewusstseinsstörungen, Desorientiertheit, Störungen des Kurzzeitgedächtnisses vor)
  - Dissoziative Fugue versus postiktale Fugue bei Epilepsie (Epilepsieanamnese, i.d.R. fehlender Zusammenhang zu belastenden Ereignissen; Ortsveränderung gewöhnlich nicht so zielgerichtet und geordnet wie bei dissoziativer Fugue) oder versus Manie (beim »Herumreisen« im Rahmen einer manischen Episode wirkt die Person i.d.R. nicht so geordnet)
  - Dissoziativer Stupor versus Stupor im Rahmen einer schizophrenen (katatoner Stupor), affektiven oder organischen psychischen Erkrankung
  - Trance- oder Besessenheitszustände versus psychotische Störungen
  - Dissoziative Krampfanfälle (oft fehlen Hinstürzen, Zungenbiss, Urin-, Stuhlabgang und epilepsietypische Potenziale im EEG) versus »echte« epileptische Anfälle (Epilepsieanamnese; Video-EEG-Monitoring); **Cave:** auch bei gesicherten epileptischen Erkrankungen können zusätzlich dissoziative Anfälle auftreten
  - Multiple Persönlichkeitsstörung/Dissoziative Identitätsstörung versus eine psychotische Störung oder Borderlinepersönlichkeitsstörung
  - Ganser-Syndrom versus Demenz
  - Derealisations-/Depersonalisationssyndrom versus Derealisations-/Depersonalisationserleben als Wirkung einer Substanz/Droge
- Differenzialdiagnostische Abgrenzung der pseudoneurologischen Konversionssymptome (Konversionsstörungen) zu somatoformen Störungen:
  - Gemein ist beiden ein häufig somatisches Krankheitskonzept der Patienten, verbunden mit dem wiederholten Wunsch nach somatischer Abklärung
  - In der Regel besteht bei Konversionsstörungen eine Mono- bzw. Oligosymptomatik, die Somatisierungsstörung zeichnet sich hingegen durch Körpersymptome in multiplen Organsystemen aus
  - Konversionsstörungen betreffen Störungen der körperlichen Funktionen, die in der Regel unter willentlicher Kontrolle stehen, oder den Verlust der sinnlichen Wahrnehmung

— Störungen mit Schmerz und anderen komplexen körperlichen Empfindungen, die durch das vegetative Nervensystem vermittelt werden (und für die sich wie bei den dissoziativen Störungen keine hinreichenden organischen Ursachen finden lassen), sind unter die somatoformen Störungen zu klassifizieren
— Auch an das mögliche Vorliegen von Simulation oder einer artifiziellen Störung denken
  — Im Unterschied zu dissoziativen Störungen und ähnlich wie bei Simulation bilden Patienten mit einer artifiziellen Störung Symptomkomplexe bewusst, jedoch ist das zugrunde liegende Motiv des selbstschädigenden Verhaltens – anders als bei der Simulation – unbewusst
— Insgesamt hohe Komorbidität mit anderen psychischen Erkrankungen: Persönlichkeitsstörungen (v. a. Borderlinepersönlichkeitsstörung), PTBS, Angststörungen, somatoformen Störungen, Depressionen, Substanzabhängigkeiten

17.5   Epidemiologie/Prävalenz

— Keine zuverlässigen Prävalenzangaben, Lebenszeitprävalenz für dissoziative Störungen in der Allgemeinbevölkerung soll bei etwa 10% liegen, die Punktprävalenz bei etwa 2%; Punktprävalenzraten liegen in klinischen Populationen deutlich höher (bis zu 30%) (Näheres dazu bei Priebe et al. 2013)
— Dissoziative Amnesie wird am häufigsten diagnostiziert, findet sich als Symptom zudem als Bestandteil vieler anderer dissoziativer Störungen
— Erkrankungsbeginn liegt oft im 3. Lebensjahrzehnt
— Widersprüchliche Angaben zum Geschlechterverhältnis, bei Frauen werden dissoziative Störungen aber tendenziell häufiger diagnostiziert

❯ Mehr noch als als eigenständige Erkrankung kommen einzelne dissoziative Phänomene im Rahmen anderer psychischer Erkrankungen wie der posttraumatischen Belastungsstörung (PTBS) oder der emotional-instabilen Persönlichkeitsstörung vom Borderlinetyp vor.

17.6   Verlauf und Prognose

— Häufig abrupter Beginn und spontane Remission nach einigen Wochen oder Monaten, v. a. dann, wenn der Beginn mit einem traumatisierenden Lebensereignis verbunden war
— Aber auch chronische und rezidivierende Verläufe sind möglich, erhöhtes Risiko dafür

- bei Lähmungen und Gefühlsstörungen,
- bei multipler Persönlichkeitsstörung/dissoziativer Identitätsstörung,
- wenn der Beginn mit unlösbaren oder interpersonalen Problemen verbunden war
- Dauern Symptome länger als 2 Jahre an, sind Spontanremissionen seltener zu erwarten
- Bei langem Verlauf sind auch Symptom- und Syndromwechsel nicht selten, auch zu somatoformen Störungen

> Verlauf und Prognose werden negativ beeinflusst durch komorbide Störungen, eine lange Zeit bis zur adäquaten Diagnosestellung und damit einhergehend eine lange Krankheitsdauer.

17.7 Therapie

> Der Schwerpunkt der Therapie liegt auf den psychotherapeutischen Maßnahmen. Psychopharmakotherapie kann ergänzend und symptomorientiert zum Einsatz kommen, insbesondere zur Behandlung komorbider Störungen.

17.7.1 Psychotherapie

- **Allgemeine Empfehlungen für die Behandlung dissoziativer Störungen (Konversionsstörungen)**
- Symptome des Patienten ernst nehmen
- Ein biopsychosoziales Krankheitskonzept langsam aufbauen
- Aufrechterhaltende, verstärkende Faktoren (Krankheitsgewinn) beachten → Aufbau alternativer Verhaltensweisen
- Maßnahmen zur Stressreduktion und Erhöhung der Affekttoleranz (dadurch Reduktion der Dissoziationsbereitschaft)
- Bevorzugt ambulante Therapie, bei schweren Krisen und/oder Therapieresistenz auch stationäre Interventionen

- **Phasenorientiertes Vorgehen**
- Keine evidenzbasierten Aussagen über Behandlungsstrategien mangels systematisch kontrollierter Therapiestudien
- Es existieren Behandlungsrichtlinien der International Society for Study of Dissociation (ISSD) für die dissoziative Identitätsstörung, allerdings mit niedrigem Evidenzgrad
- Orientiert an diesen Richtlinien wird für traumaassoziierte Störungen ein phasenorientiertes Vorgehen empfohlen

> Empfohlen wird ein phasenorientiertes psychotherapeutisches Vorgehen, bei dem konfrontative Maßnahmen zunächst durch vorgeschaltete stabilisierende Interventionen gut vorbereitet sein müssen.

- **1. Therapiephase:** Vermittlung von Sicherheit und Symptomreduktion
    - Ziel: Verhindern oder Durchbrechen dissoziativer Zustände
    - Aufbau einer tragfähigen therapeutischen Beziehung und von Sicherheitserleben, Symptomreduktion und Einübung von zum Rückzug in dissoziative Zustände alternativen Verhaltensweisen sowie langsame Erarbeitung eines biopsychosozialen Krankheitskonzeptes
- **2. Therapiephase:** Traumafokussierte Interventionen
    - Konfliktbearbeitung/Traumatherapie
    - Ziel: Reintegration der abgespaltenen Erfahrungen

> Nicht immer muss ein traumatisches Erlebnis in der Vergangenheit vorliegen. Insbesondere sollte von suggestiven Fragen in dieser Richtung abgesehen werden.

- Bisher keine spezifischen Therapieprogramme für Traumabearbeitung bei dissoziativen Störungen, mit wechselnden Erfolgen wurde die Eye-Movement Desensitization and Reprocessing (EMDR) eingesetzt (▶ Kap. 16)
- Im weiteren Therapieverlauf sollten die zunächst noch hintereinander geschalteten Therapiephasen zunehmend parallel Berücksichtigung finden

> Wichtig ist das richtige Gleichgewicht zwischen stabilisierenden und konfrontativen psychotherapeutischen Maßnahmen.

- **Störungsübergreifender modularer Therapieansatz nach Priebe et al. 2013**
- Verschiedene Modulgruppen, die flexibel zum Einsatz kommen können ohne feste Abfolge
- Therapieansatz beinhaltet kognitiv-verhaltenstherapeutische Elemente und Interventionen aus der Dialektisch-Behavioralen Therapie (DBT; ▶ Kap. 21)
- Noch keine Evidenzbasierung
- Modulgruppen und Module:
    - Modulgruppe: Dissoziative Symptome verstehen und Veränderungsmotivation erhöhen
        - Modul: Problem- und Verhaltensanalyse
        - Modul: Psychoedukation
        - Modul: Veränderungsmotivation (Veränderungsmotivation stärken, z. B. durch Auseinandersetzung mit kurz- und langfristigen Konsequenzen der Symptome)

- Modulgruppe: Dissoziative Symptome erkennen und reduzieren
  - Modul: Frühwarnzeichen (Anzeichen beginnender Dissoziation erkennen, hilfreich sind Verhaltensanalysen und Symptomtagebücher)
  - Modul: Antidissoziative Fertigkeiten (Skills zur Verhinderung oder Durchbrechung dissoziativer Zustände; hilfreich sind z. B. starke Sinnesreize wie bestimmte Gerüche bzw. Skills, die die Aufmerksamkeit nach außen lenken zur »Erdung in der Gegenwart«)
  - Modul: Kontingenzmanagement (Erarbeiten und Besprechen von die Symptome aufrechterhaltenden Verstärkungsprozessen)
- Modulgruppe: Akute Verwundbarkeit reduzieren (Verbesserung der allgemeinen körperlichen Verfassung, z. B. durch Verbesserung von Schlaf, Ess- und Trinkverhalten, Bewegung, um die Dissoziationsschwelle zu senken)
  - Modul: Ernährung
  - Modul: Schlaf
  - Modul: sonstige Verwundbarkeitsfaktoren
- Modulgruppe: Situationsüberdauernde Anfälligkeit für Dissoziation reduzieren
  - Modul: Gefühlsregulation (z. B. Arbeiten mit Gefühlsprotokollen, Gefühle abschwächen durch entgegengesetztes Handeln, Anwendung von Skills in Anlehnung an die DBT)
  - Modul: Achtsamkeit (Achtsamkeitsübungen, wie sie auch in der DBT zum Einsatz kommen)
  - Modul: Kognitionen (kognitive Interventionen, Bearbeitung dysfunktionaler kognitiver Schemata z. B. durch Realitätsprüfung, sokratischen Dialog)
  - Modul: Aufbau eines erfüllten Lebens (z. B. Aufbau sozialer Kontakte/Aktivitäten, zentrale Werte herausarbeiten, Problemlösetraining, Training sozialer Kompetenzen)
- Modulgruppe: Auslösesituationen angehen
  - Modul: Auslösesituationen beenden
  - Modul: Exposition (bei nicht bedrohlichen Auslösern)
  - Modul: Posttraumatische Belastungsstörung (traumafokussierende Interventionen; spezifisches Modul bei Vorliegen einer PTBS)

17.7.2 Pharmakotherapie

- Einsatz von Psychopharmaka symptomorientiert und nur in Ergänzung zur Psychotherapie im Rahmen eines Gesamtbehandlungskonzepts

— In chronifizierten Fällen und bei Vorhandensein depressiver Symptome können selektive Serotoninwiederaufnahmehemmer hilfreich sein (Off-Label-Anwendung für die Indikation dissoziative Störung)

— Spezifisch für dissoziative Symptome wurde der Opioidantagonist Naltrexon (Dosis meist 25–100 mg/Tag) in offenen Studien an Patienten mit einer Borderlinepersönlichkeitsstörung (Bohus et al. 1999) oder einer Depersonalisationsstörung (Simeon u. Knutelska 2005) mit positiven Resultaten (Symptomreduktion) eingesetzt
  — Es handelt sich um eine nicht zugelassene Indikation (Off-Label-Anwendung) ohne gesicherten Wirksamkeitsnachweis

— In der Diskussion zur Anwendung bei dissoziativen Störungen steht auch Lamotrigin durch seine Hemmung der Glutamatfreisetzung, überzeugende Befunde stehen aber aus (Off-Label-Anwendung!)

— Anxiolytisch wirksame Benzodiazepine können die dissoziative Symptomatik noch verstärken – bzw. der Benzodiazepinentzug kann dissoziative Phänomene hervorrufen – und sind damit nicht indiziert

Weiterführende Literatur

Bohus MJ, Landwehrmeyer GB, Stiglmayr CE, Limberger MF, Böhme R, Schmahl CG (1999) Naltrexone in the treatment of dissociative symptoms in patients with borderline personality disorder: an open-label trial. J Clin Psychiatry 60: 598–603

Fiedler P (2013) Dissoziative Störungen, 2. Aufl. Hogrefe, Göttingen

Priebe K, Schmahl C, Stiglmayr C (2013) Dissoziation: Theorie und Therapie. Springer, Heidelberg

Reddemann L, Hofmann A, Gast U (2011) Psychotherapie der dissoziativen Störungen: Krankheitsmodelle und Therapiepraxis – störungsspezifisch und schulenübergreifend. Thieme, Stuttgart

Simeon D, Knutelska M (2005) An open trial of naltrexone in the treatment of depersonalization disorder. J Clin Psychopharmacol 25: 267–270

Sonnenmoser M (2004) Dissoziative Störungen: Häufig fehlgedeutet. DÄ 8: 372–373

Weber-Papen S, Mathiak K, Schneider F (2012) Dissoziative Störungen (Konversionsstörungen) (F44). In: Schneider F (Hrsg) Facharztwissen Psychiatrie und Psychotherapie. Springer, Heidelberg, S 351–360

Ratgeber für Patienten und Angehörige
Boon S, Steele K, van der Hart O (2013) Traumabedingte Dissoziation bewältigen: Ein Skills-Training für Klienten und ihre Therapeuten. Junfermann, Paderborn

Testliteratur
▶ Anhang

Somatoforme Störungen (F45)

T. Veselinović, F. Schneider

F. Schneider (Hrsg.), *Klinikmanual Psychiatrie, Psychosomatik und Psychotherapie*,
DOI 10.1007/978-3-642-54571-9_18, © Springer-Verlag Berlin Heidelberg 2016

◘ Tab. 18.1 ICD-10: F45.x Somatoforme Störungen. (Mod. nach Michel u. Schneider 2012)

Erkran-kung	ICD-10-Kodierung	Definition	Therapiestrategie
Somato-forme Störungen	F45.x	Wiederholte Darbietung körperlicher Symptome und hartnäckige Forderungen nach weiterer medizinischer Diagnostik trotz mehrfach unauffälligen somatischen Untersuchungsbefunden und Versicherung der Ärzte, dass keine somatische Ursache zugrunde liegt	In erster Linie psychotherapeutische (kognitiv-verhaltenstherapeutische) Behandlungsansätze; ggf. ergänzend medikamentöse Therapie in bestimmten Konstellationen, allerdings ist dabei grundsätzlich Zurückhaltung geboten

18.1 Ätiologie

– Multifaktorielles Krankheitskonzept, das von einem **biopsychosozialen Modell** ausgeht

- **Biologische und neurophysiologische Einflussfaktoren**
– **Genetische Disposition:** Konkordanz bei monozygoten Zwillingen ca. 29%, bei dizygoten Zwillingen ca. 10%; Nachweis einer familiären Häufung
– **Genderaspekte:** Wesentlich höheres Erkrankungsrisiko bei Frauen als bei Männern

- **Neurophysiologische Faktoren:** Nachgewiesen wurden u. a. Hirnaktivitäts-veränderungen (Frontalhirn, limbische Areale), Störungen in der Funktion der Hypothalamus-Hypophysen-Nebennierenrinden-Achse, immunologische Veränderungen
- **Störungen der peripher- und v. a. zentralnervösen Reizwahrnehmung und -prozessierung** (z. B. erniedrigte Empfindungs-/Schmerzschwelle, Entwicklung eines Schmerzgedächtnisses)

- Biografische/psychosoziale Einflussfaktoren
- **Traumatische Erfahrungen und lebensgeschichtliche Belastungen**
- **Psychosoziale und soziodemografische Einflussfaktoren** (z. B. niedriger sozioökonomischer und Bildungsstatus, elterliche Überfürsorglichkeit, Migration)

- Psychologische Einflussfaktoren
- **Interozeptiver Wahrnehmungsstil und kognitive Bewertung**
  - »**Somatosensory amplification**« (somatosensorische Verstärkung) – Neigung, körperliche Vorgänge bzw. Körperempfindungen übermäßig genau wahrzunehmen und sehr rasch als bedrohlich oder gefährlich im Sinne einer Erkrankung zu bewerten; führt zur selektiven Aufmerksamkeitszuwendung auf eigentlich irrelevante Symptome und deren Fehlbewertung als bedrohliche Krankheitszeichen, was wiederum zu einer Steigerung des physiologischen Erregungsniveaus und dadurch zur weiteren Verstärkung der körperlichen Symptomatik im Sinne eines »Teufelskreises« führt
  - Dysfunktionale Kognitionen im Sinne von Katastrophisierung
  - »**Episodische Hypochondrie**« (gelegentlich bei Medizinstudenten)
- **Prädisponierende Persönlichkeitszüge**
  - »**Alexithymie**« (»Lesestörung für Gefühle«)
  - Bei weiblichen Patienten mit somatoformen Störungen finden sich überproportional häufig **histrionische,** bei männlichen Patienten dagegen **antisoziale** Persönlichkeitszüge
  - Bindungsstörungen

18.2 Symptome, Diagnosekriterien (ICD-10)

Diagnostische Leitlinien (ICD-10): F45.x. Somatoforme Störungen
- Wiederholte Darbietung körperlicher Symptome ohne hinreichend erklärendes organisches Korrelat in Verbindung mit hartnäckigen Forderungen nach medizinischen Untersuchungen
- Weigerung nachzuvollziehen, dass keine (ausschließliche) körperliche Ursache zugrundeliegt

---

- Charakteristisch ist die Fixierung auf eine organische Ursache der Beschwerden; ärztliche Verkündung unauffälliger Untersuchungsergebnisse bringt den Betroffenen keine oder höchstens eine kurzzeitige Entlastung gefolgt von weiteren Forderungen nach erneuten oder noch komplexeren diagnostischen Maßnahmen
- Gleichzeitiges Vorliegen organischer Korrelate einzelner Symptome schließt die Diagnose nicht aus, wenn diese nicht ausreichend die Art, Qualität und die Quantität des Leidens sowie die innere Anteilnahme beim Patienten erklären
- Betroffene stellen sich häufiger gegen Versuche, ihre Symptome durch nichtorganische Ursachen zu erklären
- Betroffene zeigen einen erheblichen Leidensdruck und weisen Beeinträchtigungen in verschiedenen Lebensbereichen auf
- Im Gegensatz zu differenzialdiagnostisch abzugrenzenden vorgetäuschten Störungen und Simulationen sowie Aggravationen sind die Symptome nicht absichtlich erzeugt und nicht willentlich kontrollierbar
- Wegweisend für das Vorliegen einer somatoformen Störung können einige typische Verhaltensmuster sein, die bei betroffenen Patienten häufig zu beobachten sind:
  - Signifikante Diskrepanz zwischen den geschilderten Symptomen und den objektiven Befunden
  - Inadäquate Beschwerdeschilderung: entweder sehr klagsam, wortreich, detailreich oder mit inadäquat geringem Leidensdruck (»belle indifférence«)
  - Komplizierte Anamnese und langjährige Krankengeschichte (»fat file«)
  - Häufiger Arztwechsel (»doctor hopping«)
  - Häufiger Symptom- und Syndromwandel
  - Exzessives Hinterfragen und Inakzeptanz negativer (gegen eine ernsthafte Erkrankung sprechender) Untersuchungsergebnisse
  - Vehementes Verlangen nach weiterer Diagnostik (inkl. invasiver Maßnahmen)

— Psychische Randsymptome: schnelle Erschöpfbarkeit, depressive Verstimmung, Schlafstörungen, Angstsymptomatik, innere Unruhe, Konzentrationsschwierigkeiten

— Diverse Belastungen im Alltag: Konflikte am Arbeitsplatz, (drohende) Arbeitslosigkeit, Streben nach einer vorzeitigen Berentung, Partnerschaftskonflikte

— Negative biografische Ereignisse: Missbrauch oder Misshandlungen in der Vorgeschichte/Kindheit, sonstige traumatische Ereignisse, belastende zwischenmenschliche Erfahrungen im beruflichen oder privaten Bereich

— Berichte von ähnlicher Symptomatik im Kreise der Bezugspersonen

— Psychiatrische Diagnose einer somatoformen Störung wird auch heute teilweise als stigmatisierend erlebt; außerhalb des psychiatrischen Fachgebietes werden hierfür häufig andere Begriffe verwendet

— **»Medically unexplained (physical) symptoms« (MU[P]S):** in somatischen Disziplinen ist häufig von »funktionellen Beschwerden« und »funktionellen Syndromen« die Rede; der Begriff »funktionell« deutet an, dass überwiegend die Funktion (und nicht die Struktur) des aufgrund der Beschwerden betroffenen Organ(system)s bzw. der zentralnervösen Verarbeitung von Beschwerdewahrnehmungen gestört zu sein scheint; Beispiele:

 – **Burnoutsyndrom** (Erschöpfungssyndrom; keine medizinische Diagnose): Zustand ausgesprochener emotionaler Erschöpfung mit reduzierter Leistungsfähigkeit; besonders häufig betroffen sind Menschen, die langfristig beruflich oder privat in einer helfenden, beratenden oder pflegenden Funktion für andere Menschen tätig sind

 – **Fibromyalgie:** multilokuläre Schmerzen vorrangig im Bereich der Muskeln, Sehnenansätze, Ligamente und periartikulären Strukturen, die durch Palpation an definierten Tenderpoints objektiviert werden können

 – **Chronic fatigue syndrome** (chronisches Erschöpfungssyndrom): mindestens über 6 Monate anhaltende Müdigkeit und leichte Ermüdbarkeit, kombiniert mit anderen unspezifischen körperlichen Beschwerden (z. B. Hals- und Kopfschmerzen, Muskelschmerzen)

 – **Multiple chemical sensitivity** (chemische Mehrfachempfindlichkeit): Diverse körperliche Symptome werden auf Umwelteinflüsse und Gifte zurückgeführt

 – **Sick building syndrome:** Für das Auftreten von körperlichen Symptomen werden ungenügende Klimatisierung bzw. fehlerhafte Belüftung durch Klimaanlagen von Räumen verantwortlich gemacht

 – **Temporomandibularsyndrom (TMD),** kraniomandibuläre Dysfunktion

- - Chronischer Spannungskopfschmerz, untypischer Gesichtsschmerz
  - Unspezifische Thoraxschmerzen, Palpitationen
  - Idiopathische Hyperventilation
  - Globussyndrom, Ruminieren
  - Funktionelles Sodbrennen, funktionelle Dysphagie, funktionelles Erbrechen
  - Reizdarmsyndrom (»irritable bowel syndrome« [RDS/IBS]), »non-ulcer dyspepsia«: funktionelle Verstopfung/Diarrhö, funktionelle Bauchschmerzen
  - Chronischer Unterbauchschmerz der Frau (»chronic pelvic pain«, CPP)
  - Funktionelle Stuhlinkontinenz, funktionelle anorektale Schmerzen
- Diese neuen Krankheitsbegriffe
  - sind i.d.R. ohne ICD-10-Klassifikation
  - werden in somatischen Fächern relativ häufig verwendet
  - finden eine gute Akzeptanz bei den Patienten
  - Problematisch dabei ist die Wahrung des Anscheins einer somatischen Ursache der Beschwerden, unter Vernachlässigung der psychosozialen Komponente in der Genese, was zu inadäquaten Therapieansätzen und letztendlich zur Chronifizierung beitragen kann
- Führende Beschwerden bei somatoformen Störungen können sehr vielfältig sein (häufig sind Schmerzen unterschiedlicher Lokalisation, gestörte Organfunktionen, vegetative Beschwerden, Erschöpfung/Müdigkeit)
- In Abhängigkeit davon, welche Beschwerden im Vordergrund stehen, werden verschiedene Unterformen der Störung definiert (◨ Tab. 18.2)

18.3 Diagnostik

- **Anamneseerhebung** und **Erfassung des psychopathologischen Befundes**
  - Besonders sollte geachtet werden auf:
    - Genaue Beschreibung der körperlichen Beschwerden, deren Beginn, Verlaufsmuster, Trigger (einschließlich Stressoren), Entwicklung und eventuelle Zusammenhänge mit belastenden biografischen Ereignissen
    - Tatsachen, die auf einen sog. primären oder sekundären (z. B. Beantragung einer Rente, Sozialgerichtsverfahren etc.) Krankheitsgewinn hinweisen
    - Bisher erfolgte diagnostische und therapeutische Maßnahmen sowie Schilderungen der Patienten die Ursachenüberzeugung betreffend
- **Körperlich-neurologische Untersuchung** sowie ggf. **Labor- und apparative Diagnostik**

□ Tab. 18.2 Somatoforme Störungen – Untergruppen gemäß ICD-10 Klassifikation. (Mod. nach Michel u. Schneider 2012)

ICD-10-Kodierung	Spezifische Gruppe	Diagnosekriterien (ICD-10)	Weitere Kennzeichen
F45.0	Somatisierungsstörung	– Mindestens 2 Jahre anhaltende multiple und unterschiedliche körperliche Symptome ohne ausreichende somatische Befunde (Symptome können sich auf jedes Körperteil oder -system beziehen) – Hartnäckige Weigerung, die Versicherung verschiedener Ärzte anzunehmen, dass es sich um keine körperliche Erkrankung handelt – Daraus resultierend soziale und familiäre Funktionsbeeinträchtigung	Häufige Störungsbilder: gastrointestinale Beschwerden (Schmerz, Aufstoßen, Rumination, Erbrechen, Übelkeit etc.), kardiovaskuläre Symptome (Brustschmerzen, Atemlosigkeit ohne Anstrengung), abnorme Hautempfindungen (Jucken, Brennen, Prickeln, Taubheitsgefühl, Wundsein etc.), sexuelle und menstruelle Störungen, urogenitale Symptome (Dysurie, Klagen über erhöhte Miktionshäufigkeit)
F45.1	Undifferenzierte Somatisierungsstörung	– Darbietung multipler körperlicher Beschwerden in unterschiedlichen Organbereichen ohne entsprechende Organpathologie – Nicht alle Kriterien der Somatisierungsstörung sind erfüllt	– Eine kurzdauernde (weniger als 2 Jahre) und weniger auffällige Symptomatik sollte als undifferenzierte Somatisierungsstörung klassifiziert werden – Hierbei kann beispielsweise die betonte und dramatische Art der Beschwerdeschilderung fehlen, es kann sich um eine vergleichsweise geringe Anzahl von Beschwerden handeln, oder hinzukommende Einschränkungen der sozialen und familiären Funktionsfähigkeit können vollständig fehlen

F45.2	Hypochond-rische Störung	– Anhaltende Überzeugung oder Befürchtung vom Vorhandensein wenigstens einer ernsthaften körperlichen Erkrankung (wird i.d.R. vom Patienten benannt) als Ursache für vorhandene Symptome oder anhaltende Beschäftigung mit einer angenommenen Entstellung oder Missbildung (dysmorphophobe Störung) – Hartnäckige Weigerung, den Rat und die Versicherung mehrerer Ärzte zu akzeptieren, dass den Symptomen keine körperliche Erkrankung zugrunde liegt	Allgemeine und normale Empfindungen und Körpererscheinungen werden von den betreffenden Personen als abnorm und belastend interpretiert. Es überwiegt das Leiden an der Überzeugung oder Befürchtung, erkrankt zu sein, gegenüber dem Leiden an den Symptomen/Beschwerden an sich. Abzugrenzen sind: – Hypochondrische Befürchtungen (Zeitkriterium der Dauer von mehr als 6 Monaten ist nicht erfüllt) – Hypochondrischer Wahn(tritt v. a. im Rahmen von schizophrenen Erkrankungen auf)
F45.3	Somatoforme autonome Funktionsstörung	– Eindeutige vegetative Symptome – Außerdem subjektive Symptome bezogen auf ein bestimmtes Organ oder Organsystem – Intensive, quälende und hartnäckige Beschäftigung mit der Möglichkeit einer ernsthaften (aber oft nicht näher bezeichneten) Erkrankung des genannten Organs oder Organsystems – Keine hinreichende organische Erklärung der Beschwerden	Die vegetative Symptomatik ist Hauptmerkmal der Störung; Einteilung in betroffene Organsysteme: – Kardiovaskuläres System (F45.30) (Herzneurose, neurozirkulatorische Asthenie, DaCosta-Syndrom) – Oberer Gastrointestinaltrakt (F45.31) (psychogene Aerophagie, psychogener Singultus, Dyspepsie, Pylorospasmus, Magenneurose) – Unterer Gastrointestinaltrakt (F45.32) (psychogene Flatulenz, psychogenes Colon irritabile, psychogene Diarrhö) – Respiratorisches System (F45.33) (psychogene Hyperventilation und Singultus sowie psychogener Husten) – Urogenitales System (F45.34) (psychogene Pollakisurie und Dysurie)

◻ Tab. 18.2 (Fortsetzung)

ICD-10-Kodierung	Spezifische Gruppe	Diagnosekriterien (ICD-10)	Weitere Kennzeichen
F45.4	Anhaltende somatoforme Schmerzstörung	– Anhaltender, an den meisten Tagen auftretender schwerer belastender Schmerz ohne ausreichende organische Begründung – Auftreten des Schmerzes in Verbindung mit emotionalen Konflikten oder psychosozialen Problemen – Resultierend ist i.d.R. eine beträchtliche persönliche und medizinische Betreuung und Zuwendung	Eine anhaltende somatoforme Schmerzstörung kann nur dann diagnostiziert werden, wenn keine anderen relevanten Somatisierungssymptome vorliegen
F45.8	Sonstige somatoforme Störungen	– Hier sind alle anderen störenden Empfindungen zu klassifizieren, die nicht auf körperliche Störungen zurückzuführen sind und mit belastenden Ereignissen oder Problemen in Verbindung stehen oder die zu einer beträchtlichen persönlichen oder medizinischen Aufmerksamkeit für den Patienten führen – Typisch sind Gefühle von Schwellung oder Bewegung auf der Haut, Parästhesien wie Kribbeln und Taubheit – Beschwerden sind nicht durch das vegetative Nervensystem vermittelt und beschränken sich auf bestimmte Systeme oder Teile des Körpers	Beispiele für sonstige somatoforme Störungen: – Globus hystericus (Kloßgefühl in der Kehle) – Dysphagie – Psychogener Schiefhals (Torticollis) – Andere Störungen mit krampfartigen Bewegungen – Psychogener Pruritus – Andere Parästhesien – Psychogene Dysmenorrhö – Zähneknirschen

❯❯ Auch bei Patienten mit einer diagnostizierten somatoformen Störung kann jederzeit eine organische Erkrankung auftreten oder auch eine bislang noch nicht festgestellte somatische Erkrankung manifest werden. Insbesondere bei einer Veränderung des Charakters oder der Intensität der Beschwerden sollte eine organische Ursache ausgeschlossen werden. Häufig muss im Rahmen einer **interdisziplinären Kooperation** mit Kollegen aus somatischen Fächern der Verdacht auf zuvor nicht ausreichend abgeklärte organische Erkrankungen ausgeräumt werden.

▬ **Testpsychologische Zusatzdiagnostik:** neben allgemeinen diagnostischen Instrumenten (▶ Abschn. 2.6) gibt es einige spezielle Testverfahren, z. B. Screening für Somatoforme Störungen (SOMS) (Rief u. Hiller 2008), Somatisierungsskala der Symptom Check List (SCL-90-R) (Derogatis u. Cleary 1977), Fragebogen zu Körper und Gesundheit (FKG) (Hiller et al. 1997)

18.4 Differenzialdiagnosen

▬ Ausschluss **körperlicher Ursachen** der Beschwerden

❯❯ Die Diagnose einer somatoformen Störung ist nicht ausschließlich mit dem fehlenden Nachweis einer organischen Genese der Symptomatik zu begründen. Zum einen ist das Ergebnis ärztlicher Diagnostik von den verfügbaren Ressourcen und der Kompetenz des Untersuchers abhängig, zum anderen können durch manche Untersuchungstechniken sehr wohl körperliche Schäden nachgewiesen werden, die jedoch keine ausreichende Erklärung für die Art und das Ausmaß der Beschwerden bieten.

▬ Viele somatische Erkrankungen können ein vielfältiges Symptomspektrum aufweisen, welches eine schnelle und eindeutige Diagnose erschwert; bei Patienten mit medizinisch nicht erklärbaren Symptomen sollten daher folgende Erkrankungen zumindest in Erwägung gezogen werden: **Multiple Sklerose, Myasthenia gravis, Polymyalgia rheumatica, systemischer Lupus erythematodes, HIV-Infektion** und **AIDS, Porphyrie, Schilddrüsenerkrankungen, neurogene Tumorerkrankungen, paraneoplastisches Syndrom, Tumormetastasen, seltene metabolische Erkrankungen**

■ Wichtige psychiatrische Differenzialdiagnosen
▬ **Affektive Störung** (▶ Kap. 13): Depressive Störungen sind die wichtigste Differenzialdiagnose aufgrund hoher Komorbiditätsrate und großer Symptomüberlappung
  ▬ Typische somatische Beschwerden der Depression: Magen-Darm-Beschwerden, Appetitverlust, Schlaf- und Libidostörungen; treten diese

Symptome ausschließlich während depressiver Phasen auf, sind sie nur als Depression zu klassifizieren
- **Angst-/Panikstörung** (▶ Kap. 14):
    - Ebenfalls hohe Komorbiditätsrate und eine gewisse Symptomüberschneidung
    - Bei der Panikstörung treten verschiedene körperliche Symptome (Herzklopfen, Brustschmerzen, Schwindel) attackenartig auf, während sie bei somatoformen Störungen meistens relativ konstant sind und länger persistieren
- **Artifizielle Störung** (▶ Kap. 21):
    - Symptome werden vorgetäuscht oder erzeugt durch Selbstverletzung oder Manipulation, i.d.R. ohne eine direkt erkennbare äußere Motivation; im Gegensatz zur somatoformen Störung lässt sich ein objektivierbarer Befund erheben, z. B. das Nichtabheilen einer Wunde; Patienten wirken häufig durch die Symptome relativ wenig beeinträchtigt
- **Schizophrene Psychose** und **wahnhafte Störung** (▶ Kap. 12):
    - Meistens bizarre Ausgestaltung der körperlichen Symptome (im Rahmen von Wahrnehmungsstörungen/Halluzinationen oder sonstigen wahnhaften Überzeugungen), begleitet von nicht nachvollziehbaren Annahmen und Erklärungen
- **Dissoziative Störungen** (▶ Kap. 17):
    - Vor allem »ausgestanzte pseudoneurologische« Symptome wie Krampfanfälle, Bewusstseinsstörungen, Amnesien und Bewegungsstörungen, für die keine somatische Genese gefunden werden kann
- **Simulation** und **Rentenbegehren:**
    - Körperliche oder psychische Symptome werden absichtlich erzeugt, stark übertrieben oder rein erfunden
    - Deutliche Diskrepanz zwischen den initial angegebenen subjektiven Belastungen und den objektiven Befunden
    - Bei näherer Betrachtung lassen sich ein Mangel an Kooperation bei der Diagnostik und Behandlung sowie ein äußerer Anreiz für die vorgetäuschte Symptomatik erkennen

18.5 Epidemiologie/Prävalenz

- Auftreten vorübergehender, organisch nicht ausreichend begründbarer Beschwerden ist ein sehr häufiges Phänomen, eine den Diagnosekriterien entsprechende somatoforme Störung ist seltener
- Anteil der Betroffenen mit einer somatoformen Störung in der Allgemeinbevölkerung wird auf ca. 4–10% geschätzt

- In der deutschen erwachsenen Allgemeinbevölkerung konnte eine 12-Monats-Prävalenz von 3,5% ermittelt werden, was einer Anzahl von 2,2 Mio. Betroffener entspricht; Lebenszeitprävalenz von 12,9% (Frauen: 17,1%, Männer: 8,8%), somatoforme Schmerzstörung tritt mit einer Lebenszeitprävalenz von 12,2% überproportional häufiger auf als die anderen Untergruppen somatoformer Störungen (jeweils unter 1%)
- In Allgemeinarztpraxen werden ca. 16–31% der Konsultationen durch somatoforme Beschwerden verursacht
- Geschlechterverhältnis für alle relevanten Krankheitsbilder liegt bei ca. 1,5–3 (Frauen) zu 1 (Männer), bei einzelnen Krankheitsbildern wie dem Fibromyalgiesyndrom sogar noch höher
- Hinweise, dass Personen aus niedrigeren sozioökonomischen Schichten und mit geringerer Bildung eher an somatoformen Beschwerden leiden bzw. einen schwereren Verlauf aufweisen; erhöhte Prävalenz von somatoformen und funktionellen Störungen (v. a. Schmerzen) bei ethnische Minderheiten in fremden Ländern, wahrscheinlich aufgrund zahlreicher Stressoren (einschließlich einer Sprachbarriere) und Traumata
- Existenz »kulturgebundener Syndrome« (z. B. »Brain-fag« [Nigeria], »Susto« [Lateinamerika], »Dhat« [Indien, Nepal, Pakistan, Bangladesh und Sri Lanka], »Koro« [Südchina], »Pibloktoq« [Grönland]), die praktisch nur innerhalb umschriebener Kulturen bekannt sind

18.6 Verlauf und Prognose

- Typischer Beginn der somatoformen Störungen liegt zwischen dem 16. und 30. Lebensjahr
- Dauer im Schnitt 3–5 Jahre, bis eine funktionelle oder somatoforme Störung erkannt und eine spezifische Behandlung eingeleitet wird
- Starke Chronifizierungstendenz, führt
  - zur deutlichen Einschränkung der Lebensqualität,
  - zur überproportionalen Zunahme der Arbeitsunfähigkeitszeiten,
  - zu hohen Behandlungskosten gegenüber den Durchschnittskosten in der Bevölkerung (u. a. durch »doctor hopping«)
- Patienten mit einer somatoformen Störung begeben sich seltener in fachpsychiatrische/psychotherapeutische Behandlung als Patienten mit anderen psychischen Störungen
- Lebenserwartung ist trotz beeinträchtigter Lebensqualität weitgehend normal, dennoch erhöhtes Suizidrisiko v. a. bei Patienten mit chronischen Schmerzen
- Hohe Komorbiditätsrate, am häufigsten mit depressiven Störungen (bei ca. 75–90%) und mit Angststörungen (10–70%)

- **Prognose**
- Ca. 50–75 % der Betroffenen zeigen leichtere Verläufe; schwere Verläufe mit Verschlechterung der Funktionsfähigkeit und Lebensqualität finden sich bei ca. 10–30 % der Betroffenen
- Als **prognostisch günstig** für den Verlauf gelten:
  - Plötzliches Auftreten der Symptome ohne schwere komorbide Organpathologie
  - Genetisch oder psychosozial geprägte Persönlichkeitsfaktoren wie »ego resiliency«, »ego control«, »positiver Selbstwert«, eine höhere Intelligenz, eine geringere Impulsivität, Geselligkeit sowie ein sicherer Bindungsstil
  - Adaptive-Coping-Strategien (Glaube in eigene Stärke und Zukunftsperspektiven, [körperliche] Aktivität, teilweise auch religiöser Glaube); sichere Bindungen, soziale Unterstützung und aktuelle stabile Beziehungen
  - Protektive iatrogene Faktoren (frühe und angemessene, entkatastrophisierende Aufklärung des Patienten; ganzheitliche, biopsychosoziale Sichtweise auf Krankheiten)
  - Soziokulturelle Faktoren (ein Gesundheitssystem, das frei zugänglich ist, aber auf Primärprävention und Eigenverantwortung setzt)
- Für eine **ungünstige Prognose** sprechen:
  - Psychiatrische Komorbidität (Angst, Depression, Sucht, Persönlichkeitsstörungen)
  - Zusätzliche belastende Lebensumstände
  - Mangelnde Unterstützung im sozialen Umfeld
  - Berufliche Unzufriedenheit, Arbeitsplatzverlust
  - Fehlende Veränderungsperspektiven
  - Rentenbegehren
  - Chronischer Verlauf

18.7 Therapie

- Patienten fällt es schwer, sich mit der Option einer nichtorganischen Ursache ihrer Beschwerden auseinander zu setzen, ein Heranführen daran sollte nach Sicherung der Diagnose behutsam erfolgen
- Erster therapeutischer Schritt: Aufbau einer tragfähigen, vertrauens- und respektvollen Arzt-Patient-Beziehung
- Weichenstellung für die psychotherapeutische (Mit)behandlung erfolgt bereits in der Praxis des Hausarztes oder des somatischen Facharztes
- Dem Patienten sollte dabei das Verständnis für die Verbindung zwischen der körperlichen Symptomatik und verschiedenen psychischen und psychologischen Faktoren vermittelt werden

- Hilfreiche »Dos« und »Don'ts« der ärztlichen Gesprächsführung (nach Rief 2007):
    - »Dos« (empfohlen):
        - Aktives Nachfragen (Patient sollte sich immer ernst genommen fühlen)
        - Zusammenfassen des Gesagten; psychosoziale Themen zunächst eher beiläufig und indirekt ansprechen
        - Positive Beschreibung der Beschwerden (z. B. »körperlicher Stress«) anbieten
        - Den Patient beruhigen und die Glaubwürdigkeit der Beschwerden versichern
        - Zeitkontingente (statt beschwerdekontingente) ärztliche Termine vereinbaren
        - Bei jedem Besuch kurze körperliche Untersuchung mit dem Schwerpunkt auf dem Gebiet des Unbehagens
    - »Don'ts« (zu vermeiden):
        - Keine Verwendung von Begriffen und Terminologien, die die Beschwerden verharmlosen oder stigmatisieren (z. B. »Sie haben nichts«; »Simulant«)
        - Keine unbewiesenen Ätiologieannahmen suggerieren (»vegetative Dystonie«)
        - Vermeidung einer Erklärung der Symptome ausschließlich durch psychosoziale Faktoren; psychosoziale Themen nicht konfrontativ und frontal ansprechen
        - Beschwerdegesteuerte Terminplanung vermeiden
        - Unnötige diagnostische Verfahren, invasive Behandlungen und Krankenhauseinweisungen vermeiden
- Behandlung schweregradgestuft
    - Betreuung von Patienten mit leichteren Verläufen nach Möglichkeit lediglich vom primär behandelnden Haus-/somatischen Facharzt
    - Bei Patienten mit schwereren Verläufen frühzeitige fachpsychotherapeutische Mitbeurteilung und ggf. Mitbehandlung
    - Bei besonders schweren Verläufen: multimodales Therapiekonzept (interdisziplinäre Behandlung) unter Einbeziehung von mindestens 2 Fachdisziplinen, davon eine psychosomatische, psychotherapeutische oder psychiatrische; mangelnde ambulante Verfügbarkeit macht hierfür oft ein (teil-)stationäres Setting erforderlich
- In Deutschland anerkannte psychotherapeutische Verfahren, für deren Anwendung bei somatoformen Störungen eine Evidenz vorliegt: **kognitive Verhaltenstherapie, psychodynamische Psychotherapie; Hypnose/hypnotherapeutische/imaginative Verfahren; funktionelle Entspannung** und **operante Verhaltenstherapie**

— Für die kognitive Verhaltenstherapie (KVT) existieren bei weitem die meisten randomisiert kontrollierten Studien, auch als Kurzzeittherapie oder als fokussierte Therapie auf bestimmte Beschwerden bzw. Verhaltensweisen

— Bestimmte in einem weiteren Sinne (körper-)psychotherapeutische Therapieelemente können als Zusatzmaßnahmen in einen Gesamtbehandlungsplan integriert, jedoch nicht als Monotherapien empfohlen werden

— Bislang gibt es keine ausreichende Grundlage für die Bevorzugung von Einzel- oder Gruppenpsychotherapie; beide Formen können gleichermaßen eingesetzt werden

- **Therapieziele**
— Zu Beginn der Therapie allgemeine Therapieziele formulieren
— Wichtige allgemeine Eckpunkte (Henningsen u. Martin 2008):
  — Verbesserung der Lebensqualität
  — Verhinderung von Chronifizierung und Selbstschädigung; Relativierung hoher Ansprüche (Bewältigung statt Heilung) und Entwicklung eines realistischen Bildes von körperlicher Gesundheit
  — Vermittlung eines Verständnisses für die Wechselwirkungen zwischen Körperbeschwerden und psychosozialen Faktoren
  — Förderung von Selbstwirksamkeitsstrategien und mehr Teilhabe am (Arbeits-)Alltag sowie eines verantwortlichen Umgangs mit körperlichen und psychischen Belastungsgrenzen
  — Hypochondriespezifisch Verminderung von Krankheitsangst

- **Therapiephasen**
— Einteilung der Therapie der somatoformen Störung therapieschulenübergreifend in 3 Phasen (Gottschalk u. Rief 2012):
  — **Therapieeingangsphase:** Aufbau einer sicheren therapeutischen Beziehung als Grundlage für weiterführende Interventionen
  — **Vermittlung eines Störungsmodells:** Störungsbild des Patienten erweitern, gleichzeitiges Anerkennen der Realität der Beschwerden und zusätzliches Thematisieren möglicher psychosozialer Einflussfaktoren
  — **Vermittlung von Bewältigungsstrategien:** Vertiefung des Zusammenhangs von körperlichen und psychischen Prozessen und zusätzlich Vermittlung von Strategien zum besseren Umgang mit den körperlichen Beschwerden

- Kognitiv-verhaltenstherapeutische Therapieelemente
  (in Anlehnung an Rief u. Hiller [2011] sowie Kanwischer [2006])
- Entspannungsverfahren und Stressbewältigung (z. B. Progressive Muskel-
  relaxation oder Autogenes Training)
- Abbau von Rückversicherungsverhalten (z. B. Vereinbarung zeitkontingen-
  ter Arztbesuche, Selbstbewältigung von Ängsten)
- Erarbeitung eines realistischen Gesundheitsbegriffs
- Abbau von Schon- und Vermeidungsverhalten
- Kognitive Umstrukturierung zur Veränderung des Umgangs mit katastro-
  phisierenden Bewertungen
- Verbesserte Emotionsregulation durch Förderung der bewussteren
  Wahrnehmung von Gefühlen und des Emotionsausdrucks (z. B. Training
  emotionaler Kompetenzen von Berking [2010])
- Training sozialer Kompetenzen
- Verbesserung des subjektiven Wohlbefindens und der Belastbarkeit
- Berufliche Reintegration
- Rückfallprophylaxe (Vermittlung einer ausgewogenen Lebensführung und
  Ermutigung zur gezielten Auseinandersetzung mit Missempfindungen)

18.7.1 Pharmakotherapie

- Grundsätzlich wird eine Zurückhaltung bezüglich der pharmakologischen
  Intervention bei nicht komorbiden somatoformen Störungen empfohlen
- Einsatz von Medikamenten nur als vorübergehende zielsymptomorientierte
  Begleitmaßnahme in Phasen erheblicher Beeinträchtigung
- Dem Patienten vermitteln, dass die Medikamente einer vorübergehenden
  Linderung, jedoch nicht der Heilung der Symptome dienen
- Durch die besondere Aufmerksamkeitsausrichtung auf körperliche Sympto-
  me und ihre überkritische Bewertung muss beim Einsatz von Medikamenten
  mit gehäuftem Auftreten meist intensiv erlebter Nebenwirkungen gerechnet
  werden
- Günstige Effekte wurden gezeigt für Opipramol, Hypericumextrakt
  (Johanniskraut), Escitalopram, Venlafaxin XR, trizyklische Antidepressiva
  (z. B. Amitriptylin) und niedrig dosierte Antipsychotika (Flupentixol,
  Fluspirilen) (Übersicht: Kapfhammer 2012); Einsatz von Antipsychotika bei
  Somatisierungssyndromen sollte dennoch, v. a. im Hinblick auf ein Spät-
  dyskinesierisiko, kritisch bewertet werden
- Symptomorientierte, zielorganspezifische medikamentöse Behandlung
  (z. B. β-Rezeptoren-Blocker bei Betonung des kardiovaskulären Systems,
  Spasmolytika bei krampfartigen abdominellen Beschwerden); Anxiolytika,

Hypnotika/Tranquilizer oder Antipsychotika sollten bei nichtspezifischen, funktionellen und somatoformen Körperbeschwerden ohne entsprechende Komorbidität nicht verschrieben werden

Somatoforme Schmerzstörung

- Bekannte schmerzlindernde Wirkung von Antidepressiva (u. a. durch deszendierende Hemmung bzw. Modulation afferenter Schmerzsensationen)
- Nachweis eines positiven therapeutischen Effekts bzw. einer Überlegenheit gegenüber einem Placebo für folgende Präparate: heterozyklische Antidepressiva (v. a. Amitriptylin, Clomipramin, Maprotilin), SSRIs (Fluoxetin, Citalopram, Fluvoxamin, Sertralin, Paroxetin), Mirtazapin, Buspiron
- Außerdem Nachweis positiver Effekte für den Einsatz von Pregabalin und Gabapentin (Übersicht: Kapfhammer 2012)
- Bei Patienten mit vorbestehender Medikation von opioidhaltigen Analgetika oder Benzodiazepinen sollte der Versuch einer Entwöhnung unternommen werden, am besten im Rahmen eines multimodalen Behandlungsplans

18.7.2 Übersicht sonstiger Therapieformen

- Physiotherapie
- Sport- und Bewegungstherapie
- Entspannungsverfahren
- Ergotherapie
- Medizinische Trainingstherapie
- Sensomotorisches Training, Arbeitsplatztraining
- Künstlerische Therapie (Kunst- oder Musiktherapie)
- Ernährungsberatung
- Soziotherapie

Weiterführende Literatur

Berking M (2010) Training emotionaler Kompetenzen. Springer, Heidelberg
Gottschalk JM, Rief W (2012) Psychotherapeutische Ansätze für Patienten mit somatoformen Störungen. Nervenarzt 83: 1115–1127
Henningsen P, Martin A (2008) Somatoforme Störungen. In: Herpertz SC, Caspar F, Mundt C (Hrsg) Störungsorientierte Psychotherapie. Urban & Fischer, München, S 541–559
Jacobi F, Höfler M, Strehle J, Mack S, Gerschler A, Scholl L, Busch MA, Maske U, Hapke U, Gaebel W, Maier W, Wagner M, Zielasek J, Wittchen HU (2014) Psychische Störungen in der Allgemeinbevölkerung. Nervenarzt 85: 77–87

Kanwischer H (2006) Somatoforme Störungen. In: Leichsenring F (Hrsg) Lehrbuch der Psychotherapie für die Ausbildung zur/zum Psychologischen PsychotherapeutIn und für die ärztliche Weiterbildung, 3. Aufl. Bd 2. CIP-Medien, München, S 173–182

Kapfhammer HP (2012) Psychopharmakotherapeutische Ansätze bei somatoformen Störungen und funktionellen Körpersyndromen. Nervenarzt 83: 1128–1141

Michel TM, Schneider F (2012) Somatoforme Störungen. In: Schneider F (Hrsg) Facharztwissen Psychiatrie und Psychotherapie. Springer, Heidelberg, S 361–369

Rief W (2007) Analyzing the problems in managing patients with medically unexplained Symptoms. J Gen Intern Med 22: 704–706

Rief W, Hiller W (2011) Somatisierungsstörung. Fortschritte der Psychotherapie. Hogrefe, Göttingen

Schaefert R, Hausteiner-Wiehle C, Sattel H, Ronel J, Herrmann M, Häuser W, Henningsen P (Steuerungsgruppe) (2012) S3- Leitlinie zum Umgang mit Patienten mit nicht-spezifischen, funktionellen und somatoformen Körperbeschwerden. Dtsch Ärztebl Intern 109: 803–813; http://www.awmf.org/leitlinien/detail/ll/051-001.html

Ratgeber für Betroffene und Angehörige

Rauh E, Rief W (2006) Ratgeber somatoforme Beschwerden und Krankheitsängste. Informationen für Betroffene und Angehörige. Hogrefe, Göttingen

Testliteratur
▶ Anhang

Internetlinks
Deutsche Schmerzliga e. V.: http://www.schmerzliga.de

Essstörungen (F50)

D. Wälte, F. Schneider

F. Schneider (Hrsg.), *Klinikmanual Psychiatrie, Psychosomatik und Psychotherapie*,
DOI 10.1007/978-3-642-54571-9_19, © Springer-Verlag Berlin Heidelberg 2016

▣ Tab. 19.1 ICD-10: F50.x Essstörungen

Erkrankung	ICD-10-Kodierung	Definition	Therapiestrategie
Anorexia nervosa	F50.0	Erheblicher selbstverursachter Gewichtsverlust und die Beibehaltung eines für das Alter zu niedrigen Körpergewichts, getrieben von der Idee, trotz Untergewicht zu dick zu sein	Zunächst somatische Stabilisierung des Patienten, begleitet von stützenden Gesprächen, anschließend kognitive Verhaltenstherapie als Therapie der 1. Wahl; meist stationäre Behandlung notwendig
Bulimia nervosa	F50.2	Heißhungerattacken, gefolgt von dem Versuch, dem dickmachenden Effekt der Nahrung durch unterschiedliche Verhaltensweisen (Erbrechen, Laxanzienabusus, Fasten etc.) entgegenzuwirken	s. oben, aber meist ambulante Therapie ausreichend

■ Tab 19.1 (Fortsetzung)			
Erkrankung	ICD-10-Kodierung	Definition	Therapiestrategie
Binge-Eating-Störung	F50.8 (sonstige Essstörung)	Wiederholte Episoden von »Fressanfällen«, bei denen große Mengen von Nahrungsmitteln mit einem Gefühl des Kontrollverlustes verspeist werden, ohne dass anschließend Maßnahmen zur Gewichtsreduktion eingeleitet werden	s. oben, aber meist ambulante Therapie ausreichend

19.1 Ätiologie

— Kognitiv-verhaltenstherapeutische Ansätze: Betonung eines Teufelskreises (■ Abb. 19.1) zwischen gezügeltem Essverhalten, einer Störung der psychophysiologischen Reaktion von Hunger und Sättigung, der Beschäftigung mit dem Essen und der Angst vor Gewichtszunahme
— Zusammenfassender Diathese-Stress-Ansatz: Interaktives Zusammenwirken von prädisponierenden (genetische Faktoren, Lernerfahrungen), soziokulturellen (Schlankheitsideal), auslösenden (psychisch belastende Lebensereignisse) und aufrechterhaltenden Bedingungen
— Risikofaktoren: Geschlecht (weiblich), Alter (Jugendliche und junge Erwachsene), Leben in einer westlichen Bevölkerung, prämorbide Persönlichkeit (geringes Selbstwertgefühl)

19.2 Symptome, Diagnosekriterien (ICD-10)

— Störung des Essverhaltens oder des Gewichtskontrollverhaltens, nicht sekundär durch andere Erkrankungen bedingt

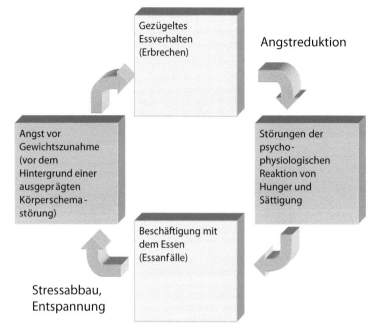

Abb. 19.1 Teufelskreismodell der Essstörung (Wälte u. Schneider 2012)

19.2.1 Anorexia nervosa

Diagnostische Leitlinien (ICD-10): F50.0 Anorexia nervosa
- Körpergewicht mindestens 15% unter dem erwarteten Gewicht oder BMI (»Body-Mass-Index«, ▣ Abb. 19.2) ≤17,5 kg/m^2
- Selbst herbeigeführter Gewichtsverlust durch Vermeidung von hochkalorischen Speisen und mindestens eine der folgenden Verhaltensweisen: selbst induziertes Erbrechen oder Abführen, übertriebene körperliche Aktivitäten, Gebrauch von Appetitzüglern oder Diuretika
- Körperschemastörung mit der Angst, zu dick zu werden
- Endokrine Störung (bei Frauen mit Amenorrhö, bei Männern mit Libido- und Potenzverlust)
- Bei Beginn der Erkrankung vor der Pubertät: pubertäre Entwicklung verzögert oder gehemmt

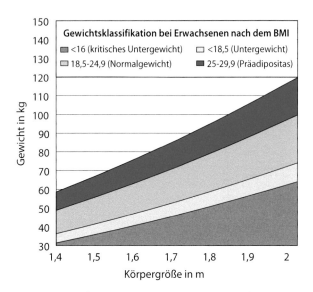

◨ Abb. 19.2 Gewichtsklassifikation bei Erwachsenen nach dem Body-Mass-Index (BMI: Index zur Beschreibung des relativen Körpergewichts bezogen auf die Körpergröße; Bestimmung: Körpergewicht in kg dividiert durch die Körpergröße in m²) (Wälte u. Schneider 2012)

━ Subtypen der Anorexia nervosa:
  ━ **F50.00:** Anorexie **ohne** aktive Maßnahmen zur Gewichtsabnahme (Erbrechen, Abführen etc.);
  ━ **F50.01:** Anorexie **mit** aktiven Maßnahmen zur Gewichtsabnahme (Erbrechen, Abführen etc.; u. U. in Verbindung mit Heißhungerattacken)
━ **F50.1 Atypische Anorexia nervosa:** Eines oder mehrere der Kernmerkmale der Anorexia nervosa fehlen (z. B. Amenorrhö oder ausgeprägter Gewichtsverlust), sonst ist jedoch das klinische Bild gegeben

19.2.2 Bulimia nervosa

Diagnostische Leitlinien (ICD-10): F50.2 Bulimia nervosa
- Andauernde Beschäftigung mit Essen, unwiderstehliche Gier nach Nahrungsmitteln; Essattacken, bei denen große Mengen Nahrung in sehr kurzer Zeit konsumiert werden
- Versuch, dem dickmachenden Effekt der Nahrung durch verschiedene Verhaltensweisen entgegenzusteuern: selbst induziertes Erbrechen, Abführmittelmissbrauch, zeitweiliges Hungern, Gebrauch von Appetitzüglern, Schilddrüsenpräparaten oder Diuretika
- Krankhafte Furcht davor, dick zu werden; die selbst gesetzte Gewichtsgrenze liegt deutlich unterhalb des als optimal oder »gesund« betrachteten Gewichts
- Häufig Episode einer Anorexia nervosa in der Vorgeschichte

- **F50.3 Atypische Bulimia nervosa:** Ein oder mehr Kernmerkmale der Bulimia nervosa sind nicht zu beobachten, jedoch ist sonst das klinische Bild gegeben
- **F50.4 Essattacken bei sonstigen psychischen Störungen:** Übermäßiges Essen im Sinne von psychogenen Essattacken, als Reaktion auf belastende Ereignisse (z. B. Unfälle, Trauerfälle) mit daraus resultierendem Übergewicht

19.2.3 Binge-Eating-Störung

F50.8 Sonstige Essstörung
Einzuordnen wäre hier die Binge-Eating-Störung (DSM-5):
A. Wiederholte Episoden von »Fressanfällen« (»Binge Eating«); eine Episode von »Fressanfällen« ist durch die beiden folgenden Kriterien charakterisiert:
   - Essen einer Nahrungsmenge in einem abgrenzbaren Zeitraum, die definitiv größer ist als die, welche die meisten Menschen in einem ähnlichen Zeitraum unter ähnlichen Umständen essen würden
   - Gefühl des Kontrollverlustes über das Essen
B. Die »Fressanfälle« treten gemeinsam mit mindestens 3 der folgenden Symptome auf:
   - Wesentlich schneller essen als normal
   - Essen bis zu einem unangenehmen Völlegefühl

- Essen großer Nahrungsmengen, wenn man sich körperlich nicht hungrig fühlt
- Alleine essen aus Verlegenheit über die Menge, die man isst
- Ekelgefühle sich selbst gegenüber, Deprimiertheit oder große Schuldgefühle nach dem übermäßigen Essen

C. Deutliches Leiden wegen der »Fressanfälle«

D. Die »Fressanfälle« treten im Durchschnitt an mindestens 1 Tag in der Woche für 3 Monate auf

E. Die »Fressanfälle« sind nicht mit dem regelmäßigen Einsatz unangemessener kompensatorischer Verhaltensweisen (Fasten, exzessive körperliche Aktivität) assoziiert, und sie treten nicht ausschließlich während einer Anorexia oder Bulimia nervosa auf

19.2.4 Spezifische psychische Probleme bei Patienten mit Essstörungen

- Gestörte Körperwahrnehmung
- Selbstwertproblem
- Starke Leistungsorientierung
- Geringe Fähigkeit, Stress und Spannung abzubauen
- Identitäts- und Autonomiekonflikt
- Interaktionsprobleme (Familie, Partnerschaft)
- Ängste, Depression, Schuldgefühle
- Hohe Komorbiditätsraten mit depressiven Störungen (50–75%), Substanzmissbrauch oder -abhängigkeit und Sozialphobie bei der Bulimie (30–37%) und Zwangsstörungen bei der Anorexie (20%)

19.3 Diagnostik

19.3.1 Anamnese und Befunderhebung

- Essverhalten (Vermeidung hochkalorischer Speisen, Beschränkung auf spezifische Lebensmittel, Rituale beim Essen, Horten von Lebensmitteln)
- Veränderungen des Gewichts über die Zeit
- Aktuelle Ernährung und Trinkverhalten
- Gewichtsreduzierende Methoden (extremer Sport, Erbrechen, Laxanzien, Diuretika, Appetitzügler, Fasten)

- Heißhungerattacken (Menge und Art der Nahrungsmittel)
- Menarche und Zyklusverlauf
- Angst vor Gewichtszunahme (exzessive Gewichtskontrollen)
- Körperschemastörung (Fehleinschätzung des eigenen körperlichen Aussehens)
- Persönliches Zielgewicht
- Körperliche Aktivität
- Alkohol-, Tabletten-, Drogenmissbrauch
- Leistungsverhalten
- Krankheitseinsicht
- Soziale Beziehungen (insbesondere in der Familie und der Gleichaltrigengruppe)
- Kontrollstörung (insbesondere unkontrolliertes Geldausgeben für Nahrungsmittel)
- Sexualanamnese (Amenorrhö, Libidoverlust)
- Erfassung der psychischen Komorbidität

- **Untersuchung der körperlichen Veränderungen bei Anorexia und Bulimia nervosa, um somatische Komplikationen zu erkennen**
- **Inspektion:**
  - Läsionen am Handrücken oder Schwielen an den Fingern durch häufiges manuelles Auslösen des Würgereflexes
  - Lanugobehaarung
  - Haarausfall
  - Schwellung und Entzündung der Speicheldrüsen
  - Insbesondere bei Bulimia nervosa: ausgeprägte Karies
  - Insbesondere bei Anorexia nervosa: Akrozyanose, Cutis marmorata, bei Kindern und Jugendlichen Minderwuchs und verzögerte Pubertätsentwicklung
- **Labor,** insbesondere bei rapider oder ausgeprägter Gewichtsabnahme bzw. häufigem Erbrechen:
  - Elektrolyte einschließlich Kalium, Phosphat, Magnesium (durch Dehydration Gefahr von Nierenschädigungen und Herzmuskelschwäche)
  - Blutbild (Neutropenie mit relativer Lymphozytose, bei Anämie und Thrombozytopenie, bei verminderter Flüssigkeitszufuhr erhöhter Hämatokrit)
  - Harnstoff, Kreatinin, Transaminasen, Gesamteiweiß, Amylase, Lipase (Erhöhung von Transaminasen, Amylase, Lipase und harnpflichtigen Substanzen)

Weitere:
- EKG (EKG-Veränderungen: QT-Verlängerung, Bradykardie)
- Untersuchung auf Gastrointestinalstörungen: z. B. verzögerte Magenentleerung, atonische Magenerweiterung, Flatulenz, Obstipation, Ösophagitis, besonders auch durch Laxanzienabusus induzierte Komplikationen

> **❯** Aufgrund des Essverhaltens sind gefährliche Entgleisungen des Elektrolythaushalts möglich.

- **Testpsychologische Zusatzdiagnostik**
- Störungsspezifische Fragebögen: z. B. »Eating Disorder Examination Questionnaire«, dt. Übersetzung von Hilbert und Tuschen-Caffier 2006 (EDE-Q; http://www.vfp-muenster.de/publikationen/online.html) (▶ Abschn. 2.6)

19.4   Differenzialdiagnosen

- **Somatische Erkrankungen**
- Endokrine Erkrankungen (z. B. Diabetes mellitus, Hypo- oder Hyperthyreose)
- Gastrointestinale Erkrankungen (z. B. Sprue, Pankreatitis, zystische Fibrose, Kolitis oder ösophageale oder intestinale Stenosen)
- Infektiöse Erkrankungen (z. B. Tuberkulose, Hepatitis, Endokarditiden oder HIV-Infektionen)
- Lebererkrankungen oder Nierenerkrankungen
- Maligne Erkrankungen

- **Psychische Erkrankungen**
- Schwere depressive Erkrankungen mit Appetitverlust
- Psychotische Erkrankungen mit ernährungsbezogenem Wahn
- Angst- und Zwangserkrankungen mit ernährungsbezogenen Ängsten oder Zwangsgedanken
- Missbrauch psychotroper Substanzen

19.5   Epidemiologie/Prävalenz

- **Anorexia nervosa:** Lebenszeitprävalenz ca. 0,6%, höchste Inzidenzrate bei Frauen im Alter zwischen 14 und 18 Jahren; Verhältnis Frauen : Männern 10:1
- **Bulimia nervosa:** Lebenszeitprävalenz ca. 1% , höchste Inzidenzrate bei Frauen im Alter zwischen 18 und 35 Jahren; Verhältnis Frauen : Männern 20:1
- **Binge-Eating-Störung:** Lebenszeitprävalenz ca. 2,8%; Verhältnis Frauen : Männern 1,5:1

19.6 Verlauf und Prognose

- Meist subchronischer bis chronischer Verlauf
- Im Verlauf mögliche Diagnoseshifts, auch zu anderen psychischen Erkrankungen wie Depression, Sucht-, Angst- oder Zwangserkrankungen
- 10-Jahres-Letalität bei Anorexia nervosa mit ca. 5% sehr hoch, bei Bulimia nervosa und Binge-Eating-Störung deutlich niedriger

Ungünstig für den Verlauf der Anorexia nervosa sind:
- Besonders niedriges Gewicht zu Behandlungsbeginn
- Längere Krankheitsdauer
- Heißhungeranfälle und Erbrechen
- Ausgeprägte Rigidität

Ungünstig für den Verlauf der Bulimia nervosa sind:
- Erhöhte Impulsivität
- Substanzmissbrauch

19.7 Therapie

19.7.1 Kriterien für eine stationäre Behandlung

- **Somatische Kriterien**
- Gravierendes Untergewicht (BMI <15 kg/m^2)
- Rapider oder anhaltender Gewichtsverlust von mehr als 20% des Ausgangsgewichts innerhalb von 6 Monaten
- Ausgeprägte somatische Komplikationen (z. B. Hinweise auf erhöhtes kardiales Risiko, Niereninsuffizienz, Elektrolytentgleisungen)
- Schwere bulimische Symptomatik (z. B. Laxanzien- bzw. Diuretikaabusus)
- Häufige Infektionen bei kachektischen Patienten
- Ausgeprägter Substanzmissbrauch

- **Psychosoziale Kriterien**
- Stationärer Aufenthalt als Möglichkeit der Herauslösung aus einem Teufelskreis festgefahrener (familiärer) Interaktionen
- Verdacht auf Misshandlung oder Missbrauch
- Soziale Isolation

- **Psychotherapeutische Kriterien**
- Mangelnde Motivation für eine ambulante Therapie
- Suizidgefahr
- Komorbidität mit schwerwiegenden anderen psychischen Erkrankungen (z. B. schwere Depression)
- Ausgeprägtes Selbstverletzungsverhalten
- Scheitern bisheriger ambulanter oder tagesklinischer Behandlungsversuche

> In schweren Fällen einer Anorexia nervosa ist zur Abwendung akuter Lebensgefahr eine sofortige stationäre Einweisung notwendig. Ziele sind:
> - Gewichtszunahme (Nahrungszufuhr via Magensonde oder parenteral)
> - Behandlung einer durch selbst induziertes Erbrechen oder Laxanzienabusus resultierenden Hypokaliämie

19.7.2 Pharmakotherapie

- Eine ausschließliche Indikation zur Pharmakotherapie ist ohne zusätzliche Psychotherapie und Ernährungsberatung nicht gegeben
- Evidenzbasierte Empfehlungen liegen nur für die Bulimie vor, sonst Off-Label-Use

- **Anorexia nervosa**
- Bei anhaltender depressiver Verstimmung nach ausreichender Gewichtszunahme kann ein selektiver Serotoninwiederaufnahmehemmer (SSRI) gegeben werden
- Bei extrem ausgeprägter Gewichtsphobie und psychotisch anmutender Körperschemastörung können atypische Antipsychotika hilfreich sein, allerdings ist die Studienlage noch unzureichend
  - Es finden sich allenfalls Hinweise, dass Zwangssymptome und Gedankenkreisen unter Olanzapin abgemildert werden können

- **Bulimia nervosa**
- Selektive Serotoninwiederaufnahmehemmer (SSRI) sind Mittel der 1. Wahl im Rahmen der Pharmakotherapie
- Fluoxetin hat als einzige Substanz die Zulassung zur Behandlung der Bulimie, im Rahmen eines zugleich auch psychotherapeutisch ausgerichteten Gesamtkonzepts
  - Wirksame Dosis von Fluoxetin bei Bulimia nervosa 60 mg/Tag (höher als bei Depression)

- Binge-Eating-Störung
- Selektive Serotoninwiederaufnahmehemmer (SSRI) können hilfreich sein, scheinen jedoch im Follow-up der kognitiven Verhaltenstherapie deutlich unterlegen zu sein

19.7.3 Psychotherapie

- Psychotherapie, insbesondere bei Bulimia nervosa, ist die Methode der Wahl
- Insgesamt bewährt haben sich multimodale kognitiv-verhaltenstherapeutische Therapieansätze (◨ Abb. 19.3), in deren Zentrum die Änderung dysfunktionaler Gedanken, die um das Gewicht und die Figur kreisen, steht
  - Wesentliche Schritte dabei sind Klärungsarbeit, Bewältigungsarbeit und Befähigung zum Selbstmanagement
- Als besonders effektiv, v. a. bei jugendlichen Patienten, erwiesen sich familientherapeutische Interventionen mit systemischen und verhaltenstherapeutischen Elementen
- Falls bei der Anorexia nervosa noch ein kritisches Untergewicht besteht, sind der Psychotherapie in engerem Sinne stützende Gespräche vorzuschalten, um Überforderungen zu vermeiden
- Dauer der kognitiven Verhaltenstherapie: im ambulanten Bereich mindestens 25 Sitzungen mit einer Behandlungsfrequenz von 1-mal pro Woche, die später verringert werden kann
- Psychotherapie bei Anorexia nervosa im stationären Setting ist durch weitere Interventionen zu ergänzen
  - Primäres Ziel ist eine Normalisierung des Körpergewichtes, die über das Essverhalten und die Bearbeitung der psychischen Probleme beeinflusst wird
  - Es sollte unter Einbeziehung einer Ernährungsberatung eine Gewichtszunahme von 500–1000 g/Woche angestrebt werden
  - Die tägliche Kalorienzufuhr hängt von dem Ausgangsgewicht ab (z. B. bei mäßigem Untergewicht zwischen 14–16 kg/m^2 stufenweise von 1000–1500 kcal/Tag auf 2500 kcal/Tag innerhalb von 2 Wochen durch 3 Hauptmahlzeiten und 2 Zwischenmahlzeiten)
  - Das sollte in einem Behandlungsplan schriftlich festgehalten werden
  - Besonders am Anfang der Behandlung erfordert die Umsetzung des Planes intensive Motivationsarbeit und die Behandlung der Ängste und Schuldgefühle, die durch die Gewichtszunahme auftreten können
  - Zur Kontrolle ist ein regelmäßiges Wiegen unter Standardbedingungen notwendig

3. **Schritt: Befähigung zum Selbst-management**
➢Stabilisierung und Rückfallprophylaxe
➢Selbstregulation des Essverhaltens
➢Selbstkontrolle
➢Selbstständiges Problemlösen

2. **Schritt: Bewältigungsarbeit**
➢Veränderung des Essverhaltens
➢Bearbeitung psychologischer Defizite
➢Veränderung der Einstellung zum Körper
➢Behandlung der Körperschemastörung

Beispiel für die Veränderung der Einstellung zum Körper (Seilübung nach Böse et al. 2005):
➢ Patientin erhält 2 Seile von unterschiedlicher Farbe
➢ Zunächst soll sie die Länge bzw. den Umfang eines Körperteils mit einem Seil subjektiv abschätzen und das abgeknickte Seil auf den Boden legen
➢ Anschließend soll sie die Länge bzw. den Umfang desselben Körperteils mit dem anderen Seil objektiv abmessen und neben die subjektive Schätzung legen
➢ Die Unterschiede können nun gemeinsam betrachtet und disputiert werden

1. **Schritt: Klärungsarbeit**
➢Behandlungsvertrag, der die wichtigsten Zielbereiche umfasst
➢Information über die Therapie
➢Diagnose und Aufklärung
➢Analyse des Essverhaltens

 Abb. 19.3 Ablauf einer kognitiven Verhaltenstherapie bei Essstörungen (Wälte u. Schneider 2012)

— Die Gewichtskontrollen dienen auch der Vorbeugung des **Refeeding-Syndroms** (**Cave:** erhöhte Insulinausschüttung durch schnelle Zufuhr von Glukose nach Unterernährung mit der Folge eines gefährlichen Ungleichgewichtes der Elektrolyte)
— Kurzfristig kann in kritischen Einzelfällen von extremer Unterernährung unter Absprache mit dem Patienten über eine gastral platzierte Sonde die Ernährung sichergestellt werden
— Zu Beginn der Therapie ist ein Fokus auf die Besserung des gestörten Essverhaltens zu legen (z. B. Verbot von Süßigkeiten, da freier Zucker einen direkten Effekt auf den Blutzuckerspiegel hat und zu Schwankungen mit Heißhungerattacken führen kann) – Dafür hat sich die intensive Besprechung von Verhaltensanalysen mit dem Patienten bewährt, damit der Zusammenhang zwischen gestörtem Essverhalten (z. B. Essanfälle und/oder Erbrechen) und psychologischen Triggern deutlich wird
— Die Entlassung von der Station erfordert eine intensive Vorbereitung (z. B. Überleitung in die ambulante Psychotherapie, Besprechung von möglichen Rückfällen, Einbeziehung von Angehörigen, Ernährungsplan zu Hause)

Weiterführende Literatur

APA (2013) Diagnostic and statistical manual of mental disorders. Fifth Edition. DSM-5. Washington DC

Fichter MM (2015) Anorektische und bulimische Essstörungen. In: Berger M (Hrsg) Psychische Erkrankungen. Klinik und Therapie. Urban & Fischer, München, S 547–564

Herpertz S, de Zwaan M (2011) Essstörungen. In: Senf W, Broda M (Hrsg) Praxis der Psychotherapie. Ein integratives Lehrbuch. Thieme, Stuttgart, S 406–429

Herpertz S, Hagenah U, Vocks S, von Wietersheim J, Cuntz U, Zeek A (2011) Diagnostik und Therapie der Essstörungen. Dt Ärztebl 108: 678–685

Herpertz S, de Zwaan M, Zipfel S (2008) Handbuch Essstörungen und Adipositas. Springer, Heidelberg

Hudson JI, Hiripi E, Pope HG Jr, Kessler RC (2007) The prevalence and correlates of eating disorders in the National Comorbidity Survey Replication. Biol Psychiatry 61: 348–358

Jacobi C, de Zwaan M (2011) Essstörungen. In: Wittchen H-U, Hoyer J (Hrsg) Klinische Psychologie und Psychotherapie. Springer, Heidelberg, S 1053–1079

Jacobi C, Thiel A, Paul T (2008) Kognitive Verhaltenstherapie bei Anorexia und Bulimia nervosa. Beltz, Weinheim

Wälte D, Schneider F (2012) Essstörungen. In: Schneider F (Hrsg) Facharztwissen Psychiatrie und Psychotherapie. Springer, Heidelberg, S 371–380

Ratgeber für Betroffene und Angehörige

BZgA (2010) Essstörungen. Leitfaden für Eltern, Angehörige und Lehrkräfte. Bundeszentrale für gesundheitliche Aufklärung, Köln

Fichter MM (2009) Magersucht und Bulimie. Mut für Betroffene, Angehörige und Freunde. Karger, Basel

Nolte A (2013) Essstörungen. Hilfe bei Anorexie, Bulimie und Binge-Eating. Stiftung Warentest, Berlin

Testliteratur

► Anhang

Internetlinks

Beratungs- und Informationsserver zu Essstörungen: http://www.abserver.de

Body-Mass-Index: http://www.mybmi.de

Selbsthilfe bei Essstörungen e.V.: http://www.magersucht.de

S3-Leitlinie Diagnostik und Therapie der Essstörungen: http://www.awmf.org/uploads/tx_szleitlinien/051-026l_S3_Diagnostik_Therapie_Essst%C3%B6rungen.pdf

Schlafstörungen (F51)

M. Grözinger, F. Schneider

F. Schneider (Hrsg.), *Klinikmanual Psychiatrie, Psychosomatik und Psychotherapie*,
DOI 10.1007/978-3-642-54571-9_20, © Springer-Verlag Berlin Heidelberg 2016

20.1 Physiologie des Schlafes

- Anhand von Elektroenzephalogramm (EEG), Elektrookulogramm (EOG) und Elektromyogramm (EMG) kann die Binnenstruktur des Schlafs aufgezeichnet werden
- Unterschieden werden die Schlafstadien (◘ Tab. 20.1): REM-Schlaf (REM: »rapid eye movement«) und Non-REM-Schlaf (Stadien N1–N3)
- Aus der Zuordnung eines Schlafstadiums zu jedem 30-s-Zeitintervall ergibt sich für jede Nacht ein **Schlafprofil**
- Während der Nacht wechseln sich Phasen von REM- und Non-REM-Schlaf regelmäßig ab
- Jeweils eine Non-REM- und eine REM-Phase bilden einen **Schlafzyklus,** der ungefähr 90–100 min dauert
- Pro Nacht werden in der Regel 4–6 Schlafzyklen durchlaufen; die Dauer und Intensität der Tiefschlafphasen nehmen im Laufe der Nacht ab, die Dauer der REM-Phasen zu
- Nach **Schlafentzug** werden das Tiefschlaf-, z. T. auch das REM-Schlaf-Defizit kompensiert
- Eine tägliche **Schlafdauer** von ungefähr 7 h ist mit der geringsten Sterblichkeit assoziiert; weniger als 6,5 oder mehr als 9 h Schlaf korreliert mit einer Erhöhung von Morbidität und Mortalität

20.2 Schlafstörungen in F51

In der ICD-10 sind die Schlafstörungen nicht in einem eigenen Kapitel zusammengefasst. Sie werden entsprechend ihrer vermeintlichen Ätiologie dem Kapitel F51 (Psychiatrie, ◘ Tab. 20.2), sofern kein organisches Korrelat vorliegt, bzw. mit organischem Korrelat dem Kapitel G (Neurologie) zugeordnet.

◨ Tab. 20.1 Einteilung der Schlafstadien und charakteristische Merkmale

Schlafstadium	EEG-Grafoelemente (▶ Abschn. 2.5.1)	Weitere Kennzeichen
Stadium N1	Abschwächung der Alpha-, vermehrte Theta-Aktivität, Vertexzacken	Langsame, rollende Augenbewegungen, leichte Muskelhypotonie
Stadium N2	Vorwiegend Theta-Aktivität mit Vertexzacken, Schlafspindeln und K-Komplexen	Keine spezifischen Augenbewegungen, deutlich verringerter Muskeltonus; macht zeitlich den Hauptteil der Nacht aus
Stadium N3, Tiefschlaf	Theta- und Delta-Aktivität, z. T. mit hoher Amplitude, gelegentlich Schlafspindeln	Keine spezifischen Augenbewegungen, Muskelhypotonie, Puls, Blutdruck und Atmung verringert, hohe Weckschwelle; vermehrte Ausschüttung von Wachstumshormon
REM-Schlaf	Vorwiegend Theta-Aktivität	Schnelle, konjugierte Augenbewegungen; nahezu fehlender Muskeltonus; Puls, Blutdruck und Atmung gesteigert und unregelmäßig; Erektion des Penis bzw. Anschwellung der Klitoris; hohe Weckschwelle; szenische Traumtätigkeit. REM-Schlaf wird auch als paradoxer oder aktiver Schlaf bezeichnet, da eine Aktivierung der Hirntätigkeit mit einer Reduktion des Muskeltonus und einer hohen Weckschwelle einhergeht

20.2.1 Nichtorganische Insomnie (F51.0)

Ätiologie

— Ätiologische Modelle der Insomnie stützen sich meist auf das **Hyperarousal-konzept**:
  — Ausgegangen wird von einer psychophysiologischen Überaktivierung, die sich u. a. in einer erhöhten Kortisolausschüttung und einem erhöhten Anteil an schnellen Frequenzen im EEG äußert
  — Durch eine Fokussierung der Aufmerksamkeit auf die Schlafstörung kommt es in der Folge zu einer Aufrechterhaltung der Beschwerden

◻ Tab. 20.2 ICD-10: Schlafstörungen in F51

Erkrankung	ICD-10-Kodierung	Definition	Therapiestrategie[a]
Nicht-organische Insomnie	F51.0	Ungenügende Dauer und Qualität des Schlafs mit Einschlafstörungen, Durchschlafstörungen oder frühmorgendlichem Erwachen	Schlafhygiene, kognitiv-verhaltenstherapeutische Interventionen, Entspannungsverfahren, unterstützend kann eine schlaffördernde Medikation erfolgen
Nicht-organische Hypersomnie	F51.1	Verstärkte Tagesmüdigkeit, Schlafattacken oder verlängerte Übergangszeiten bis zum Wachzustand	Schlafhygiene, Vermeidung sedierender Substanzen, ggf. Gabe von Stimulanzien
Nicht-organische Störung des Schlaf-Wach-Rhythmus	F51.2	Desynchronisation zwischen individuellem Schlaf-Wach-Rhythmus und den Vorgaben der Umgebung	Schlafhygiene, Beeinflussung des Schlaf-Wach-Rhythmus durch Aktivität, Lichttherapie oder Medikamente
Parasomnien	F51.3–F51.5	Episodisch auftretende unerwünschte Ereignisse im Schlaf (Albträume, Pavor nocturnus, Schlafwandeln)	Sicherung des Schläfers, Beratung, Schlafhygiene, Psychotherapie, Versuch mit Clonazepam

[a] Bei allen genannten Schlafstörungen sollten komorbide psychische Erkrankungen begleitend behandelt werden.

— Mit erhöhtem Erkrankungsrisiko verbunden sind: fortgeschrittenes Lebensalter, weibliches Geschlecht, niederer sozioökonomischer Status und die persönliche Veranlagung, auf Stress mit Insomnie zu reagieren

■ **Bedingungen, die als Auslöser oder Ursache einer Insomnie auftreten können**

— Dauerstress in einem oder mehreren Lebensbereichen, Umstellung der Lebenssituation, psychologische Konflikte, grüblerische Fokussierung auf ein Thema

- Dysfunktionale Kognitionen, wie falsche Erwartungen, unrealistische Einschätzungen oder eine übermäßige Selbstbeobachtung im Hinblick auf den Schlaf
- Genuss von Alkohol und Stimulanzien
- Missbrauch oder falscher Gebrauch von Medikamenten
- Unregelmäßiger Rhythmus (z. B. durch Schichtarbeit), inaktive Lebensführung, konditionierte Schlaflosigkeit und andere Lifestylefaktoren
- Störende Umweltreize
- Somatische Erkrankungen, körperliche Beschwerden (Schmerzen, gastroösophagealer Reflux)
- Nahezu alle psychischen Erkrankungen

Symptome, Diagnosekriterien (ICD-10)

Diagnostische Leitlinien (ICD-10): F51.0 Nichtorganische Insomnie
- Klagen über Einschlafstörungen, Durchschlafstörungen oder eine schlechte Schlafqualität
- Die Schlafstörungen treten wenigstens 3-mal pro Woche mindestens 1 Monat lang auf
- Es besteht ein überwiegendes Beschäftigtsein mit der Schlafstörung sowie nachts und während des Tages eine übertriebene Sorge über deren negative Konsequenzen
- Eine unbefriedigende Schlafdauer oder -qualität verursacht entweder einen deutlichen Leidensdruck oder wirkt sich störend auf die Alltagsaktivitäten aus

Die Insomnie geht meistens mit vegetativen Beschwerden, Abgeschlagenheit oder körperlichen Symptomen während des Tages einher.

Diagnostik
- Anamnese
- **Zubettgehen:** Zeitpunkt, Regelmäßigkeit, konstante Gewohnheiten direkt oder weiter vorausgehend, wiederkehrende Befindlichkeiten, vorausgehende Nickerchen, Einnahme von Medikamenten, Koffein, Alkohol, Nikotin und anderen zentral wirksamen Substanzen
- **Schlafhygiene:** Lärm, Licht, Temperatur, Liegekomfort, starke motorische, geistige oder emotionale Anspannung, nicht mit dem Schlaf in Verbindung stehende Tätigkeiten, Gewohnheiten des Partners
- **Nachtschlaf:** subjektive Einschlafdauer, Häufigkeit und Dauer von Wachphasen, Verhalten während dieser Zeiten, Wasserlassen, besondere Phänomene wie motorische Unruhe, Schwitzen, Missempfindungen, Schmerzen

- **Aufwachen:** Zeitpunkt, Regelmäßigkeit, konstante Gewohnheiten, wiederkehrende Befindlichkeiten
- **Tagesbefindlichkeit:** Müdigkeit und Einschlafneigung, Leistungsfähigkeit, Strukturierung des Tages, Stimmung, Ängste, Befindlichkeit, vegetative Beschwerden
- **Beschwerden:** Dauer, zeitlicher Verlauf, Umstände beim ersten Auftreten
- **Berufliche und private Lebenssituation:** Konfliktsituationen, Belastungsfaktoren
- **Probleme des zirkadianen Rhythmus:** Schichtarbeit, Jetlag
- **Allgemeinmedizinische Anamnese und Befund:** frühere und noch bestehende Erkrankungen, körperliche Untersuchung, Labor und ggf. entsprechende Zusatzuntersuchungen
- **Psychiatrische Anamnese und Befund:** Nahezu alle psychischen Erkrankungen gehen mit Schlafstörungen einher, kündigen sich durch solche an oder werden durch Schlafstörungen moduliert
- **Auflistung von Medikamenten und Suchtmitteln:** Häufig diagnostisch ergiebig sind Fremdanamnese und Drogenscreening
- **Konsiliaruntersuchungen:** je nach Störung durch einen Pneumologen, Internisten, Neurologen, HNO-Arzt oder Pädiater
- **Fremdanamnese:** Auffälligkeiten des Atemrhythmus, Schnarchen, motorische Besonderheiten, ungewöhnliche Lautäußerungen oder Zähneknirschen können entscheidende diagnostische Hinweise sein

> Als Strukturierungs- und Dokumentationshilfe für Patienten können Fragebögen dienen, die auf der Homepage der Deutschen Gesellschaft für Schlafforschung und Schlafmedizin (DGSM) abgerufen werden können (http://www.dgsm.de)

- Schlaftagebücher
- Schlaftagebücher über einen Zeitraum von mindestens 14 Tagen vom Patienten morgens und abends ausfüllen lassen; sie dienen der zeitnahen Dokumentation der subjektiven Schlafqualität und fördern das Problembewusstsein und die Bereitschaft, an einer Lösung mitzuarbeiten
- Entsprechende Formulare lassen sich auf der Homepage der DGSM herunterladen, auch der **Pittsburgher Schlafqualitätsindex (PSQI)** ist dort verfügbar (http://www.dgsm.de)

> In manchen Fällen kann die verstärkte Selbstbeobachtung auch zu ungünstigen Effekten führen. Ängstliche Menschen reagieren auf vermehrte Selbstbeobachtung oft mit einem erhöhten Angstpegel. Dann sollte das Ausfüllen der Schlaftagebücher besprochen und ggf. abgebrochen werden.

- **Fragebögen**
- Zur Erfassung und Verlaufsdokumentation von Schlafstörungen durch Patienten weit verbreitet sind die **visuellen Analogskalen VIS-A** und **VIS-M** (Ott et al. 1981) sowie die Schlaffragebögen **SF-A** und **SF-B** (Görtelmeyer 2005) (▶ Abschn. 2.6)
- Tagesschläfrigkeit kann mit der **Epworth Sleepiness Scale** erfasst werden (Homepage der DGSM, ▶ Abschn. 2.6)

- **Polysomnographie**
- Im Schlaflabor Ableitung von EEG, EOG und EMG zur Erfassung des Schlafprofils
- Jeweils angepasst an die individuelle Fragestellung werden weitere Größen gemessen, z. B. EKG, nasaler und oraler Atemfluss, thorakale und abdominale Atemexkursionen, Atemgeräusche, kapilläre Sauerstoffsättigung, grobe Lageveränderungen, Temperatur, Beinbewegungen sowie die Konzentration von unterschiedlichsten Stoffen im Blut
- Visuelle und akustische Beobachtung im Video sind insbesondere zur Abklärung epileptischer Anfälle wichtig

Differenzialdiagnosen

Insomnie ist ein häufiges Symptom anderer psychischer Erkrankungen sowie körperlicher Erkrankungen, z. B. in Folge von Schmerzen, Missempfindungen oder durch die Einnahme bestimmter Medikamente.

> Tritt Insomnie als eines von vielen Symptomen einer psychischen oder körperlichen Erkrankung auf, und bestimmt dies nicht das klinische Bild, wird nur die Diagnose der zugrunde liegenden psychischen oder körperlichen Erkrankung gestellt.

Epidemiologie/Prävalenz

- Etwa 5–8% der Bevölkerung in den westlichen Industrienationen leiden an einer nichtorganischen Insomnie
- Insbesondere Frauen und ältere Menschen sind betroffen

Verlauf und Prognose

- Bei adäquater Therapie grundsätzlich gut behandelbar
- Bei mangelnder oder ungenügender Behandlung können Schlafprobleme chronisch werden, bestehende Krankheiten sich verschlechtern oder die Entstehung neuer Erkrankungen wie Bluthochdruck, koronare Herzerkrankungen, Suchterkrankungen und andere psychische Erkrankungen nach sich ziehen

— Insomnie führt zur Reduktion der Leistungsfähigkeit und zu erhöhter Unfallneigung

Therapie

▪ **Pharmakotherapie**

Unterstützend zu psychotherapeutischen Interventionen kann eine medikamentöse Begleittherapie notwendig sein (◨ Tab. 20.3).

❯❯ Grundsätzlich ist davon abzuraten, bei Schlafstörungen Benzodiazepine einzusetzen (Reboundeffekte, Hang-over, Entwicklung von Toleranz und Abhängigkeit, paradoxe Wirkungen, Verwirrtheit und Sturzgefahr bei älteren Patienten). Auch Alkoholderivate, Clomethiazol (Distraneurin) und Barbiturate sollten nicht mehr als Hypnotika eingesetzt werden.

— **Pflanzliche Präparate** (z. B. Baldrian und Hopfen): können nur bei leichten Schlafstörungen empfohlen werden
— **Antihistaminika** reichen meist nicht aus und sind stark mit anticholinergen Nebenwirkungen behaftet
— **Moderne Non-Benzodiazepinhypnotika** (Zaleplon, Zolpidem, Zopiclon): zeigen ein günstigeres Nebenwirkungsprofil im Verhältnis zu Benzodiazepinen, aber auch hier wurden schwerste Abhängigkeitssyndrome beobachtet
— **Sedierende Antidepressiva:**
  — Mirtazapin und Trimipramin sind zu empfehlen
  — Mianserin besitzt dem Mirtazapin ähnliche Wirkungen, bei jedoch erhöhten Nebenwirkungen (ist daher Mittel der 2. Wahl)
  — Eine Reihe weiterer, den Schlaf fördernder Antidepressiva wie Doxepin, Amitriptylin und Maprotilin besitzen ebenfalls ein ungünstigeres Nebenwirkungsprofil
— **Niederpotente Antipsychotika:** Melperon und wegen der geringeren Wechselwirkungen ist insbesondere Pipamperon zu empfehlen; bei sehr hartnäckigen Schlafstörungen: Prothipendyl

❯❯ — Alle beschriebenen Substanzen sollten nicht eingesetzt werden:
  – Bei akuten Intoxikationen
  – Bei Überempfindlichkeiten
  – In Schwangerschaft und Stillzeit
— Grundsätzlich ist eine zeitliche Begrenzung der Medikation anzustreben
— Auf Einschränkungen beim Bedienen gefährlicher Maschinen, bei der Fahrtauglichkeit und bei der Ausführung komplizierter Aufgaben muss hingewiesen werden
— Kontrolle der Blutwerte ist auch bei längerdauernder Verordnung noch erforderlich

◘ Tab. 20.3 Präparate zur Behandlung der Insomnie

Wirkstoff	Handelsname (Beispiel)	Dosis [mg]	Speziell bei	Nebenwirkungen[a] (NW), Besonderheiten
Zaleplon	Sonata	5–10	Einschlafproblemen wegen kurzer Wirkdauer (Halbwertszeit ca. 1 h)	– Es können alle NW auftreten, die den Benzodiazepinen eigen sind (▶ Abschn. 3.6) – Häufig: Amnesie, Dysmenorrhö; gelegentlich: Appetitlosigkeit, Lichtempfindlichkeit, Koordinationsstörung, Verwirrtheit, verändertes Sehvermögen – Niedrige Dosis bei Senioren und bei reduzierter Leberfunktion
Zolpidem	Stilnox	5–10	Anwendungsdauer <4 Wochen	– Es können alle NW auftreten, die den Benzodiazepinen eigen sind (▶ Abschn. 3.6) – Besonders bei hoher Dosierung: Tagessedierung, Benommenheit, Kopfschmerzen, eingeschränktes Reaktionsvermögen, Übelkeit, Schwindel (Sturzgefahr!), Erbrechen – Selten: Hautreaktionen, Abnahme der Libido; komplexes Verhalten im Schlaf (Schlafwandeln, Essen, Autofahren im Schlaf)
Zopiclon	Ximovan	3,75–7,5	Anwendungsdauer <4 Wochen	– Es können alle NW auftreten, die den Benzodiazepinen eigen sind (▶ Abschn. 3.6) – Häufig: metallischer Geschmack – Besonders bei hoher Dosierung: Tagessedierung, Benommenheit, Müdigkeit, eingeschränktes Reaktionsvermögen, Gedächtnisstörungen – Selten: Störungen des Magen-Darm-Trakts, Hautreaktionen
Mirtazapin (Off-Label-Indikation)	Remergil SolTab	7,5–30	Längerer Behandlungsdauer, depressiven Erkrankungen	– Sedierende Wirkung setzt bereits bei niedrigen Dosierungen ein, meistens reichen 7,5 mg aus, um sicheres Einschlafen zu gewährleisten; einer längeren Anwendung steht wenig entgegen – Selten: orthostatische Hypotonie, Gewichtszunahme, intensives Traumerleben, Restless Legs – Morgendlicher Überhang (lässt nach einigen Tagen nach)

Wirkstoff	Präparat	Dosis (mg)	Indikation	Nebenwirkungen
Trimipramin (Off-Label-Indikation)	Stangyl	12,5–100	Depressiven Erkrankungen	– Sehr häufig: anticholinerge NW, orthostatische Hypotonie, Gewichtszunahme, kann die Krampfschwelle herabsetzen – Häufig: sexuelle Funktionsstörungen, EKG-Veränderungen – Hat gegenüber den anderen sedierenden Antidepressiva die herausragende Eigenschaft, den REM-Schlaf nicht zu supprimieren
Melperon	Eunerpan	25–100	Psychischen Erkrankungen und therapieresistenten Schlafstörungen	– Häufig: orthostatische Dysregulation und Tachykardie – Selten: passagere Erhöhungen der Leberenzymaktivitäten, intrahepatische Cholestase, Ikterus – Sehr selten: Herzrhythmusstörungen
Pipamperon	Dipiperon	20–120	Psychischen Erkrankungen und therapieresistenten Schlafstörungen	– Gelegentlich: Benommenheit, Depression, Kopfschmerzen, Tachykardie, Hypotonie – Selten: Schlaflosigkeit, dosisabhängig extrapyramidalmotorische Symptome, Übelkeit, Erbrechen, Appetitlosigkeit, Hyperprolaktinämie, Sehstörungen, Harnretention, Ödeme, Speichelfluss, Schwitzen, Regulationsstörungen der Körpertemperatur, Blutbildveränderungen, Leberfunktionsstörungen – Kann die Krampfschwelle herabsetzen
Prothipendyl (Off-Label-Indikation)	Dominal	40–120	Psychischen Erkrankungen und therapieresistenten Schlafstörungen	– Photosensibilisierung, EPS, Gewichtszunahme, Hypotonie, orthostatische Regulationsstörungen, anticholinerge Wirkungen – In seltenen Fällen können schwere Allergien und Bronchospasmen auftreten – Kann die Krampfschwelle herabsetzen

[a] Für eine vollständige Aufstellung von Nebenwirkungen wird auf die Fachinformation der jeweiligen Präparate verwiesen.

■ **Psychotherapie**

Mittel der Wahl zur Behandlung nichtorganischer Insomnie sind **kognitiv-verhal-tenstherapeutische Interventionen.**

Zum Einsatz kommen:
- Verfahren zur körperlichen und gedanklichen Entspannung
- Psychoedukation über Schlaf und Schlafhygiene (▶ Grundregeln der Schlaf-hygiene)
- Stimuluskontrolle und Strukturierung des Schlaf-Wach-Rhythmus (mög-lichst wenig Zeit ohne Schlaf im Bett verbringen, Vermeidung von Tages-schlaf, keine Aktivitäten im Bett, die nicht dem Schlaf dienen – Ausnahme: Sex)
- Schlafrestriktion zur Erhöhung des Schlafdrucks
- Führen eines Schlaftagebuchs
- Kognitiv-verhaltenstherapeutische Techniken wie Bearbeitung dysfunktio-naler Überzeugungen zum Schlaf, paradoxe Interventionen (»Symptomver-schreibung«: Patient wird angewiesen, möglichst lange wach im Bett liegen zu bleiben), Ablenkung, Techniken zur Reduktion des Grübelns

Grundregeln der Schlafhygiene
- Einhaltung eines regelmäßigen Tag-Nacht-Rhythmus
- Einhalten regelmäßiger Schlafzeiten
- Verzicht auf Mittagsschlaf
- Nicht länger schlafen als nötig
- Kein Fernsehen oder Radiohören im Schlafzimmer
- Koffein- und Nikotinkarenz
- Alkohol nur in geringen Mengen
- Ggf. baden, saunen oder Dampfbad vor dem Schlafengehen
- Kühles, gut gelüftetes und verdunkeltes Schlafzimmer
- Regelmäßiges körperliches Training (aber nicht kurz vor dem Schlafengehen)
- Keine schweren Mahlzeiten am Abend
- Entspannende Abendgestaltung
- In der Nacht nicht auf die Uhr schauen

20.2.2 Nichtorganische Hypersomnie (F51.1)

Diagnostische Leitlinien (ICD-10): F51.1 Nichtorganische Hypersomnie

- Übermäßige Schlafneigung, Schlafanfälle während des Tages (nicht erklärbar durch eine unzureichende Schlafdauer) oder verlängerter Übergang zum vollen Wachzustand (Schlaftrunkenheit)
- Die Schlafstörung tritt täglich, länger als 1 Monat oder in wiederkehrenden Perioden kürzerer Dauer auf und verursacht eine deutliche Erschöpfung oder eine Beeinträchtigung der Alltagsaktivitäten
- Keine zusätzlichen Symptome einer Narkolepsie (Kataplexie, Wachanfälle, hypnagoge Halluzinationen) und keine klinischen Hinweise für Schlafapnoe (nächtliche Atempausen, typische intermittierende Schnarchgeräusche etc.)
- Fehlen eines neurologischen oder internistischen Zustandsbildes, für das die Somnolenz während des Tages symptomatisch sein kann

- Neben den in ▶ Abschn. 20.2.1 genannten diagnostischen Verfahren dient v. a. der Multiple-Schlaflatenz-Test (MSLT) der Messung der Tagesschläfrigkeit:
  - Das Setting entspricht dem einer 5-mal wiederholten 20 min dauernden Polysomnographie
  - Registriert werden Einschlafzeit als Hinweis auf das aktuelle Aktivierungsniveau und Auftreten von frühen REM-Phasen zur Narkolepsiediagnostik
- Differenzialdiagnostisch abzugrenzen sind Hypersomnien bei organischen Schlafstörungen oder als Symptom einer anderen psychischen Erkrankung
- Therapeutisch sollte in erster Linie mithilfe nichtmedikamentöser Verfahren behandelt werden (Beratung zur Schlafhygiene, Entzug von Alkohol, Nikotin und Sedativa)
- Zur Besserung der Vigilanz können bei schwerer Symptomatik probatorisch Stimulanzien angewandt werden

20.2.3 Nichtorganische Störung des Schlaf-Wach-Rhythmus (F51.2)

Diagnostische Leitlinien (ICD-10): F51.2 Nichtorganische Störung des Schlaf-Wach-Rhythmus
- Individuelles Schlaf-Wach-Muster ist nicht synchron mit dem Schlaf-Wach-Rhythmus, der von den meisten Menschen der gleichen Kultur geteilt wird
- Als Folge erlebt der Betroffene Schlaflosigkeit während der Hauptschlafperiode und Hypersomnie während der Wachperiode, fast täglich für mindestens einen Monat oder wiederkehrend für kürzere Zeiträume
- Ungenügende Dauer, Qualität und der Zeitpunkt des Schlafes verursachen deutliche Erschöpfung oder behindern Alltagsaktivitäten

---

- Prädisponierend ist ein Lebensstil mit ständig wechselnden Aktivitäts- und Ruhephasen (z. B. durch Schichtarbeit, Transmeridianflüge)
- Eine intrinsische Funktionsstörung des zirkadianen Schrittmachers oder eine abnorme Verarbeitung der exogenen Zeitgeber kommen ursächlich infrage
- Therapeutische Maßnahmen: schlafhygienische Maßnahmen, Chronotherapie (allmähliche Verlagerung der Schlafphasen bis zum Erreichen der adäquaten Schlafzeit) mit Verzögerung oder mit Vorverlagerung der Schlafphasen, Einsatz von hellem Licht zu speziellen Tageszeiten oder medikamentöse Therapie z. B. durch Melatoningabe am Abend

20.2.4 Parasomnien (F51.3–F51.5)

- Episodenhafte Störungen des ansonsten normalen Schlafprozesses, die mit einer Erhöhung des Wachheitsgrades assoziiert sind
- **Non-REM-Schlaf-assoziierte Parasomnien:** Aufwachstörungen (Arousalstörungen) wie Schlaftrunkenheit, Schlafwandeln (Somnambulismus) und Schlafterror (Pavor nocturnus)
  - **Schlafwandeln** (F51.3): Vorherrschendes Symptom ist ein- oder mehrmaliges Verlassen des Bettes und Umhergehen meist während des 1. Drittels des Nachtschlafs bei schwerer Erweckbarkeit; nach dem Erwachen besteht keine Erinnerung an die Episode
  - **Pavor nocturnus** (F51.4): Vorherrschendes Symptom sind ein- oder mehrmalige Episoden von Erwachen aus dem Schlaf, die mit einem Panikschrei beginnen und charakterisiert sind durch heftige Angst,

Körperbewegungen und vegetative Übererregtheit; Erinnerung an das Geschehen ist i.d.R. auf fragmentarische Vorstellungen begrenzt oder fehlt völlig
- Schlafwandeln und Pavor nocturnus sind primär eine Störung des Kindes- und Jugendalters und treten im Erwachsenenalter selten auf
- **Therapeutische Maßnahmen:** schlafhygienische Maßnahmen, Medikamenten- und Drogenabstinenz; bei häufigem Auftreten: psychotherapeutische Intervention; medikamentös kann ein Therapieversuch mit Clonazepam (0,5 mg vor dem Schlafengehen) erfolgen
- **REM-Schlaf-assoziierte Parasomnien:** Albträume und REM-Schlaf-Verhaltensstörungen
  - Bei den Verhaltensstörungen im REM-Schlaf fehlt die normalerweise vorhandene Muskelatonie teilweise oder ganz; dadurch werden Träume in Handlungen umgesetzt, und es kann zu gefährlichen Eigen- oder Fremdverletzungen kommen
  - Bei **Albträumen** (F51.5) kommt es zum Aufwachen aus dem Nachtschlaf oder nach kurzem Schlafen mit detaillierter und lebhafter Erinnerung an heftige Angstträume (meist mit Bedrohung des Lebens, der Sicherheit oder des Selbstwertgefühls)
  - Kann zu jeder Zeit der Schlafperiode erfolgen, tritt typischerweise in der 2. Nachthälfte auf
  - Nach dem Aufwachen sind die Betroffenen rasch orientiert und wach
- Bei manchen Parasomnien sind Sicherungsmaßnahmen dringend erforderlich

20.3 Wichtige organische Schlafstörungen

20.3.1 Restless-Legs-Syndrom (RLS) (G25.8)

Ätiologie

- Primäres (idiopathisches) Restless-Legs-Syndrom: tritt in 30–50% der Fälle mit familiärer Häufung auf (autosomal-dominanter Erbgang), daneben scheinen multiple Umweltbedingungen verantwortlich zu sein
- Sekundäre (symptomatische) Formen:
  - Bei Eisenmangel (Ferritinspiegel <50 µg/l), Urämie, rheumatischen Erkrankungen, Diabetes mellitus, Polyneuropathie oder im Verlauf einer Schwangerschaft
  - Bei medikamentöser Behandlung mit Dopaminantagonisten, tri- und tetrazyklischen Antidepressiva, Lithium, Antikonvulsiva, Interferon, Östrogenen und H2-Blockern

Symptome, Diagnosekriterien (ICD-10)

- Vor allem am Abend und in Ruhephasen: quälende Missempfindungen in den Beinen (Kribbeln, Ameisenlaufen, teilweise Schmerzen) – am häufigsten in den Waden –, die bei Entspannung im Sitzen und Liegen auftreten und Bewegungsdrang auslösen
- Vorübergehende Linderung durch Umherlaufen oder Streckung
- Gelegentlich Symptome auch in den Armen
- Es gibt keine Verbindungen zu psychischen Erkrankungen
- Etwa 80% der RLS-Patienten leiden zusätzlich unter **periodischen Beinbewegungen** im Schlaf (»periodic leg movements in sleep«, PLMS) die ungefähr alle 30 s regelmäßig – vorwiegend als Cluster im Non-REM-Schlaf – gefunden werden; können aber auch während des Tages auftreten (PLM)

Diagnostik

- ▶ Abschn. 20.2.1
- Polysomnographische Untersuchung, Registrierung der Beinbewegungen

Differenzialdiagnosen

- Akathisie (Sitzunruhe): kann unter Medikation mit hochpotenten Antipsychotika auftreten; dabei oft Unruhegefühl im ganzen Körper und nicht auf die Abendstunden/Nacht begrenzt
- Sensible Symptome einer Polyneuropathie, nächtliche Wadenkrämpfe, Schmerzen bei Varikose, arterielle Verschlusskrankheit der Beine

Epidemiologie/Prävalenz

- Ungefähr 5% der Bevölkerung leiden während einer Phase ihres Lebens unter Restless Legs
- Alle Altersgruppen sind betroffen, ältere Menschen und Frauen häufiger

Verlauf und Prognose

- Oft progredienter Verlauf, selten Spontanremissionen
- Häufig Verschlechterung während einer Schwangerschaft
- In der Regel deutliche Symptombesserung unter dopaminerger Medikation

Therapie

- Bewegung und physikalische Reize wirken lindernd
- Bei symptomatischen Formen sollte eine kausale Therapie erfolgen
- L-Dopa (z. B. Restex) und Dopaminagonisten bilden einzeln oder in Kombination die Mittel der 1. Wahl (◘ Tab. 20.4)
- Opiate führen wahrscheinlich über die Stimulierung dopaminerger Neurone zu einer deutlichen Linderung

◼ Tab. 20.4 Präparate zur Behandlung des RLS und der PLMS

Wirkstoff	Handelsname (Beispiel)	Dosis [mg]	Besonderheiten	Nebenwirkungen (NW), Kontraindikationen und Interaktionen[a]
L-Dopa	Restex	50–250	Kann mit Retardform kombiniert werden	– Nicht bei schweren Herz-, Nieren- und Leberfunktionsstörungen, Hyperthyreosen, Psychosen, Engwinkelglaukom – Vorsicht bei Unruhe, Übelkeit, orthostatischer Dysregulation
Ropinirol	Adartrel	0,5–4	Über mehrere Wochen aufdosieren, gleichmäßig verteilen, ggf. mit L-Dopa kombinieren	– Nicht bei schweren Nieren- und Leberfunktionsstörungen, Psychosen, symptomatischem RLS, schweren kardiovaskulären Erkrankungen, Schwangerschaft und Stillzeit – Vorsicht wegen plötzlicher Einschlafneigung, Übelkeit, orthostatischer Dysregulation, zwanghaften Verhaltensweisen
Pramipexol	Sifrol	0,088–0,54	Langsam aufdosieren	– Sehr häufige NW: Übelkeit, Dyskinesien – Häufige NW: Obstipation, Müdigkeit, periphere Ödeme, Kopfschmerzen, Somnolenz, Verwirrtheitszustand, Halluzinationen, Schlaflosigkeit – Häufige NW bei Kombination mit L-Dopa: Dyskinesien – Vorsicht wegen plötzlicher Einschlafneigung
Tilidin und Naloxon (Off-Label-Indikation)	Valoron N	50–100	Bei schweren und therapieresistenten Fällen oder bei Vorverlagerung der Symptome	– NW: Atemdepression, Obstipation, Übelkeit, Erbrechen (initial) und ausgeprägte periphere parasympathomimetische Eigenschaften – Vorsicht wegen Gefahr der physischen und psychischen Abhängigkeit

□ Tab. 20.4 (Fortsetzung)

Wirkstoff	Handelsname (Beispiel)	Dosis [mg]	Besonderheiten	Nebenwirkungen (NW), Kontraindikationen und Interaktionen[a]
Dihydrocodein (Off-Label-Indikation)	DHC60 Mundipharma	40–80	Bei schweren und therapieresistenten Fällen oder bei Vorverlagerung der Symptome	– s. oben (wie bei Tilidin und Naloxon) – Selten allergische Reaktionen

[a] Für eine vollständige Aufstellung von Nebenwirkungen und Interaktionen wird auf die Fachinformation der jeweiligen Präparate verwiesen.

20.3.2 **Schlafapnoe (G47.3)**

━ Schwere nächtliche Atmungsstörung, bedingt durch muskuläre Erschlaffung der Atemwege im Rachen, manchmal kombiniert mit anatomischen Veränderungen, und/oder durch fehlerhafte zentrale Steuerung der Atmungsregulation
━ Es treten wiederholte Atemstillstände (Apnoen) auf, die Weckreaktionen (Arousals) nach sich ziehen
━ Schlafapnoe kann zu Tagesschläfrigkeit führen und Auslöser für Bluthochdruck und Herz-Kreislauf-Erkrankungen sein
━ Medikamente, die den Atemantrieb dämpfen, sind kontraindiziert
━ Therapeutisch wird die kontinuierliche positive Überdruckbeatmung (»continuous positive airway pressure«, CPAP) sehr erfolgreich eingesetzt, in bestimmten Fällen können chirurgische Eingriffe helfen

20.3.3 **Narkolepsie (G47.4)**

━ Beginnt typischerweise mit einem kontinuierlichen Müdigkeitsgefühl und imperativen Einschlafattacken; später kommen zusätzliche Symptome hinzu, wie:
  ━ Kataplexie (anfallsartige Erschlaffung von Muskelgruppen bis zum Hinstürzen ohne Bewusstseinsverlust, insbesondere nach Affekterlebnissen)
  ━ Schlaflähmung/-paralyse (Unfähigkeit, für kurze Zeit während des Aufwachens sich bewegen oder sprechen zu können)
  ━ Hypnagoge Halluzinationen (lebhafte, meist negativ erlebte, häufig visuelle Sinneswahrnehmungen beim Einschlafen)
━ Immunologische und genetische Faktoren spielen eine Rolle in der Ätiopathogenese; die Diagnose wird durch molekularbiologischen Nachweis von HLA-DQB1*06 unterstützt
━ Pharmakologisch sind Modafinil (Vigil) und Psychostimulanzien die Mittel der 1. Wahl, um die Einschlafattacken zu bessern (letztere sind BtMVV-pflichtig; http://www.gesetze-im-internet.de/btmvv_1998/index.html)
━ Kataplexien können mit Natriumoxybat (Xyrem) (BtMVV-pflichtig) behandelt werden; eine weitere Option – allerdings »off-label« – bilden die dualen Antidepressiva Venlafaxin (z. B. Trevilor) und Duloxetin (Cymbalta)

Weiterführende Literatur

Borbely A (2004) Schlaf. Fischer, Frankfurt am Main
Crönlein T (2013) Primäre Insomnie. Ein Gruppentherapieprogramm für den stationären
    Bereich. Hogrefe, Göttingen
Doerr J-P, Spiegelhalder K, Riemann D (2008) Insomnien. Psychiatrie & Psychotherapie
    up2date 2: 45–60
Grözinger M, Schneider F (2012) Nichtorganische Schlafstörungen (F51). In: Schneider F
    (Hrsg) Facharztwissen Psychiatrie und Psychotherapie. Springer, Heidelberg, S 381–395
Specht MB, Spaude E, Kaluza A (2014) Kurzintervention bei Insomnie (KI). Eine Anleitung zur
    Kurzzeitbehandlung von Ein- und Durchschlafstörungen. Kohlhammer, Stuttgart
Staedt J, Riemann D (2006) Diagnostik und Therapie von Schlafstörungen. Kohlhammer,
    Stuttgart
Steinberg R, Weeß H-G, Landwehr R (2010) Schlafmedizin – Grundlagen und Praxis. Uni-Med,
    Bremen
Wiegand M, von Spreti F, Förstl H (2006) Schlaf und Traum. Neurobiologie, Psychologie,
    Therapie. Schattauer, Stuttgart

Ratgeber für Betroffene und Angehörige
Müller T, Paterock B (2014) Schlaf erfolgreich trainieren. Ein Ratgeber zur Selbsthilfe. Hogrefe,
    Göttingen
Stoohs RA (2007) Wenn die Nacht zum Tag wird. MVG, Heidelberg
Weiss T (2006) Gut schlafen. Ursachen und Therapien bei Schlafstörungen. Südwest-Verlag,
    München
Zulley J (2010) Mein Buch vom guten Schlaf. Goldmann, München

Testliteratur
► Anhang

Internetlinks
Homepage der Deutschen Gesellschaft für Schlafforschung und Schlafmedizin (DGSM) und
    die Fachzeitschrift »Somnologie«: http://www.dgsm.de

Persönlichkeits- und Verhaltensstörungen (F6)

K. Mathiak, M. Dyck, N. Kuth, F. Schneider

F. Schneider (Hrsg.), *Klinikmanual Psychiatrie, Psychosomatik und Psychotherapie*, DOI 10.1007/978-3-642-54571-9_21, © Springer-Verlag Berlin Heidelberg 2016

◘ **Tab. 21.1** ICD-10: F6 Persönlichkeits- und Verhaltensstörungen

Erkrankung	ICD-10-Kodierung	Definition	Therapiestrategie
Persönlichkeitsstörungen	F60, F61	Deutliche Abweichungen im Wahrnehmen, Fühlen und Denken sowie durch Fehlverhalten von Personen über mehrere Funktionsbereiche, die zu dauerhaften auffälligen Verhaltensmustern in vielen persönlichen und sozialen Situationen führen. Die Störung beginnt spätestens in der Adoleszenz und ist dauerhaft im Erwachsenenalter zu beobachten. Sie führt zu deutlichen Einschränkungen beruflicher und sozialer Leistungsfähigkeit	Wichtig sind die Behandlung der häufig auftretenden Komorbiditäten und eine kontinuierliche Motivation zu spezifischen psychotherapeutischen Verfahren

◼ **Tab. 21.1** (Fortsetzung)

Erkrankung	ICD-10-Kodierung	Definition	Therapiestrategie
Sonstige Persönlichkeits- und Verhaltensstörungen	F68	Körperliche Beschwerden werden entweder wegen des psychischen Zustands des Betroffenen aggraviert bzw. halten länger an oder werden wiederholt und ohne einleuchtenden Grund vorgetäuscht, d. h. es kommt zu körperlichen Symptomen durch absichtliche Selbstschädigung	s. oben
Abnorme Gewohnheiten und Störungen der Impulskontrolle	F63	Es kommt wiederholt zu nicht rational begründbaren Handlungen, die i. Allg. die Interessen der betroffenen Person oder anderer Menschen schädigen. Diese Handlungen entstehen aus spontan oder reizassoziiert auftretenden Handlungsimpulsen, die so lange an Intensität zunehmen, bis sie nicht mehr kontrolliert werden können	Pharmakotherapie mit SSRIs und psychotherapeutische Methoden der Suchtmedizin sowie soziotherapeutische Maßnahmen
Störungen der Geschlechtsidentität	F64	Mangelnde Übereinstimmung zwischen gefühlter Geschlechtsidentität und biologischem Geschlecht (Transsexualismus, Transvestitismus)	Bei der transsexuellen Geschlechtsidentitätsstörung: Längerfristige psychotherapeutische Begleitung, unter der bei entsprechender Indikation eine stufenweise Anpassung an das Gegengeschlecht erfolgen kann

◻ Tab. 21.1 (Fortsetzung)			
Erkrankung	ICD-10-Kodierung	Definition	Therapiestrategie
Störungen der Sexualpräferenz	F65	Wiederholt auftretende starke sexuelle Impulse, Phantasien und Handlungen, die von der allgemein akzeptierten Norm abweichen (Paraphilien)	Spezifische verhaltenstherapeutische Interventionen wie verdeckte Sensibilisierung sowie Stimuluskontrollmethoden; ggf. unterstützend medikamentöse Behandlung zur Impuls- und Appetenzkontrolle

21.1 Persönlichkeitsstörungen (F60, F61, F68)

21.1.1 Ätiologie

- Zusammenwirken von Genetik, Entwicklung, Lerngeschichte und sozialem Umfeld
- Genetische Disposition soll bis zu 40% der Varianz der Persönlichkeit aufklären
- Aus der Bildgebung sind Zusammenhänge zwischen perinatalen und frühkindlichen Hirnschädigungen und nachweisbaren morphologischen Veränderungen des Gehirns bekannt
- Können mit relativ unspezifischen EEG-Veränderungen (z. B. verlangsamte Grundaktivität, insbesondere bei der dissozialen Persönlichkeitsstörung und Borderlinestörung) einhergehen (sog. »minimal brain dysfunctions«)
- Eine neurobiologische Disposition ist nicht determinierend für das soziale Verhalten, sondern kann durch Umweltfaktoren und Erziehungsstile weitgehend kompensiert werden, sodass ein normales psychosoziales Funktionsniveau erreicht werden kann
- Frühkindliche Lern- und Erfahrungsprozesse spielen bei der Plastizität der Hirnreifung eine Rolle
- Befunde unterstützen die multikausale Hypothese für Persönlichkeitsstörungen, sodass im biopsychosozialen Modell ein multifaktorielles Verständnis mit einer individuell variablen Diathese-Stress-Toleranzgrenze vermutet werden kann

21.1.2 Symptome, Diagnosekriterien (ICD-10)

Spezifische Persönlichkeitsstörungen (F60.x), kombinierte und andere Persönlichkeitsstörungen (F61)

▪ Allgemeine Symptome
▬ **Starres Denken:** charakteristisch sind Spaltungen wie Schwarz-Weiß-Denken, Gut-oder-Böse, Entweder-Oder, Alles-oder-Nichts
▬ **Gestörte Gefühlsreaktion:** Gefühle können kaum beherrscht oder auf angemessene Weise ausgedrückt werden; ausgelöst werden die Gefühle oft aus nichtigem Anlass
▬ Probleme in **zwischenmenschlichen Beziehungen**

> **Diagnostische Leitlinien (ICD-10): F60.x Spezifische Persönlichkeitsstörungen, F61 Kombinierte und andere Persönlichkeitsstörungen**
> Die Krankheitssymptome sind nicht direkt auf beträchtliche Hirnschädigungen oder -krankheiten oder auf eine andere psychische Erkrankung zurückzuführen und erfüllen folgende Kriterien:
> ▬ Deutliche Unausgeglichenheit in den Einstellungen und im Verhalten in mehreren Funktionsbereichen wie Affektivität, Antrieb, Impulskontrolle, Wahrnehmen und Denken sowie in der Beziehung zu anderen
> ▬ Das auffällige Verhaltensmuster ist andauernd und gleichförmig und nicht auf Episoden psychischer Krankheiten begrenzt
> ▬ Das auffällige Verhaltensmuster ist tiefgreifend und in vielen persönlichen und sozialen Situationen eindeutig unangepasst
> ▬ Die Störung beginnt immer im Kinder- oder Jugendalter und manifestiert sich meistens beim Erwachsenen
> ▬ Die Störung führt zu deutlich subjektivem Leiden beim Patienten oder im Umfeld, was jedoch auch erst im späteren Verlauf auftreten kann
> ▬ Die Störung ist meistens mit großen Einschränkungen der beruflichen und der sozialen Leistungsfähigkeit verbunden
>
> Für die Diagnose der meisten Untergruppen (s. unten) müssen mindestens 3 der jeweils genannten Kriterien vorliegen.

❯ Persönlichkeitsstörungen sind nur zu diagnostizieren, wenn ein erhebliches subjektives Leiden beim Patienten oder im Umfeld auftritt.

Die Kategorie F60 der ICD-10 führt unterschiedliche spezifische Persönlichkeitsstörungen auf (s. unten). Da eine klare Zuordnung häufig schwierig ist und auch Wechsel auftreten, werden diese auch in 3 größere Cluster eingeteilt:

- **Cluster A:** Persönlichkeitsstörungen, die sich durch sonderbares, exzentrisches Verhalten auszeichnen (paranoide und schizoide Persönlichkeitsstörungen)
- **Cluster B:** Persönlichkeitsstörungen, die sich durch emotionales, dramatisches oder launisches Verhalten kennzeichnen lassen (emotional instabile, dissoziale und histrionische Persönlichkeitsstörungen)
- **Cluster C:** Persönlichkeitsstörungen, die sich eher als ängstlich und furchtsam beschreiben lassen (ängstliche, anankastische und abhängige Persönlichkeitsstörungen)

Paranoide Persönlichkeitsstörung (F60.0)

> **Diagnostische Leitlinien (ICD-10): F60.0 Paranoide Persönlichkeitsstörung**
> - Übertriebene Empfindlichkeit bei Rückschlägen und Zurücksetzung
> - Neigung zu ständigem Groll wegen der Weigerung, Beleidigungen, Verletzungen oder Missachtungen zu verzeihen
> - Misstrauen und eine starke Neigung, Erlebtes zu verdrehen, indem neutrale oder freundliche Handlungen anderer als feindlich oder verächtlich missgedeutet werden
> - Streitsüchtiges und beharrliches, situationsunangemessenes Bestehen auf eigenen Rechten
> - Häufiges ungerechtfertigtes Misstrauen gegenüber der sexuellen Treue des Ehe- oder Sexualpartners
> - Tendenz zu stark überhöhtem Selbstwertgefühl, das sich in ständiger Selbstbezogenheit zeigt
> - Inanspruchnahme durch ungerechtfertigte Gedanken an Verschwörungen als Erklärungen für Ereignisse in der näheren Umgebung und in aller Welt

- Manche leiden unter massiven Ängsten angesichts der von ihnen wahrgenommenen ständigen Bedrohung durch andere
- In der ständigen Erwartung, hintergangen zu werden, gelingt es kaum, vertrauensvolle Beziehungen aufzubauen

Schizoide Persönlichkeitsstörung (F60.1)

Diagnostische Leitlinien (ICD-10): F60.1 Schizoide Persönlichkeitsstörung

- Wenige oder überhaupt keine Tätigkeiten bereiten Vergnügen
- Emotionale Kälte und Distanziertheit oder flache Affektivität
- Geringe Fähigkeit, warme, zärtliche Gefühle oder auch Ärger anderen gegenüber auszudrücken
- Anscheinende Gleichgültigkeit gegenüber Lob oder Kritik
- Wenig Interesse an sexuellen Erfahrungen mit einer anderen Person (unter Berücksichtigung des Alters)
- Übermäßige Vorliebe für einzelgängerische Beschäftigungen
- Übermäßige Inanspruchnahme durch Phantasie und Introspektion
- Mangel an engen Freunden oder vertrauensvollen Beziehungen (oder höchstens eine) und fehlender Wunsch nach diesen
- Mangelnde Sensibilität im Erkennen und Befolgen gesellschaftlicher Regeln

- Zeigen durchgängig Verhaltensmuster sozialer Kontaktschwäche und eingeschränkte Erlebnis- und Ausdrucksfähigkeit
- Durch die oft mangelnde Sensibilität für soziale Normen oder Feinheiten von Interaktionsprozessen kommt es bisweilen zu unpassendem oder unbeholfenem Verhalten in sozialen Situationen

Dissoziale Persönlichkeitsstörung (F60.2)

Diagnostische Leitlinien (ICD-10): F60.2 Dissoziale Persönlichkeitsstörung

- Unbeteiligtsein gegenüber den Gefühlen anderer
- Verantwortungslosigkeit und Missachtung sozialer Normen, Regeln und Verpflichtungen
- Unvermögen, längerfristig Beziehungen beizubehalten, aber keine Schwierigkeiten, Beziehungen einzugehen
- Geringe Frustrationstoleranz und niedrige Schwelle für aggressives, auch gewalttätiges Verhalten
- Unfähigkeit zum Erleben von Schuldbewusstsein oder zum Lernen aus Erfahrung, besonders aus Bestrafung
- Neigung, andere zu beschuldigen oder vordergründige Rationalisierungen für das eigene Verhalten anzubieten, durch welches die Person in Konflikt mit der Gesellschaft geraten ist

- Hervorzuheben sind zudem eine pathologische Angstfreiheit und emotionale Hyporeagibilität
- Eine dissoziale Persönlichkeitsstörung (sog. antisoziale Persönlichkeitsstörung im DSM-5) ist laut ICD-10 erst bei Personen ab 18 Jahren zu diagnostizieren
- Diagnostisch bedeutsam ist eine Störung des Sozialverhaltens vor dem 15. Lebensjahr

- Psychopathie
- Psychopathie stellt ein Konzept zur Beschreibung einer schweren Form der dissozialen Persönlichkeitsstörung dar und ist einer der zentralen Begriffe in der forensischen Psychiatrie
  - In Abgrenzung von der primären Persönlichkeitsstörung kann eine entsprechende Störung auch sekundär posttraumatisch auftreten (»erworbene Psychopathie«)
  - Psychopathie ist charakterisiert durch:
    - Störungen im zwischenmenschlichen Bereich: betrügerisch, manipulativ
    - Störungen im affektiven Bereich: Mangel an Empathie sowie an Reue und Schuld, Rücksichtslosigkeit, Affektverflachung
    - Antisoziales Verhalten (kriminelle Vielseitigkeit, Verantwortungslosigkeit, Ausnutzen anderer) und Impulsivität
  - Psychopathie und dissoziale Persönlichkeitsstörung unterscheiden sich v. a. in der Art der Aggressivität. Ist bei Psychopathie die Aggressivität meist instrumenteller Natur, d. h. zweck- und zielorientiert, zeigt sich aggressives Verhalten bei der dissozialen Persönlichkeitsstörung hauptsächlich reaktiv
  - Die »Psychopathy Checklist-Revised« (PCL-R) von Hare ist das am meisten verbreitete diagnostische Instrument, um die Diagnose Psychopathie zu stellen

Emotional instabile Persönlichkeitsstörung (F60.3)

- Emotional instabile Persönlichkeiten sind launisch und haben eine ausgeprägte Tendenz, Impulse ohne Berücksichtigung ihrer Konsequenzen auszuagieren
- Unterschieden werden 2 Typen:
  - **Impulsiver Typ (F60.30):** Charakteristisch sind emotionale Instabilität und mangelnde Impulskontrolle, häufig sind auch Ausbrüche von gewalttätigem und bedrohlichem Verhalten, v. a. bei Kritik durch andere
  - **Borderlinetyp (F60.31):** Kennzeichnend ist eine Instabilität hinsichtlich des eigenen Selbstbildes, zwischenmenschlicher Beziehungen und der

Stimmung, was sich in Form von extremen Stimmungsschwankungen, Spannungszuständen, Selbstverletzungen, Suizidalität oder aggressiven Durchbrüchen äußert; meist besteht ein chronisches Gefühl innerer Leere

▶ Selbstverletzungen sind das wohl äußerlich sichtbarste und bekannteste Merkmal einer Borderlinepersönlichkeitsstörung, welches aber nicht bei jedem Borderlinepatienten auftreten muss oder auch Ausdruck einer anderen Erkrankung sein kann.

Diagnostische Leitlinien (ICD-10): F60.3 Emotional instabile Persönlichkeitsstörung

Impulsiver Typ (F60.30)
- Deutliche Neigung, unerwartet und ohne Berücksichtigung von Konsequenzen zu handeln
- Deutliche Tendenz zu Streitereien und Konflikten mit anderen, v. a. dann, wenn impulsive Handlungen verhindert oder kritisiert werden
- Neigung zu Ausbrüchen von Wut oder Gewalt mit der Unfähigkeit zur Kontrolle der explosiven Ausbrüche
- Schwierigkeiten in der Beibehaltung von Handlungen, die nicht sofort belohnt werden
- Wechselnde, launenhafte Stimmung

Borderlinetyp (F60.31)
Mindestens 3 der beim impulsiven Typus erwähnten Kriterien und zusätzlich mindestens 2 der folgenden Merkmale:
- Störungen und Unsicherheit hinsichtlich Selbstbild, Zielen und »inneren Präferenzen« (einschließlich sexueller)
- Neigung, sich auf intensive, aber unbeständige Beziehungen einzulassen, oft mit der Folge emotionaler Krisen
- Übertriebene Bemühungen, das Verlassenwerden zu vermeiden
- Wiederholt Drohungen oder Handlungen mit Selbstbeschädigung
- Andauernde Gefühle innerer Leere

— Häufig bestehen Komorbiditäten mit anderen psychischen Erkrankungen, v. a. mit Depressionen, Angststörungen, posttraumatischer Belastungsstörung (PTBS), Substanzmissbrauch oder -abhängigkeit, Essstörungen oder ADHS

Histrionische Persönlichkeitsstörung (F60.4)

Diagnostische Leitlinien (ICD-10): F60.4 Histrionische Persönlichkeitsstörung
- Dramatisierung bezüglich der eigenen Person, theatralisches Verhalten, übertriebener Ausdruck von Gefühlen
- Erhöhte Suggestibilität, leichte Beeinflussbarkeit
- Oberflächliche und labile Affektivität
- Andauerndes Verlangen nach Aufregung, Anerkennung durch andere und Aktivitäten, bei denen die betreffende Person im Vordergrund steht
- Unangemessen verführerisch in Erscheinung und Verhalten
- Übermäßiges Interesse an körperlicher Attraktivität

- Patienten haben ein starkes Geltungsbedürfnis sowie die Neigung zu demonstrativem, unechtem und simulativem Verhalten
- Das Denken ist geprägt von Sprunghaftigkeit, Ungenauigkeit und Unschärfe (impressionistischer Denkstil)

Anankastische (zwanghafte) Persönlichkeitsstörung (F60.5)

Diagnostische Leitlinien (ICD-10): F60.5 Anankastische (zwanghafte) Persönlichkeitsstörung
- Übermäßiger Zweifel und Vorsicht
- Ständige Beschäftigung mit Details, Regeln, Ordnung, Plänen, Listen, Organisation
- Perfektionismus, der die Fertigstellung von Aufgaben behindert
- Übermäßige Gewissenhaftigkeit, unverhältnismäßige Leistungsbezogenheit unter Vernachlässigung von Vergnügen und zwischenmenschlichen Beziehungen
- Übermäßige Pedanterie
- Rigidität und Eigensinn
- Unbegründetes Bestehen auf der Unterordnung anderer unter eigene Gewohnheiten oder unbegründetes Zögern, Aufgaben zu delegieren
- Sich aufdrängende beharrliche und unerwünschte Gedanken oder Impulse

- Emotionen werden oft zurückgehalten
- Häufig finden sich ein Sammeltrieb und extreme Sparsamkeit bis hin zu ausgeprägtem Geiz

— Anankastische Persönlichkeiten sind sehr sensibel gegenüber Kritik von höhergestellten Personen, während sie gegenüber untergeordneten Personen eine autoritäre und rigide Haltung einnehmen

Ängstliche (vermeidende) Persönlichkeitsstörung (F60.6)

Diagnostische Leitlinien (ICD-10): F60.6 Ängstliche (vermeidende) Persönlichkeitsstörung
— Andauernde und umfassende Gefühle von Anspannung und Besorgtheit
— Überzeugung, selbst sozial unbeholfen, unattraktiv oder minderwertig im Vergleich mit anderen zu sein
— Übertriebene Sorge, in sozialen Situationen kritisiert oder abgelehnt zu werden
— Persönliche Kontakte nur, wenn Sicherheit besteht, gemocht zu werden
— Eingeschränkter Lebensstil wegen des Bedürfnisses nach körperlicher Sicherheit
— Vermeidung beruflicher oder sozialer Aktivitäten, die intensiven zwischenmenschlichen Kontakt bedingen, aus Furcht vor Kritik, Missbilligung oder Ablehnung

— Aus Angst vor Kränkung und Ablehnung werden enge Beziehungen und Bindungen vermieden – bei gleichzeitiger Sehnsucht nach Nähe, Akzeptanz und Sicherheit

Abhängige Persönlichkeitsstörung (F60.7)

Diagnostische Leitlinien (ICD-10): F60.7 Abhängige (asthenische) Persönlichkeitsstörung
— Überlassung der Verantwortung für wichtige Bereiche des eigenen Lebens an andere
— Unterordnung eigener Bedürfnisse unter die anderer Personen, zu denen eine Abhängigkeit besteht, und unverhältnismäßige Nachgiebigkeit gegenüber den Wünschen anderer
— Mangelnde Bereitschaft zur Äußerung angemessener Ansprüche gegenüber Personen, zu denen eine Abhängigkeit besteht
— Unbehagliches Gefühl beim Alleinsein aus übertriebener Angst, nicht für sich allein sorgen zu können
— Häufige Ängste vor Verlassenwerden
— Eingeschränkte Fähigkeit, Alltagsentscheidungen zu treffen ohne ein hohes Maß an Ratschlägen und Bestätigung von anderen

- Sehr schwach ausgebildetes Selbstvertrauen und Selbstwertgefühl sowie geringe Durchsetzungsfähigkeit
- Unterwürfiges und kooperatives Verhalten, um akzeptiert zu werden und andere an sich zu binden

❯ Im Trennungs- oder Todesfall der Bezugsperson droht Depression bis hin zu Suizidalität.

Sonstige spezifische Persönlichkeitsstörungen (F60.8)

- Persönlichkeitsstörungen, für die keine der spezifischen Kategorien (F60.0–F60.7) zutreffen
- Hierunter fällt z. B. die narzisstische Persönlichkeitsstörung (F60.80): charakteristisch sind Großartigkeit in Phantasie und Verhalten bei gleichzeitiger Überempfindlichkeit gegenüber der Einschätzung durch andere sowie ein Mangel an Empathie

Kombinierte (und andere) Persönlichkeitsstörungen (F61)

- Betroffene zeigen Merkmale verschiedener spezifischer Persönlichkeitsstörungen, wobei kein spezifisches Symptombild dominiert

Andere Persönlichkeits- und Verhaltensstörungen (F68)

- **Entwicklung körperlicher Symptome aus psychischen Gründen (F68.0)**

Körperliche Beschwerden mit gesicherter somatischer Ursache halten aufgrund des psychischen Zustands des Betroffenen länger an oder werden aggraviert (obsolete Begriffe: »Rentenneurose«, »Unfallneurose«).

- **Artifizielle Störung (F68.1)**
- Körperliche Symptome werden wiederholt und ohne einleuchtenden Grund vorgetäuscht, d. h. es kommt zu körperlichen Symptomen durch absichtliche Selbstschädigung (z. B. Herbeiführen von Abszessen oder Fieber durch Injektion pyogenen Materials, Erzeugen von Hypoglykämien durch Einnahme oraler Antidiabetika)
- Im Vordergrund steht häufig der sekundäre Krankheitsgewinn (z. B. Zuwendung), auch wenn er nicht unbedingt bewusst angestrebt wird
- Zu den artifiziellen Störungen gehört das **Münchhausen-Syndrom**: Hierbei kommt es zusätzlich zu einer phantastischen Ausgestaltung der Biografie, zum »Krankenhauswandern« (z. T. auch unter falschem Namen) und anschließender sozialer Desintegration
- Eine besondere Form, aber in der ICD-10 nicht unter die artifiziellen Störungen klassifiziert, ist das Münchhausen-Stellvertreter-Syndrom (**Münchhausen-by-proxy-Syndrom**; ICD-10: T74.8): Eltern erzeugen bei

ihren Kindern bewusst körperliche Symptome und fordern wiederholt die Durchführung von oft invasiven Untersuchungen ein. Oberflächlich demonstrieren die Eltern (oder nur ein Elternteil) große Besorgnis um das Wohl des Kindes und erlangen dadurch vermehrt Aufmerksamkeit

21.1.3 Diagnostik

> Verlaufsbeobachtung: Eine einmalige diagnostische Erhebung wird meist dem Wesen der andauernden Persönlichkeitsstörung nicht gerecht, daher empfiehlt sich eine Diagnose nur nach Verlaufsbeobachtung.

- Psychopathologische Untersuchung (▶ Kap. 1)
- Anamneseerhebung (da Selbst- und Fremdeinschätzungen nicht immer übereinstimmen, ist eine Fremdanamnese unerlässlich) (▶ Kap. 2)
  - **Cave:** Umgang mit Suchtmitteln oder Medikamenten wird häufig bagatellisiert oder Missbrauch verschwiegen
- Körperliche Untersuchung und apparative Diagnostik zum Ausschluss einer körperlichen Erkrankung (▶ Kap. 2)
  - Diskrete Koordinationsstörungen und Reflexdifferenzen können als »soft signs« zusammen mit einer Leseschwäche und Rechts-links-Verwechslungen auf frühkindliche Hirnschäden hinweisen
  - Obligat bei der Erstdiagnose einer Persönlichkeitsstörung sind Blutbild, Bestimmung von Elektrolyten, Nieren- und Leberwerten, BKS, Ruhe-EKG und EEG mit Hyperventilation und Fotostimulation
  - Bei speziellen Fragestellungen sind zu erheben: C-reaktives Protein, Parathormon, Treponema-pallidum-Hämagglutinationshemmtest (TPHA), Vitamine (B_1, B_6, B_{12}), Folsäure, Quick, CDT, Urinstatus und -sediment, Alkohol- und Drogenscreening, Liquordiagnostik, CCT mit Kontrastmittel (evtl. MRT Schädel)
- Testpsychologische Persönlichkeitsdiagnostik (▶ Abschn. 2.6); zu den häufigsten Verfahren zählen:
  - Minnesota Multiphasic Personality Inventory (MMPI-2; Hathaway u. McKinley, dt. Bearbeitung von Engel 2000)
  - Freiburger Persönlichkeitsinventar (FPI-R; Fahrenberg et al. 2010)
  - Strukturiertes Klinisches Interview für DSM-IV, Achse II (SKID II; Wittchen et al. 1997)
  - International Personality Disorder Examination (IPDE), welches als strukturiertes Interview auch in deutscher Fassung vorliegt (Mombour et al. 1996); es integriert die Kriterien von ICD-10 und DSM-IV)

21.1.4 Differenzialdiagnosen

- **Affektive Störungen** (▶ Kap. 13): Länger anhaltende affektive Zustands-bilder sind als Dysthymie oder Zyklothymie zu diagnostizieren, nicht als Teil einer etwa depressiven Persönlichkeitsstörung
- **Schizophrenie** (▶ Kap. 12): Schwere Persönlichkeitsstörungen können mit psychoseähnlichen Symptomen einhergehen; insbesondere bei der Borderlinestörung können Dissoziationen und flüchtige Halluzinationen auftreten; »merkwürdiges« oder maniriertes Verhalten wird auch bei schizo-iden Persönlichkeitsstörungen beim Übergang zur Schizophrenie beobachtet
    - Sind Kriterien für eine Diagnose der Schizophrenie nur zum Teil erfüllt, sieht die ICD-10 die Diagnose der Schizotypie (F21) vor (im DSM-IV bzw. DSM-5: schizotypische Persönlichkeitsstörung)
- **Aufmerksamkeitsdefizit-/Hyperaktivitätsstörung (ADHS)** (▶ Kap. 23): ADHS-Symptomatik kann bis in das Erwachsenenalter persistieren und als Komorbidität mit einer Persönlichkeitsstörung weiter bestehen; ADHS ist ein prognostischer Faktor für eine emotional instabile Persönlichkeits-störung
- **Autistische Störungen** (▶ Kap. 24): Gehen bei Erwachsenen in Bilder über, die z. T. der schizoiden Persönlichkeitsstörung ähneln (Erfassung der Anam-nese aus der Kindheit oder Erhebung der Fremdanamnese bei den Eltern notwendig)
- **Demenzielle Abbauprozesse** (▶ Kap. 9) können mit einem paranoiden Erscheinungsbild einhergehen

21.1.5 Epidemiologie/Prävalenz

- Keine Unterschiede in den globalen Prävalenzraten zwischen verschiedenen Kulturkreisen
- Prävalenzraten in Europa und Nordamerika variieren zwischen 4 und 15%, für die deutsche Bevölkerung wird ein Wert von 9,4% angegeben
    - Prävalenzraten sind in Städten höher als in ländlichen Gebieten
    - Prävalenzraten sind in niedrigen sozialen Schichten höher als in höheren sozialen Schichten
- Bei psychisch erkrankten Menschen liegen Prävalenzraten zwischen 38–81% bei ambulanten und 36–92% bei stationären Patienten; somit ist Komorbidi-tät von besonderer Bedeutung für den Bereich der Persönlichkeitsstörungen
- Patienten mit Persönlichkeitsstörungen und komorbiden affektiven Störun-gen zeigen eine deutlich erhöhte Prävalenz von süchtigem Verhalten, Selbst-schädigung, Risikoverhalten und Suizidalität

- Insbesondere bei der Borderlinestörung finden sich häufig affektive Störungen, Alkoholmissbrauch/-abhängigkeit, Angsterkrankungen, somatoforme Störungen und Essstörungen sowie Gewalt- und Missbrauchserfahrungen

21.1.6 Verlauf und Prognose

- Die Störung beginnt spätestens in der Adoleszenz und ist dauerhaft im Erwachsenenalter zu beobachten
- Vor dem 14. Lebensjahr sind Persönlichkeitsstörungen nicht zu diagnostizieren
- Aus der Definition der Persönlichkeitsstörung ergibt sich, dass es sich um ein andauerndes Krankheitsbild handelt; spezifische Behandlungen der Persönlichkeitsstörungen können aber durchaus erfolgreich sein
- Insbesondere die emotional instabilen Persönlichkeitsstörungen können ab dem 40. Lebensjahr an Intensität verlieren (v. a. die eher expressiven Symptome der Borderlinepersönlichkeitsstörung wie Selbstverletzungen, heftige Wutausbrüche oder dissoziative Phänomene), deshalb haben bis dahin die Reduktion des Suizidrisikos und die Reduktion von Folgeschäden einen hohen Stellenwert

21.1.7 Therapie

Allgemeine Therapie

- Pharmakotherapie
- Pharmakotherapie zielt primär auf die Behandlung der häufigen Komorbidität mit affektiven und anderen psychischen Erkrankungen
- Zusätzlich kommen Medikamente zur Anwendung, die die Symptomatik bei emotionaler Instabilität, Depressivität oder Ängstlichkeit sowie Impulsivität und Aggressivität oder kognitiv-perzeptuelle Verzerrungen reduzieren können
- **Cave:** Aufgrund des andauernden Charakters der Persönlichkeitsstörungen und der häufigen Komorbidität mit Süchten besteht erhöhtes Risiko für Benzodiazepinmissbrauch
- **Atypische Antipsychotika** werden zur Behandlung von Persönlichkeitsstörungen mit psychoseähnlichen Symptomen, aber auch bei affektiver Instabilität und Impulsivität eingesetzt
    - Insbesondere Hinweise auf die Wirksamkeit von atypischen Antipsychotika wie Aripiprazol (Abilify), Olanzapin (Zyprexa) (**Cave:** häufig signifikante Gewichtszunahme) oder Quetiapin (Seroquel, Seroquel Prolong) bei der Borderlinestörung hinsichtlich Affektregulation, Depressivität

und Ängstlichkeit sowie Impulsivität und kognitiv-perzeptuellen Symptomen
  — Im Allgemeinen werden niedrigere Dosen als bei der Behandlung von Psychosen eingesetzt
  — Es handelt sich jeweils um eine Off-Label-Indikation
— Eine weitere medikamentöse Option bei affektiver Instabilität oder Impulsivität, v. a. im Rahmen der Borderlineerkrankung, bilden Stimmungsstabilisierer (z. B. Valproat, Lamotrigin)
— In Krisensituationen kann die Verordnung von niederpotenten Antipsychotika indiziert sein, die auch als Bedarfsmedikation helfen können, Spannungszustände zu reduzieren
  — **Cave:** Einige der Patienten mit Persönlichkeitsstörung können sehr empfindlich auf niederpotente Antipsychotika reagieren
— Zur Reduktion von Spannungszuständen, Depressivität, Ängstlichkeit oder zwanghafter Symptomatik kommen vorwiegend SSRIs zur Anwendung

❯ Es gibt keine Psychopharmaka, die speziell zur Behandlung einer Persönlichkeitsstörung zugelassen sind.

■ Psychotherapie
— Wichtig: Herstellen einer verlässlichen therapeutischen Beziehung mit klaren Vereinbarungen und das Formulieren von konkreten Therapiezielen
— Zentrales Element ist daher das Schließen eines **Behandlungsvertrags** (Bohus u. Schmahl 2006): Festlegung von Regeln, unter welchen Bedingungen die Therapie durchgeführt wird und wann die Behandlung unterbrochen oder ggf. abgebrochen wird, um einen längerfristigen Therapieerfolg nicht kontinuierlich durch akute Ereignisse, wie parasuizidale Handlungen oder Drogenmissbrauch, zu hemmen
— Behandlung der Komorbiditäten erfolgt zunächst wie bei den ursprünglichen Krankheitsbildern beschrieben, wobei der Therapieerfolg häufig schlechter ist

■ Soziotherapie
— Bezieht sich im Allgemeinen auf die auftretende Komorbidität
— Generell ist die Aufrechterhaltung der Berufstätigkeit anzustreben, weil sonst die Gefahr der sozialen Isolation zunimmt

Therapie der Borderlinepersönlichkeitsstörung (F60.31)

— Die Borderlinepersönlichkeitsstörung und ihre Therapie ist am besten untersucht, es wurden bisher 4 störungsspezifische psychotherapeutische Therapieverfahren entwickelt:

- Die **Dialektisch-Behaviorale Therapie (DBT)** nach Linehan ist aus verschiedenen Elementen, der kognitiven Verhaltenstherapie, der Gestalttherapie, der Hypnotherapie und auch aus dem Zen-Buddhismus abgeleitet. Insgesamt zielt DBT auf eine Reduktion selbstschädigender Verhaltensweisen und die Übernahme von Eigenverantwortung, v. a. durch das Erlernen von Fertigkeiten (»Skills«) für eine verbesserte Stresstoleranz, einen adäquateren Umgang mit Gefühlen, die Verbesserung zwischenmenschlicher Fertigkeiten und innerer Achtsamkeit sowie Selbstwertsteigerung. Die Behandlung besteht aus 4 Hauptbausteinen: Einzeltherapie, Telefonberatung durch den behandelnden Therapeuten in Krisensituationen, Fertigkeitentraining im Einzelsetting sowie in der Gruppe (»Skills-Training«) sowie regelmäßige Supervision der Therapeuten/-innen. DBT wird im deutschsprachigen Raum am häufigsten angewandt und ihre Wirksamkeit ist am besten durch Studien belegt
- Die **Schematherapie** nach Young zielt auf die Korrektur von maladaptiven Schemata
- Bei der psychodynamisch begründeten **Übertragungsfokussierten Therapie** nach Kernberg liegt der Schwerpunkt auf der Verbesserung der Beziehungsgestaltung
- Die Grundlage der psychoanalytisch basierten **Mentalisierungsbasierten Therapie** nach Bateman und Fonagy bildet die Verbesserung der Mentalisierungsfähigkeit
- Zu Beginn der Behandlung sollte mit dem Patienten ein Behandlungsvertrag geschlossen werden, in dem Regeln für die Behandlung festgelegt werden:
  - Zum Beispiel kann festgehalten werden, unter welchen Bedingungen die Behandlung durchgeführt wird, und auch unter welchen Umständen die Behandlung unterbrochen oder abgebrochen wird
  - Es nicht ungewöhnlich, dass der Patient bei Verletzung des Therapievertrags zunächst wieder an seinen Hausarzt bzw. ambulant behandelnden Psychiater verwiesen wird, bis eine Weiterführung der Psychotherapie wieder möglich ist
  - **Cave:** Krisen bleiben während einer Therapie nicht aus, weswegen zu Beginn der Therapie ein Krisenplan mit dem Patienten erarbeitet werden sollte

Therapie weiterer Persönlichkeitsstörungen

Zur Therapie weiterer spezifischer Persönlichkeitsstörungen ◘ Tab. 21.2.

◼ **Tab. 21.2** Therapie weiterer spezifischer Persönlichkeitsstörungen

Weitere spezifische Persönlichkeitsstörungen	Zentrale Bestandteile der Therapie
Paranoide Persönlichkeitsstörung (F60.0)	Allmähliches Ansprechen der Tendenz des Patienten zur Fehlinterpretation von Situationen; Identifikation, Überprüfung und Modifikation dysfunktionaler Grundannahmen und Verhaltensmuster
Schizoide Persönlichkeitsstörung (F60.1)	Training sozialer Fertigkeiten und der Wahrnehmungs- und Erlebnisfähigkeit, wobei sich eine Gruppentherapie anbietet
Dissoziale Persönlichkeitsstörung (F60.2)	Aufbau adäquater Verhaltensweisen, z. B. über das Angebot wertrelevanter Belohnungen **Cave:** Der Therapeut sollte darauf achten, sich nicht in den gestörten Beziehungsmustern der Patienten zu verfangen und dem Patienten die maximal mögliche Eigenverantwortlichkeit zu übertragen
Histrionische Persönlichkeitsstörung (F60.4)	Kognitive Techniken zur Modifikation des impressionistischen Konfliktstils sowie Problemlösetraining, Entspannungsverfahren, Selbstinstruktionstraining oder soziales Kompetenztraining zum Aufbau adäquater Kommunikationsstrategien; ggf. Videofeedback; Ziel: Entwicklung eines positiveren Selbstwerterlebens, um sich weniger an äußeren Gegebenheiten und Bedingungen orientieren zu müssen
Anankastische (zwanghafte) Persönlichkeitsstörung (F60.5)	Kognitive Verfahren, um dysfunktionale kognitive Muster und Regeln zu relativieren und in weniger automatisierte und schematische Denkabläufe umzustrukturieren; Entspannungsverfahren können hilfreich sein
Ängstliche (vermeidende) Persönlichkeitsstörung (F60.6)	Psychotherapeutische Programme zur Verbesserung sozialer Fertigkeiten, Desensibilisierung gegenüber angstauslösenden Stimuli sowie Stärkung des Selbstwertgefühls
Abhängige Persönlichkeitsstörung (F60.7)	Psychotherapeutische Techniken zur Verbesserung der Eigenwahrnehmung (Gefühle und Bedürfnisse), zur Vermittlung sozialer Kompetenzen, zur Identifikation und Modifikation verzerrter Kognitionen

21.2 Abnorme Gewohnheiten und Störungen der Impulskontrolle (F63)

21.2.1 Ätiologie

- Lernprozesse: Angenehm und belohnend empfundene Affekte und Emotionen, wie z. B. Aufbau und Lösung von innerer Anspannung, werden durch Konditionierung mit der impulshaften Handlung verknüpft
- Neurobiologische Faktoren: Hinweise auf eine verminderte Aktivität des serotonergen sowie dopaminergen Systems und eine Funktionsstörung frontaler Hirnregionen, die ein verstärktes Ansprechen des Belohnungssystems auf entsprechende Reize bedingen können
- Persönlichkeitsfaktoren: z. B. Neigung, neue Reize bzw. Erregung zu suchen, um Langeweile zu verhindern

21.2.2 Symptome, Diagnosekriterien (ICD-10)

Siehe auch ◼ Tab. 21.3

- **Allgemeine Symptome**
- Den Impulsen zu spezifischen Handlungen kann kein Widerstand entgegengesetzt werden, obwohl die Patienten dies versuchen
- Den Handlungen gehen Anspannung und Erregung voraus, die während bzw. sofort nach der Tat in Erleichterung, Euphorie oder Lustempfinden übergehen
- Die Impulshandlungen treten wiederholt auf, obwohl sie zu psychosozialen Komplikationen führen

21.2.3 Diagnostik

- Psychopathologische Untersuchung (▶ Kap. 1)
- Anamneseerhebung (▶ Kap. 2): Eigen- und Fremdanamnese, Auslösesituationen
- Körperliche Untersuchung, apparative Diagnostik (▶ Kap. 2)
- Testpsychologische Persönlichkeitsdiagnostik (▶ Kap. 2)

▣ Tab. 21.3 Impulskontrollstörungen – Untergruppen

Impulskont-rollstörung	ICD-10-Kodierung	Kennzeichen
Pathologi-sches Spielen	F63.0	– Unfähigkeit, dem Drang zum wiederholten Glücks-spiel zu widerstehen, trotz negativer sozialer Konse-quenzen wie Verarmung, gestörte Familienbeziehun-gen und Zerrüttung der persönlichen Verhältnisse – Typisch ist, dass Spielsüchtige nicht primär den Geldgewinn suchen, sondern die mit dem Vorgang des Spielens verbundene Stimulation. Diese nimmt typischerweise im Verlauf der Erkrankung ab und wird durch höhere Einsätze bzw. höhere Risiken kompensiert
Pathologi-sche Brand-stiftung (Pyromanie)	F63.1	– Unwiderstehlicher Drang, Feuer zu legen; es kommt zu wiederholter Brandstiftung ohne erkenn-bare Motive wie materielle Gewinne, Rache oder politischer Extremismus – Starkes Interesse an der Beobachtung von Bränden
Pathologi-sches Stehlen (Kleptoma-nie)	F63.2	– Wiederholter Drang, Diebstähle zu begehen – Die gestohlenen Gegenstände sind für den Patien-ten wertlos und dienen nicht dazu, sich selbst oder andere zu bereichern – Den Betroffenen ist zumeist bewusst, dass ihre Handlungen verboten und sinnlos sind, sie erleben sie als wesensfremd
Trichotilloma-nie	F63.3	– Unfähigkeit, dem Drang zu widerstehen, sich Haare auszureißen, was zu sichtbarem Haarverlust führt – Typischerweise werden die Haare des Kopfes ausgerissen, aber auch Haare anderer Körperpartien können betroffen sein
Sonstige abnorme Gewohnhei-ten und Störungen der Impuls-kontrolle	F63.8	Hierunter können verschlüsselt werden: – Kaufsucht: Die zumeist weiblichen Patienten beschreiben einen unwiderstehlichen Drang, Gegen-stände zu kaufen, die zwar für sich genommen nützlich sind, von der Menge her aber grotesk über-trieben und deshalb sinnlos sind. Die Gegenstände werden ähnlich wie bei der Kleptomanie zumeist gehortet, jedoch nicht sinnvoll verwertet – Anderes exzessives und störungswertes Verhalten wie Internet- oder Spielsucht

21.2.4 Differenzialdiagnosen

━ Impulskontrollstörungen können Ähnlichkeiten haben bzw. treten häufig
auf mit:
  ━ Suchterkrankungen (▶ Kap. 10, ▶ Kap. 11)
  ━ Affektiven Erkrankungen (▶ Kap. 13)
  ━ Zwangserkrankungen (▶ Kap. 15)
  ━ Aufmerksamkeitsdefizit-/Hyperaktivitätsstörung (ADHS; ▶ Kap. 23)
━ Von Impulskontrollstörungen abzugrenzen sind:
  ━ Verhaltensweisen, die mit Vorsatz begangen werden, z. B. mit dem Ziel
    der persönlichen Bereicherung (Glücksspiel, Stehlen) oder aus Rache
    (Legen eines Feuers)
  ━ Verhaltensweisen, die im Rahmen einer anderen psychischen Erkrankung
    auftreten (z. B. Feuer legen im Rahmen einer schizophrenen Psychose,
    Stehlen oder exzessives Glücksspielen im Rahmen einer Manie)
━ Abzugrenzen von der Trichotillomanie sind Hauterkrankungen wie z. B.
Alopecia areata

21.2.5 Epidemiologie/Prävalenz

━ Pathologisches Spielen ist eine der bedeutsamsten Impulskontrollstörungen
in Deutschland (schätzungsweise erfüllen etwa 1–3% der Personen, die
regelmäßig Glücksspiel betreiben, die diagnostischen Kriterien des pathologischen Spielens)
━ Exzessive oder pathologische Internetnutzung/Computerspielen ist bislang
nicht als eigenständige Diagnose anerkannt, betrifft vermutlich aber einen
großen Personenkreis – vorwiegend junge Männer
━ Pathologisches Kaufen: Schätzungsweise sind bis zu 6% der Allgemeinbevölkerung zeitweise davon betroffen (hauptsächlich Frauen)
━ Pyromanie (pathologische Brandstiftung), Trichotillomanie (Ausreißen
von Haaren) und Kleptomanie (pathologisches Stehlen) sind seltene Erkrankungen

21.2.6 Verlauf und Prognose

━ Pathologisches Spielen: Beginn meist in der Adoleszenz, verläuft unbehan-
delt i.d.R. chronisch
━ Pyromanie: Verlauf wahrscheinlich episodisch mit längeren symptomfreien
Intervallen

- Kleptomanie: Episodische und chronische Verläufe kommen vor
- Trichotillomanie: Beginn durchschnittlich mit 10 Jahren; kann episodisch und chronisch verlaufen

21.2.7 Therapie

- **Pharmakotherapie**
- Im Allgemeinen Besserung der Impulskontrollstörungen durch eine Behandlung mit **Serotoninwiederaufnahmehemmern (SSRI)**; es sind dabei deutlich höhere Dosierungen und längere Behandlungszeiten notwendig als bei der Behandlung von depressiven Störungen

- **Psycho- und Soziotherapie**
- Bewährt hat sich, spiel- und kaufsüchtige Patienten in Suchthilfeeinrichtungen und mit den psychotherapeutischen Methoden der Suchtmedizin zu behandeln (▶ Kap. 10, ▶ Kap. 11); dies scheint auch für Patienten mit pathologisch ausgedehntem Nutzen von Internetangeboten und Computerspielen zu gelten
- Soziotherapeutische Maßnahmen sind unabdingbar und bestehen in vollständiger Aufklärung aller Familienmitglieder und anderer relevanter Bekannter der Patienten über die Verhaltensstörung und die damit verbundenen Gefährdungen
    - Es kann auch notwendig sein, mit den verschiedenen beteiligten Institutionen wie Banken, Spielstätten (z. B. »Sperrenlassen« in Casinos), Behörden (z. B. Schuldnerberatungsstellen) und Gerichten (z. B. evtl. Einrichtung einer gesetzlichen Betreuung für die Bereiche Finanzen) zusammenzuarbeiten

21.3 Störungen der Geschlechtsidentität (F64) und Störungen der Sexualpräferenz (F65)

21.3.1 Ätiologie

- **Transsexualität:** Genetische, pränatale hormonelle Abweichungen sowie endokrinologische Veränderungen werden als prädisponierende Faktoren diskutiert
- **Störungen der Sexualpräferenz:** Möglicherweise Einfluss von Androgenen, Veränderungen in der Verfügbarkeit von Serotonin und Dopamin, Funktionsstörungen im Temporallappen, frühe Kindheitserfahrungen wie sexueller Missbrauch oder Bindungsstörungen können die Vulnerabilität erhöhen

21.3.2 Symptome, Diagnosekriterien (ICD-10)

Störungen der Geschlechtsidentität

Diagnostische Leitlinien (ICD-10): F64.0 Transsexualismus
- Wunsch, als Angehöriger des anderen Geschlechts anerkannt zu werden; i.d.R. verbunden mit dem Bestreben, den eigenen Körper durch hormonelle und chirurgische Maßnahmen dem gewünschten Geschlecht so weit wie möglich anzugleichen
  - Dauer: mind. 2 Jahre
- Dieser Wunsch darf nicht mit einer Chromosomenaberration einhergehen oder auf eine psychische Erkrankung zurückzuführen sein
- Häufig erleben Betroffene ein Gefühl innerer Zerrissenheit, oft auch Affektlabilität und Depressivität

❯ Erste Anzeichen treten vielfach schon in der Kindheit und Jugend auf, die Diagnose sollte aber erst im Erwachsenenalter bzw. nach Abschluss der somatosexuellen Differenzierung und psychosexuellen Entwicklung gestellt werden.

Diagnostische Leitlinien (ICD-10): F64.1 Transvestitismus unter Beibehaltung beider Geschlechtsrollen
- Tragen der Kleidung des anderen Geschlechts (sog. »cross dressing«), um sich vorübergehend dem anderen Geschlecht zugehörig zu fühlen
- Keine sexuelle Motivation für das Tragen der Kleidung des anderen Geschlechts
- Kein Wunsch nach Geschlechtsumwandlung

Diagnostische Leitlinien (ICD-10): F65 Störungen der Sexualpräferenz
- Wiederholt auftretende, starke sexuelle Impulse und Phantasien, die sich auf ungewöhnliche Objekte oder Aktivitäten beziehen
- Betroffene handeln entsprechend den Impulsen oder fühlen sich durch diese deutlich beeinträchtigt
- Dauer: mind. 6 Monate

- Beispiele sind: Fetischismus, fetischistischer Transvestitismus (Tragen von Kleidung des anderen Geschlechts zur sexuellen Erregung), Exhibitionismus, Voyeurismus, Pädophilie, Sadomasochismus
- Manchmal bestehen mehrere Sexualpräferenzstörungen im Sinne einer Komorbidität nebeneinander; Persönlichkeitsstörungen sind eine weitere häufige komorbide Erkrankung

21.3.3 Diagnostik und Differenzialdiagnosen

- Ausführliche Sexualanamnese und Ausschluss einer somatischen, substanzbedingten oder anderen psychiatrischen Ursache
- Bei Störungen der Sexualpräferenz ist differenzialdiagnostisch v. a. an Impulskontrollstörungen zu denken
- Die transsexuelle Geschlechtsidentitätsstörung kann nur in einem längerfristigen diagnostisch-therapeutischen Prozess zuverlässig diagnostiziert werden
- Differenzialdiagnosen der transsexuellen Geschlechtsidentitätsstörung:
  - Vorübergehende Unsicherheiten hinsichtlich der Geschlechtsidentität oder sexuellen Orientierung im Rahmen einer Adoleszenzkrise (ICD-10: F66.0 Sexuelle Reifungskrise)
  - Probleme mit der geschlechtlichen Identität aufgrund der Ablehnung der eigenen Homosexualität
  - Psychotisch motivierte geschlechtliche Identitätsstörungen
  - Schwere Persönlichkeitsstörungen, die sich auf die Geschlechtsidentität auswirken (z. B. im Rahmen der Störungen des Selbstbildes, der Ziele und der inneren Präferenzen bei der Borderlinepersönlichkeitsstörung)

21.3.4 Therapie

Transsexualismus

- Nach längerfristiger psychotherapeutischer Betreuung: ggf. schrittweise Anpassung an das andere Geschlecht (Alltagstest, Hormonbehandlung, operative Geschlechtsumwandlung)
- 2 Regelungen nach Transsexuellengesetz: die sog. kleine Lösung (Vornamensänderung), die sog. große Lösung (»Personenstandsänderung« – Änderung des Geschlechtseintrages in Geburtsurkunde und -register)

Transvestitismus

- Psychotherapeutische Interventionen bei Leidensdruck, z. B. aufgrund mangelnder Akzeptanz im Umfeld des Betroffenen

Störungen der Sexualpräferenz

- Oft schwer zu behandeln; realistisches Therapieziel ist oft eine verbesserte Kontrolle über die jeweiligen Impulse
- Spezifische verhaltenstherapeutische Interventionen: z. B. verdeckte Sensibilisierung und Stimuluskontrollmethoden
- Unterstützende medikamentöse Behandlung zur Impuls- und Appetenzkontrolle
    - (Insbesondere bei Sexualstraftätern): z. B. SSRI (Off-Label-Anwendung) oder antihormonelle Therapie mit Cyproteronacetat oder LHRH-Agonisten

Weiterführende Literatur

Bohus M, Schmahl C (2006) Psychopathologie und Therapie der Borderline-Persönlichkeitsstörung. Dtsch Ärztebl 103: A3345–3352

Bronisch T, Bohus M, Dose M, Reddemann L, Unckel C (2005) Krisenintervention bei Persönlichkeitsstörungen. Klett Cotta, Stuttgart

Deutsche Gesellschaft für Psychiatrie Psychotherapie und Nervenheilkunde (DGPPN), Deutsche Gesellschaft für Sexualforschung (DGfs) (Hrsg) (2007) Behandlungsleitlinie Störungen der sexuellen Präferenz (Praxisleitlinien in Psychiatrie und Psychotherapie). Steinkopff, Darmstadt

Fiedler P (2006) Trauma, Dissoziation, Persönlichkeit. Dustri, München

Fiedler P (2007) Persönlichkeitsstörungen. Beltz-PVU, Weinheim

Hartmann U, Becker H (2013) Störungen der Geschlechtsidentität. Ursachen, Verlauf, Therapie. Springer, Heidelberg

Mathiak K, Dyck M, Schneider F (2012) Persönlichkeitsstörungen (F60-F62). In: Schneider F (Hrsg) Facharztwissen Psychiatrie und Psychotherapie. Springer, Heidelberg, S 405–420

Sachse R (2013) Persönlichkeitsstörungen verstehen. Zum Umgang mit schwierigen Klienten. Psychiatrie Verlag, Bonn

Schneider F, Frister H, Olzen D (2015) Begutachtung psychischer Störungen. Springer, Heidelberg

Weber-Papen S, Schneider F (2012) Sexualstörungen (F52, F64, F65). In: Schneider F (Hrsg) Facharztwissen Psychiatrie und Psychotherapie. Springer, Heidelberg, S 397–404

Ratgeber für Betroffene und Angehörige
Schneider F (2013) Borderline. Der Ratgeber für Patienten und Angehörige. Herbig, München

Testliteratur
► Anhang

Internetlinks
Blumenwiesen – Informationen, Foren etc., u. a. zur Borderlinepersönlichkeitsstörung und zu dissoziativen Störungen: http://www.blumenwiesen.org/belastungsst.html; http://www.blumenwiesen.org/dissoziation.html
Borderlineportal für Deutschland, Österreich und die Schweiz: http://www.borderline-plattform.de
Fachstelle Glücksspielsucht (Informationsstelle): http://www.glueckspielsucht.de
Informationsseite der Arbeitsgemeinschaft Wissenschaftliche Psychotherapie Freiburg (AWP): http://www.borderline-online.de
Internetsucht – private Initiative zur Informationsvermittlung, interaktive Website: http://www.onlinesucht.de
Portal für und über narzisstische Persönlichkeitsstörungen: http://www.narzissmus.net
Selbsthilfeseite für Borderlinepatienten: http://www.borderline-netzwerk.info; http://www.borderline-selbsthilfe.de
Seiten der Arbeitsgemeinschaft für psychosoziale Gesundheit zu Persönlichkeitsstörungen: http://www.psychosoziale-gesundheit.net/psychiatrie/persoenlichkeit.html
Seite des Vereins Trans-Ident. e.V.: http://www.trans-ident.de

Intelligenzminderungen (F7) und psychische Störungen bei Menschen mit geistiger Behinderung

F. Hölscher, F. Schneider

F. Schneider (Hrsg.), *Klinikmanual Psychiatrie, Psychosomatik und Psychotherapie*,
DOI 10.1007/978-3-642-54571-9_22, © Springer-Verlag Berlin Heidelberg 2016

◘ **Tab. 22.1** Übersicht Intelligenzminderung

Erkrankung	ICD-10-Kodierung	Definition	Therapiestrategie
Intelligenz-minderung	F70	Intelligenzminderung bezeichnet eine sich in der Entwicklung manifestierende, stehengebliebene oder unvollständige Entwicklung der Intelligenz und zugehöriger Fähig- und Fertigkeiten	Verhaltenstherapeutische Techniken (besonders Situationsanalysen und Response-Kontingenz-Verfahren) haben sich als effektiver erwiesen als Pharmakotherapie

22.1 Ätiologie

- **Neurobiologisch:** prä-, peri- oder postnatale Ursachen
- **Leichte Intelligenzminderung:** Alkohol-/Drogenkonsum der Mutter können eine pränatale, Asphyxien oder Unreife des Neugeborenen eine perinatale Ursache sein

- **Schwere Intelligenzminderung:** v. a. pränatale Ursachen wie genetische Störungen oder nichtchromosomale Dysmorphiesyndrome, ansonsten metabolische Erkrankungen, postnatale Infektionen oder Schädigungen, kongenitale Anomalien, Fetopathie, neonatale oder fetale Asphyxie, zerebrale Blutung, neonatale Infektionen
- Typische **chromosomal bedingte Syndrome,** die mit Intelligenzminderung einhergehen: Down-Syndrom, Williams-Beuren-Syndrom, Prader-Willi-Syndrom, Lesch-Nyhan- oder Fragiles-X-Syndrom
    - Bei diesen finden sich i.d.R. jeweils typische kognitive Fähigkeiten und Defizite

> Je schwerer die Intelligenzminderung, desto wahrscheinlicher sind organische Ursachen.

22.2   Symptome, Diagnosekriterien (ICD-10)

- Einteilung des Grades der Intelligenzminderung anhand des ermittelten IQ-Wertes
- Ausschlaggebend ist der Gesamteindruck, nicht einzelne, evtl. sehr gut ausgeprägte Eigenschaften
- Die ICD-10-Kategorien sind als Richtlinie zu verstehen, die an transkulturelle Unterschiede angepasst werden muss
- Die 4. Stelle kann das Ausmaß der Verhaltensstörung beschreiben
- Bei bekannter Ursache der Intelligenzminderung ist die Ursache zusätzlich zu kodieren
- Eine Intelligenzminderung schließt weitere Diagnosen aus Kapitel V der ICD-10 (F-Sektion) nicht aus
- Charakteristische **Verhaltensauffälligkeiten bei Intelligenzminderung:** Hyperaktivität, Impulsivität, aggressives Verhalten (plötzliches Angreifen mit Schlagen, Kratzen oder Beißen; Gegenstände beschädigen), selbstschädigendes Verhalten (Haare ausreißen, sich beißen) und Stereotypien (kreisende Bewegungen mit Armen oder Händen, Gegenstände aufstellen oder zum Mund führen)
    - **Erethie:** v. a. bei schwerer geistiger Behinderung auftretende Hyperaktivität mit Aufmerksamkeitsdefizit und Impulsivität
- Schulbildungs- und förderungsfähig entsprechend dem äquivalenten Intelligenzalter bei Erwachsenen (◘ Tab. 22.2), d. h. von keinen bzw. nur kaum selbstständigen Tätigkeiten (Sprechen, Kontinenz bei schwerster Form) bis hin zum Erreichen vom Grundschulniveau (Lesen, Schreiben bei leichter Form)

■ Tab. 22.2 Unterteilung der Intelligenzminderung in verschiedene Schweregrade				
(Lernbehinderung)[a]	Leichte	Mittlere	Schwere	Schwerste
(IQ 70-84)	IQ 50–69	IQ 35–49	IQ 20–34	IQ <20
ICD-10: F81.8/.9	ICD-10: F70	ICD-10: F71	ICD-10: F72	ICD-10: F73
Äquivalentes Intelligenzalter bei Erwachsenen	9–12 Jahre	6–9 Jahre	3-<6 Jahre	<3 Jahre

[a] Bei der Lernbehinderung handelt es sich nicht um eine Form der Intelligenzminderung.

22.3 Diagnostik

— Exploration des Patienten, der Angehörigen oder Betreuer
— Tests:
  — Intelligenz- und Entwicklungsdiagnostik: z. B. Testbatterie für Geistig Behinderte (TBGB; Bondy et al. 1975), Snijders-Oomen-Nonverbaler Intelligenztest (SON-R; Tellegen u. Laros 2005), Leiter International Performance Scale (Roid et al. 2013)
  — Diagnostik der Anpassungsfähigkeit: z. B. VABS (Vineland Adaptive Behavior Scales; Sparrow et al. 2005), GMFM (Gross Motor Function Measurement; Russell et al. 1989), Vineland Social Maturity Scale (VSMS; Doll 1953)
— Somatische Abklärungen zur Aufklärung der Ursache der Intelligenzminderung

❯ Durch die Zuordnung zu prä-, peri- oder postnataler Ätiologie kann die Behandlung besser angepasst, die Familie bezüglich genetischer Dispositionen beraten und eine genauere Prognose gestellt werden.

22.4 Differenzialdiagnosen

— Umschriebene oder tiefgreifende Entwicklungsstörungen
— Lernstörungen ohne Intelligenzminderung
— Demenz
— Desintegrative Psychose (ICD-10: F84.3)

- Seh- oder Hörstörungen
- Belastungsreaktionen aufgrund lebensgeschichtlicher Einflüsse
  (z. B. sexueller oder emotionaler Missbrauch)

22.5   Epidemiologie/Prävalenz

- Etwa 3-4% Kinder aller Kinder haben eine Lernbehinderung (IQ: 70–84)
  und 1,5% eine Intelligenzminderung; von Letztgenannten haben 80–85%
  eine leichte, 10–12% eine mittlere, 3–7% eine schwere und 1–2% eine
  schwerste Intelligenzminderung
- Jungen sind häufiger betroffen, v. a. von der leichten Form der Intelligenzminderung; dies könnte jedoch auch durch eine höhere Toleranz für die
  Symptomatik bei Mädchen verursacht sein

22.6   Verlauf und Prognose

- Die Störung ist anhaltend
- Jedoch mögliche Verbesserung des Grades der Anpassungsfähigkeit durch
  frühe, hochfrequente Behandlung und Vermeidung von Hospitalisierung
  oder Überforderungen im Alltag
- Erhöhte Gefahr für psychische Erkrankungen oder dafür, Opfer von
  Missbrauch oder Gewalt zu werden

- **Komorbidität**
- Im Vergleich zur Allgemeinbevölkerung 3- bis 4-mal erhöhtes Risiko für
  psychiatrische Komorbiditäten
- Mit zunehmender Schwere der Intelligenzminderung steigt die Wahrscheinlichkeit komorbider somatischer oder psychischer Störungen
- Bei leichter geistiger Behinderung liegt die Prävalenz für psychische Erkrankungen bei 20–35%, bei mittlerem Schweregrad bei 30–40% und bei
  schwerer Ausprägung bei 60–70%
- Als psychische Erkrankungen treten häufiger als in der Normalbevölkerung
  frühkindlicher Autismus, atypisch verlaufende Psychosen und Störungen
  des Sozialverhaltens auf, seltener finden sich Schizophrenien, affektive
  Störungen, Angst- oder Zwangsstörungen und sehr selten Abhängigkeitserkrankungen
- 75% der Kinder mit frühkindlichem Autismus sind geistig behindert

❯ Ebenfalls mit zunehmender Schwere der Intelligenzminderung verändert sich das Spektrum komorbider psychischer Erkrankungen weg von dem der Allgemeinbevölkerung hin zu typischen Störungen des Kindes- und Jugendalters wie Enuresis, Enkopresis, Pica (Essverhaltensstörung, bei der ungewöhnliche, ungenießbare Substanzen wie z. B. Haare, Steine, Textilien u. a. gegessen werden), Polydipsie und Polyphagie.

22.7 Therapie

– Ziel ist es, die Anpassungsfähigkeit der Patienten zu fördern und komorbide psychische Erkrankungen zu verbessern

▪ Psychotherapie
– Mit Verhaltenstherapie sollen Fähigkeiten und Fertigkeiten der Patienten trainiert und unerwünschte Verhaltensweisen (z. B. selbstverletzend oder fremdaggressiv) reduziert werden
– Wichtig sind Situationsanalysen und operante Konditionierung in Form von Verstärkung (Aufmerksamkeit) bzw. Bestrafung (Time-out), d. h. Response-Kontingenz-Verfahren

▪ Pharmakotherapie
– Bei psychomotorischen Erregungszuständen: möglicher Einsatz von Risperidon, niedrigpotenten Antipsychotika oder bei dauerhafter Unruhe auch Antikonvulsiva
– Gegebenenfalls pharmakotherapeutische Behandlung komorbider psychischer Erkrankungen
– Möglichst abzusehen ist von (v. a. langfristiger) Polypharmazie

Weiterführende Literatur

Dosen A, Gardner WI, Griffiths DM, King R, Lapointe A (2010) Praxisleitlinien und Prinzipien: Assessment, Diagnostik, Behandlung und Unterstützung für Menschen mit geistiger Behinderung und Problemverhalten. Europäische Edition. Materialien der DGSGB, Bd 21. DGSGB, Berlin (http://www.dgsgb.de/downloads/band%2021.pdf)
Hennicke K (Hrsg) (2011) Praxis der Psychotherapie bei erwachsenen Menschen mit geistiger Behinderung. Lebenshilfe-Verlag, Marburg
Hoffmann K (Hrsg) (2012) ADHS, motorische Unruhe und andere Verhaltensauffälligkeiten. Materialien der DGSGB, Bd 27. DGSGB, Berlin (http://www.dgsgb.de/downloads/band%2027.pdf)

Matson JL, Dempsey T (2009) The nature and treatment of compulsions, obsessions and rituals in people with developmental disabilities. Res Dev Disabilities 30: 603–611

Seidel M (2010) Psychische Störungen bei Erwachsenen mit geistiger Behinderung – eine Einführung. Psychiatr Psychother up2date 4: 9–21

Seidel M (2011) Psychopharmaka bei Menschen mit geistiger Behinderung. Materialien der DGSGB, Bd 24. DGSGB, Berlin (http://www.dgsgb.de/downloads/band%2024,pdf)

Steinhausen HC (2006) Intelligenzminderung und grenzwertige Intelligenz. In: Deutsche Gesellschaft für Kinder- und Jugendpsychiatrie und Psychotherapie et al. (Hrsg) Leitlinien zur Diagnostik und Therapie von psychischen Störungen im Säuglings-, Kindes- und Jugendalter. Deutscher Ärzte Verlag, Köln, S 179–188

Ratgeber für Betroffene und Angehörige

Sarimski K, Steinhausen HC (2008) Ratgeber Psychische Störungen bei geistiger Behinderung: Informationen für Betroffene, Eltern, Lehrer und Erzieher. Hogrefe, Göttingen

Testliteratur
► Anhang

Internetlinks

AWMF Leitlinie Intelligenzminderung: http://www.awmf.org/leitlinien/detail/ll/028-042.html

Deutsche Gesellschaft für seelische Gesundheit bei Menschen mit geistiger Behinderung http://www.dgsgb.de

Deutsche Gesellschaft für Psychiatrie, Psychotherapie und Nervenheilkunde (2009) Zielgruppenspezifische psychiatrische und psychotherapeutische Versorgung von Erwachsenen mit geistiger Behinderung und zusätzlichen psychischen Störungen – Situation, Bedarf und Entwicklungsperspektiven: https://www.dgppn.de/presse/stellungnahmen/detailansicht/article//stellungnahm-8.html

Aufmerksamkeitsdefizit-/ Hyperaktivitätsstörung (ADHS) (F90) im Erwachsenenalter

M. Paulzen, U. Habel, F. Schneider

F. Schneider (Hrsg.), *Klinikmanual Psychiatrie, Psychosomatik und Psychotherapie*,
DOI 10.1007/978-3-642-54571-9_23, © Springer-Verlag Berlin Heidelberg 2016

⬛ Tab. 23.1 ICD-10: F90.x Hyperkinetische Störungen

Erkrankung	ICD-10-Kodierung	Definition	Therapiestrategie
Aufmerksamkeitsdefizit-/ Hyperaktivitätsstörung	F90.x (Hyperkinetische Störungen)	Verhaltens- und emotionale Störung mit Beginn in der Kindheit und Jugend; sie ist charakterisiert durch Aufmerksamkeitsdefizite, Hyperaktivität und Impulsivität	Kombination aus verhaltenstherapeutischen Interventionen und einer medikamentösen Therapie; Mittel der 1. Wahl ist Methylphenidat, als Alternativen kommen Atomoxetin oder nachfolgend Antidepressiva mit noradrenergem Wirkmechanismus zur Anwendung

23.1   Ätiologie

- Starker Einfluss **genetischer Faktoren**
  - Die Heredität ist mit bis zu 80% hoch
  - Familienangehörige eines Patienten mit ADHS haben ein ca. 3- bis 5-fach erhöhtes Risiko, ebenfalls ADHS zu entwickeln

- **Neurobiologische Erklärungsansätze:** hirnstrukturelle (Hirnvolumen, Frontallappen, Ncl. caudatus) als auch hirnfunktionelle Auffälligkeiten primär im frontostriatalen System (v. a. reduzierte Aktivierung des Striatums), aber auch in frontoparietotemporalen oder frontozerebellären Netzwerken; vermutlich liegt eine Verzögerung der strukturellen Hirnreifung zugrunde; Störungen im dopaminergen und noradrenergen Neurotransmittersystem
- **Risikofaktoren:** psychosoziale Belastungen (z. B. negative Eltern-Kind-Beziehungen, instabile familiäre Verhältnisse, frühe Deprivation, sozial benachteiligte Lebensverhältnisse), Komplikationen während der Schwangerschaft (z. B. Hypertonie, Stress) oder Geburt, niedriges Geburtsgewicht, pränatale Alkohol- und Nikotinexposition in utero, Infektionen oder Toxine

23.2 Symptome, Diagnosekriterien (ICD-10)

- ADHS ist charakterisiert durch ein fortbestehendes Muster von Unaufmerksamkeit und/oder Hyperaktivität und Impulsivität, das sich häufiger zeigt und gravierender ist, als dies typischerweise bei Personen mit einem vergleichbaren Entwicklungsstand beobachtet werden kann
- Ca. 40–60%ige Persistenz ins Erwachsenenalter (eher residuale Symptomatik ohne große Hyperaktivität, die jedoch nicht gleichzusetzen ist mit einer Remission)
- Symptomshift zu komplexen Verhaltensauffälligkeiten und Komorbiditäten, meist mit deutlichen Einschränkungen im Sozial- und Berufsleben
- Keine eigenen ICD-10-Kriterien für ADHS im Erwachsenenalter, es gelten die gleichen ICD-Kriterien wie für das Kindesalter

Diagnostische Leitlinien ICD-10: F90.x Hyperkinetische Störungen
Hauptsymptome:
- Beeinträchtigte Aufmerksamkeit und
- Überaktivität
in mehr als einer Situation

Zusatzsymptome (für die Diagnose nicht notwendig, stützen sie jedoch):
- Impulsive Missachtung sozialer Regeln
- Distanzlosigkeit in sozialen Beziehungen
- Unbekümmertheit in gefährlichen Situationen

- Weitere klinische Merkmale der ADHS:
  - Eine häufig zu beobachtende Achtlosigkeit (Betroffene neigen zu Unfällen und kommen nicht selten mit dem Gesetz in Konflikt, da es – eher aus Unachtsamkeit als durch vorsätzliches Verhalten – zu Regelverletzungen kommt)
  - Distanzlosigkeit in sozialen Beziehungen, Neigung zu emotionalen Ausbrüchen, chaotischer Lebensstil
  - Mangel an normaler Vorsicht und Zurückhaltung in potenziell gefährlichen Situationen
  - Beeinträchtigungen kognitiver Funktionen, häufig Verzögerungen der motorischen und sprachlichen Entwicklung
  - Sekundäre Komplikationen wie dissoziales Verhalten oder ein vermindertes Selbstwertgefühl, geringeres Ausbildungsniveau oder beruflicher Erfolg
- **Altersspezifische Ausprägung** der zentralen Symptome Hyperaktivität, Impulsivität und Aufmerksamkeitsstörung im Erwachsenenalter:
  - Unaufmerksamkeit zeigt sich z. B. in leichter Ablenkbarkeit (schnell gelangweilt sein, Bedürfnis nach stets neuen Reizen und Entscheidungsschwierigkeiten)
  - Motorische Unruhe verändert sich häufig hin zu einer inneren Unruhe (Unfähigkeit, sich auszuruhen, übermäßig starkes Mitteilungsbedürfnis)
  - Impulsivität äußert sich in Formen von Ungeduld, Handeln ohne nachzudenken (wahlloses Ausgeben von Geld, aus einem Impuls heraus neue Arbeitsstellen und Beziehungen beginnen), sowie risikosuchendem Verhalten
- Zusätzlich finden sich im Erwachsenenalter oft eine **emotionale Dysregulation** (Betroffene zeigen übermäßig häufige Stimmungsschwankungen und leiden an wiederholten kurzen Affektausbrüchen) sowie ein **desorganisiertes Verhalten** (z. B. fehlender Überblick, häufig zu spät kommen)
- Barkley et al. (2010) schlagen daher als Diagnosekriterien für das Erwachsenenalter vor:
  - Leichte Ablenkbarkeit
  - Neigung zu impulsiven Entscheidungen
  - Schwierigkeiten, Verhalten oder Aktivitäten zu beenden, wenn sie beendet werden sollten
  - Beginn unterschiedlicher Aufgaben, ohne Instruktionen zu lesen oder zu hören
  - Schwierigkeiten, sich an Versprechungen oder Vereinbarungen zu halten
  - Schwierigkeiten, Dinge in der richtigen Reihenfolge zu tun
  - Schwierigkeiten, die zugelassene Geschwindigkeit beim Autofahren nicht zu überschreiten

— Schwierigkeiten, Freizeitaktivitäten ruhig auszuführen
— Schwierigkeiten, Aufmerksamkeit bei Aufgaben aufrechtzuerhalten
— Schwierigkeiten mit der Selbstorganisation bei Aufgaben
▬ Außerdem wurden für das Erwachsenenalter zur Unterstützung der Diagnosestellung die **Wender-Utah-Kriterien** entwickelt: Vorliegen müssen neben einer Aufmerksamkeitsstörung und motorischen Hyperaktivität noch 2 weitere der unter 3–7 aufgelisteten Symptome:

1. Aufmerksamkeitsstörung: beispielsweise leichte Ablenkbarkeit, Schwierigkeit, längeren Gesprächen zu folgen, sich auf schriftliche Dinge/Aufgaben zu konzentrieren
2. Motorische Hyperaktivität: z. B. Probleme, sich zu entspannen, still zu sitzen, einen Film im TV zu verfolgen, Zeitung zu lesen
3. Affektlabilität: häufiger Wechsel zwischen normaler und niedergedrückter Stimmung sowie leichter Erregung (meist reaktive Stimmungswechsel)
4. Desorganisiertes Verhalten: Unfähigkeit, Aktivitäten strukturell zu planen und zu organisieren, oft werden Aufgaben nicht zu Ende gebracht, planloser Wechsel von einer Aufgabe zur anderen
5. Störung der Affektkontrolle: erhöhte Reizbarkeit (z. B. im Straßenverkehr), schnelle Wutausbrüche, niedrige Frustrationstoleranz
6. Impulsivität: Ungeduld, Dazwischenreden, Unterbrechen Anderer im Gespräch
7. Emotionale Überreagibilität: Schwierigkeiten, mit alltäglichen Stressoren umzugehen, schnell wird überschießend oder ängstlich reagiert

> Für die Diagnose einer ADHS im Erwachsenenalter muss eine ADHS auch schon im Kindesalter gesichert vorgelegen haben. Es besteht eine ca. 40–60%ige Persistenz in das Erwachsenenalter.

23.3 Diagnostik

■ **Anamneseerhebung**
— Lern- und Sozialverhalten in Schule/Studium (aufschlussreich können Zeugnisse und andere Beurteilungen sein)
— Verhalten am Ausbildungs- oder Arbeitsplatz, in der Familie, bei Freunden und in Beziehungen
— Freizeitgestaltung
— Sucht- und Medikamentenanamnese, insbesondere hinsichtlich Barbituraten, Antihistaminika, Theophyllin, Sympathikomimetika, Steroiden, Antipsychotika (Akathisie), anderen Psychopharmaka, illegalen Drogen

(v. a. Cannabis; bei Hinweisen auf Substanzkonsum unbedingt mehrfach Drogenscreening) zum Ausschluss substanzbedingter Störungen
- Familienanamnese hinsichtlich ADHS, Ticstörungen, Substanzmissbrauch, Persönlichkeitsstörungen, affektiven Störungen, Angststörungen, Entwicklungsstörungen

❯ Die Angaben sollten auch **fremdanamnestisch** verifiziert werden. Der Einbezug von Eltern oder Partnern ist von herausragender diagnostischer wie therapeutischer Bedeutung.

- Selbst- und Fremdbeurteilungsfragebögen können hilfreich sein zur Erfassung ADHS-spezifischer Symptome, z. B. die Homburger ADHS-Skalen für Erwachsene (HASE, Rösler et al. 2008), die verschiedene Instrumente beinhalten:
  - **Wender Utah Rating Scale**: bewährter Fragebogen, um retrospektiv beim Erwachsenen das Vorhandensein der Symptomatik in der Kindheit zu eruieren (dt. Kurzversion von Retz-Junginger et al. 2002)
  - **Wender-Reimherr-Interview (WRI)** zur Erfassung der Wender-Utah-Kriterien
  - ADHS-Selbstbeurteilungsskala und eine diagnostische Checkliste **(ADHS-DC),** beide zur Beurteilung der Ausprägung der Symptome der ADHS im Erwachsenenalter und zur Verlaufsbeurteilung (gemäß der Kriterien in ICD-10 und DSM-IV)
- **IQ-Messung** sowie **neuropsychologische Tests** zur Messung von Aufmerksamkeit und Exekutivfunktionen (Reaktionshemmung, Interferenz, Arbeitsgedächtnis, Daueraufmerksamkeit, Vigilanz)

❯ Testpsychologische Untersuchungen können die Diagnosestellung erleichtern und die diagnostische Sicherheit erhöhen, sind aber zur Diagnosestellung alleine nicht hinreichend.

- Gründliche **klinische Untersuchung** (allgemein-körperlich und neurologisch einschließlich Schilddrüsenuntersuchung, EEG) zum differenzialdiagnostischen Ausschluss somatischer Grunderkrankungen (z. B. Schilddrüsenerkrankungen, Epilepsie, Schädel-Hirn-Traumata, Vigilanzstörungen aufgrund von Schlafstörungen wie Narkolepsie, Schlafapnoesyndrom, Restless-Legs-Syndrom)

23.4 Differenzialdiagnosen

◨ Tab. 23.2

❯ Die Diagnostik wird mitunter dadurch erschwert, dass die möglichen Differenzialdiagnosen nicht selten auch als komorbide Störungen vorliegen.

◨ **Tab. 23.2** Differenzialdiagnosen der ADHS. (Edel u. Vollmoeller 2006)

Abzugrenzen sind ...	Störung der Aufmerksamkeit	Motorische Unruhe	Impulsivität	Logorrhö	Gestörtes Sozialverhalten
Lebhaftes und impulsives Verhalten als Normvariante		+	+	+	(+)
Umschriebene Entwicklungsstörungen (z. B. Legasthenie, Dyskalkulie)	+	(+)			(+)
Epilepsie mit Absencen	+				
Ticstörungen		+	(+)		(+)
Chorea Huntington		+			
Primäre Hirnerkrankungen (raumfordernde, posttraumatische, postenzephalitische)	+	+	+	+	
Hyperthyreose	(+)	+	(+)		
Hypothyreose	+				
Restless-Legs-Syndrom		+			
Störungen der Schlaf-Wach-Regulation	+				
Substanzmissbrauch/-abhängigkeit	+	+	+	+	(+)

◻ Tab. 23.2 (Fortsetzung)

Abzugrenzen sind …	Störung der Aufmerksamkeit	Motorische Unruhe	Impulsivität	Logorrhö	Gestörtes Sozialverhalten
Nebenwirkungen von Medikamenten	+	+	(+)	(+)	
Allergien, juckende Ekzeme		+			
Depression	+				(+)
Bipolare Störung	+	+	+	+	
Agitierte Depression, Manie	+	+	+	+	+
Persönlichkeitsstörungen (v. a. dissozial, impulsiv bzw. emotional-instabil, ängstlich-selbstunsicher)	(+)		+	(+)	+

23.5 Epidemiologie/Prävalenz

— ADHS gehört zu den häufigsten psychischen Erkrankungen im Kindes- und Jugendalter
— Weltweite Prävalenz bei Kindern ca. 6–8%, bei Erwachsenen etwa 3–5%, wobei die Prävalenzangaben stark vom zugrunde gelegten Klassifikationssystem abhängig sind
— Das **männliche Geschlecht** ist insgesamt häufiger betroffen als das weibliche (~3:1 im Kindes-/Jugendalter, ~1,5:1 im Erwachsenenalter)
— Geschlechtsunterschiede könnten aufgrund unterschiedlicher Symptomatik und Komorbiditäten zustande kommen

23.6 Verlauf und Prognose

— Persistenz der ADHS ins Erwachsenenalter bei etwa **40–60%** der Betroffenen
— Im Gegensatz zu den Aufmerksamkeitsdefiziten nehmen motorische Hyperaktivität und Impulsivität mit dem Alter oft ab

- ADHS geht einher mit hohen Komorbiditätsraten
  - Ca. 65% der betroffenen Kinder weisen eine psychiatrische Komorbidität auf, ca. 75% der erwachsenen Patienten haben mindestens eine weitere psychische Erkrankung, der Durchschnitt liegt bei 3 weiteren psychischen Erkrankungen (Kooij et al. 2010)
  - Zu den häufigsten Komorbiditäten gehören affektive Störungen, Angst-, Schlaf- und Persönlichkeitsstörungen (v. a. dissoziale, emotional-instabile) sowie Substanzmissbrauch, Lern- und andere Entwicklungsstörungen, wie Autismus-Spektrum-Störungen

> **ADHS stellt einen Risikofaktor für weitere psychische Erkrankungen dar.**

- ADHS geht mit psychosozialen Beeinträchtigungen einher: häufiges Auftreten **sozialer Komplikationen** und **gesundheitlicher Risiken** wie eine erhöhte Rate an Arbeitslosigkeit, Scheidungen, Konflikten mit dem Gesetz, unerwünschten Schwangerschaften, eine erhöhte Unfallgefahr sowie ein erhöhtes Risiko für sexuell übertragbare Krankheiten

23.7 Therapie

- Beginn einer multimodalen Therapie (Kombination aus Psychotherapie einschließlich Psychoedukation und Pharmakotherapie) spätestens dann, wenn eindeutig durch ADHS bedingt
  - in einem Lebensbereich deutliche Störungen oder
  - in mehreren Lebensbereichen leichte Störungen oder krankheitswertige Symptome bestehen.

23.7.1 Psychotherapie

- Ziel: Verbesserung der Regulation des Verhaltens, z. B. dadurch, dass die Patienten trainieren, ineffiziente Reaktionen zu unterdrücken und Aufmerksamkeit zu intensivieren, bspw. durch
  - Einüben von Zeitmanagement und Tagesstrukturierung
  - Bewusste Limitierung von Aktivitäten (»eins nach dem anderen« → das bewusste Beginnen und Beenden von Aufgaben)
  - Erlernen des Organisierens häuslicher und finanzieller Dinge
  - Erlernen eines besseren Umgangs in Beziehungen und mit beruflichen Schwierigkeiten
  - Verstehen von emotionalen Reaktionen im Zusammenhang mit der Erkrankung

— Einüben von adäquaten Verhaltensweisen zum Abbau von Spannung, z. B. sportliche Aktivitäten
- Selbstinstruktions- und Selbstmanagementtrainings zur Linderung von impulsivem und desorganisiertem Verhalten
- Training kognitiver Funktionen (Aufmerksamkeits- und Gedächtnistraining, Neurofeedback, Metakognitives Training)

23.7.2 Pharmakotherapie

- Psychostimulanzien (Methylphenidat; ☐ Tab. 23.3) stellen die Substanzen 1. Wahl dar
  — Die Ansprechrate im Kindesalter liegt robust bei ca. 70%, im Erwachsenenalter scheint sie mit 25–78% deutlich variabler zu sein
  — Die Medikation mit Methylphenidat unterliegt der BtM-Verordnung
  — Es stehen kurz wirksame MPH-Präparate (unretardiert, Wirkungsdauer etwa 4 h; mehrmals tägliche Einnahme notwendig) sowie retardierte Formen (Wirkungsdauer etwa 6–12 h) zur Verfügung
  — Auf Nebenwirkungen, v. a. des kardiovaskulären Systems, ist zu achten
  — Die therapeutische Einnahme von MPH (sachgerechter oraler Einsatz) ist wahrscheinlich nicht mit einer erhöhten Missbrauchs- oder Abhängigkeitsgefahr verbunden, zudem wird durch retardierte MPH-Präparate das Missbrauchspotenzial verringert
- Beim Vorliegen einer komorbiden Suchterkrankung wird aber empfohlen, alternative medikamentöse Präparate zu berücksichtigen, z. B. **Atomoxetin** (gilt als Mittel der 2. Wahl; ☐ Tab. 23.3)
  — Hochselektiver und potenter Hemmstoff des präsynaptischen Noradrenalintransporters
  — Ist im Erwachsenenalter nur dann zugelassen, wenn der Behandlungsbeginn vor dem 18. Lebensjahr lag
  — Kein Abhängigkeitspotenzial und keine BtM-Pflicht
  — Kann auch positive Effekte haben auf eine komorbid vorliegende Ticstörung oder eine komorbid vorliegende depressive Störung
- Weitere Alternativen zu MPH und Atomoxetin: Antidepressiva mit einer noradrenergen Wirkung (Off-Label-Verordnung), z. B.
  — Selektive Noradrenalinwiederaufnahmehemmer wie Reboxetin
  — Antidepressiva mit dualem Wirkprinzip wie Venlafaxin oder Duloxetin als kombinierte Serotonin- und Noradrenalinwiederaufnahmehemmer (v. a. bei komorbider affektiver Störung)
  — Bupropion (kombinierter Noradrenalin- und Dopaminwiederaufnahmehemmer)
  — Dosierungsempfehlungen liegen im Bereich der antidepressiven Therapie

◻ Tab. 23.3 Methylphenidat (MPH), (Lis-)Dexamfetamin und Atomoxetin zur Behandlung der ADHS im Erwachsenenalter

Präparat	Dosierung	Nebenwirkungen	Wechselwirkungen	Kontraindikationen	Besonderheiten
Unretardiertes MPH (z. B. Ritalin) (Off-Label-Anwendung)	Bis zu 4-mal tgl. einschleichende Dosierung, initial 5–10 mg/Tag, Steigerung um 5–10 mg etwa alle 3–4 Tage entsprechend klinischem Ansprechen und Nebenwirkungen; max. 60 mg/Tag	Appetitminderung, Schlafstörungen, Kopfschmerzen, Hypertonie, Tachykardie, evtl. Tics, evtl. zerebrale Krampfanfälle	Keine Kombination mit MAO-Hemmern; Interaktion mit vasopressorisch wirksamen Substanzen (Blutdruckerhöhung), Antikonvulsiva, Cumarinen, TZA (v. a. Desipramin und Imipramin)	Schwere Herz-Kreislauf-Erkrankungen, Hyperthyreose, Engwinkelglaukom, Anorexia nervosa, Schizophrenie, Manie, schwere Angsterkrankungen; Vorsicht bei Epilepsien, Ticstörungen	BtM-Pflicht
Retardiertes MPH (z. B. Medikinet adult, derzeit einziges zugelassenes MPH-haltiges Präparat zur Behandlung erwachsener Patienten mit einer seit der Kindheit fortbestehenden ADHS)	2-mal tgl. Initial 10 mg/Tag; Steigerung in wöchentlichen Schritten von 10 mg/Tag entsprechend klinischem Ansprechen und Verträglichkeit; Tageshöchstdosis 1 mg/kg KG; unabhängig vom KG sollten 80 mg/Tag nicht überschritten werden (gemäß Fachinformation für Medikinet adult)	s. unretardiertes MPH	s. unretardiertes MPH	s. unretardiertes MPH	s. unretardiertes MPH

Dexamfetamin (Attentin) (Off-Label-Anwendung)	Initialdosis tgl. 5–10 mg, maximale Tagesdosis 20 mg, in seltenen Fällen 40 mg	s. MPH	s. MPH	s. MPH	Therapierefraktäre Aufmerksamkeitsdefizit-/Hyperaktivitätsstörung (ADHS), die auf eine ausreichend lange Behandlung mit Methylphenidat (und Atomoxetin) in maximaler und verträglicher Dosis nicht ansprach, bei Kindern und Jugendlichen ab 6 Jahren
Lisdexamfetamin (Elvanse) (Off-Label-Anwendung)	Initialdosis tgl. 30 mg, maximale Tagesdosis 70 mg	s. MPH	s. MPH	s. MPH	Zur Behandlung von Aufmerksamkeitsdefizit-/Hyperaktivitätsstörungen (ADHS) bei Kindern ab einem Alter von 6 Jahren indiziert, wenn das Ansprechen auf eine zuvor erhaltene Behandlung mit Methylphenidat als klinisch unzureichend angesehen wird

☐ Tab. 23.3 (Fortsetzung)

Präparat	Dosierung	Nebenwirkungen	Wechselwirkungen	Kontraindikationen	Besonderheiten
Atomoxetin (Strattera, Anwendung bei Erwachsenen als Teil eines umfassenden Behandlungsprogramms; es muss bestätigt werden, dass ADHS-Symptome bereits in der Kindheit vorhanden waren)	Initialdosis 40 mg/Tag, entsprechend klinischer Wirksamkeit auf 80–100 mg/Tag steigern; max. 100 mg/Tag	Appetitminderung, Schlaflosigkeit, gastrointestinale Störungen, Tachykardie, Kopfschmerzen, trockener Mund, Hitzewallungen, sexuelle Funktionsstörungen	Bei Kombination mit Arzneimitteln, die das QTc-Intervall verlängern, erhöhtes Risiko für QTc-Zeit-Verlängerung; CYP2D6-Inhibitoren erhöhen den Atomoxetinspiegel	Schwere Herz-Kreislauf-Erkrankungen, Engwinkelglaukom; Vorsicht bei Krampfanfällen in der Anamnese	Keine BtM-Pflicht

Weiterführende Literatur

Barkley RA, Murphy KR, Fischer M (2010) ADHD in adults. What the science says. Guilford, New York

Edel M-A, Vollmoeller W (Hrsg) (2006) Aufmerksamkeitsdefizit-/Hyperaktivitätsstörung bei Erwachsenen Springer, Heidelberg

Kooij SJ, Bejerot S, Blackwell A, Caci H, Casas-Brugué M, Carpentier PJ, Edvinsson D, Fayyad J, Foeken K, Fitzgerald M, Gaillac V, Ginsberg Y, Henry C, Krause J, Lensing MB, Manor I, Niederhofer H, Nunes-Filipe C, Ohlmeier MD, Oswald P, Pallanti S, Pehlivanidis A, Ramos-Quiroga JA, Rastam M, Ryffel-Rawak D, Stes S, Asherson P (2010) European consensus statement on diagnosis and treatment of adult ADHD: The European Network Adult ADHD. BMC Psychiatry 10: 67

Krause J, Krause K-H (2013) ADHS im Erwachsenenalter. Schattauer, Stuttgart

Ratgeber für Betroffene und Angehörige
Barkley RA, Benton CM (2012) Das große Handbuch für Erwachsene mit ADHS. Huber, Bern
Nyberg E, Hofecker-Fallahpour M, Stieglitz R-D (2013) Ratgeber ADHS bei Erwachsenen: Informationen für Betroffene und Angehörige. Hogrefe, Göttingen

Testliteratur
▶ Anhang

Internetlinks
ADHS Deutschland e.V.: www.adhs-deutschland.de
S3-Leitlinie ADHS bei Kindern, Jugendlichen und Erwachsenen: http://www.awmf.org/leitlinien/detail/anmeldung/1/ll/028-045.html (Fertigstellung steht bevor)

Autismus-Spektrum-Störungen (F84)

S. Weber-Papen, U. Habel, F. Schneider

F. Schneider (Hrsg.), *Klinikmanual Psychiatrie, Psychosomatik und Psychotherapie*,
DOI 10.1007/978-3-642-54571-9_24, © Springer-Verlag Berlin Heidelberg 2016

◻ **Tab. 24.1** ICD-10: F84 Tiefgreifende Entwicklungsstörungen

Erkrankung	ICD-10-Kodierung	Definition	Therapiestrategie
Früh-kindlicher Autismus	F84.0	Tiefgreifende Entwicklungsstörung, die sich vor dem 3. Lebensjahr manifestiert, mit Symptomtrias: – Qualitative Beeinträchtigung der wechselseitigen Kommunikation – Qualitative Beeinträchtigung der sozialen Interaktion – Eingeschränkte, sich wiederholende und stereotype Verhaltensmuster, Interessen und Aktivitäten	Ursächliche Therapie nicht möglich, jedoch symptomorientierte Therapie: Primär verhaltenstherapeutische Ansätze zum Abbau störenden Verhaltens und zur Erweiterung des Verhaltensrepertoires; ggf. medikamentöse Behandlung komorbider Erkrankungen oder einzelner unspezifischer Symptome
Atypischer Autismus	F84.1	– Wie frühkindlicher Autismus, jedoch Manifestation im oder nach dem 3. Lebensjahr oder die Auffälligkeiten finden sich nicht in allen 3 Bereichen (Kommunikation, Interaktion, stereotypes, repetitives Verhalten)	s. Frühkindlicher Autismus

◘ Tab. 24.1 (Fortsetzung)

Erkrankung	ICD-10-Kodierung	Definition	Therapiestrategie
Asperger-Syndrom	F84.5	– Qualitative Beeinträchtigung der sozialen Interaktion – Eingeschränkte, sich wiederholende und stereotype Verhaltensmuster, Interessen und Aktivitäten – Im Gegensatz zum frühkindlichen Autismus Fehlen einer eindeutigen sprachlichen und kognitiven Entwicklungsstörung	s. Frühkindlicher Autismus

24.1   Ätiologie

- Gelten als »neurodevelopmental disorders« (Entwicklungsstörungen des ZNS)
- Wechselwirkung verschiedener Faktoren werden diskutiert:
    - Starke genetische Komponente, wobei eine Vielzahl verschiedener Gene beteiligt zu sein scheint
    - Hirnstrukturelle (z. B. vergrößertes Hirnvolumen während der Entwicklung) und -funktionelle Auffälligkeiten
        - Vor allem in frontalen und temporalen Hirnarealen, im limbischen System sowie im Zerebellum
        - Defizitäre neuronale Vernetzung/gestörte Konnektivität (Anomalien der weißen Substanz); Ursache könnte eine Dysfunktion neurotropher Faktoren sein
        - Dysfunktion in den Spiegelneuronen
    - Biochemische Veränderungen im dopaminergen und serotonergen System; zudem Hypothese eines überaktiven endogen Opioidsystems
    - Annahme von Autoimmunprozessen und Störungen der Mitochondrienfunktion
    - Pränatale Risikofaktoren (mütterliche Infektionen in der Schwangerschaft)
    - Neuropsychologische Auffälligkeiten (Theory-of-Mind-Defizite, beeinträchtigte Exekutivfunktionen, schwache zentrale Kohärenz, ausgeprägter Konkretismus im Denken), die zu Kontaktstörungen führen

◧ **Tab. 24.2** Gegenüberstellung der Autismus-Spektrum-Störungen

Merkmal	Frühkindlicher Autismus	Atypischer Autismus	Asperger-Syndrom
Manifesta-tionsalter	<3 Jahre	>3 Jahre	>3 Jahre
Besonder-heiten	Sprachliche und kognitive Entwicklungsverzögerung	Keine vollständige Symptomatik	Keine Sprachentwicklungsverzögerung, häufig aber eigentümliche, gestelzte, affektierte Sprache; motorische Entwicklung gestört oder verzögert (motorische Ungeschicklichkeit); hochspezifische, ungewöhnliche Sonderinteressen

— Außerdem Vorkommen autistischer Symptome bei verschiedenen somatischen und genetischen Erkrankungen, z. B. Rett-Syndrom, tuberöse Sklerose, fragiles X-Syndrom, infantile Zerebralsklerose, angeborene Rötelninfektion, zerebrale Lipoidose
— These einer gestörten Mutter-Kind-Interaktion als Ursache ist wissenschaftlich in keinster Weise belegt

24.2 Symptome, Diagnosekriterien (ICD-10)

◧ Tab. 24.2
— Tiefgreifende Entwicklungsstörungen mit frühem Beginn (Manifestation in den ersten 5 Lebensjahren)
— 3 situationsübergreifende Kernsymptome: qualitative Beeinträchtigungen der wechselseitigen Kommunikation, der sozialen Interaktion und ein eingeschränktes, repetitives, stereotypes und ritualisiertes Verhaltensrepertoire
  — Führt zur inadäquaten Einschätzung sozialer Signale – kein »Zwischen-den-Zeilen-lesen« –und mangelnder Verhaltensmodulation → »**Mangel an sozioemotionaler Gegenseitigkeit**«

Praxistipp

Schwierigkeiten, »zwischen den Zeilen zu lesen«: Die Frage nach der Uhrzeit in der Form »Haben Sie eine Uhr?« beantwortet ein autistischer Patient möglicherweise lediglich (formal korrekt) mit »Ja!« (anstatt der Ansage der Uhrzeit).

Diagnostische Leitlinien (ICD-10): Frühkindlicher Autismus (F84.0)
- Auffällige Entwicklung i.d.R. bereits **vor dem 3. Lebensjahr**
- Qualitative Auffälligkeiten in den **sozialen Interaktionen:**
  - Unangemessene Einschätzung sozialer und emotionaler Signale (fehlende Reaktionen auf Emotionen Anderer, fehlende Verhaltensmodifikation in sozialen Situationen)
  - Geringer Gebrauch sozialer Signale
  - Mangelnde Integration sozialer, emotionaler und kommunikativer Verhaltensweisen
  - Fehlen der sozialen und emotionalen Gegenseitigkeit
- Qualitative Auffälligkeiten der **Kommunikation:**
  - Kein sozialer Gebrauch vorhandener – und wie auch immer entwickelter – sprachlicher Fertigkeiten
  - Mangel an emotionaler Resonanz auf Annäherungen anderer Menschen
  - Mangelhafter sprachlicher Kontaktaustausch
  - Wenig Flexibilität im Sprachausdruck
  - Stereotype Sprache, eingeschränkte Modulation der Sprachmelodie, Echolalie
  - Mangel an Begleitgestik
  - Defizite beim »So-tun-als-ob«- und Imitationsspiel
  - Mangel an Kreativität und Phantasie
- **Eingeschränkte, sich wiederholende und stereotype Verhaltensmuster, Interessen und Aktivitäten**
  - Festhalten an Ritualen und Widerstand gegenüber Veränderungen
  - Stereotypien
  - Vor allem in früher Kindheit Bindung an ungewöhnliche, charakteristischerweise nicht weiche Objekte
  - Spezifisches Interesse an unwichtigen Teilaspekten von Objekten
- Oft weitere unspezifische Symptome wie Befürchtungen, Phobien, Schlaf- und Essstörungen, Hyperaktivität, aggressives Verhalten und Wutausbrüche, Selbstverletzungen

- Sehr früh (vor dem 3. Lebensjahr) wird v. a. die sprachliche Entwicklungsstörung offenbar; Sprache, die entwickelt ist, wirkt monoton-maschinenhaft

> **Diagnostische Leitlinien (ICD-10): Atypischer Autismus (F84.1)**
> — Unterscheidet sich vom frühkindlichen Autismus
>   – entweder durch das Manifestationsalter (im oder nach dem 3. Lebensjahr)
>   – oder dadurch, dass die diagnostischen Kriterien nicht in allen 3 Kernbereichen (Kommunikation, Interaktion und repetitive, stereotype Verhaltensweisen) erfüllt sind.

— Atypischer Autismus geht häufig mit schwerer Intelligenzminderung einher

> **Diagnostische Leitlinien (ICD-10): Asperger-Syndrom (F84.5)**
> — Qualitative Beeinträchtigung der wechselseitigen sozialen Interaktion
> — Umschriebene, repetitive und stereotype Verhaltensmuster, Interessen und Aktivitäten
> — Fehlender sprachlicher oder kognitiver Entwicklungsrückstand, Kommunikationsprobleme ähneln aber denen beim frühkindlichen Autismus

— Menschen mit Asperger-Syndrom weisen im Gegensatz zu Betroffenen mit frühkindlichem Autismus oft sogar einen frühen Spracherwerb auf; die Sprache klingt aber häufig eigentümlich »gestelzt« bzw. »elaboriert«, mit monotoner Sprachmelodie

❯ — Das **Asperger-Syndrom** unterscheidet sich vom frühkindlichen Autismus v. a. durch eine fehlende sprachliche und kognitive Entwicklungsverzögerung. Viele Asperger-Patienten besitzen eine normale Intelligenz, so dass sich eine auffällige Diskrepanz zwischen ihrer guten intellektuellen Leistungsfähigkeit und ihren beeinträchtigten Fähigkeiten im sozialen Bereich zeigt. Daneben sind Menschen mit Asperger-Syndrom häufig motorisch ungeschickt und zeigen ungewöhnliche hochspezifische Sonderinteressen.

24.3 Diagnostik

— Anamnese, auch Fremdanamnese von Bezugspersonen
  — Aktuelles, aber auch frühkindliches Verhalten; Augenmerk auch auf Sprachentwicklung und motorische Entwicklung; Schulberichte können hilfreich sein

- Verhaltensbeobachtung:
  - Sprechweise/Echolalien/stereotype Sprachgewohnheiten/Modulations-fähigkeit?
  - Ist eine wechselseitige Kommunikation zu verschiedenen Themen möglich?
  - Adäquate Gestik und Mimik während des Gesprächs? Werden Gesten adäquat zur Unterstützung des Geäußerten verwendet? Empathische und emotionale Gesten?
  - Wird Blickkontakt gehalten?
  - Können Emotionen anderer erkannt werden?
  - Manierismen/Zwänge oder Rituale?
  - Aggressives oder selbstverletzendes Verhalten?
  - Ungewöhnliche sensorische Interessen?
- Neuropsychologische Untersuchung
  - Allgemeiner Entwicklungsstand, Testung der kognitiven, sprachlichen und motorischen Fähigkeiten, Intelligenztestung (▶ Abschn. 2.6)
- Standardisierte Instrumente zur Erhebung autistischer Symptome: z. B. »Autism Diagnostic Interview-Revised« (ADI-R; Diagnostisches Interview für Autismus – Revidiert; Lord et al. 1994), »Autism Diagnostic Observation Schedule-Generic« (ADOS-G; Diagnostische Beobachtungsskala für autistische Störungen; Lord et al. 1989) (**Cave: nur von geschultem Personal anzuwenden**)
- Allgemeinkörperliche einschließlich neurologischer Untersuchung zum Ausschluss organischer Ursachen
  - Dazu gehören auch ein EEG (epileptische Anfälle sind v. a. mit dem frühkindlichen Autismus assoziiert) und eine zerebrale Bildgebung

❯ An vielen Unikliniken für Psychiatrie und Psychotherapie wird in sog. Autismus-Sprechstunden bei Verdacht auf eine Autismus-Spektrum-Störung eine ausführliche Diagnostik mit anschließender Beratung angeboten.

24.4 Differenzialdiagnosen

- Schizoide Persönlichkeitsstörung: i.d.R. Fehlen der sprachlichen Auffälligkeiten, der stereotypen, repetitiven Verhaltensweisen und der umschriebenen Sonderinteressen
- Prodromalsymptomatik einer Erkrankung aus dem schizophrenen Formenkreis: diese beziehen sich i.d.R. nicht auf die frühkindliche Entwicklung

- Zwangsstörung: Zwangssymptome können bei Autismus-Spektrum-Störungen vorkommen, stellen dort aber nicht das Hauptmerkmal der Erkrankung dar
- Aufmerksamkeitsdefizit-Hyperaktivitäts-Störung (ADHS): zwar auch Beeinträchtigungen der Interaktion, jedoch sekundär
- Intelligenzminderung (häufige komorbide Erkrankung bei Autismus-Spektrum-Störung)

24.5 Epidemiologie/Prävalenz

- Weltweite Prävalenz für Autismus-Spektrum-Störungen etwa 1%
- Frühkindlicher Autismus 11–18/10.000
- Atypischer Autismus 2–11/10.000
- Asperger-Syndrom 2–3/10.000 Schulkinder
- Häufiger ist das männliche Geschlecht betroffen:
  - Ca. 4–5:1 beim frühkindlichen Autismus und beim atypischen Autismus
  - Ca. 10:1 beim Asperger-Syndrom

24.6 Verlauf und Prognose

- Beginn im Kleinkindalter
- Kernsymptomatik bleibt i.d.R. bis ins Erwachsenenalter bestehen; Kontakt- und Interaktionsverhalten kann sich aber im Verlauf bei entsprechender Therapie und ausreichendem kognitiven Funktionsniveau bessern bzw. es können spezifische Beeinträchtigungen kompensiert werden
- Bessere Prognose beim Asperger-Syndrom als beim frühkindlichen Autismus
- Hohe Komorbiditätsrate (>70%), in der Kindheit v. a. ADHS und im Erwachsenenalter Depression als komorbide Störung; daneben auch Zwangs- und Angststörungen, Tourette-Syndrom, Schlafstörungen, Intelligenzminderung (Vorliegen einer Intelligenzminderung muss separat kodiert werden unter F7)
  - Intelligenzminderung hauptsächlich beim frühkindlichen Autismus und atypischem Autismus; geht der frühkindliche Autismus mit einer normalen Intelligenz einher, wird auch der Begriff »High-Functioning-Autismus« verwendet
- Bei Asperger-Patienten werden im frühen Erwachsenenalter gelegentlich psychotische Episoden beobachtet

24.7   Therapie

— Therapie zielt auf die Reduktion der Symptomatik bzw. des störenden Verhaltens und die Erweiterung des Verhaltensrepertoires ab

∎ Psychotherapie
— Empirisch gut belegt sind positive Effekte von verhaltenstherapeutischen Interventionen (z. B. operante Verfahren) und sozialem Kompetenztraining
— Entwickelt wurden auch spezifische verhaltenstherapeutische Therapieverfahren für die Anwendung bei Kindern, wie Applied Behavior Analysis (ABA) oder Treatment and Education of Autistic and related Communication Handicapped Children (TEACCH)
  — Ziel: Verbesserung der kommunikativen und interaktiven Fertigkeiten sowie Förderung der Selbstständigkeit
  — Lernschritte werden in kleinste Teilschritte zerlegt
  — Immer Einbezug der Eltern

❯ Wichtig ist die Einbindung der Bezugspersonen, bei denen ein Verständnis für die Erkrankung und die Akzeptanz der Andersartigkeit der Betroffenen geschaffen werden muss. Sinnvoll ist zudem die Anbindung an ein störungsspezifisches Therapiezentrum.

∎ Pharmakotherapie
— Ggf. medikamentöse Behandlung komorbider Störungen oder einzelner unspezifischer Symptome wie:
  — Aggressives, impulsives Verhalten (atypische Antipsychotika, SSRIs)
  — Depression, Ängste, Zwangssymptome (SSRIs)
  — Stereotypien (atypische Antipsychotika, SSRIs)
  — Hyperaktivität (Stimulanzien, atypische Antipsychotika)
  — Epilepsie (Antikonvulsiva)

❯ Der medikamentöse Einsatz bei allen autistischen Symptomen erfolgt off-label.

❯ Menschen mit Autismus-Spektrum-Störungen reagieren nicht selten empfindlich auf Medikamente, wodurch die Rate an Nebenwirkungen vergleichsweise höher ist.

Weiterführende Literatur

Michel TM, Habel U, Schneider F (2012) Autismus-Spektrum-Störungen (F84). In: Schneider F (Hrsg) Facharztwissen Psychiatrie und Psychotherapie. Springer, Heidelberg, S 441–448
Remschmidt H, Kamp-Becker I (2006) Asperger-Syndrom. Springer, Heidelberg
Tebartz van Elst L (Hrsg) (2012) Das Asperger-Syndrom im Erwachsenenalter und andere hochfunktionale Autismus-Spektrum-Störungen. MWV, Berlin

Ratgeber für Patienten und Angehörige
Vogeley K (2012) Anders Sein: Asperger-Syndrom und Hochfunktionaler Autismus im Erwachsenenalter – ein Ratgeber. Beltz, Weinheim

Testliteratur
▶ Anhang

Internetlinks
Autismus Deutschland e.V. – Bundesverband zur Förderung von Menschen mit Autismus: http://w3.autismus.de/pages/startseite/was-ist-autismus.php

Ticstörungen und Tourette-Syndrom

I. Neuner, F. Schneider

F. Schneider (Hrsg.), *Klinikmanual Psychiatrie, Psychosomatik und Psychotherapie*,
DOI 10.1007/978-3-642-54571-9_25, © Springer-Verlag Berlin Heidelberg 2016

■ **Tab. 25.1** ICD-10: F95 Ticstörungen

Erkrankung	ICD-10-Kodierung	Definition	Therapiestrategie
Vorübergehende Ticstörung	F95.0	Einzelne oder multiple motorische oder sprachliche Tics (aber nicht beides) Dauer: 4 Monate bis <1 Jahr	s. Tourette-Syndrom
Chronische motorische oder vokale Ticstörung	F95.1	Nur motorische bzw. nur vokale Tics Dauer: >1 Jahr	s. Tourette-Syndrom
Kombinierte vokale und multiple motorische Tics (Tourette-Syndrom)	F95.2	Komplexe Ticstörung, bei der motorische und mindestens ein vokaler Tic länger als 1 Jahr auftreten, mit Beginn vor dem 18. Lebensjahr	Psychoedukation, spezifische psychotherapeutische Techniken (Habit-Reversal-Training, Comprehensive Behavioral Intervention for Tics), medikamentöse Therapieansätze (v. a. Off-Label-Medikation mit atypischen Antipsychotika); bei Therapieresistenz und schwerer Ausprägung ist die tiefe Hirnstimulation eine weitere Option (off-label)

25.1   Ätiologie

- Genetische Prädisposition für das Tourette-Syndrom und andere
  Ticstörungen (genetische Studien weisen inhomogene Muster auf)
- Prä-/perinatale Einflussfaktoren (z. B. zeigt eine Studie eine positive Korrela-
  tion zwischen mütterlichem Nikotinkonsum in der Schwangerschaft und der
  Schwere des Tourette-Syndroms)
- Immunologische Prozesse (z. B. wird ein Zusammenhang zwischen einer
  Infektion mit β-hämolysierenden Streptokokken der Gruppe A und dem
  Tourette-Syndrom angenommen)
- Störung verschiedener Neurotransmittersysteme (v. a. des dopaminergen
  und serotonergen)
- Wichtiges neuroanatomisches Substrat in der Pathologie des Tourette-
  Syndroms: Auffälligkeiten im **kortikostriatothalamokortikalen Regel-
  kreis**

25.2   Symptome, Diagnosekriterien (ICD-10)

> ┌─ Tic ───
> │ Als Tics werden nicht zweckgebunden, unwillkürliche, rasch einschießende,
> │ stereotype muskuläre Aktionen oder Lautäußerungen bezeichnet.
> └──

- Unterteilung nach ihrer Qualität in motorische und vokale Tics sowie nach
  ihrer Komplexität in einfache und komplexe Tics
- **Motorische Tics**
  - Plötzliche, rasch einschießende Bewegungen
  - Beziehen oft mehrere Muskeln und Muskelgruppen ein (DD: Myo-
    klonien)
  - Werden stereotyp, aber i.d.R. unrhythmisch und in Serien wiederholt
    (DD: choreatische Syndrome und tardive Dyskinesien)
- **Einfache motorische Tics**
  - Zum Beispiel Augenblinzeln, Augenzwinkern, Grimassieren, Mund-
    öffnen, Augen rollen, Stirnrunzeln, Kopfschütteln, Kopfnicken, Schulter-
    zucken, krampfartiges Zusammenziehen von Zwerchfell-, Bauch- oder
    Rumpfmuskulatur
- **Komplexe motorische Tics**
  - Zum Beispiel Hüpfen, Treten, Springen, Stampfen, Klopfen, Kratzen,
    Beißen oder Schlagen

- Auch Bewegungsmuster wie Antippen von Gegenständen oder Drehung um die eigene Achse
- Fließender Übergang zu Zwangsphänomenen (gerade bei der Echopraxie [Nachahmen der Handlungen oder Gesten anderer Personen] und Kopropraxie [Ausführung obszöner Gesten] aber auch bei anderen komplexen Tics)

Einfache vokale oder phonetische Tics
- Zum Beispiel Räuspern, Hüsteln, Schnäuzen, Spucken, Grunzen, Bellen und verstärkte in- und exspiratorische Atemgeräusche

Komplexe vokale Tics
- Zusammenhangsloses Wiederholen von Wörtern
- Bei etwa 10% der Tourette-Patienten:
  - **Palilalie** (Wiederholen eigener Sätze, Wörter)
  - **Echolalie** (Nachsprechen von einzelnen Worten oder Sätzen)
  - **Koprolalie** (Ausstoßen obszöner Laute oder Wörter)

- Bei isoliert nur motorischen oder nur vokalen Tics liegt entweder eine vorübergehende (<1 Jahr) oder eine chronische (>1 Jahr) Ticstörung vor
- In der ICD-10 werden unterschieden:
  - **Vorübergehende** Ticstörung (ICD-10: F95.0)
    - Einzelne oder multiple motorische oder sprachliche Tics (aber nicht beides)
    - Beginn vor dem 18. Lebensjahr
    - Dauer: 4 Monate bis 1 Jahr
  - **Chronische** Ticstörung (ICD-10: F95.1)
    - Nur motorische bzw. nur vokale Tics
    - Dauer: >1 Jahr
    - Erstmanifestation vor dem 18. Lebensjahr
  - Gilles-de-la-Tourette-Syndrom (kurz: **Tourette-Syndrom**) (ICD-10: F95.2): **motorische und vokale Tics**

Diagnostische Leitlinien (ICD-10): F95.2 Kombinierte vokale und multiple motorische Tics (Tourette-Syndrom)
- Multiple motorische Tics und mindestens ein vokaler Tic (müssen aber nicht notwendigerweise gleichzeitig vorhanden sein)
- Tics treten mehrmals am Tag auf, fast jeden Tag, länger als 1 Jahr, ohne Remission in dieser 1-Jahres-Periode, die länger als 2 Monate dauerte
- Beginn vor dem 18. Lebensjahr

- Charakteristika der Tics:
    - Kommen und gehen (»**waxing and waning**«)
    - Sind in ihrer Ausprägung sehr wechselhaft
    - Können zeitweise (Stunden, Tage, Wochen) komplett verschwinden um dann – häufig umso stärker – wieder einzusetzen
    - Die meisten Tourette-Patienten können die Tics für einen **begrenzten Zeitraum unterdrücken,** es gibt jedoch erhebliche **interindividuelle Unterschiede**
    - Oft geht den Tics ein sensomotorischer Drang voraus (»senso-motorisches Vorgefühl«), das nur über einen gewissen Zeitraum beherrschbar ist
- Das Tourette-Syndrom kann entsprechend dem Vorkommen weiterer Verhaltensauffälligkeiten oder komorbider Erkrankungen in Subkategorien unterteilt werden:
    - »**Einfaches Tourette-Syndrom**« mit motorischen und phonetischen Tics ohne andere Verhaltensauffälligkeiten
    - »**Komplexes Tourette-Syndrom**« mit Koprolalie und -praxie, Echolalie/-praxie sowie Palilalie und -praxie
    - »**Tourette-Syndrom plus**« mit weiteren psychopathologischen Phäno-menen im Rahmen von komorbiden Erkrankungen (ADHS, Zwangs- und Angsterkrankungen, selbstverletzendes Verhalten)

25.3   Diagnostik

- Diagnose auf Basis einer ausführlichen **Anamnese** und der **klinischen Beobachtung**
- Tics sollten von einem erfahrenen Untersucher direkt (oder auf eindeutigen Videoaufnahmen) gesehen werden

> **Tics** sind individuell sehr unterschiedlich – z. T. über 8–10 h – unterdrück-bar. Daher müssen Tics beim Arzttermin nicht auftreten, können aber gerade dadurch, dass der Arzttermin eine besondere Belastung darstellt, besonders stark auftreten.

- **Symptomchecklisten**
    - Sollen den Schweregrad der Tics in unterschiedlichen Lebenssituationen erfassen
    - Werden ausgefüllt von den Patienten, ihren Familienmitgliedern und Lehrern oder Ausbildern
    - Sind hilfreich zur Verlaufskontrolle, ersetzen aber nicht die direkte Beobachtung durch einen erfahrenen Kliniker

- Yale-Tourette-Syndrom-Symptomliste (YTSSL; Cohen et al., bearbeitet von Steinhausen 1993) und Yale-Globale-Tic-Schweregrad-Skala (YGTSS; Leckman et al. 1989, dt. Übersetzung von Steinhausen) sind in deutscher Sprache erhältlich
- **Laboruntersuchungen**
  - Können hilfreich bei Verdacht auf die unten genannten Differenzialdiagnosen sein
  - Bei häufigen Infektionserkrankungen sollten der Anti-Streptolysin-Titer (ASL) und AntiDNAse B-Titer (ASD) bestimmt werden, um Tics als Symptom einer Autoimmunreaktion auszuschließen
- **Elektrophysiologische Untersuchungen**
  - Hilfreich bei der Differenzierung von epileptischen Anfällen, Myoklonien oder dissoziativ bedingten Bewegungsstörungen
- CCT und cMRT dienen eher dem Ausschluss z. B. raumfordernder oder ischämischer Prozesse

25.4 Differenzialdiagnosen

- Differenzialdiagnostisch ist insbesondere an folgende Erkrankungen zu denken:
  - **Chorea Huntington** (i.d.R. erst ab dem 30. Lebensjahr symptomatisch, genetische Analyse möglich)
  - **Chorea minor (Sydenham)** (postinfektiöser Autoimmunprozess nach Infektion mit ß-hämolysierenden Streptokokken der Gruppe A, Latenz 2–6 Monate)
  - **Neuroakanthozytose,** die mit Dystonien, motorischen und vokalen Tics einhergehen kann (Akanthozyten im roten Blutbild, CK im Serum erhöht)
  - **Morbus Wilson** (Coeruloplasminspiegel im Serum erniedrigt, erhöhte Kupferausscheidung im 24-h-Urin)
  - **Schwerwiegende Entwicklungsstörungen** mit stereotypen Bewegungsstörungen und ticähnlichen Manierismen (gleichzeitig bestehen hier auch Defizite in den Bereichen Sprache, Sozialisation und Kognition)
- Zudem sind **medikamenten- oder substanzinduzierte Tics** auszuschließen (z. B. durch L-Dopa, Amphetamine oder Spätdyskinesien im Rahmen einer langjährigen Antipsychotikabehandlung)

25.5 Epidemiologie/Prävalenz

- Über alle Ticstörungen hinweg: Prävalenz von bis zu 7% in der Gesamtbevölkerung
- Männliches Geschlecht ist häufiger betroffen (3–4:1)
- Prävalenzrate von etwa 1% für das Tourette-Syndrom

25.6 Verlauf und Prognose

- Im Verlauf des Tourette-Syndroms treten **meist zuerst motorische** Tics im **Alter von 3–8 Jahren** auf
- Bei 96% der Betroffenen manifestiert sich das Tourette-Syndrom bis zum 11. Lebensjahr
- In der Mehrzahl der Fälle erreicht die Symptomatik ihren höchsten Schweregrad um das 12.–14. Lebensjahr, um dann während oder nach der **Pubertät** deutlich **abzunehmen**
- Typischerweise wechseln die Tics sehr häufig in ihrer Lokalisation, Intensität und Häufigkeit

25.7 Therapie

- Bei grundsätzlichen therapeutischen Maßnahmen keine Unterscheidung zwischen vorübergehender Ticstörung, chronischer Ticstörung und Tourette-Syndrom

> Ob und wann welche therapeutische Maßnahme ergriffen werden soll, hängt vom subjektiven Leidensdruck der Patienten ab, häufig ist Psychoedukation der wichtigste Baustein.

- Therapeutische Maßnahmen umfassen:
  - Psychoedukation
  - Verhaltenstherapie
  - Medikamentöse Therapie
  - Experimentelle Ansätze wie die tiefe Hirnstimulation (nur im Erwachsenenalter)

- **Therapeutische Sofortmaßnahmen**
- **Psychoedukation** des Patienten, der Familie und des sozialen Umfelds
- Offenes Thematisieren der Erkrankung verbessert die primär eher negative Wahrnehmung des Tourette-Kranken deutlich und erleichtert die soziale Integration

- Psychotherapie
  - **Habit Reversal Training (HRT)**
    - Training der Selbstwahrnehmung und Schärfung der Sinne des Patienten für seine Tics und dessen Beeinflussbarkeit durch innere und äußere Reize
    - In einem Training inkompatibler Reaktionen wird eine Gegenregulation zu den Tics entwickelt
  - **Comprehensive Behavioral Intervention for Tics (CBIT)**
    - Ziel: Tics im Alltag besser managen zu können (nicht die Ticstörung zu heilen)
    - Kombiniert Elemente des HRT mit Psychoedukation, funktionsbasierten kognitiv-behavioralen Interventionen und der Entspannungstechnik der Progressiven Muskelrelaxation nach Jacobson

- Pharmakotherapie
  - Behandlungsempfehlungen für das Tourette-Syndrom sind insgesamt sehr uneinheitlich, u. a.:
    - **Tiaprid** (bei Kindern und Jugendlichen bis zu 3-mal 100 mg/Tag, bei Erwachsenen max. 3-mal 200 mg/Tag)
    - **Sulpirid** (3- bis 6-mal 200 mg/Tag) oder **Risperidon** (2-mal 1 mg/Tag, im Kindes- und Jugendalter max. 4 mg/Tag)
  - Bei Erwachsenen gibt es sehr gute klinische Ergebnisse für Aripiprazol (off-label) (Beginn mit 2,5 mg/Tag, auf 7,5–15 mg/Tag langsam steigern)
  - Komorbiditäten beachten; eine komorbide depressive Störung kann u. U. mehr Leidensdruck hervorrufen als die Tics bzw. diese verstärken
  - Entgegen früherer Empfehlungen (unter der Annahme, dass Stimulanzien die Tics verstärken) schließt sich eine kombinierte Gabe von Stimulanzien und Antipsychotika nach aktueller Beobachtung nicht aus (bei ADHS und Tics z. B. Atomoxetin und Aripiprazol)
  - Therapie mit Haloperidol und Diazepam ist zwar zugelassen, erscheint aber aufgrund der Alternativen nicht mehr empfehlenswert

> **Atypische Antipsychotika** werden für die Behandlung von Tics immer wichtiger (off-label). Die Dosis ist häufig weit niedriger als bei der Behandlung von psychotischen Störungen. Wichtig und mit dem Patienten vorher genau abzusprechen ist ein ausreichend langer Behandlungsversuch mit kleinschrittiger Aufdosierung der Medikation.

- **Weitere Therapieformen**
- **Tiefe Hirnstimulation** (im medialen Anteil des Thalamus, im Globus pallidus internus und im Nucleus accumbens) bei Erwachsenen mit schwerem, therapieresistentem Tourette-Syndrom
- **Botulinumtoxininjektion** in die entsprechende Muskelgruppe bei einzelnen, sehr quälenden motorischen Tics

Weiterführende Literatur

Cath DC, Hedderly T, Ludolph AG, Stern JS, Murphy T, Hartmann A, Czernecki V, Robertson MM, Martino D, Munchau A, Rizzo R; ESSTS Guidelines Group (2011) European clinical guidelines for Tourette syndrome and other tic disorders. Part I: assessment. Eur Child Adolesc Psychiatry 20: 155–171. Erratum: Eur Child Adolesc Psychiatry 20: 377

Ludolph AG, Roessner V, Münchau A, Müller-Vahl K (2012) Tourette-Syndrom und andere Tic-Störungen in Kindheit, Jugend und Erwachsenenalter. Dtsch Ärztebl Int 109: 821–828

Müller-Vahl KR (2014) Tourette-Syndrom und andere Tic-Erkrankungen im Kindes- und Erwachsenenalter. MWV, Berlin

Müller-Vahl KR, Cath DC, Cavanna AE, Dehning S, Porta M, Robertson MM, Visser-Vandewalle V; ESSTS Guidelines Group (2011) European clinical guidelines for Tourette syndrome and other tic disorders. Part IV: deep brain stimulation. Eur Child Adolesc Psychiatry 20: 209–217. Erratum: Eur Child Adolesc Psychiatry 20: 377

Neuner I, Ludolph A (2009) Tic-Störungen und Tourette-Syndrom in der Lebensspanne. Nervenarzt 80: 1377–1388

Roessner V, Plessen KJ, Rothenberger A, Ludolph AG, Rizzo R, Skov L, Strand G, Stern JS, Termine C, Hoekstra PJ; ESSTS Guidelines Group (2011) European clinical guidelines for Tourette syndrome and other tic disorders. Part II: pharmacological treatment. Eur Child Adolesc Psychiatry 20: 173-196. Erratum: Eur Child Adolesc Psychiatry 20: 377

Thomas R, Cavanna AE (2013) The pharmacology of Tourette syndrome. J Neural Transm 120: 689–694

Verdellen C, van de Griendt J, Hartmann A, Murphy T; ESSTS Guidelines Group (2011) European clinical guidelines for Tourette syndrome and other tic disorders. Part III: behavioural and psychosocial interventions. Eur Child Adolesc Psychiatry 20: 197–207. Erratum: Eur Child Adolesc Psychiatry 20: 377

Ratgeber für Betroffene und Angehörige
Döpfner M, Roessner V, Woitecki K, Rothenberger A (2010) Ratgeber Tics: Informationen für Betroffene, Eltern, Lehrer und Erzieher. Hogrefe, Göttingen

Testliteratur
▶ Anhang

Internetlinks
Deutsche Tourette-Gesellschaft e.V.: http://www.tourette-gesellschaft.de

Psychische Komorbidität bei somatischen Erkrankungen: Konsiliar- und Liaisonpsychiatrie und -psychosomatik sowie Besonderheiten bei älteren Patienten

K. Henkel, F. Schneider

F. Schneider (Hrsg.), *Klinikmanual Psychiatrie, Psychosomatik und Psychotherapie*, DOI 10.1007/978-3-642-54571-9_26, © Springer-Verlag Berlin Heidelberg 2016

- Wechselwirkung zwischen psychischen und somatischen Erkrankungen: körperliche Erkrankungen begünstigen das Auftreten psychischer Störungen und umgekehrt
  - Die Interaktion unterliegt einem komplexen Bedingungsgefüge aus körperlichen Symptomen, Folgen von Therapiemaßnahmen, individuellen Bewältigungsressourcen, dem Lebensumfeld und vorbestehenden psychischen Störungen
  - Genetische, neurobiologische, psychische und soziale Faktoren spielen eine Rolle
- Psychische Folgen und direkte Symptome körperlicher Erkrankungen sowie deren Interaktion liegen oft nebeneinander vor und sind nicht immer zu trennen

26.1 Beispiele für Interaktionen psychischer und somatischer Erkrankungen

- Psychische Reaktion auf somatische Erkrankung (z. B. Anpassungsstörung infolge einer Krebsdiagnose, Rückzugs- und Schonverhalten bei Schmerzsyndrom)

- Psychische Komplikationen somatischer Krankheiten oder Therapien (z. B. Delir bei Hypoxie, sekundäre Depression bei Steroid-/Interferontherapie)
- Somatische Komplikationen psychischer Störungen oder Therapien (z. B. Alkoholentzugsdelir, artifizielle Störungen)
- Darbietung körperlicher Symptome aufgrund von psychischen Störungen (z. B. Panikattacke bei Patienten mit Angststörungen)
- Koinzidenz zwischen körperlicher Erkrankung und psychischer Störung (z. B. schizophrener Patient mit Diabetes mellitus)
- Psychosoziale Triggerung somatischer Krankheiten (z. B. entzündliche Darmerkrankungen, Asthma)

26.2 Psychische Symptome als Komorbidität somatischer Erkrankungen

- Psychische Komorbidität kann
  - die **Morbidität** einer somatischen Erkrankung verstärken,
  - mit erhöhter **Mortalität,**
  - komplizierteren Krankheitsverläufen und
  - verlängerten Krankenhausliegedauern einhergehen
- Personen mit psychischen Erkrankungen weisen eine erhöhte Sterblichkeit auf und haben eine um 10–20 Jahre reduzierte Lebenserwartung, am stärksten betroffen: Abhängigkeitserkrankungen und Anorexie mit 6- bis 15-fach erhöhter Mortalität
- Je höher die Anzahl somatischer Erkrankungen, desto größer das Risiko für eine psychische Erkrankung
- Bei Patienten mit mehr als 2 somatischen Erkrankungen treten bereits doppelt so häufig psychische Störungen auf als bei somatisch Gesunden
- 6-Monats-Prävalenz für psychische Erkrankungen bei chronisch somatisch Erkrankten: ca. 25%
- Ca. 30–50% aller in somatischen Abteilungen behandelten Patienten in Allgemeinkrankenhäusern leiden zusätzlich an psychischen Beeinträchtigungen, deren Art und Ausmaß eine psychiatrische Diagnose rechtfertigen
- Risikofaktoren für psychische Störungen bei somatisch Erkrankten sind: weibliches Geschlecht, hohes Lebensalter, Schweregrad der körperlichen Erkrankung, fehlender Lebenspartner
- Etwa die Hälfte aller komorbid bei körperlichen Erkrankungen vorliegenden psychischen Störungen bleiben unerkannt
- Am häufigsten von psychischer Komorbidität betroffen sind Patienten mit:
  - Muskuloskelettalen Krankheiten (inklusive Schmerzsyndrome)
  - Kardiovaskulären Krankheiten

- Onkologischen Krankheiten
- Respiratorischen Krankheiten
- Endokrinologischen Erkrankungen
- Folgende psychische Erkrankungsbilder treten im Kontext mit somatischen Krankheiten am häufigsten auf:
  - Angststörungen (19–27%)
  - Affektive Störungen (16–23%)
  - Somatoforme Störungen (9–19%)
  - Substanzbezogene Störungen (5–9%)

26.3 Psychische Störungen als Symptom einer somatischen Erkrankung

- Psychische Störungen als direkte Folge von systemischen oder zerebralen Manifestationen körperlicher Erkrankungen oder deren Therapie

- **Internistische Erkrankungen mit häufigen psychischen Störungen**
- **Endokrinopathien** (z. B. Schilddrüsenerkrankungen, Nebenschilddrüsenerkrankungen, Diabetes mellitus, Nebennierenerkrankungen, Phäochromozytom)
- **Autoimmunerkrankungen** (z. B. Lupus erythematodes und andere Erkrankungen aus dem rheumatischen Formenkreis, Kollagenosen, Vaskulitiden)
- **Kardiale Erkrankungen** (z. B. Herzinsuffizienz, koronare Herzkrankheit, Herzrhythmusstörungen)
- **Lungenerkrankungen** (z. B. chronische obstruktive Lungenerkrankung, Lungenemphysem, Lungenembolie, Asthma bronchiale)
- **Nutritive Störungen** (z. B. Vitaminmangelsyndrome, Kachexie)
- **Systemische Infektionen** (z. B. Virushepatitis, Borreliose, Lues, HIV)
- **Tumorerkrankungen** (Hirnmetastasen, paraneoplastische Syndrome, »Fatigue«)
- **Nierenerkrankungen** (z. B. Niereninsuffizienz, Dialysepflichtigkeit)
- **Lebererkrankungen** (z. B. Virushepatitis, Leberzirrhose, Lebertransplantation)
- **Arzneimittelwirkung** (z. B. Kortikosteroide, Immunsuppressiva, Virustatika, Antibiotika, Zytostatika, Antiarrhythmika)

- **Neurologische Erkrankungen mit häufigen psychischen Störungen**
- **Schlaganfälle** (z. B. zerebrale Ischämien, zerebrale Blutungen, Subarachnoidalblutungen)
- **Extrapyramidalmotorische Störungen** (z. B. Parkinson-Syndrome, Morbus Huntington)

- **Autoimmunerkrankungen des ZNS** (z. B. multiple Sklerose, zerebrale Vaskulitiden)
- **Tumorerkrankungen des ZNS** (z. B. Gliome, ZNS-Lymphome, Meningeosis carcinomatosa)
- **Z. n. zerebralen Interventionen** (z. B. Operationen, Tiefenhirnstimulationen)
- **Anfallserkrankungen** (Epilepsie, Narkolepsie)
- **Schmerzsyndrome** (z. B. Migräne, Trigeminusneuralgien, Clusterkopfschmerz)
- **Medikamentenwirkungen** (Antiepileptika, Immunmodulatoren, Dopaminergika)

26.4   Koronare Herzkrankheit (KHK)

- Depression ist ein unabhängiger Risikofaktor für das Auftreten einer KHK
- Ätiologisch bedeutsame (biologische) Faktoren: Fehlfunktion der (HPA-) Stressachse, endotheliale Dysfunktion, Thrombozytenfunktionsstörungen, inflammatorische Prozesse, Störungen der autonomen Regulation und der Glukoseutilisation
- Depression bei KHK geht mit einer etwa 2-fach erhöhten Mortalitätsrate einher
- Konsequente Behandlung von Depressionen und Angststörungen wirkt sich positiv auf die Prognose kardiovaskulärer Erkrankungen aus
- Depressive Symptome nach Herzinfarkt sind häufig
  - Ca. 20% erkranken an einer **Post-Myokardinfarkt-Depression** im Sinne einer depressiven Episode
  - Etwa genauso viele leiden unter depressiven Anpassungsstörungen
  - Eine manifeste Depression erhöht das kardiale Mortalitätsrisiko innerhalb von 6 Monaten um das 5-Fache

26.4.1 Antidepressive Therapie bei KHK

- Unter den antidepressiven Pharmaka sind selektive Serotoninwiederaufnahmeinhibitoren (SSRI), z. B. Sertralin (50–200 mg), Citalopram (20–40 mg) oder Escitalopram (10–20 mg) sowie Mirtazapin (30–45 mg) effektiv und mit dem geringsten kardialen Nebenwirkungsrisiko verbunden
  - **Cave:** bei Mirtazapin die appetitanregende und somit gewichtssteigernde Wirkung beachten (langfristiger kardialer Risikofaktor)

- **Cave:** für Citalopram und Escitalopram bestehen Kontraindikationen bei einer Kombination mit QTc-Zeit verlängernden Medikamenten (v. a. beim Einsatz von Antiarrhythmika, z. B. Amiodaron)
  - **Cave:** bei der Kombination von Antikoagulanzien und Thrombozytenaggregationshemmern mit einem SSRI → serotonerg vermittelte blutgerinnungshemmende Effekte berücksichtigen
- Unter den selektiven Serotonin- und Noradrenalinrückaufnahmeinhibitoren (Duloxetin, Venlafaxin) sind bei höheren Dosierungen v. a. noradrenerge Mechanismen für Blutdruck- und Herzfrequenzanstieg ursächlich; ähnliches gilt für Bupropion
  - Daher vorsichtige Aufdosierung
- Agomelatin scheint eine gute kardiale Verträglichkeit zu besitzen
- Trizyklische Antidepressiva (z. B. Amitriptylin, Nortriptylin) sollten vermieden werden:
  - Blockade muskarinischer Acetylcholinrezeptoren führt zur Hemmung des Parasympathikus mit Anstieg der Herzfrequenz und Abnahme der Herzfrequenzvariabilität
  - Alphaadrenerger Antagonismus führt zur orthostatischen Hypotonie
  - Blockade von Natrium- und Kaliumkanälen führt zu Störungen der Erregungsausbreitung und -rückbildung
  - Erhöhte Gefahr für Arrhythmien, AV-Blockbilder, Synkopen und Koronarinsuffizienz
- MAO-Hemmer (Tranylcypromin und Moclobemid) sollten wegen Gefahr hypertensiver Entgleisungen bei KHK nicht zur Anwendung kommen
- Psychotherapeutische Interventionen sollten problemorientiert auf eine Modifikation dysfunktionaler Kognitionen, des Lebensstils und stressverursachender Verhaltensweisen sowie sozialer Bedingungen hinwirken

26.5 Endokrinopathien und Autoimmunerkrankungen

26.5.1 Erkrankungen der Schilddrüse

- Störungen der Schilddrüsenhormonspiegel können zu erheblichen psychischen Symptomen führen, v. a. zu Störungen des Affekts und Angstsymptomen
- **Hypothyreose** ist eine der häufigsten organischen Ursachen eines depressiven Syndroms
  - Symptome der Schilddrüsenunterfunktion: Antriebsmangel, Müdigkeit, formale Denkstörungen, depressive Grundstimmung bis hin zu Suizidalität

- Schätzungsweise etwa 10–15% aller unipolarer Depressionen und über 50% therapierefraktärer Depressionen sind durch subklinische Hypothyreosen mit bedingt
- Bei hypothyreoter Stoffwechsellage auch an Autoimmunerkrankungen der Schilddrüse denken
  - Eine Hashimoto-Thyreoiditis (diagnostisch v. a. TPO-Antikörper) kann selten zur **Hashimoto-Enzephalopathie** (synonym: Steroidresponsive Enzephalopathie assoziiert mit Autoimmunthyreoiditis – SREAT) führen; dabei handelt es sich vermutlich um eine mit einer Thyreoiditis assoziierte zerebrale Vaskulitis, die zu neurologischen und psychischen Symptomen führen kann (kognitive Störungen, Verwirrtheitszustände, Psychosen); üblicherweise gutes Ansprechen auf Glukokortikoide
- Symptome der **hyperthyreoten** Stoffwechsellage: oft Unruhe, Ängste, Erregtheit, Schlafstörungen, Heißhunger; desweiteren allgemeine Schwäche, Schwitzen, Tachykardie, Durchfälle, Gewichtsverlust, bei schwerer Ausprägung Störungen des Gedächtnisses, der Orientierung, manische oder gar wahnhafte Symptome
  - Die häufigsten Ursachen einer Hyperthyreose sind immunogen (Morbus Basedow) oder eine Schilddrüsenautonomie; daneben müssen maligne Schilddrüsentumoren und iatrogene Ursachen berücksichtigt werden
- Therapie: psychische Symptome bilden sich i.d.R. durch Therapie der Grunderkrankung vollständig zurück
  - Therapieziel bei Hypothyreose: Ausgleich der Stoffwechsellage, üblicherweise durch Substitution von Levothyroxin (T4); es gibt Hinweise, dass eine Gabe des aktiveren Trijodthyronin (T3) bei einigen Patienten effektiver ist
  - Hyperthyreose wird mittels Thyreostatika, Radiojodtherapie oder operativ behandelt; eine thyreotoxische Krise ist eine Indikation für eine Intensivbehandlung

26.5.2 Erkrankungen der Nebenschilddrüse

- Erkrankungen der Nebenschilddrüse führen zu Veränderungen des Kalziumstoffwechsels
- Stark vermehrte Freisetzung von Parathormon (**Hyperparathyreoidismus**) führt zu Hyperkalzämie mit vermehrter Ermüdbarkeit, Apathie und Depressionen bis hin zu deliranten Zustandsbildern; etwa ein Viertel der Patienten weist kognitive Störungen auf; somatische Symptome sind Nierensteine, Knochenschmerzen, gastrointestinale Symptome

- **Hypoparathyreoidismus** (meist nach Schilddrüsenresektionen) äußert sich in vermehrter Reizbarkeit, Persönlichkeitsveränderungen, Ängsten und Depressionen sowie kognitiven Defiziten; somatisch finden sich gehäuft Tetanien
- Hyperkalzämien auch bei Malnutrition, z. B. nach langen Intensivaufenthalten
- Nach Ausgleich des Kalziumhaushalts kommt es i.d.R. zur vollständigen Remission der psychischen Symptome

26.5.3 Erkrankungen der Nebennieren

- Funktionsstörungen der Nebennierenrinde können mit erheblichen psychischen Symptomen vergesellschaftet sein
- Bei **Nebennierenrindeninsuffizienz** (häufigste Ursache ist autoimmunbedingt, Morbus Addison): u. a. Adynamie, v. a. unter Belastung, vermehrte Ermüdbarkeit, Apathie, depressive Symptome bis hin zur vermehrten Irritierbarkeit und einem deliranten Syndrom; oft kommt es zu Dehydratation, Natriummangel (und Hyperkaliämie) sowie Hypotonie
    - Diagnostisch wegweisend sind eine Bestimmung von Elektrolyten, Kortisol und ACTH
    - Therapie mittels Substitution von Glukokortikoiden und beim Morbus Addison zusätzlich von Mineralokortikoiden
- Eine **Nebennierenrindenüberfunktion** (Cushing-Syndrom) ist am häufigsten ACTH-abhängig (v. a. zentral bedingt: Morbus Cushing) oder iatrogen durch Glukokortikoidsubstitution ausgelöst
    - Bis zu 50% der Patienten mit Morbus Cushing leiden unter depressiven Symptomen, es ist eine erhöhte Suizidrate zu beobachten; Risikofaktoren dafür sind: höheres Alter, weibliches Geschlecht, Schweregrad der Erkrankung
    - Auch werden maniforme Bilder, Psychosen, Angst- und Zwangssymptome beobachtet, kognitive Störungen sind häufig
    - Diagnostisch richtungsweisend:
        - Stammbetonte Gewichtszunahme, »Vollmondgesicht«, »Büffelnacken«, Akne, faciale Plethora, Ödeme, Hypertonie, gestörte Glukosetoleranz/ Diabetes mellitus, Blutergussneigung, Striae rubrae, v. a. bei längerer Dauer auch Osteoporose, proximale Mypopathie
        - Endokrinologische Funktionstests: Dexamethasontest, freies Kortisol im 24-h-Urin, Mitternachtsspeichelkortisol, ggf. gezielte Bildgebung

- Im Vordergrund steht die Behandlung der Grunderkrankung, depressive Symptome können durch Antidepressiva (v. a. SSRI) behandelt werden, sprechen aber oft schlecht oder verzögert an
- Trotz Normalisierung der Hormonspiegel nach Behandlung können insbesondere bei längerer Krankheitsdauer psychische Beschwerden noch fortbestehen

26.5.4 Lupus erythematodes

- Häufige Hautmanifestationen: Schmetterlingserythem und Photosensibilität
- Neuropsychiatrische Symptome treten beim systemischen Lupus erythematodes in der Mehrheit der Fälle auf
  - Depressionen bei etwa 40%, kognitive Störungen bei 80%, bei etwa 25% Angstsymptome
  - Weitere Symptome: Schlafstörungen, psychomotorische Unruhe und delirante Zustandsbilder
  - Neurologische Symptome: v. a. Kopfschmerzen oder epileptische Anfälle
- Diagnosestellung anhand der ACR-Kriterien und Bestimmung von Autoantikörpern (ANA-, dsDNS- und SM-AK)
- Therapie erfolgt durch Kortikosteroide und andere Immunsuppressiva

26.6   Metabolische Störungen

26.6.1 Diabetes mellitus

- Patienten mit Diabetes haben im Vergleich zur Normalbevölkerung ein etwa 2-fach erhöhtes Risiko, in ihrem Leben an einer **Depression** zu erkranken
  - Punktprävalenz: etwa 10%
  - Risiko steigt mit der Zahl diabetischer Folgeerkrankungen
- Eine Depression ist umgekehrt auch ein Risikofaktor für die Entwicklung eines Typ-II-Diabetes
- Neben Depressionen treten zudem **Angststörungen** und **Suchterkrankungen** gehäuft auf
- Insbesondere bei jungen Frauen mit Typ-I-Diabetes sind Essstörungen, v. a. **Bulimien,** gehäuft zu beobachten
  - »Insulin-Purging«: Betroffene applizieren verminderte Insulindosen, um eine Glukoseausscheidung durch den Urin und damit eine Gewichtsabnahme zu erreichen

- Binge Eating ist ein Risikofaktor für die Entwicklung einer Adipositas und diabetischer Stoffwechsellagen

Einsatz von Psychopharmaka bei Patienten mit Diabetes mellitus

- Einsatz von **SSRI** (z. B. Fluoxetin, Sertralin) **steigert die Insulinsensitivität** (daher evtl. Anpassung der Insulindosis)
- Unter Duloxetin, das auch für die Behandlung diabetischer neuropathischer Schmerzen zugelassen ist, kann es im Verlauf einer langjährigen Einnahme zum moderaten Anstieg der Blutzuckerwerte kommen
- Trizyklische Antidepressiva (TZA) und Mirtazapin führen zur Appetitsteigerung und Gewichtszunahme (antihistaminerge Wirkstoffkomponente!)
  - Es gibt Hinweise, dass TZA auch den Glukosespiegel erhöhen können, die Indikation für ihren Einsatz bei Diabetes ist daher eng zu stellen
- Unter den Antipsychotika ist v. a. bei **Olanzapin** und **Clozapin** mit einer erheblichen Gewichtszunahme zu rechnen
  - Für beide Präparate besteht ein erhöhtes Risiko, an Diabetes zu erkranken
  - Für die atypischen Antipsychotika Amisulprid, Ziprasidon und Aripiprazol scheint keine Risikoerhöhung für eine diabetogene Wirkung zu bestehen

26.6.2 Störungen des Elektrolyt- und Wasserhaushalts und der Nierenfunktion

Hyponatriämien

- Relativer Wasserüberschuss, Natrium im Serum <135 mmol/l
- Können u. a. durch Einsatz von ACE-Hemmern, AT1-Blockern, NSAR, Antiepileptika und Antidepressiva entstehen, aber auch durch erhöhte ADH-Produktion, Herz- und Leberinsuffizienz, Niereninsuffizienz (renaler Salzverlust), Hirnschädigungen (zentrales Salzverlustsyndrom)
- Differenzialdiagnostisch auch an eine psychogene Polydipsie (z. B. bei Psychosen, Anorexia nervosa) denken; dabei oft heimliche Flüssigkeitsaufnahme
- Klinik (abhängig von Akutität): Übelkeit, Erbrechen, Hypotonie, Kopfschmerzen, Adynamie, Tremor, epileptische Anfälle, Somnolenz, neurologische Symptome v. a. bei Na <120 mmol/l

> Im Extremfall drohen Hirnödem und Bewusstseinsstörungen bis hin zum Koma.

- **Therapie:**
  - Bei vermehrter Flüssigkeitsaufnahme: Flüssigkeitsrestriktion (1000–1500 ml/24 h)
  - Ggf. auslösende Medikamente absetzen
  - Sonst je nach Ausmaß langsame und engmaschig kontrollierte orale oder parenterale Natriumsubstitution, Infusionslösungen: 3% NaCl
  - Bei Exsikkose: 0,9% NaCl
  - Parenterale Gabe bei symptomatischer Hyponatriämie und bei Natriumspiegeln <120 mmol/l

> Zur Verhinderung einer zentralen pontinen Myelinolyse max. Anstieg des Serumnatriums um 0,5–1 mmol/l/h, und dabei max. 10 mmol/l/24 h, bzw. 18 mmol/l/48 h! Verwendung von Tropfenzählern/Infusionspumpen!

Hypokaliämien

- Serumkalium <3,5 mmol/l
- Oft Folge einer Diuretikagabe, kann zu Verlängerungen der kardialen Reizleitung führen und das Risiko kardialer Arrhythmien steigern
- Andere Ursachen: Erbrechen, Diarrhö, Laxanziengebrauch, Mangelernährung (z. B. bei Demenz, Anorexia nevosa), Nierenschäden, Insulingabe, Kortikoide, Lakritze
- Klinik: Obstipation (bis Ileus), Adynamie, Hyporeflexie, Bluthochdruck (bei Hyperaldosteronismus oder Cushing-Syndrom), EKG-Veränderungen (ST-Strecken-Senkungen, QTc-Zeit-Verlängerungen), Arrhythmien (besonders bei Digitalisgabe), Paresen, Tetanie, Rhabdomyolyse, Hypoventilation/Atemstillstand
- **Therapie:** Kaliumsubstitution je nach Ausmaß und Akuität oral oder langsam parenteral über zentralen Venenzugang max. 20 mmol/h (über peripheren Zugang max. 40 mmol/24 h, **Cave:** Phlebitisgefahr) unter engmaschiger Serumkontrolle von Kalium und Glukose, EKG-Monitoring; bei Magnesiummangel (Serumdiagnostik!) auch Magnesiumsubstitution

> Gabe von Kaliumboli ist streng kontraindiziert (maligne Arrhythmien, Kardioplegie)! Eine parenterale Kaliumgabe sollte über elektrische Medikamentenpumpen erfolgen.

Urämische Enzephalopathie

- Psychische Symptome einer urämischen Enzephalopathie bei Nierenversagen: Unruhe, Erregungszustände, Schlafstörungen, Konzentrationsstörungen, Delir, Vigilanzminderung, Koma

- Typische somatische Symptome: Ödeme, Foetor uraemicus, Muskelschwäche, Herzrhythmusstörungen, Pruritus, Azidose, Fieber
- Therapie: Diuretika, Hämodialyse

26.6.3 Störungen der Leberfunktion

- Eine hepatische Enzephalopathie tritt bei 50–70% der Patienten mit Leberzirrhose auf
- Ursächlich: Ammoniakanstieg durch Minderung der Leberfunktion oder portosystemischen Shunt (z. B. Leberzirrhose bei Virushepatitis, äthyltoxisch oder primäre biliäre Zirrhose) und in der Folge graduelle Ausbildung eines Hirnödems
- Klinik:
  - **Minimale hepatische Enzephalopathie (MHE):** leichte Störungen der Kognition, Konzentration, Arbeitsgeschwindigkeit bei fehlenden neurologischen Symptomen und schwereren kognitiven und mnestischen Beeinträchtigungen; Fahrtauglichkeit kann beeinträchtigt sein, häufiger Stürze, bei 50% Übergang in manifeste hepatische Enzephalopathie (HE)
  - **Manifeste hepatische Enzephalopathie** (stadienabhängig nach West-Haven-Kriterien):
    - Psychische Symptome: Stimmungsveränderungen, Reizbarkeit, Angst, Verminderung von Aufmerksamkeit, Orientierungsstörungen, Aggressivität, Delir, Koma (Mortalität 80%)
    - Neurologisch: Feinmotorikstörungen, Tremor, Ataxie, Rigor, Asterixis, Krampfanfälle, Hirndruckzeichen
- Diagnostik:
  - MHE: Erfassung des psychometrischen HE-Scores (PHES) nach Ferenci et al. (2002) (Auffälligkeiten in den psychometrischen Tests in bis zu 75% der Fälle); zudem Ausschluss offensichtlicher kognitiver (mittels Mini-Mental-Status-Tests nach Folstein) und neurologischer Auffälligkeiten (Erhebung des neurologischen Status einschließlich EEG und evozierter Potenziale); ggf. Signalanhebung im Striatum im MRT (T1-Wichtung)
  - Bei manifester HE: (bessere) Korrelation von Ammoniakspiegel und Klinik
- Therapie:
  - MHE: Lactulose (2- bis 3-mal tgl. 15–30 ml), bei Z. n. manifester HE zusätzlich das Antibiotikum Rifaximin (Xifaxan 2-mal tgl. 550 mg) oral
  - Manifeste HE: kausale Therapie, Proteinrestriktion, Gabe verzweigtkettiger Aminosäuren, Lactulose (Dosis s. oben, Ziel: 2–3 breiige Stühle pro Tag), nichtresorbierbare Antibiotika (z. B. Metronidazol oder Rifaximin),

Ornithin-Aspartat (20 g i.v. über 4 h), Zink, Thiamin, ggf. Lebertransplantation
— Bei akuter Exazerbation kann im Einzelfall der Benzodiazepinrezeptorantagonist Flumazenil 0,5 mg i.v. (Off-Label-Gebrauch) effektiv sein

26.7   Infektionskrankheiten

26.7.1 HIV und AIDS

— Große Bandbreite der Ursachen psychischer Störungen bei HIV-Infektionen
  — Abzugrenzen sind reaktive Störungen, virusinduzierte Hirnveränderungen, Folgen opportunistischer Infektionen und von antiretroviraler Therapie
— Bei virusinduzierter **HIV-assoziierter Enzephalopathie** kommt es zur langsamen Entwicklung einer Neurodegeneration mit Demenzentwicklung
  — Vermutlich aufgrund des breiten und frühen Einsatzes antiretroviraler Medikation hat sich der Phänotyp gewandelt: anstatt früher zu beobachtender subkortikaler Hirnatrophie aufgrund von Myelinverlust werden nun meist kortikale (Alzheimer-ähnliche) Demenzformen registriert
  — Unterschieden werden 3 Stufen:
    – Asymptomatisches HIV-assoziiertes neuropsychologisches Defizit mit testpsychologisch nachweisbaren kognitiven Einschränkungen (u. a. reduziertes Arbeitsgedächtnis, Exekutivfunktionen, verbales und visuelles Lernen), die das Alltagsleben nicht wesentlich einschränken
    – Mildes neurokognitives Defizit: Patienten bemerken Beeinträchtigungen in Beruf, Haushalt und der sozialen Interaktion; Symptome sind Störungen des Antriebs, der Spontaneität, Gedächtnis- und Konzentrationsstörungen, sozialer Rückzug, Anhedonie, Denkverlangsamung, Sprachverarmung; neurologisch treten oft Störungen der Feinmotorik auf
    – **HIV-assoziierte Demenz:** der Alltag ist ohne fremde Hilfe nicht mehr zu bewältigen; es entwickelt sich eine schwere kognitive Störung, die mit Blasenstörung, spastischer Tetraparese einhergeht und in einen Mutismus mündet; epileptische Anfälle können auftreten
  — Therapie bei ZNS-Symptomen: hochaktive antiretrovirale Kombinationstherapie mit liquorgängigen antiretroviralen Substanzen, wie z. B. Azidothymidin und Abacavir; ggf. zusätzlich Einsatz von Memantin und SSRI
— Die häufigsten ZNS-Manifestationen opportunistischer Erreger sind:
  — Zerebrale Toxoplasmose (Nachweis von zerebralen Abszessen mit ringförmiger Kontrastmittelaufnahme im MRT)

- Infektionen mit Kryptokokken, Tuberkulose, Zytomegalievirus und Cryptococcus neoformans
- Weitere opportunistische Infektion: **Progressive multifokale Leukenzephalopathie** (PML) durch Reaktivierung von JC-Virusinfektionen
- Auch ist mit primären ZNS-Lymphomen (meist B-Zell-Non-Hodgkin-Lymphome) mit Assoziation zum Ebstein-Barr-Virus zu rechnen
- Aufgrund der zerebralen Pathologien ist ein **Delir** häufige Komplikation
  - Behandlung mit niedrigdosierten Antipsychotika (z. B. Haloperidol bis 5 mg Tagesdosis) oder Lorazepam bis 2 mg pro Tag
  - Zudem Reizabschirmung und Orientierungshilfen für die Patienten

26.7.2 Borreliose

- Manifestation der **Neuroborreliose** zu 90% innerhalb der ersten Wochen oder Monate nach Infektion mit schmerzhafter spinaler Meningopolyradikulitis und ein- oder beidseitiger Fazialisparese
- In bis zu 10% der Neuroborreliosen schleichender Verlauf über mehr als 6 Monate Dauer mit **Enzephalomyelitis**
  - Symptome: spastisch-ataktisches Gangbild und Inkontinenz, daneben kann es zu Müdigkeit, emotionaler Labilität, Konzentrationsschwäche, Bewusstseinsminderung und Wahrnehmungsstörungen kommen
- **Diagnostik:**
  - Nachweis von IgG- und/oder IgM-Antikörpern im Serum (treten in 70–90% der Fälle auf)
  - Spezifische intrathekale Antikörperproduktion (Liquordiagnostik) nach 3 Wochen bei 75% und nach 8 Wochen bei fast allen Patienten
- **Therapie:**
  - Empfohlene Antibiotikatherapie bei akuter Neuroborreliose über 14 Tage: Doxycyclin 2- bis 3-mal 100 mg/Tag p.o. oder Ceftriaxon 1-mal 2 g/Tag i.v. oder Cefotaxim 3-mal 2 g/Tag i.v. oder Penicillin G 18–24 Mio. IE/Tag i.v.
  - Bei chronischer Verlaufsform sollte die Antibiotikatherapie auf 21 Tage ausgeweitet werden
  - Bei schwereren Verlaufsformen sollte eine der angegebenen parenteralen Therapien zum Einsatz kommen
- Existenz eines Post-Borreliose-Syndroms nach ausgeheilter Infektion mit im Vordergrund stehender Fatiguesymptomatik ist umstritten

26.7.3 Lues (Syphilis)

- Neurolues ist eine wichtige Differenzialdiagnose infektiöser Hirnerkrankungen
- Zunahme einer Koinfektion mit HIV in deutschen Großstädten
- Infektion ist meldepflichtig
- Manifestation der **Primärinfektion** als Ulcus durum
  - Serokonversion meist innerhalb der ersten 3 Wochen nach Infektion
- **Sekundärphase** (Generalisierung nach 4–16 Wochen): in 40% der Fälle findet sich bereits eine Liquorpleozytose
- **Tertiärstadium:** In etwa 10% der Infektionen tritt eine Neurosyphilis auf (meist erst nach Jahren, bei HIV-Koinfektion aber häufiger und früher)
  - Meist nur noch eine Defektheilung möglich
- Psychische Symptome bei meningovaskulärer (vaskulitischer) Manifestation:
  - Neben fokalneurologischen Symptomen (v. a. Hirnnervenbeteiligung) treten unspezifische Wesensänderungen auf
  - Paralytische Neurosyphilis: progrediente Enzephalitis mit kognitiven Defiziten, psychotischen Symptomen, epileptischen Anfällen oder schwerer demenzieller Entwicklung; oft reflektorische Pupillenstarre
  - Bei der Tabes dorsalis (Radikuloganglionitis) zudem Gangstörungen und lanzierende Schmerzen
- **Diagnostik:** Anamnese, ausführliche klinisch-neurologische Untersuchung, **Luesserologie** (TPHA- oder TPPA-Test, FTA-Abs-Test), Lipoidreaktion (VDRL oder Kardiolipin KBR), Suche nach spezifischen IgM-Antikörpern, **Liquordiagnostik** inkl. spezifischer Antikörper-Indizes (ITpA [intrathekal produzierte Treponema-pallidum-Antikörper]-Index oder TPHA-AI)
- Therapie 1. Wahl bei Neurolues: Gabe von Penicillin G in kristalloider Lösung i.v. 3–4 Mio. IE alle 4 h (Tagesdosis 18–24 Mio. IE) über 10–14 Tage; alternativ: 3-mal 10 oder 5-mal 5 Mio. IE Penicillin G i.v.

26.8   Neurologische Erkrankungen

26.8.1 Schlaganfälle

- Erhöhte Inzidenz von Depressionen nach Schlaganfällen
- **Post-Schlaganfall-Depression** in mindestens 30% der Fälle
- Prädisponierend scheinen zerebrale Läsionen auf der dominanten Hemisphäre frontopolar und in den Basalganglien
- Weitere Risikofaktoren: weibliches Geschlecht, höheres Alter, kognitive Einschränkungen, defiziente soziale Umgebungsbedingungen, prämorbide Depressionsanamnese

- Umgekehrt haben Depressive ein bis zu 4-fach erhöhtes Risiko für Schlaganfälle
- Frühzeitiger Einsatz von Antidepressiva (z. B. SSRI) bei ischämischen Schlaganfallpatienten führt zu verminderter Depressionsrate und wahrscheinlich auch zu verbesserter neurologischer Remission

26.8.2 Morbus Parkinson

- Aufgrund überlappender Symptomatik von Parkinsonsyndromen und Depressionen ist die Diagnosestellung Letzterer erschwert
- Klinisch relevante **depressive Syndrome** bei **etwa 35%** der Patienten
  - Vor allem im fortgeschrittenen Stadium, beim hypokinetisch-rigiden Subtyp und gehäuft beim weiblichen Geschlecht
- Therapie depressiver Syndrome: medikamentös mit Antidepressiva
  - **Cave:** Trizyklika sind aufgrund anticholinerger Nebenwirkungen nicht Mittel 1. Wahl
  - Die Kombination von serotonergen Antidepressiva und MAO-Hemmern ist obsolet
  - Auch der Dopaminagonist Pramipexol scheint antidepressive Effekte zu haben
- Weitere assoziierte psychische Störungsbilder: **Angsterkrankungen, Demenzen, psychotische Symptome**
  - Psychotische Symptome v. a. im Rahmen dopaminerger Medikation, bei Einsatz von Dopaminagonisten und dem anticholinerg wirkenden Amantadin
- Zur Behandlung von wahnhaften Zuständen (oft im Sinne von visuellen Halluzinationen oder illusionären Verkennungen) bei Parkinson-Syndromen: möglichst Antipsychotika mit geringen extrapyramidalen Nebenwirkungen, z. B. Quetiapin oder Clozapin (Off-Label-Use)
- Bei knapp 15% der Patienten mit Morbus Parkinson treten **Impulskontrollstörungen** (z. B. Spielsucht, Kaufsucht, Hypersexualität oder Binge Eating) bzw. »Punding« (komplexe, stereotyp wiederholte Tätigkeiten) auf, insbesondere unter dopaminerger Medikation
- Therapie: Reduktion oder Wechsel der dopaminergen Medikation, ggf. atypische Antipsychotika (Quetiapin oder Clozapin), meist komplett reversibel
- Bei der zunehmend häufiger angewandten **Tiefenhirnstimulation** bei Morbus Parkinson können durch die Nähe des Stimulationsortes (Ncl. subthalamicus) zur Substantia nigra oder mesolimbischen Arealen affektive Störungen (Depressionen oder manische Symptome) hervorgerufen werden

— Depressionen können auch durch Reduktion dopaminerger Medikamente nach Beginn der Tiefenhirnstimulation ausgelöst werden

26.8.3 Epilepsien

— Epilepsien entstehen aufgrund zerebraler Störungen, entsprechend hoch ist die Komorbidität mit psychischen Störungen
— Bei etwa **30%** der Epilepsiepatienten bestehen **Depressionen,** Angst- und Panikstörungen bei 15–20%, ein hoher Anteil von 8% leidet unter einer komorbiden Psychose
— Besonders bei Temporallappenepilepsien sind iktale und interiktale dysphore Zustände zu beobachten
— Depressive Menschen haben ein erhöhtes Risiko, an einer Epilepsie zu erkranken
— **Suizidrate** bei Epileptikern, deren Krankheit sich in der Jugend manifestierte, ist etwa 15-fach **erhöht;** bei etwa 5–7% der Todesfälle von Epilepsiepatienten wird ein Suizid vermutet
— Angst als iktales Phänomen (Angstaura), periiktal als Angst vor dem Anfall oder interiktal insbesondere bei schwer einzustellenden Epilepsien
— Hohe Komorbidität von epileptischen und psychogenen Anfällen, beide können bei derselben Person auftreten, was ihre Differenzierbarkeit erschweren kann
— Komplex-fokale Anfälle können psychische Verhaltensauffälligkeiten imitieren (v. a. psychomotorische Anfälle der Temporalregion, die u. a. bei Hippocampussklerosen zu finden sind)

Pharmakotherapie bei Patienten mit Epilepsie

— Bei manchen Antiepileptika finden sich gehäuft psychische Arzneimittelnebenwirkungen, z. B. Unruhe und Verwirrtheitszustände bei Levetirazetam oder Depressionen und kognitive Nebenwirkungen bei Phenytoin, Topiramat, Phenobarbital oder Vigabatrin
— Geringe negative Beeinflussung affektiver Funktionen bei Carbamazepin, Oxcarbazepin, Valproinsäure und Gabapentin
— Lamotrigin besitzt intrinsische antidepressive Effekte
— Die meisten modernen Antidepressiva, v. a. SSRI und SNRI sind bei guter antiepileptischer Behandlung nicht oder allenfalls gering mit vermehrtem Anfallsrisiko verbunden (meist überwiegt der Nutzen deutlich das Risiko)
    — Auf trizyklische Antidepressiva und Bupropion nach Möglichkeit verzichten

- GABAerge Antiepileptika wie Gabapentin, Pregabalin oder Valproinsäure können anxiolytisch wirken
- Unter den Antipsychotika besteht v. a. für Clozapin ein dosisabhängiges erhöhtes Anfallsrisiko

26.9 Tumorerkrankungen und Psychoonkologie

- Etwa 30% der Krebspatienten entwickeln im Krankheitsverlauf eine psychische Störung
  - Am häufigsten sind **affektive Störungen, Angststörungen, Anpassungsstörungen** und **Nebenwirkungen von psychotropen Substanzen**
  - Es besteht ein erhöhtes Suizidrisiko
  - Bis zu 25% der Angehörigen sind ebenso von psychischen Störungen betroffen
- Begünstigende Faktoren für die Entwicklung einer psychischen Erkrankung:
  - Positive Anamnese psychischer Erkrankungen, hohe körperliche Symptombelastung, Schmerzen, Fatigue
  - Häufig betroffen sind Patienten mit Lungentumoren, gynäkologischen und urologischen Tumoren
- **Psychoonkologie: Interdisziplinäres und multiprofessionelles** Arbeitsgebiet, das die psychosozialen Aspekte und psychoonkologischen Maßnahmen zur Prävention, Beratung, Diagnostik, Therapie, Rehabilitation und Nachsorge bis hin zur Palliativbehandlung von Krebserkrankten unter Einschluss der Information und Unterstützung von Angehörigen und dem sozialen Umfeld beinhaltet
- Psychiatrische, psychotherapeutische und psychosomatische Aufgaben betreffen insbesondere die Vorbeugung, Diagnostik und Therapie psychischer Ko- und Folgemorbidität von Tumorerkrankungen, um die Krankheitsverarbeitung zu unterstützen, psychische und soziale Belastungen zu reduzieren und die Lebensqualität zu optimieren
  - Psychiater, Psychotherapeuten und Psychosomatiker sollten daher **frühzeitig** in den Diagnose- und Behandlungsprozess von Krebserkrankungen involviert werden
- **Diagnostik:** neben ausführlicher Anamnese und körperlicher Untersuchung empfiehlt sich der Einsatz von **Screeningverfahren**, z. B. deutsche Version der Hospital Anxiety and Depression Scale (HADS-D; Herrmann-Lingen et al. 2011), Distress-Thermometer (Mehnert et al. 2006) oder die Psychoonkologische Basisdokumentation (PO-Bado; Herschbach et al. 2004)
- Die multimodale Therapie umfasst abhängig vom individuellen Bedarf und Schweregrad Entspannungsverfahren, Psychoedukation, psychotherapeuti-

sche Einzel-, Paar- oder Gruppeninterventionen, psychosoziale Beratung, Musik- und Kunsttherapie
- Psychopharmakotherapie: Medikamente mit geringem Interaktionspotenzial auswählen, z. B. Sertralin, (Es-)Citalopram oder Mirtazapin

> **Cave:** CYP2D6-Inhibitoren wie Paroxetin reduzieren u. a. die Wirksamkeit von Tamoxifen.

26.10 Transplantationsmedizin

- Häufig werden im Vorfeld von Organtransplantationen bzw. vor einer entsprechenden Listung psychiatrische konsiliarische Stellungnahmen angefordert
- Psychische Erkrankungen sind kein prinzipieller Ausschluss für eine Transplantation
- Besonders zu beurteilen: bisheriger Behandlungsverlauf, -motivation, psychosoziale Situation, Compliance und Copingfähigkeit
- Bei Lebendspenden (v. a. Niere, Leberlappen) werden auch die Spender begutachtet, hierbei sollten Organspender separat exploriert und neben medizinischen auch motivationale Aspekte der Spendebereitschaft (Freiwilligkeit der Entscheidung) beurteilt werden
- Alkoholtoxische Leberzirrhosen sind die zweithäufigsten Ursachen für eine Lebertransplantation
    - Hierbei sind prognostische Faktoren für eine künftige Abstinenz zu bewerten
    - Es sollten Empfehlungen für die suchttherapeutische Betreuung und Behandlung gegeben werden
    - Laut Transplantationsgesetz wird in Deutschland vor Transplantation eine Alkoholabstinenz über die Dauer mindestens eines halben Jahres gefordert
    - Laborchemische Möglichkeiten, die Abstinenz zu überprüfen: wiederholte Kontrollen des Serum- oder Atemalkoholspiegels, die wiederholte Bestimmung des Carbohydrate-Deficient-Transferrins (CDT, Nachweisgrenze von 60 g Ethanol/Tag über 1 Woche) im Serum und des Ethylglucuronids (EtG, Nachweisgrenze im Urin bei etwa 20 g einmaligen Konsums innerhalb von 3 Tagen)
    - 5-Jahres-Überlebensrate nach Transplantation bei äthyltoxischer Leberzirrhose beträgt ca. 80%, etwa 15–20% der Patienten erleiden einen Rückfall in den schädlichen Alkoholkonsum, eine Rezidivzirrhose und konsumbedingter Transplantatverlust werden bei unter 5% beobachtet

26.11 Zusammenfassung Depression als Komorbidität vieler körperlicher Erkrankungen

◻ **Tab. 26.1** Depressionen als Komorbidität ausgewählter körperlicher Erkrankungen

Körperliche Erkrankung	Häufigkeit von Depressionen
Myokardinfarkt	20%
Zerebraler Insult	30–50%
Krebserkrankung	30–50%
Morbus Parkinson	20–30%
Demenz	40%
Chronisches Nierenversagen	20–30%
Lupus erythematodes	40%
Morbus Cushing	50%
Asthma bronchiale	20%

Praxistipp

Zu pharmakologisch ausgelösten depressiven Syndromen ▶ Kap. 5.

26.12 Besonderheiten im Senium

— Zu berücksichtigende Besonderheiten älterer Patienten:
   — Physiologische Alterungsprozesse durch Nachlassen von Umstellungs-fähigkeit, körperlicher Kraft, Gleichgewicht, Hör- und Sehvermögen, Leber- und Nierenfunktion
   — Häufig chronische Erkrankungen, Multimorbidität und Polypharmako-therapie
   — Oft Fehlernährung und Bewegungsmangel
— 4-fach erhöhtes Risiko, zwischen dem 60. und 89. Lebensjahr, an einer schweren psychischen Störung zu erkranken

- In Alten- und Pflegeheimen weisen 65% der Patienten mit einem durch-
  schnittlichen Alter von 82 Jahren eine psychische Erkrankung nach ICD-10
  auf (v. a. organisch bedingte psychische Störungen)
- Prävalenzraten psychischer Störungen bei Personen über 65 Jahre:
  - Demenzielle Syndrome: 10–14%
  - Depressive Störungen 10–25%
  - Angststörungen 5–10%
  - Paranoid-halluzinatorische Symptome 1–2,5%
  - Alkoholmissbrauch und -abhängigkeit 10–20% (Männer) und 1–10%
    (Frauen)

26.12.1   Akute Verwirrtheitssymptome

- Im Vordergrund steht die Abgrenzung des **deliranten Syndroms** (mit oder
  ohne Demenz)
- Altersabhängiges Delirrisiko, steiler Anstieg nach dem 70. Lebensjahr
- Bei Aufnahme ins Krankenhaus findet sich ein Delir bei 10–30% der inter-
  nistischen Patienten über 65 Jahre
- Während des stationären Aufenthalts besteht eine Inzidenz des Delirs von
  30–50% der über 70-Jährigen
- Häufigkeiten postoperativ: bei elektiven Operationen 25–40%, bei Notfall-
  operationen bis 70%, auf Intensivstationen bis zu 80%
- Etwa 30–60% der Delirien im Krankenhaus bleiben unerkannt
- Komplikationen des Delirs, insbesondere im Senium: Inkontinenz, Stürze,
  Dekubitus, eine Verlängerung des stationären Aufenthalts, eine erhöhte Rate
  an Pflegeheimeinweisungen, eine erhöhte Mortalität (bei dementen Patienten mit Delir steigt die Mortalität um 50% innerhalb von einem Jahr!)
- Die Progression einer Demenz steigt nach einem Delir, der kognitive Abbau
  erfolgt fast doppelt so schnell

> Bei Personen mit Malnutrition, z. B. Kachexie bei Demenz: immer auch an
> ein Vitamin-B_1-Mangel-Syndrom denken; eine entsprechende Substitution
> muss vor Verabreichung glukose- und kalorienhaltiger Nahrung erfolgen.

26.12.2   Depressionen im Alter

- Depressive Störungsbilder bei bis zu 25% der Personen über 65 Jahre,
  schwere depressive Episoden bei etwa 4%
- Verhältnis von Frauen zu Männern 2:1

- Ischämische Veränderungen in der Hippocampusregion und ein mit vielen Erkrankungen assoziierter Hyperkortisolismus erhöhen die Gefahr für depressive Symptome
- Neben dem Ausschluss von endokrinen Störungen, wie z. B. einer Hypothyreose, sollten auch nutritive Faktoren wie Vitaminmangelsyndrome (z. B. von Vitamin B_{12}) gerade bei älteren Personen als Ursache von depressiven Symptomen erwogen werden
- Vor dem Hintergrund der häufigen Polypharmakotherapie im Alter sollte auch auf Medikamente, die Depressionen auslösen oder unterhalten können, geachtet werden (▶ Kap. 5)
- Zudem erhöhen Veränderungen der Lebensbedingungen im hohen Alter die Gefahr der Entwicklung einer Depression (z. B. der Tod vertrauter Personen, eine Zunahme von Abhängigkeit und Hilflosigkeit sowie der Umzug in eine Pflegeeinrichtung)
- Ältere Patienten berichten depressive Symptome oft nicht direkt, häufig werden Schlafstörungen, Schmerzen, Obstipationen, Ängste und Sorgen über nachlassende Geisteskraft berichtet

❯ Symptome müssen daher gezielt erfragt werden, dies gilt insbesondere für Suizidalität.

- Depressionen können das Bild einer Demenz imitieren
- Depressionen sind auch im hohen Alter komplett remissionsfähig; Depressionen im Alter begleiten die Entwicklung einer Demenz vermehrt bereits in frühen Phasen (verminderte Resilienz, Betroffene bemerken kognitive/ mnestische Defizite)
- Oft werden ältere pflegebedürftige Personen selbst von betagten Angehörigen versorgt, bei diesen besteht ein doppelt so hohes Risiko, an einer Depression zu erkranken

Diagnose

- Diagnosekriterien der ICD-10 gelten auch für die Depressionen im Alter
- Zur Einschätzung des Schweregrads empfiehlt sich zudem der Gebrauch der Geriatrischen Depressionsskala (GDS) nach Sheikh u. Yesavage (1986) und zur Abgrenzung einer Demenz der Test zur Früherkennung von Demenzen mit Depressionsabgrenzung (TFDD; Ihl u. Grass-Kapanke 2000)
- Argumente für das Vorliegen einer Depression:
  - Zirkadiane Änderungen mit Morgentief
  - Ein- und Durchschlafstörungen
  - Aktive Beschreibung von Defiziten durch die Betroffenen
  - Depressionsanamnese in Biografie und Familie

- Fehlen von Orientierungsstörungen
- Fehlen von Aphasie, Apraxie, Koordinationsstörungen und sensomotorischen neurologischen Symptomen

Komplikationen

- Hohe **Suizidrate** bei Depressionen im Alter, die im Vergleich zur Allgemeinbevölkerung etwa **doppelt so hoch** ist
  - Gefährdet sind v. a. alleinstehende Männer
  - Ältere Personen überleben Suizidversuche seltener als jüngere
- Bei Depressionen im Alter besteht eine hohe Rezidivgefahr
- Bei etwa 25% kommt es zu einer Chronifizierung ohne Remission
- Kardiovaskuläre Erkrankungen sind ungünstige Prädiktoren

Therapie

- Psychotherapeutische (wird im Senium oft vernachlässigt), soziale (umfasst auch Ernährung und Sturzprophylaxe) und ab einer mittelschweren depressiven Episode auch psychopharmakologische Interventionen
- Insbesondere bei älteren Patienten möglichst nur Medikamente verordnen, die keine oder nur eine geringe anticholinerge Komponente haben
  - Auf Trizyklika möglichst verzichten
  - Infrage kommen v. a. SSRI, SNRI, Mirtazapin und eingeschränkt Moclobemid
- Bei der Pharmakotherapie zu berücksichtigen:
  - **Reduzierte Dosen** verwenden
  - Nieren- und Leberfunktion beachten
  - Fluoxetin, Fluvoxamin und Paroxetin **hemmen** in hohem Maß verschiedene **CYP-Isoenzyme** (**Cave:** erhöhte Medikamentenspiegel z. B. von Benzodiazepinen oder Antikoagulanzien möglich)
- Weniger problematisch sind Citalopram, Escitalopram oder Sertralin
  - Aber ebenso QTc-Zeit, Elektrolyte und Blutbild überwachen
  - Citalopram und Escitalopram nicht mit anderen QTc-Zeit-verlängernden Medikamenten kombinieren
- Serotonerge Medikamente führen gehäuft zu gastrointestinalen Nebenwirkungen
- Ansprechen auf Antidepressiva ist bei Älteren oft verzögert
- Nichtmedikamentöse Verfahren umfassen Lichttherapie, Schlafentzugstherapie und bei schweren oder therapieresistenten Verlaufsformen die Elektrokonvulsionstherapie (▶ Kap. 7, ▶ Kap. 13)

26.12.3 Schlafstörungen

- Schlafstörungen im Alter sind häufig
- Akute Schlafstörungen können aufgrund von Krankheiten, akuten Lebensereignissen (z. B. Umgebungswechsel, Krankenhausaufenthalte) auftreten, meist handelt es sich aber um chronische Störungen (▶ Kap. 20)
- Ein obstruktives Schlaf-Apnoe-Syndrom sollte abgegrenzt werden, da es ggf. mit einer nichtinvasiven Maskenheimbeatmung behandelt werden kann
- Eine Besonderheit stellen **REM-Schlaf-Verhaltensstörungen** dar (Näheres ▶ Kap. 20)
  - In der REM-Schlafphase bleibt die physiologische Muskelrelaxation aus und Träume können »ausagiert« werden; dabei kann es zu Selbst- oder Fremdverletzungen kommen
  - Dieses Störungsbild kann Frühsymptom von neurodegenerativen Erkrankungen, v. a. Synukleinopathien (Morbus Parkinson, Lewy-Körperchen-Erkrankung, Multisystematrophie) sein

Weiterführende Literatur

Arolt V, Diefenbacher A (2004) Psychiatrie in der klinischen Medizin. Konsiliarpsychiatrie, -psychosomatik und -psychotherapie. Steinkopff, Darmstadt

Böhmer F, Füsgen I (Hrsg) (2008) Geriatrie: Der ältere Patient mit seinen Besonderheiten. Böhlau, Wien

Ferenci P, Lockwood A, Mullen K, Tarter R, Weissenborn K, Blei AT (2002) Hepatic encephalopathy – definition, nomenclature, diagnosis, and quantification: final report of the working party at the 11th World Congresses of Gastroenterology, Vienna, 1998. Hepatology 35: 716–721

Härter M, Baumeister H, Bengel J (2007) Psychische Störungen bei körperlichen Erkrankungen. Springer, Heidelberg

Herrmann-Lingen C, Albus C, Titscher G (2014) Psychokardiologie. Ein Praxisleitfaden für Ärzte und Psychologen. Deutscher Ärzteverlag, Köln

Hewer W, Schneider F (2012) Somatische Morbidität psychisch Kranker. In: Schneider F (Hrsg) Facharztwissen Psychiatrie und Psychotherapie. Springer, Heidelberg, S 513–530

Meszaros ZS, Perl A, Faraone SV (2012) Psychiatric symptoms in systemic lupus erythematosus: a systematic review. J Clin Psychiatry 73: 993–1001

Schulz-Kindermann F (2013) Psychoonkologie. Grundlagen und psychotherapeutische Praxis. Beltz, Weinheim

Ratgeber für Betroffene und Angehörige

Schneider F, Nesseler T (2011) Depressionen im Alter. Die verkannte Volkskrankheit. Herbig, München

Schneider F (2012) Demenz: Der Ratgeber für Patienten und Angehörige: Verstehen, Therapieren, Begleiten. Herbig, München

Schneider F (2013) Depressionen im Sport. Der Ratgeber für Sportler, Trainer, Betreuer und Angehörige. Herbig München

Testliteratur

► Anhang

Internetlinks

DGPPN Zertifikat »Psychiatrie, Psychotherapie und Psychosomatik im Konsiliar- und Liaison-Dienst«: http://www.dgppn.de/karriere/zertifizierungen/zertifikat-konsiliardienst.html

Richtlinien zur Organtransplantation gemäß § 16 TPG: http://www.aerzteblatt.de/pdf/103/48/a3282.pdf

Screeningverfahren in der Psychoonkologie (Herschbach u. Weis 2008): http://www.dapo-ev.de/fileadmin/templates/pdf/pso_broschuere2.pdf

S3-Leitlinie Psychoonkologische Diagnostik, Beratung und Behandlung: http://www.awmf.org/leitlinien/detail/ll/032-051OL.html

S2-Leitlinie Psychosoziales und Diabetes: http://www.deutsche-diabetes-gesellschaft.de/fileadmin/Redakteur/Leitlinien/Evidenzbasierte_Leitlinien/DuS-246_Leitlinie_Teil1_Psychosoziales_und_Diabetes.pdf

Psychiatrische Notfälle

Suizidalität

I. Neuner, F. Schneider

F. Schneider (Hrsg.), *Klinikmanual Psychiatrie, Psychosomatik und Psychotherapie*,
DOI 10.1007/978-3-642-54571-9_27, © Springer-Verlag Berlin Heidelberg 2016

27.1 Definitionen

Suizidalität
Suizidalität beschreibt alle Gedanken und Verhaltensweisen eines Menschen,
dessen aktives Handeln oder bewusstes Unterlassen von Handlungen auf die
Herbeiführung des eigenen Todes gerichtet sind.

- **Formen suizidaler Handlungen**
- **Suizid:** absichtliche Selbstschädigung mit tödlichem Ausgang
- **Suizidversuch:** absichtliche Selbstschädigung mit dem Ziel des tödlichen
  Ausgangs
- **Parasuizidale Handlungen:** selbstverletzende Handlungen ohne (primäre)
  Tötungsabsicht
- **Erweiterter Suizid:** Einbeziehung weiterer Personen in den Suizid ohne
  deren Mitentscheidung oder Wissen

27.2 Ätiologie

Erklärungsmodelle der Suizidalität (◻ Abb. 27.1):
- **Krankheitsmodell:** Suizidalität entsteht im Zusammenhang mit einer
  psychischen Erkrankung
- **Krisenmodell:** Suizidalität bei einer psychisch gesunden Person wird verstanden als Reaktion auf eine als extrem und ausweglos erlebte Situation

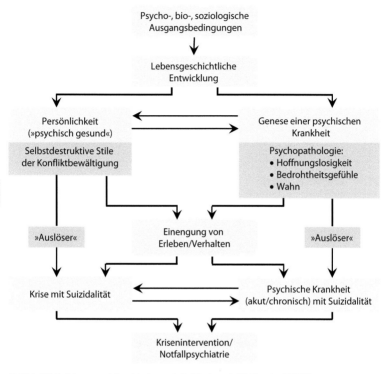

Abb. 27.1 Krisen- und Krankheitsmodell. (Mod. nach Wolfersdorf 2006)

- **Allgemeine Risikogruppen für suizidales Verhalten**
- Menschen mit psychischen Erkrankungen (Krankheitsmodell, ■ Abb. 27.1)
  - Bei ca. 90% aller Suizide liegen psychische Erkrankungen vor (davon sind ca. 40–60% Depressionen, ca. 20% Abhängigkeitserkrankungen, ca. 10% Schizophrenien, ca. 5% Persönlichkeitsstörungen, ca. 5% Angsterkrankungen)
- Menschen in bestimmten Lebenskrisen oder traumatischen Situationen (▶ Krisenmodell, ■ Abb. 27.1)
- Menschen mit bereits vorhergehender Suizidalität
- Suizide/Suizidversuche in Bekannt- oder Verwandtschaft (genetische Disposition)

27.3 Symptome, Diagnostik

75% aller Suizide werden angekündigt.

❯ Wichtigstes Element bei der Erkennung und Einschätzung der Suizidalität ist die direkte, wertneutrale, einfühlsame Nachfrage.

> **Mögliche einleitende Redewendungen und Beispielsätze zum Nachfragen der Suizidalität**
> - »Sie erleben zurzeit sehr viel Schmerz, Sie sind viel allein. Gab es Momente, in denen Sie es nicht länger ertragen haben und Sie daran gedacht haben, sich das Leben zu nehmen?«
> - »Ich spüre, wie tief traurig und verzweifelt Sie sind. Hat es in dieser schweren Situation schon einmal Momente gegeben, in denen Sie überlegt haben, sich das Leben zu nehmen/aus dem Leben zu gehen?«
> - »Sie sind in einer sehr schwierigen Situation. Gab es Momente, in denen Sie das Gefühl hatten, Sie könnten so nicht mehr weiterleben?«

- **Fragen im Rahmen eines Gesprächs zur Beurteilung der Suizidalität (▶ Arbeitsmaterial Suizidcheckliste)**
- Denkt der Patient zurzeit daran, sich das Leben zu nehmen? Gab es bereits solche Gedankengänge oder Impulse in seinem Leben?
- Liegt eine psychische Grunderkrankung vor? Ambulante bzw. stationäre Behandlung wegen affektiven Störungen, Behandlung wegen Schizophrenie (Gibt es imperative Stimmen, die Befehle erteilen? Fühlt sich der Patient ausgeliefert oder abgehört durch Sender, Kamerasysteme, Nachrichtendienste?), Persönlichkeitsstörung (z. B. vom emotional instabilen Typus)?
- Wie steht der Patient selbst den suizidalen Gedanken gegenüber (z. B. »Das ist sehr verlockend«, »Dann hätte ich endlich Ruhe«, »Die Bibel/der Koran/der Talmud verbietet mir, mich selbst zu töten, das liegt nur in der Hand Gottes«)?
- Hat der Patient konkrete Vorstellungen, wie er sich das Leben nehmen könnte? (»Haben Sie sich überlegt, wie Sie aus dem Leben gehen könnten?«)
    - Je konkreter die Angaben (»Ich habe mir die Tabletten bereitgelegt«, »Ich habe nach einer geeigneten Stelle an den Bahngleisen gesucht«, »Ich stand bereits auf der Brücke/auf dem Hochhaus«), desto höher ist das akute Risiko einzuschätzen
- Wie hoch ist die Chance, sich mit der entsprechenden Methode zu suizidieren, wie unumkehrbar sind die Handlungen? Wie hoch ist die Chance,

gefunden zu werden? Gibt es Abschiedsbriefe, SMS, Ankündigungen im Vorfeld?

— Wie ist der Patient sozial eingebunden, gibt es Personen, die ihm wichtig sind (»Das kann ich meinen Kindern nicht antun«)?

— Welche einschneidenden Ereignisse hat es in der letzten Zeit gegeben (z. B. Tod des Partners, Tod eines Kindes oder der Eltern, Krebsdiagnose oder schwere Behinderung, Scheidung, Arbeitslosigkeit, Berentung, Schulden)?

— Gab es im Vorfeld Suizidversuche (wann, in welcher Situation, mit welcher Methode, Chance für andere zu intervenieren, Gefühl über Misserfolg, Bewertung aus heutiger Sicht)? **Cave:** Das Wiederholungsrisiko ist im ersten Jahr nach einem missglückten Suizidversuch am höchsten

— Plant der Patient die nächsten Tage, hat er konkrete Unternehmungen, Ziele, Phantasien über die nächsten Tage?

— Wie offen spricht der Patient über seine suizidalen Gedanken und Impulse? Gibt es eine Tendenz zur Bagatellisierung?

— Einschätzung der »Bündnisfähigkeit«: Ist der Patient in der Lage zu versprechen, »sich nichts anzutun«, sich von einem Suizidversuch glaubhaft zu distanzieren und Kontakt zu halten? Ist er in der Lage, sich bei Verschlechterung sofort vorzustellen oder die Notaufnahme eines Krankenhauses aufzusuchen? Ist die Vereinbarung eines Antisuizidpaktes möglich?

> Suizidhinweise sind immer ernst zu nehmen.

Weitere Maßnahmen:
— Notwendigkeit einer stationären Aufnahme in einer psychiatrischen Klinik prüfen (◘ Abb. 27.2)
— Immer Fremdanamnese einholen

Praxistipp

Suizidalität wird bei Vorliegen einer psychischen Erkrankung mit der entsprechenden Ziffer für die psychische Erkrankung verschlüsselt.

27.4 Epidemiologie/Prävalenz

— Im Jahr 2013 nahmen sich 10.076 Personen das Leben, wobei der Anteil der Männer mit 74% fast 3-mal so hoch war wie der der Frauen mit 26% (Quellen des Statistischen Bundesamtes)

— Bei Menschen unter 40 Jahren ist es die zweithäufigste Todesursache nach dem Unfalltod

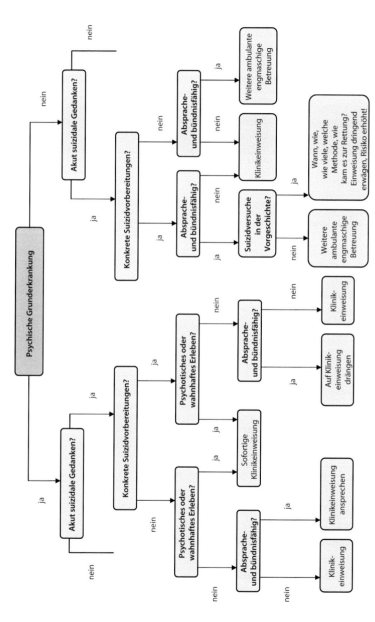

■ **Abb. 27.2** Entscheidungsbaum. (Neuner et al. 2012)

— Insgesamt ist in Deutschland seit den 1970er Jahren ein Rückgang der jährlichen Suizidrate um insgesamt ca. 40% zu verzeichnen
— Suizidmethoden: Bei beiden Geschlechtern überwiegt Tod durch Erhängen, an zweiter Stelle stehen Vergiftungen und an dritter Stelle bei Männern Schusswaffen, bei Frauen »Sturz aus großer Höhe«
— Suizidversuche sind ca. 10- bis 20-mal häufiger als Suizide, werden häufiger von Frauen als von Männern durchgeführt und v. a. von jungen Menschen
— In 20–30% der Fälle wird ein Suizidversuch wiederholt
— Bei den Methoden des Suizidversuchs stehen bei Männern und Frauen an erster Stelle Vergiftungen, gefolgt von Schnittverletzungen, Sturz und Erhängen

27.5   Verlauf

■ Stadien suizidaler Entwicklung (nach Pöldinger)
— Phase der **Erwägung** des Suizids
— Phase der **Ambivalenz:** Hin- und Hergerissensein des Patienten zwischen dem Impuls, sich zu töten, weil er glaubt, so nicht mehr weiterleben zu können, und dem Impuls, am Leben zu bleiben, weil er eigentlich nicht sterben, sondern seine Lebenssituation verändern möchte
— Phase des **Entschlusses** zum Suizid: scheinbare äußere Ruhe und Gelassenheit

❯ Das Stadium der Ambivalenz ist unter therapeutischen Gesichtspunkten besonders wichtig, da hier Hilferufe und Ankündigungen des Patienten geschehen, die in jedem Fall ernst zu nehmen sind.

Das »**präsuizidale Syndrom**« (nach Ringel) ist charakterisiert durch:
— »Einengung« des Patienten: Der Patient zieht sich depressiv-hoffnungslos zurück und isoliert sich selbst von seiner Umwelt
— Aggressionsstauung und Aggressionsumkehr
— Suizidphantasien

27.6   Therapie

— Bejaht der Patient, dass er sich umbringen will, berichtet konkrete Pläne und kann sich nicht distanzieren, ist eine sofortige Notfalleinweisung in eine psychiatrisch-psychotherapeutische Klinik notwendig

> Nach Möglichkeit ist freiwillig die Aufnahme auf einer Intensivstation (»geschlossene oder geschützte Station«) einer psychiatrisch-psychotherapeutischen Klinik zu erwirken. Ist dies zum gegebenen Zeitpunkt nicht erreichbar, ist möglicherweise die Unterbringung gegen den Willen über das jeweilige Landesgesetz zur Hilfe psychisch Kranker unumgänglich (▶ Kap. 29).

— Bejaht der Patient lebensmüde Gedanken, hegt keine konkreten Absichten, distanziert sich glaubhaft von Suizidalität und scheint bündnisfähig, ist eine weitere ambulante Therapie mit engmaschiger ambulanter Betreuung zu überlegen
  — Sicherzustellen sind: feste, eindeutige und zuverlässige Terminabsprache, personelle Konstanz, feste Bezugsperson im sozialen Umfeld
  — Gemeinsamen Krisenplan erarbeiten und schriftlich fixieren
  — Aufklärung der Bezugsperson (vorher Schweigepflichtentbindung einholen!)
— Liegt eine psychische Grunderkrankung vor, so richtet sich die medikamentöse Therapie nach dieser
  — Bei der Behandlung bipolarer Störungen und der Augmentation einer antidepressiven Behandlung bei depressiven Episoden spielt die Behandlung mit Lithium wegen seiner spezifischen antisuizidalen Wirkung eine wichtige Rolle
— In der Depressionsbehandlung scheinen Patienten von einer kombinierten medikamentösen und spezifischen psychotherapeutischen Therapie besonders zu profitieren
— Tritt die Suizidalität akut im Rahmen einer Krise auf, kann kurzfristig (wegen der Abhängigkeitsgefahr) eine Behandlung mit Benzodiazepinen erfolgen
— Präparateauswahl bei akuter Suizidalität: Lorazepam (z. B. Tavor) 0,5–3 mg/Tag, verteilt auf 3–4 Dosen
— Bei der Verschreibung eines Präparates ist zu beachten:
  — Kleine Packungsgrößen (N1) verordnen aufgrund der Suchtgefahr und um einem Suizid mittels Medikamentenintoxikation vorzubeugen
  — Lorazepam ist wegen seiner geringeren Halbwertszeit, dem Fehlen von aktiven Metaboliten und der fehlenden Kumulationsgefahr Diazepam (z. B. Valium) vorzuziehen

Therapeutische Sofortmaßnahmen
- Wertneutrales, ruhiges Gespräch, Beziehung aufbauen durch Empathie und Wertschätzung
- Lorazepam (z. B. Tavor) 1–2,5 mg

Weiterführende Literatur

Artieda-Urrutia P, Parra Uribe I, Garcia-Pares G, Palao D, de Leon J, Blasco-Fontecilla H (2013) Management of suicidal behaviour: Is the world upside down? Aust N Z J Psychiatry http://anp.sagepub.com/content/early/2014/02/27/0004867414525847
Bronisch T, Hegerl U (2011) Suizidalität. In: Möller H-J, Laux G, Kapfhammer H-P (Hrsg) Psychiatrie, Psychosomatik, Psychotherapie, Bd 2. Springer, Heidelberg, S 1469–1502
Neuner I, Schneider F (2012) Suizidalität. In: Schneider F (Hrsg) Facharztwissen Psychiatrie und Psychotherapie. Springer, Heidelberg, S 561–570
Wolfersdorf M (2006) Suizidalität. In: Stoppe G, Bramesfeld A, Schwartz F-W (Hrsg) Volkskrankheit Depression? Bestandsaufnahme und Perspektiven. Springer, Heidelberg, S 287–304

Internetlinks
Deutsches Bündnis gegen Depression e.V.: http://www.buendnis-depression.de/depression/suizidalitaet.php
Deutsche Gesellschaft für Suizidprävention (DGS): http://www.suizidprophylaxe.de
Nationales Suizid Präventionsprogramm für Deutschland: http://suizidpraevention-deutschland.de
Therapiezentrum für Suizidgefährdete des Universitätsklinikums Hamburg-Eppendorf: http://www.uke.uni-hamburg.de/extern/tzs/suizidalitaet/information/text_d.html

Notfälle

K. Henkel, F. Schneider

F. Schneider (Hrsg.), *Klinikmanual Psychiatrie, Psychosomatik und Psychotherapie*,
DOI 10.1007/978-3-642-54571-9_28, © Springer-Verlag Berlin Heidelberg 2016

28.1 Allgemeines Vorgehen

- **Psychiatrischer Notfall**
- Psychomotorische Unruhe- und Erregungszustände
- Delirantes Syndrom ► Kap. 9
- Suizidalität ► Kap. 27
- Bewusstseinsstörungen
- Akute Intoxikation ► Kap. 10 und ► Kap. 11
- Akutes Entzugssyndrom ► Kap. 10 und ► Kap. 11
- Pharmakologisch induzierte Notfälle ► Kap. 3

- **Vorgehen**

Aufgrund unvorhersehbarer und schwankender Affekte und Bewusstseinszu-
stände, oft unzureichender anamnestischer Informationen und möglicher Subs-
tanzeinwirkungen sind bei der Notfallvorstellung einige Dinge zu beachten:

- Rasches Handeln, Wartezeiten möglichst vermeiden
- Ruhige Umgebungssituation schaffen, um Eskalationen und Personen-
  gefährdungen zu vermeiden
- Diskretion ermöglichen
- Hilfspersonen (z. B. Pflegepersonal, ggf. Sicherheitsdienst) sollten informiert
  und hinzuziehbar sein
- Die Positionierung im Raum sollte Zugang und Fluchtmöglichkeiten für die
  Behandler berücksichtigen (z. B. unbehindertes Sitzen in der Nähe der Tür)
- Entfernung oder Befestigung potenziell gefährlicher Gegenstände
  (z. B. Bretter oder Rahmenrohre am Patientenbett) im Untersuchungsraum
- Möglichkeiten der mechanischen Beschränkung (Fixierbett) sollten vor-
  handen und geschultes Personal verfügbar sein
- Regelmäßige Schulung des Behandlungsteams über Notfall- und Reanima-
  tionsmaßnahmen, da jederzeit auch ein somatischer Notfall eintreten kann

❯ Selbstschutz der Beteiligten hat immer Vorrang.

- **Erstuntersuchung**
- Klärung des Aufnahmemodus (freiwillige Vorstellung, Begleitung von Angehörigen oder Betreuungspersonen, mit Rettungsdienst oder Polizeibegleitung) und vorausgegangener Akutmedikation
- Erhebung des psychischen und des körperlichen Befundes (▶ Kap. 1, ▶ Kap. 2)
- Beachtung und Dokumentation des äußeren Erscheinungsbildes, des Ernährungszustands und von Selbstverletzungszeichen
- Hinweise für Intoxikationen können sein: veränderte Pupillenweite (Miosis bei Opiaten, Mydriasis bei Amphetaminen, Kokain, Benzodiazepinen, Barbituraten), Herzfrequenzänderungen, konjunktivale Injektionen (Cannabis), spezifischer Foetor, Artikulationsstörungen
- Fremdanamnese, sofern erhältlich (manchmal ist es sinnvoll, Patienten und Begleiter zunächst zu trennen)

- **Zusatzuntersuchungen**
- Routinelabordiagnostik (inkl. Glukose, CK, CRP)
- Urindiagnostik (inkl. Schwangerschaftstest bei Frauen im gebärfähigen Alter)
- Ggf. Urindiagnostik auf Drogen
- Bei Verdacht Atemalkoholtest
- EKG, ggf. EEG, zerebrale Bildgebung, Liquordiagnostik
- Bei Intoxikationsverdacht Asservation von Körpermaterial; übliche Mengen: >5 ml Blut, 100 ml Urin, Erbrochenes 50–100 ml (bei V. a. orale Intoxikation), Stuhl 5 ml (bei V. a. rektale Applikation), ggf. bleistiftdicke Strähne vom Hinterkopf ab Kopfhaut (Enden beschriften) und Finger-/Fußnagelabschnitt (z. B. Nachweis von Drogenkonsum)

- **Maßnahmen gegen den Willen des Patienten**
- Unter Umständen ist ein Handeln gegen den Willen des Patienten notwendig, sofern akute Eigen- oder Fremdgefährdungsaspekte vorliegen (▶ Kap. 29)

28.2   Psychiatrische Notfälle

28.2.1 Psychomotorische Unruhe- und Erregungszustände

- Antrieb und Motorik sind gesteigert
- Kennzeichen: Gereiztheit, Affektschwankungen, Sitzunruhe, zielloses Umherschreiten, Aggressivität, Kontrollverlust

- Somatische Differenzialdiagnosen berücksichtigen
  (z. B. Hypoglykämie, hypertensive Entgleisung, zerebraler Insult,
  epileptischer Anfall)
- **Empfehlungen zum Umgang** mit erregten Patienten:
  - Ausreichenden, adäquaten Abstand wahren
  - Nur eine Person sollte das Gespräch führen
  - Ruhiges, sicheres Auftreten
  - Patienten ernst nehmen
  - Beruhigende Zuwendung, »down talking«
- Häufige **Ursachen:**
  - Angst- und Panikzustände
  - Akute manische Syndrome
  - Akute Intoxikationen (z. B. Alkohol, Amphetamine, Kokain)
  - Wahnhaftes Erleben (Psychose, wahnhafte Störung)
  - Entzugssyndrome und Delirien
  - Organische Psychosen (z. B. Enzephalitis, psychomotorische Anfälle)
  - Impulsivität bei Persönlichkeitsstörungen
  - Dissoziative Störungen
  - Anpassungsstörungen auf akute Bedrohungen/Belastungen
  - Akute Schmerzsyndrome

28.2.2 Erregungszustände bei Angst und Panik sowie akuten Belastungszuständen

- Symptomatik
- Patienten sind meist nicht aggressiv, sondern hilfesuchend
- Es imponieren vegetative Zeichen wie Schwitzen, Tachykardie und Erröten
  oder Erblassen
- Gelegentlich findet sich eine Hyperventilation mit typischen Kribbel-
  parästhesien perioral und an den Fingern und Zehen bis hin zur Tetanie
  (Pfötchenstellung)
  - Im Zweifel Blutgasanalyse mit Suche nach respiratorischer Alkalose
    (erhöhter pH-Wert, pCO_2 und Bicarbonat erniedrigt)

- Notfalltherapie
- Patienten sprechen meist gut auf Zuwendung und Beruhigung an
- Bei unzureichendem Effekt Gabe von 1–2,5 mg Lorazepam als Schmelz-
  tablette (z. B. Tavor expidet)
- Ggf. nach 60 min Wiederholungsgabe, maximale Tagesdosis von 7,5 mg/24 h
  beachten

- Bei Hyperventilation nach Beruhigung Rückatmung in eine Papier- oder Plastiktüte (diese sollte der Patient nach Möglichkeit selbst halten, ansonsten mögliche Verschlechterung der Panik durch Erstickungsangst)
- Evtl. ist eine längere Phase der Betreuung nötig, da Alleinsein zum Wiederauftreten der Panik führen kann
- Meist können nach Abklingen der Erregung Ursachen besprochen und das weitere Vorgehen geklärt werden
- Bestehen auffälliges Erleben oder Verhalten fort oder demaskieren sich, sollten differenzialdiagnostische Störungsbilder in Erwägung gezogen und ggf. weiter diagnostiziert und behandelt werden

28.2.3 Erregungszustände bei wahnhaften und manischen Syndromen

- **Symptomatik**
- Misstrauen, Reizbarkeit, Impulsivität, Steigerung von Antrieb und Psychomotorik, affektive Enthemmung und Aggressivität
- Bei starken psychotisch bedingten Erregungszuständen bestehen bei den Patienten oft extreme Ängste und Bedrohungserleben
- Patienten sind oft schlecht oder nur kurzzeitig einer verbalen Intervention zugänglich, sie sind eher auf Distanz bedacht
- Die Kommunikation ist in Akutsituationen oft stark beeinträchtigt, Verbalisationen sind mitunter laut und unkontrolliert
- Die Steuerungsfähigkeit kann durch Realitätsverkennungen und imperative Stimmen schwer beeinträchtigt oder aufgehoben sein
- Es können Haltungsverharren, Gestikulieren und bizarre Bewegungsabläufe auftreten

- **Notfalltherapie**
- Zunächst Sedierung mittels oraler, ggf. auch parenteraler **Benzodiazepingabe,** z. B. Lorazepam (Tavor expidet) 1–2,5 mg p.o. oder 1–2 mg i.v., alternativ Diazepam (z. B. Valium) 5–10 mg; ggf. erneute Gabe nach 30 min; die Tageshöchstdosen sind zu beachten
- Bei unzureichender Wirkung bzw. Hinweisen für akut psychotisches Erleben kann die Verabreichung von Antipsychotika, z. B. **Olanzapin** 5–10 mg als Schmelztablette (z. B. Zyprexa Velotab), versucht werden
- Bei V. a. zusätzliche Intoxikation oder organische Psychosen sollte wegen geringerer anticholinerger Wirkung **Haloperidol** (z. B. Haldol 5–10 mg p.o.) verwendet werden
- Bei extremer psychomotorischer Erregung und/oder akuter Eigen- oder Fremdgefährdung, die nicht anders abwendbar ist, kann alternativ eine

parenterale i.m.-Applikation von Olanzapin 10 mg (Zyprexa Pulver i.m.) oder Ziprasidon (Zeldox i.m.) 10–20 mg, ggf. auch Haloperidol 5–10 mg i.m. verabreicht werden

— Als erstes **inhalatives Antipsychotikum** zur stationären Behandlung akuter leichter bis mittelschwerer Erregungszustände bei Schizophrenie oder bipolar-affektiver Störung wurde Loxapin (Adasuve) in einer Dosis von 9,1 mg zugelassen
   — Die Applikation kann einmalig nach 2 h wiederholt werden
   — Das Medikament darf nicht bei Lungenerkrankungen gegeben werden und ein kurzwirksames Betasympathomimetikum (z. B. Sultanol) muss verfügbar sein

❯ Bei Verwendung von **Olanzapin** in der parenteralen Applikationsform sollte eine Kombination mit einem Benzodiazepin, insbesondere in parenteraler Form, vermieden werden, da in der Kombination schwere Hypotonien und Atemdepression beobachtet wurden. Bei der Gabe von Olanzapin i.m. mindestens 1 h Abstand zur nachfolgenden Gabe von Benzodiazepinen abwarten. Nach i.m.-Gabe von Olanzapin sollte eine 4-stündige Überwachung von Atmung und Kreislauffunktion vorgenommen werden.

❯ Wegen der Möglichkeit des Auftretens von Torsade-de-pointes-Tachykardien sollte eine i.v.-Applikation von **Haloperidol** vermieden werden und darf ggf. nur unter Monitorkontrolle erfolgen.

28.2.4 Erregungszustände bei Alkohol- oder Drogenintoxikation

— Erregungszustände infolge von Alkohol- oder Drogenkonsum können zu erheblichem Kontrollverlust, aufgehobener Steuerungsfähigkeit sowie Eigen- und Fremdgefährdungen führen
— In besonderer Weise ist auf die Vitalzeichen zu achten, da ggf. durch verzögerte Resorption, z. B. von kürzlich ingestiertem Alkohol, Intoxikationszeichen im Verlauf zunehmen können

▪ **Alkoholintoxikation**
— Zeichen sind Aggressionen, Affektlabilität, Foetor alcoholicus, Dysarthrie, Ataxie, Sedierung, orthostatische Störungen, gestörtes Gangbild
— Mögliche Komplikationen sind epileptische Anfälle, Stürze, dosisabhängig Bewusstseinstrübungen bis hin zum Koma, Ventilationsstörungen bis hin zum Atemstillstand, Rhabdomyolysen, kardiale Arrhythmien, Nierenversagen, akute Pankreatitiden

> Während der akuten Intoxikation sollten keine stark sedierenden Substanzen, v. a. keine am GABA-Rezeptor wirkende Pharmaka, wie Benzodiazepine, gegeben werden.

- Im Bedarfsfall sollte **Haloperidol** 5–10 mg p.o. oder i.m. zum Einsatz kommen

- **Intoxikation mit Kokain, Amphetaminen, Stimulanzien**
- Zeichen sind motorische Unruhe und Antriebssteigerung, Aggressivität sowie Schlaflosigkeit, Mydriasis, Tachykardie; bei Ecstasy zusätzlich deutliche halluzinogene Komponente mit möglichem wahnhaftem Erleben; bei Amphetaminen i.v. auch Auftreten von Psychosen und Angstattacken
- Mögliche Komplikationen sind Herzrhythmusstörungen, Atemlähmung, Kreislaufkollaps, Hyperthermie, hypertone Krisen, epileptische Anfälle, Hirnblutungen (Amphetamine) oder kardiale oder zerebrale Ischämien (Kokain)
- Bei Bedarf Sedierung mit **Haloperidol** 5–10 mg p.o. oder i.m.
- Ggf. zusätzlich Gabe eines **Benzodiazepins** (z. B. Lorazepam 1–2,5 mg oder Diazepam 5–10 mg) wegen herabgesetzter Krampfschwelle

- **Intoxikation mit Gammahydroxybuttersäure (GHB, »Liquid Ecstasy«), Gammabutyrolacton (GBL)**
- Rascher Wirkeintritt nach wenigen Minuten, Wirkdauer wenige (meist bis zu 4) Stunden
- **Symptomatik:** In niedrigen Dosen angstlösend, euphorisierend, in höheren Dosen Wahrnehmungsstörungen, Amnesie, stark sedierend, bradykardisierend, tiefes Koma, Erbrechen, Krampfanfälle, Atemdepression und Atemstillstand möglich
- Mitunter Verwendung als K.o.-Tropfen (farblos, geruchsneutral)
- Dadurch mögliche forensische Bedeutung
- Nur kurzzeitig nachweisbar, im Blut bis 6 h, im Urin bis 12 h (Asservat kühlen oder einfrieren)
- Heftige vegetative Entzugssymptome bereits nach kurzer Anwendung
- **Therapie:** Sicherung und Monitoring der Vitalfunktionen (v. a. Atmung, Herzfrequenz), nicht durch Flumazenil oder Naloxon antagonisierbar, bei Entzugssymptomen Benzodiazepingabe

> Der Einsatz von **Benzodiazepinen** und anderen **GABAergen Pharmaka** sollte bis zur Feststellung der Art der Intoxikation, insbesondere bis zum Ausschluss einer Alkoholintoxikation, **vermieden** werden.

28.2.5 Delirantes Syndrom

- Auftreten häufig
  - Im Rahmen eines **Entzugssyndroms** von Alkohol oder Benzodiazepinen
  - **Postoperativ** (z. B. Narkosefolgen, bei Anämie oder Schmerzen)
  - Im **höheren Alter und** bei vorbestehenden **demenziellen Entwicklungen** (besonders bei Medikamenteninteraktionen und -intoxikationen)
- Weitere Ursachen: internistische Krankheiten (Ventilationsstörungen, Kreislaufstörungen), neurologische Erkrankungen (Schlaganfall, Epilepsie) oder Medikamente (Anticholinergika, Fluorochinolone), ▶ Kap. 9

- Symptomatik
- Fluktuierende Bewusstseinsstörung, Aufmerksamkeitsstörung, v. a. optische Halluzinationen, Situationsverkennungen
- Kognition: Desorientiertheit, Störung des Kurzzeitgedächtnisses
- Psychomotorik:
  - Hypermotorische Form: Agitiertheit, Unruhe, Aggressivität
  - Hypomotorische Form: Apathie
- Störung des Schlaf-Wach-Rhythmus, meist plötzlicher Beginn, Tagesschwankungen

- Notfalltherapie
- Das delirante Syndrom ist ein **medizinischer Notfall,** der eine stationäre Behandlung sowie kontinuierliche Überwachung der Vitalparameter erfordert und unbehandelt mit hoher Letalität einhergeht
- Die **somatische Grunderkrankung** muss behandelt und ggf. müssen auslösende Pharmaka unmittelbar abgesetzt werden
- Ausreichende Versorgung mit Flüssigkeit und Sauerstoff sicherstellen
- Beginn mit niedrigdosiertem Haloperidol 1–2 mg p.o. oder i.m.
  - Bei Bedarf in 2- bis 4-stündigen Abständen erneute Gabe
  - Maximale Tagesdosis 10 mg
- Alternativen: Risperidon (z. B. Risperdal, Beginn: 0,5–1 mg) oder Olanzapin (z. B. Zyprexa 2,5–5 mg), allerdings off-label
  - **Cave:** Erhöhte kardiovaskuläre Risiken und Sturzgefahr. Bei Parkinson-Syndromen: Quetiapin (Seroquel), Beginn mit 6,25–25 mg (off-label)
- Bei vorherrschender **Unruhe:** Melperon (z. B. Eunerpan) 25–50 mg p.o. oder Pipamperon (z. B. Dipiperon) 20–40 mg p.o.
  - Es sollte, insbesondere bei älteren Patienten, zunächst eine niedrige Dosis (ca. die Hälfte) gewählt werden
  - Niederpotente Antipsychotika sind QTc-Zeit-verlängernd und arrhythmogen

- Stark anticholinerge niederpotente Antipsychotika wie Promethazin (z. B. Atosil) sollten beim Delir vermieden werden, da sie selbst delirogen sind
- Bei sehr starker Unruhe ggf. zusätzlich Benzodiazepingabe, z. B. Lorazepam (z. B. Tavor) 0,5–1 mg p.o., vorsichtiger Einsatz, da selbst potenziell delirogen, erhöhte Sturzgefahr

Alkoholentzugsdelir

- Es wird empfohlen, die Medikamentendosis anhand der klinischen Symptomatik, z. B. mittels des Alkoholentzugssymptom-Bogens (AESB; Lange-Asschenfeldt et al. 2003), zu steuern (▶ Kap. 10)
- Clomethiazol (Distraneurin): 2–4 Kps. alle 2–4 h (max. 24 Kps./24 h)
  - Ist nur zugelassen zur stationären Behandlung
  - Kontraindikationen: zentrale Atemstörungen, akute oder chronische Atemwegserkrankungen
- Alternativ zu Clomethiazol: Diazepam (z. B. Valium, Valiquid) 5–10 mg (ggf. bis 15 mg) p.o., i.v. oder i.m. etwa alle 2 h bis zur Symptomfreiheit
  - Kumulation bei längerer Anwendung beachten
- Bei starker Erregung und Halluzinationen: zusätzliche Gabe von Haloperidol (z. B. Haldol) in einer initialen Dosierung von 5–10 mg p.o. oder i.m.
- Die alleinige Gabe von Haloperidol im Alkoholentzugsdelir erhöht die Letalität
- Zusätzlich Substitution von Thiamin 300 mg/Tag p.o. oder 100 mg/Tag i.v. und Folsäure 5 mg p.o. oder i.v.

Benzodiazepinentzugsdelir

- Wird oft übersehen, da Benzodiazepinkonsum nicht angegeben wird, Auftreten oft bei älteren Personen
- **Symptomatik:** Unruhe, Verwirrtheit, vegetative Entzugszeichen, z. B. Tremor und Krampfanfälle
- Therapie durch vorübergehende Gabe der weggelassenen Substanz (Näheres ▶ Kap. 10)

28.2.6 Stupor

- Zustand der **psychomotorischen Starre** des Körpers bei ungestörter Vigilanz
- Meist ist auch die Kommunikationsfähigkeit im Sinne eines Mutismus aufgehoben

Katatoner Stupor

- ■ Symptomatik
- ▬ Patienten sind stark verlangsamt und antriebsgemindert, verharren über längere Zeiträume in Zwangshaltungen (Katalepsie) und lassen sich gegen leichten Widerstand passiv verändern (Flexibilitas cerea)
- ▬ Weitere Symptome sind Befehlsautomatismen und Negativismus
- ▬ Auftreten bei der katatonen Schizophrenie, ▶ Kap. 12
- ▬ Katatoner Stupor kann abwechseln mit raptusartigen Zuständen der motorischen Erregung (Bewegungssturm)
- ▬ Ausgeprägte Formen des Stupors finden sich bei der **perniziösen Katatonie:** hochakutes Zustandsbild mit
  - ▬ Stupor
  - ▬ Fieber (meist über 38°C, Ausschluss von Infektzeichen und Enzephalitis, ggf. Liquordiagnostik)
  - ▬ Sympathikotoner vegetativer Zustand (Hypertonie und Tachykardie) mit Elektrolytverschiebung
  - ▬ Rhabdomyolyse (Erhöhung von CK im Serum, Myoglobin im Urin)

- ■ Therapie
- ▬ Intensivmedizinische Monitorüberwachung
- ▬ Gabe von **Lorazepam** (z. B. Tavor), Beginn 4-mal 1 mg pro Tag
- ▬ Therapie mit einem Antipsychotikum, z. B. Haloperidol 5–10 mg p.o. oder i.m., wenn ein malignes neuroleptisches Syndrom ausgeschlossen wurde
- ▬ Flüssigkeitssubstitution und physikalische Kühlung
- ▬ Thromboseprophylaxe
- ▬ Sehr frühzeitiger Einsatz der **Elektrokonvulsionstherapie** (▶ Kap. 7)

Affektiver Stupor

- ■ Symptomatik
- ▬ Beim **depressiven Stupor** findet sich bei vorbestehender depressiver Störung ein ausgeprägt hypomotorisches Bild mit stark eingeschränkter Spontaneität
  - ▬ Patienten wirken resigniert und gleichgültig
  - ▬ Oft sind die Nahrungsaufnahme und die verbale Kommunikation (Mutismus) stark vermindert; dies führt auch zu Schwierigkeiten, Suizidalität einzuschätzen, weshalb entsprechende Überwachungsmaßnahmen notwendig werden können
- ▬ Beim **manischen Stupor** sind der Antrieb und die Spontaneität stark gesteigert

- **Therapie**
- Zunächst Verabreichung von **Lorazepam** (z. B. Tavor) 1–2,5 mg p.o. oder 0,5–1 mg i.v.
- Im Anschluss zusätzliche antidepressive oder antimanische Pharmakotherapie
- Bei Therapieresistenz oder in schweren Fällen sollte der Einsatz von Elektrokonvulsionstherapie erwogen werden

Dissoziativer Stupor/psychogene Anfälle (▶ Kap. 17)

Häufige Differenzialdiagnosen akuter Bewusstseinsstörungen sind **psychogene** oder **nichtepileptische Anfälle** mit stuporösem oder tranceähnlichem Zustand; sie treten meist erstmals im jüngeren Alter nach der Pubertät auf.

28.2.7 Akute Störungen durch zentralwirksame Medikamente

Akute Dystonien/Frühdyskinesien

- Akute extrapyramidalmotorische Störungen, die durch die Einnahme von Medikamenten mit dopaminantagonistischer Wirkung ausgelöst werden
  - Am häufigsten durch **typische Antipsychotika,** wie z. B. Haloperidol (z. B. Haldol), Zuclopenthixol (z. B. Ciatyl) oder Benperidol (z. B. Glianimon)
  - Auch das Antiemetikum **Metoclopramid** (z. B. Paspertin) kann insbesondere bei jüngeren Patienten zu Dystonien und Frühdyskinesien führen

- **Symptomatik**
- Zungenkrämpfe mit Sprechstörungen, Verkrampfungen der Kaumuskulatur, Blickkrämpfen, Verkrampfungen oder Hyperkinesien der mimischen Muskulatur, Verkrampfungen der Halsmuskulatur mit Kopfschiefstellung, Verkrampfungen der Haltemuskulatur mit Abweichungen der Körperachse, choreatiforme oder athetotische Bewegungen

❯ Schlundkrämpfe können zum **Bolustod** führen.

- Differenzialdiagnostisch sind generalisierte Dystonien, Dystonien und Dyskinesien bei extrapyramidalmotorischen Störungen und ihrer medikamentösen Therapie (z. B. Morbus Parkinson, Morbus Huntington) und paroxysmale Dyskinesien abzugrenzen

- Notfalltherapie
- In der Akutphase: **Biperiden** (z. B. Akineton) in einer Dosis von 2–4 mg p.o. in unretardierter Darreichungsform
- Bei schwererer Ausprägung: Biperiden in einer Dosis von 2,5–5 mg **langsam** i.v.
    - Bei der i.v.-Gabe kann es insbesondere bei zu schneller Applikation zu Hypotonien, Kopfschmerzen, Übelkeit, Erbrechen und selten zum Delir kommen

Malignes neuroleptisches Syndrom (MNS)

- Auslöser sind antidopaminerge Substanzen
- Höchste Inzidenz bei klassischen Antipsychotika
- Seltener bei atypischen Antipsychotika, niederpotenten Antipsychotika, Lithium, trizyklischen Antidepressiva (z. B. Trimipramin oder Desipramin), SSNRI (z. B. Venlafaxin), SSRI (z. B. Citalopram, Escitalopram, Sertralin), Carbamazepin, Tiaprid und Nitoman
- Meist innerhalb der ersten Tage bis zu 4 Wochen nach Erstverabreichung oder Aufdosierung
- Es kann zu massiver Rhabdomyolyse kommen
- Als Risikofaktoren gelten:
    - MNS in der Anamnese
    - Zerebrale Vorschädigungen
    - Parenterale (i.v., i.m.) Verabreichung der antidopaminergen Substanz
    - Verabreichung an Kinder und Jugendliche
    - Hohe Dosierungen
    - Kombination mehrerer Antipsychotika
    - Schnelles Aufdosieren

- Symptomatik und Diagnostik
- Kardinalsymptome **Rigor, Akinese, Temperaturerhöhung;** fakultativ Tremor, Stupor, Mutismus, Katatonie
- Die **Kreatinkinase ist oft stark erhöht,** dient als Verlaufsparameter
- Erhöhung der Transaminasen, Leukozytose, metabolische Azidose, Myoglobinurie
- Anstieg der Körperkerntemperatur
- Differenzialdiagnosen sind **maligne Hyperthermie** (vorausgegangene Narkose mit depolarisierenden Muskelrelaxanzien), **perniziöse Katatonie** und **serotonerges Syndrom**

- Therapie
- Stationäre Aufnahme und **intensivmedizinische Überwachung**
- **Sofortiges Absetzen der auslösenden Substanzen**
- Benzodiazepine, z. B. Lorazepam 2–4(max. 7,5) mg/24 h i.v.
- Ggf. bei schwerer Symptomatik Gabe von **Dantrolen** (2,5 mg/kgKG i.v.), Weiterbehandlung mit 10 mg/kgKG/24 h
- Alternativen: Bromocriptin 10–30(max. 60) mg/24 h oder Amantadin 200–400 mg/24 h i.v.
- Heparin s.c.
- Bei Therapieresistenz: Elektrokonvulsionstherapie (▶ Kap. 7)
- Unbehandelt beträgt die Letalität etwa 20%

Serotonerges Syndrom

- Zentrale serotonerge Überstimulation, meist infolge einer Überdosierung oder **Kombination von serotonergen Pharmaka** oder durch Konsum serotonerg wirksamer Substanzen wie Kokain oder Amphetamine

- Symptomatik
- **Konzentrationsstörungen, psychomotorische Unruhe, Verwirrtheit,** Erregungszustände, maniforme Zustände, Orientierungsstörungen, Wahrnehmungsstörungen, Bewusstseinsstörungen
- **Fieber, Tachykardie, Hypertonie,** Schwitzen, Übelkeit und Diarrhö, Kopfschmerzen, Hyperventilation, in extremen Fällen Rhabdomyolyse, Niereninsuffizienz, disseminierte intravasale Koagulopathie, Ateminsuffizienz
- **Tremor, Myoklonien, Hyperreflexie,** pathologische Reflexe, Koordinationsstörungen, Krämpfe, epileptische Anfälle
- Die Symptomatik tritt meist rasch innerhalb von 24 h nach Einnahme auf

- Häufige Auslöser
- Serotonerge Symptome können selten bereits bei therapeutischen Dosen serotonerger Medikamente in Monotherapie auftreten (meist bei höherer Dosierung), sind dabei jedoch meist leichterer Ausprägung, so z. B. bei Serotoninwiederaufnahmehemmern (SSRI), Serotonin- und Noradrenalinwiederaufnahmehemmern (SSNRI), trizyklischen Antidepressiva, Monoaminooxidase(MAO)-Hemmern, Johanniskraut, Lithium, Triptanen (Migränetherapie), Ergotaminen, Tramadol
- Häufigste Ursachen sind jedoch kontraindizierte Kombinationen oder akzidentelle oder suizidal intendierte Überdosierungen dieser Medikamente

- Notfalltherapie
- Absetzen der potenziell auslösenden Substanzen und klinische Überwachung
- Zur Behandlung von Unruhe und Erregtheit sowie neuromuskulärer Symptome kann Lorazepam (z. B. Tavor) 1–2,5 mg p.o. oder i.v. zum Einsatz kommen
- Bei schwereren Formen intensivmedizinisches Monitoring, kontrollierte Flüssigkeitsgabe und symptomatische Behandlung der somatischen Begleitsymptomatik
- Ggf. pharmakologische Behandlung mit Betablockern oder Cyproheptadin (Peritol) als Off-Label-Use, 4–8 mg p.o., max. 0,5 mg/kgKG/24 h

Anticholinerges Syndrom

- Pharmakologisch verursachte Funktionsminderung des parasympathischen vegetativen Nervensystems durch Verdrängung von Acetylcholin (betroffen sind die periphere und die zentrale Neurotransmission)
- Ursächlich ist meist eine Überdosis oder Kombination von **anticholinerg wirkenden Pharmaka** wie trizyklische Antidepressiva, anticholinerge Antipsychotika (z. B. Clozapin), Antihistaminika oder Atropin, desweiteren eine **Intoxikation** mit Stechapfel oder Engelstrompete

- Symptome
- Neurologische Symptome sind Dysarthrie, Myoklonien, Koordinationsstörungen, Ataxie und epileptische Anfälle
- **Delirante Zustandsbilder** mit Unruhe, Verwirrtheit, Orientierungsstörungen, Erregungszuständen, Wahrnehmungsstörungen (Halluzinationen)
- Konzentrationsstörungen, Somnolenz bis hin zu Koma und Atemstillstand
- **Vegetative Störungen** mit Tachykardie, Mundtrockenheit, Mydriasis, Akkomodationsstörungen, trockener und geröteter Haut, Anstieg der Körpertemperatur, Harn- und Stuhlverhalt, evtl. Glaukomanfall

- Notfalltherapie
- Intensivmedizinische Überwachung, v. a. wegen möglichem Auftreten von **Herzrhythmusstörungen,** bedrohlichen Tachykardien und Ateminsuffizienz
- Erste Maßnahme ist das Absetzen von auslösenden Substanzen
- Vorübergehend kann unter Monitorkontrolle die Gabe von **Physostigmin** (Anticholium) in einer Startdosis von 2 mg (0,04 mg/kgKG) i.v. oder i.m. indiziert sein, evtl. Weiterverabreichung von 2–4 mg/h über Perfusor

28.3   Wichtige Medikamente zur Behandlung psychiatrischer Notfälle

◼ **Tab. 28.1** Medikamente zur Behandlung psychiatrischer Notfälle. (In Anlehnung an Benkert u. Hippius 2015)

Substanz	Indikation	Dosierung
Lorazepam (z. B. Tavor oder Tavor Expidet)	Psychomotorische Erregung, Angst	p.o.: 1–2,5 mg i.v./i.m.: 1–2 mg Ggf. Wiederholung nach 30–60 min Bis max. 7,5 mg/24 h
Melperon (z. B. Eunerpan)	Psychomotorische Unruhe- und Erregungs- zustände bei älteren Patienten oder soma- tischer Komorbidität	p.o.: 25–100 mg i.m.: 25–100 mg Max. 200 mg/24 h
Pipamperon (z. B. Dipiperon)	Psychomotorische Erregungszustände, v. a. bei älteren Patienten	p.o.: 40 mg, bis 3-mal täglich Max. 120 mg/24 h Bei geriatrischen Patienten die Hälfte der angegebenen Dosierungen
Olanzapin (z. B. Zyprexa)	Erregungszustände bei Schizophrenie und Manie	p.o.: 10 mg, Manie 15 mg i.m.: 10 mg bei Agitation bei Schizophrenie, nach 2 h erneut 5–10 mg Max. 20 mg/24 h Patienten über 60 Jahre: Hälfte der Dosierungen
Haloperidol (z. B. Haldol)	Psychomotorische Erregungszustände und delirante Zustände unab- hängig von der Ätiologie	p.o.: 5–10 mg i.m.: 5 mg, ggf. weitere Gaben nach je 60 min; ältere Patienten Beginn mit 0,5–1,5 mg Zu Beginn bis 20 mg parenteral oder 30 mg oral/24 h
Risperidon (z. B. Risperdal)	Erregungszustände bei Schizophrenie, bipolarer Manie, Aggressionen bei Morbus Alzheimer	Beginn mit 2 mg tgl. p.o., ältere Patienten 2-mal tgl. 0,5 mg, bei Morbus Alzheimer 2-mal tgl. 0,25 mg

Eigenschaften	Komplikationen
Gut steuerbar, da moderate Halbwertszeit und keine Kumulation aktiver Metabolite; Injektionslösung wird gekühlt aufbewahrt	Blutdruckabfall und Atemdepression bei hoher Dosierung und i.v.-Gabe sowie zu schneller Injektion
Gute Sedierung und leichte antipsychotische Wirkung, kaum anticholinerge Effekte	Orthostatische Blutdruckabfälle; erhöhtes Risiko von QTc-Zeitverlängerung und Arrhythmien
Gute Sedierung, kaum anticholinerge Effekte	Hypotonien, daher Blutdruckkontrolle empfohlen; erhöhtes Risiko von QTc-Zeitverlängerung und Arrhythmien
Geringeres Risiko für EPMS als bei Haloperidol	Bei i.m.-Gabe Kombination mit Benzodiazepinen meiden; keine i.v.-Gabe! QTc-Zeit-Verlängerung möglich
Gute antipsychotische Wirkung; in niedriger Dosierung und bei kurzer Anwendung recht gute kardiale Verträglichkeit	Erhöhte Gefahr von Frühdyskinesien und anderen EPMS; QTc-Zeit-Verlängerung möglich; i.v.-Gaben möglichst vermeiden, i.v.-Gabe nur unter Monitorüberwachung
Weniger Sedierung als Olanzapin, weniger EPMS als Haloperidol; in niedriger Dosis gute Verträglichkeit, auch bei älteren Patienten	Hypotonie, QTc-Zeit-Verlängerung möglich; EPMS v. a. bei älteren Menschen möglich

Weiterführende Literatur

Benkert O, Hippius H (2015) Kompendium der psychiatrischen Pharmakotherapie, 10. Aufl. Springer, Heidelberg

Berzewski H (2009) Der psychiatrische Notfall, 3. Aufl. Springer, Heidelberg

Bröcheler A, Vernaleken I, Schneider F (2012) Notfälle. In: Schneider F (Hrsg) Facharztwissen Psychiatrie und Psychotherapie. Springer, Heidelberg, S 571–579

Lange-Asschenfeldt C, Müller MJ, Szegedi A, Anghelescu I, Klawe C, Wetzel H (2003) Symptom-triggered versus standard chlormethiazole treatment of inpatient alcohol withdrawal: clinical implications from a chart analysis. Eur Addict Res 9: 1–7

Müller MJ, Lange-Asschenfeldt C (2012) Pharmakotherapie psychiatrischer Notfallsituationen. In: Gründer G, Benkert O (Hrsg) Handbuch der Psychopharmakotherapie, 2. Aufl. Springer, Heidelberg, S 1123–1136

Neu P (Hrsg) (2011) Akutpsychiatrie: Das Notfallmanual, 2. Aufl. Schattauer, Stuttgart

Internetlinks

S2-Leitlinie: Therapeutische Maßnahmen bei aggressivem Verhalten in der Psychiatrie und Psychotherapie: http://www.awmf.org/leitlinien/detail/ll/038-022.html

Telefonnummern Giftnotrufzentralen

Berlin: Giftnotruf Berlin: (030) 19240

Bonn: Informationszentrale gegen Vergiftungen (0228) 19 240 und (0228) 287 - 33211

Erfurt: Giftinformationszentrum (0361) 730730

Freiburg: Vergiftungs-Informations-Zentrale (0761) 1 92 40

Göttingen: Giftinformationszentrum-Nord (0551) 38 - 31 80

Homburg/Saar: Informations- und Beratungszentrum (06841) 19240

Mainz: Giftinformationszentrum Rheinland-Pfalz/Hessen (06131) 1 92 40 und 23 24 66

München: Giftnotruf Telefon: (089) 1 92 40

Nürnberg: Giftinformationszentrale Telefon: (0911) 398- 24 51

Österreich, Wien: Vergiftungsinformationszentrale +43 (0)1/406 43 43

Schweiz, Zürich: Schweizerisches Toxikologisches Informationszentrum (STIZ) +41 44 251 51 51

Forensische Psychiatrie

Unterbringung

S. Weber-Papen, F. Schneider

F. Schneider (Hrsg.), *Klinikmanual Psychiatrie, Psychosomatik und Psychotherapie*,
DOI 10.1007/978-3-642-54571-9_29, © Springer-Verlag Berlin Heidelberg 2016

29.1 Unterbringungsformen

- Formen der Unterbringung gegen den Willen der Betroffenen
- **Zivilrechtlich**
    - Nach Betreuungsrecht § 1906 BGB
    - Ausschließlich zum Schutz und Wohl des Betroffenen
- **Öffentlich-rechtlich (Länderrecht)**
    - Unterbringungsgesetze (UBG) oder Psychisch-Kranken-Gesetze (PsychKG), deren Regelung hauptsächlich den einzelnen Bundesländern überlassen ist
    - Kann sowohl zum Schutz und Wohl des Patienten als auch zum Schutz der Allgemeinheit erfolgen

> Wenn sowohl die Anwendung des Betreuungsrechts als auch des Länderrechts möglich ist, sollte dem Betreuungsrecht der Vorzug gegeben werden. Zu beachten ist aber: Fremdgefährdung infolge einer psychischen Erkrankung ist keine Unterbringungsvoraussetzung nach Betreuungsrecht, sondern nur nach Länderrecht. Jedoch kommt nach einem aktuellen Urteil des Landgerichts Kassel (LG Kassel, Beschluss vom 28.01.2013 – 3 T 35/13 –, juris) auch dann bei alleiniger Fremdgefährdung nur eine Unterbringung nach Betreuungsrecht und nicht nach dem (in diesem Fall hessischen) Freiheitsentziehungsgesetz in Frage, wenn bereits eine Betreuung hinsichtlich der Aufgabenkreise Gesundheitsfürsorge und Aufenthaltsbestimmung besteht und der Betreuer die Genehmigung der Unterbringung zur Heilbehandlung bei Gericht beantragt hat (dieses Urteil hat beispielsweise in der Praxis hohe Relevanz bei Fällen, in denen eine »Verlängerung« der betreuungsrechtlichen Unterbringung wegen im Vordergrund stehender Fremdgefährdung indiziert ist (die Umwandlung in eine Unterbringung nach PsychKG/UBG ist dann nicht erforderlich).

- **Strafrechtlich**
  - Gesetzliche Grundlagen: §§ 63 und 64 StGB (Maßregeln der Besserung und Sicherung)
  - Vorläufige Unterbringung gemäß § 126a StPO möglich, wenn die spätere Anordnung einer Maßregel wahrscheinlich ist
  - Ausschließlich zum Schutz der Allgemeinheit

29.2 Zivilrechtliche Unterbringung

- **Indikationen**
- Gefahr der Selbsttötung oder erheblichen gesundheitlichen Schädigung aufgrund einer psychischen Erkrankung oder einer sog. geistigen bzw. seelischen Behinderung oder
- ärztliche Maßnahmen zum Wohle des Patienten sind erforderlich, die einer Unterbringung bedürfen, und der Betreute kann aufgrund seiner Erkrankung die Notwendigkeit der Unterbringung nicht erkennen oder nicht nach dieser Einsicht handeln

> Allein fehlende Behandlungsbereitschaft rechtfertigt keinesfalls eine Unterbringung gegen den Willen des Patienten!

- Verlangt im Gegensatz zur öffentlich-rechtlichen Unterbringung keine akute, unmittelbar bevorstehende Gefahr, jedoch eine erhebliche und konkrete Gefahr für das Leben oder die Gesundheit des Betreuten

> **§ 1906 BGB Genehmigung des Betreuungsgerichts bei der Unterbringung**
> (1) Eine Unterbringung des Betreuten durch den Betreuer, die mit Freiheitsentziehung verbunden ist, ist nur zulässig, solange sie zum Wohl des Betreuten erforderlich ist, weil
> 1. auf Grund einer psychischen Krankheit oder geistigen oder seelischen Behinderung des Betreuten die Gefahr besteht, dass er sich selbst tötet oder erheblichen gesundheitlichen Schaden zufügt, oder
> 2. zur Abwendung eines drohenden erheblichen gesundheitlichen Schadens eine Untersuchung des Gesundheitszustands, eine Heilbehandlung oder ein ärztlicher Eingriff notwendig ist, ohne die Unterbringung des Betreuten nicht durchgeführt werden kann und der Betreute auf Grund einer psychischen Krankheit oder geistigen oder seelischen Behinderung die Notwendigkeit der Unterbringung nicht erkennen oder nicht nach dieser Einsicht handeln kann. […]

- **Mögliche Gründe für die zivilrechtliche Unterbringung**
- Akute Suizidalität
- Erhebliche Selbstverletzung
- Durch die psychische Krankheit bedingte Verweigerung der Nahrung oder der Einnahme lebensnotwendiger Medikamente
- Desorientiertes Umherirren
- Delirante Zustandsbilder
- Notwendige Entgiftungsphasen bei Substanzabhängigkeiten

- **Voraussetzungen**

> Die Unterbringung nach Betreuungsrecht bedarf der Einwilligung des Betreuers und der Genehmigung durch das Betreuungsgericht.

- Betreuer mit dem Aufgabenkreis »**Aufenthaltsbestimmung**« muss bestellt sein (oder es gibt einen entsprechenden Bevollmächtigten), der bei dem zuständigen Betreuungsgericht die Unterbringung anregt
- Genehmigung der Unterbringung vom Betreuungsgericht

> **§ 1906 BGB Genehmigung des Betreuungsgerichts bei der Unterbringung**
> […]
> (2) Die Unterbringung ist nur mit Genehmigung des Betreuungsgerichts zulässig. Ohne die Genehmigung ist die Unterbringung nur zulässig, wenn mit dem Aufschub Gefahr verbunden ist; die Genehmigung ist unverzüglich nachzuholen. Der Betreuer hat die Unterbringung zu beenden, wenn ihre Voraussetzungen wegfallen. Er hat die Beendigung der Unterbringung dem Betreuungsgericht anzuzeigen. […]

- Das Gericht bestellt einen Verfahrenspfleger (soweit dies zur Wahrnehmung der Interessen des Betroffenen erforderlich ist)
  - Dieser erläutert dem Betroffenen z. B. das gerichtliche Verfahren, prüft, ob andere, weniger einschneidende Hilfen ausgeschöpft sind, kann auf Wunsch des Betroffenen Anträge stellen und Rechtsmittel einlegen
- Ist zum Schutz des Betroffenen Eile geboten, kann eine vorläufige Unterbringung durch eine **einstweilige Anordnung** des Betreuungsgerichts erfolgen (wird i.d.R. durch den Betreuer angeregt), wenn
  - dringende Gründe für die Annahme bestehen, dass die Voraussetzungen für die zivilrechtliche Unterbringung vorliegen,
  - ein ärztliches Zeugnis über den Zustand des Betroffenen vorliegt,

— der Betroffene persönlich angehört wurde (ebenso wie der Verfahrens-
  pfleger, der bestellt werden muss, soweit dies zur Wahrnehmung der
  Interessen des Betroffenen erforderlich ist)
— Die einstweilige Anordnung der Unterbringung darf die Dauer von
  6 Wochen nicht überschreiten, kann aber durch eine weitere einstweilige
  Anordnung bis zu einer Gesamtdauer von 3 Monaten verlängert werden

 Droht mit dem Aufschub der Unterbringung eine Gefahr für die Gesundheit
und das Leben des Betroffenen, ist eine Unterbringung ausnahmsweise
auch ohne Genehmigung des Betreuungsgerichts zulässig (diese muss aber
unverzüglich nachgeholt werden). Soll neben der Unterbringung zugleich
ein gefährlicher ärztlicher Eingriff vorgenommen werden, ist dafür zusätzlich eine gerichtliche Genehmigung nach § 1904 BGB einzuholen.

■ **Wenn noch kein Betreuer bestellt ist**
— Ist noch kein Betreuer bestellt und **Eile geboten:**
  — Der behandelnde Arzt kann beim Betreuungsgericht eine dringend
    erforderliche Betreuerbestellung ebenfalls im Wege einer **einstweiligen
    Anordnung** anregen (▶ Arbeitsmaterial Musterschreiben an das zuständi-
    ge Betreuungsgericht zur Anregung einer Betreuung im Wege einer
    »einstweiligen Anordnung«)
  — Nachrangig zur einstweiligen Anordnung: Das Gericht kann selbst im
    Sinne einer »**einstweiligen Maßregel**« (§ 1846 BGB) die Unterbringung
    verfügen
  — Ggf. zunächst Unterbringung nach UBG/PsychKG; diese kann dann im
    Verlauf beendet und durch eine Unterbringung nach Betreuungsrecht
    ersetzt werden

29.2.1 Psychiatrisches Gutachten und ärztliches Zeugnis

■ **Psychiatrisches Gutachten**
— Vor Unterbringung eines Betreuten hat das Betreuungsgericht das **Gutach-
  ten eines Sachverständigen** einzuholen, der i.d.R. Facharzt für Psychiatrie
  und Psychotherapie sein sollte
— **Spezielle Inhalte des Gutachtens:**
  — Einschätzung der Gefährdung und Darlegung der Notwendigkeit der
    Unterbringungsmaßnahme und u. U. Benennung von Alternativen
  — Darstellung, ob und in welchem Maß der Betreute durch seine Krankheit
    oder Behinderung daran gehindert wird, seinen Willen bezüglich der
    Unterbringung frei zu bestimmen

— Benennung der zum Zwecke der psychiatrischen Diagnose durchgeführ-
    ten Untersuchungen und Befragungen
— Prognose hinsichtlich voraussichtlicher Dauer der Unterbringung
— Der Sachverständige hat den Betreuten persönlich zu befragen und zu unter-
    suchen

■ **Ärztliches Zeugnis**
— Bei einstweiliger Anordnung einer vorläufigen Unterbringung ist kein Sach-
    verständigengutachten erforderlich, es genügt ein **ärztliches Zeugnis** über
    den Zustand des Betroffenen
— Inhalte des ärztlichen Zeugnisses zur Vorlage beim Betreuungsgericht zur
    Begründung einer Unterbringung nach Betreuungsrecht:
    — Diagnose/n und aktueller psychopathologischer Befund
    — Feststellung, welche der beiden in § 1906 Abs. 1 beschriebenen Kriterien
        aufgrund der psychischen Erkrankung vorliegen

— Im Fall der Gefahr der Selbsttötung oder des Zufügens einer erheblichen
    gesundheitlichen Schädigung (§ 1906 Abs. 1 Satz 1) muss diese konkret
    aufgezeigt werden, z. B. Suizidalität, erhebliche Desorganisiertheit und
    gestörter Realitätsbezug, Desorientiertheit
    – Beispiel: »Infolge der ausgeprägten Desorganisiertheit und des ge-
       störten Realitätsbezugs im Rahmen einer exazerbierten paranoiden
       Schizophrenie (ICD-10: F20.0) liegt eine deutliche Selbstgefährdung vor.
       Es besteht die Gefahr, dass er/sie sich aufgrund der genannten psychi-
       schen Erkrankung einen erheblichen gesundheitlichen Schaden zufügt.«
       oder
    – »Infolge der akuten Suizidalität im Rahmen einer schweren depressiven
       Episode ohne psychotische Symptome (ICD-10: F32.2) liegt eine erheb-
       liche Selbstgefährdung vor. Es besteht aufgrund der genannten psychi-
       schen Erkrankung die Gefahr, dass er/sie sich selbst tötet.«
— Im Fall der Abwendung eines drohenden erheblichen gesundheitlichen
    Schadens (§ 1906 Abs. 1 Satz 2) ist auch dieser konkret auszuführen, z. B.
    erheblicher gesundheitlicher Schaden durch Chronifizierung, Residual-
    bildung, eine schlechtere Prognose; zudem muss die infolge der psychi-
    schen Erkrankung aktuell fehlende Einwilligungsfähigkeit (▶ Kap. 30)
    bezüglich der notwendigen Unterbringung benannt werden
    – Beispiel: »Infolge der beschriebenen Symptomatik einer aktuell vor-
       liegenden floriden schizophrenen Psychose ist eine Unterbringung nach
       Betreuungsrecht zur Abwendung eines drohenden erheblichen gesund-

> heitlichen Schadens durch Chronifizierung und somit erheblicher Verschlechterung der Prognose erforderlich. Im Hinblick auf die Notwendigkeit der Unterbringung (sowie auch im Hinblick auf die Medikamenteneinnahme) ist der Patient/die Patientin aufgrund der genannten psychischen Erkrankung einwilligungsunfähig.«

29.2.2 Unterbringungsähnliche Maßnahmen

— Unterbringungsähnliche Maßnahmen: z. B. Fixierungen, Bettgitter, Leibgurt, sedierende Medikamente, wenn sie primär die Ruhigstellung des Patienten bezwecken (keine Freiheitsentziehung, wenn ein Medikament zu Heilzwecken verabreicht wird und dieses nur als Nebenwirkung den Bewegungsdrang einschränkt) bedürfen auch der Einwilligung des Betreuers (wenn dieser für den Aufgabenkreis der Heilbehandlung bestellt ist) und sind ebenfalls genehmigungspflichtig durch das Betreuungsgericht, wenn sie über **einen längeren Zeitraum** oder **regelmäßig** erfolgen

  — **»Längerer Zeitraum«:**
    – bereits der Zeitraum eines Tages oder einer Nacht kann zur Genehmigungspflicht führen
    – keine gerichtliche Genehmigungspflicht bei kurzfristiger oder einmaliger unterbringungsähnlicher Maßnahme in einer Notsituation, z. B. zur Abwendung eines Suizids

  — **Regelmäßigkeit**: freiheitsentziehende Maßnahme
    – immer zur selben Zeit (z. B. nachts) oder
    – aus wiederkehrendem Anlass (z. B. bei Gefahr, aus dem Bett zu fallen); auch ungeplante Wiederholungen führen zur Genehmigungspflicht

❯ Bis zur gerichtlichen Entscheidung und in Situationen akuter Eigengefährdung des Patienten darf zur Vermeidung der Selbstgefährdung eine dringend erforderliche freiheitsentziehende Maßnahme vorgenommen oder weitergeführt werden.

— Für unterbringungsähnliche Maßnahmen genügt i.d.R. ein ärztliches Zeugnis, das Betreuungsgericht darf jedoch auch ein Gutachten verlangen

Fixierungen

Generell ist bei Fixierungen auf Folgendes zu achten:

— Ausnahmesituation; Fixierungen nur durchführen, wenn Situationen anders nicht bewältigbar sind

— Für die Dauer der Fixierung ständige persönliche Beobachtung des Patienten (1:1-Betreuung)

— Kontinuierliche Kontrolle der Vitalzeichen (mind. alle 15 min)

— Regelmäßige Überprüfung des Sitzes der Gurte (mind. alle 15 min); auf Druckstellen achten

— Lückenlose Dokumentation (Führen eines Fixierprotokolls)

Je nach Dauer der Fixierung ist auf eine Thromboseprophylaxe zu achten

29.3 Öffentlich-rechtliche Unterbringung

■ Indikationen

— Verlangt eine **akute Gefahrenlage:** unmittelbar bevorstehende Eigen- und/oder Fremdgefährdung aufgrund einer psychischen Erkrankung

— Den größten Teil der Diagnosen bei Einweisungen gegen den Willen des Betroffenen machen schizophrene und affektive Störungen, Substanzabhängigkeiten, organisch begründbare psychische Erkrankungen sowie Persönlichkeitsstörungen aus

❯ Allein die Diagnose einer psychischen Erkrankung rechtfertigt keinesfalls eine Unterbringung, sondern es bedarf der **konkreten, unmittelbaren** Selbst- und/oder Fremdgefährdung, die auf die psychische Erkrankung zurückzuführen ist.

— Der Eingriff in die persönliche Freiheit darf nicht außer Verhältnis zur Schutzwürdigkeit der vom psychisch Kranken gefährdeten Rechtsgüter stehen

❯ Die Unterbringung auf einer Intensivstation (geschützt, geschlossen) gegen den Willen des Betroffenen ist nur die **Ultima ratio,** wenn andere Hilfen und Schutzmaßnahmen nicht geeignet sind, die Gefahr abzuwenden.

■ Voraussetzungen

— 3 Stufen des Unterbringungsverfahrens:

  1. Örtliche Verwaltungsbehörde (je nach Bundesland unterschiedlich, i.d.R. Ordnungsamt, Polizei, Gesundheitsamt) leitet die Unterbringung ein

2. Psychiatrischer Sachverständiger mit Facharztqualifikation (oder zumindest ein Arzt mit Erfahrungen auf dem Gebiet der Psychiatrie; Angaben dazu variieren zwischen den Bundesländern) nimmt zu den Voraussetzungen für die Unterbringung Stellung (s. im Folgenden: »Psychiatrisches Gutachten«)

3. Richter beim zuständigen Amtsgericht (i.d.R. das Gericht, in dessen Bezirk die Unterbringungsnotwendigkeit auftrat) entscheidet **nach persönlicher Anhörung** des Betroffenen über die Unterbringung (der Richter kann die persönliche Anhörung nur dann unterlassen, wenn dadurch eine Verschlechterung des psychischen Zustands des Patienten befürchtet wird)

■ ■ Psychiatrisches Gutachten
— Ein psychiatrisches Gutachten zur Unterbringung nach den Unterbringungsgesetzen der Länder sollte beinhalten:
  — Darstellung und Erörterung der Exploration und Untersuchungsbefunde (insbesondere psychopathologischer Befund, ▶ Kap. 1)
  — Klinische Diagnose und deren Auswirkung auf die freie Willensbestimmung in Bezug auf die Unterbringung
  — Hinweis, dass die konkrete Eigen- oder Fremdgefährdung in der psychischen Erkrankung des Betroffenen begründet ist
  — Hinweis, dass eine Gefahr nicht anders als durch die Unterbringung abgewendet werden kann (und Auseinandersetzung mit Alternativen der Unterbringung)
  — Ausführungen zur voraussichtlichen Dauer der Unterbringung

29.3.1 Sofortige (vorläufige) Unterbringung

— Die richterliche Entscheidung des Amtsgerichts sollte i.d.R. vor Einweisung des Patienten in ein psychiatrisches Krankenhaus ergehen
— Kann die gerichtliche Entscheidung bei Gefahr im Verzug nicht rechtzeitig herbeigeführt werden, sind die nach dem jeweiligen Landesrecht zuständigen Behörden bzw. Institutionen befugt, eine Unterbringung selbst zu vollziehen und das Gericht erst nachträglich zu informieren
— Ohne gerichtliche Entscheidung ist eine sofortige Unterbringung längstens bis zum Ablauf des auf die Einweisung folgenden Tages möglich (Ausnahme in Baden-Württemberg: hier ist der Antrag auf Anordnung der Unterbringung an das Gericht spätestens bis zum Ablauf des 3. Tages nach der Aufnahme abzusenden)

- **Voraussetzungen**
- Vorliegen eines ärztlichen (i.d.R. psychiatrischen) Zeugnisses (▶ Musterbeispiel: Ärztliches Zeugnis zur Unterbringung in ein psychiatrisches Krankenhaus), das zu den Voraussetzungen der Unterbringung mit schriftlicher Begründung und durch persönliche Untersuchung Stellung nimmt, und das i.d.R. nicht älter als vom Vortag ist (Näheres ist den einzelnen Unterbringungsgesetzen der Länder zu entnehmen)
- Die anordnenden Stellen und aufnehmenden Einrichtungen müssen dem Amtsgericht die Unterbringung unverzüglich melden und beantragen

---

Musterbeispiel: Ärztliches Zeugnis zur Unterbringung in ein psychiatrisches Krankenhaus
Name und Anschrift der Ärztin/des Arztes, Datum
Aufgrund einer Untersuchung am (…) wird bescheinigt, dass Herr M., geb. am (…), wohnhaft (…), an einer paranoiden schizophrenen Psychose (ICD-10: F20.0) erkrankt ist. Nach ärztlichem Befund liegt eine behandlungsbedürftige akute Psychose vor. Durch das krankheitsbedingte Verhalten ist gegenwärtig eine erhebliche Selbstgefährdung gegeben, die nicht anders als durch die Unterbringung abgewendet werden kann. Es handelt sich nicht nur um die fehlende Bereitschaft, sich behandeln zu lassen.
Gründe für die erhebliche akute Selbstgefährdung: Wahnhaftes Erleben (Herr M. berichtet, ein Jünger Gottes zu sein) mit akustischen Halluzinationen (Herr M. gibt an, eine männliche Stimme zu hören, die ihm befehle, von der Wendeltreppe eines Kaufhauses zu springen, um die »geknechtete Menschheit zu erlösen«). Infolgedessen versuchte Herr M. heute Nachmittag, sich von der Wendeltreppe eines Kaufhauses zu stürzen und konnte nur mit Mühe und unter massiver Gegenwehr von Passanten davon abgehalten werden. Herr M. ist daher als akut suizidal anzusehen. Krankheits- und Behandlungseinsicht bestehen nicht. Zur Abwendung der gegenwärtigen Gefahr ist die Unterbringung auf einer geschützten psychiatrischen Station notwendig. Es werden folgende Maßnahmen für erforderlich gehalten: Unterbringung, Medikation, notfalls Fixierung.
Für die Unterbringung wird das Krankenhaus (…) vorgeschlagen.

❯ Konkretes Vorgehen:
- Ärztliches Zeugnis nach **PsychKG bzw. Unterbringungsantrag** (▶ Musterbeispiel: Ärztliches Zeugnis zur Unterbringung in ein psychiatrisches Krankenhaus) ausfüllen, darin Selbst- bzw. Fremdgefährdungsaspekte konkret schildern und benennen, welche Maßnahmen für erforderlich gehalten werden, z. B. Unterbringung, Medikation, ggf. Fixierung

- Zeugnis bzw. Antrag unverzüglich an die zuständige Verwaltungsbehörde weiterleiten (z. B. Ordnungsamt oder Feuerwehrleitstelle); i.d.R.
faxen und parallel dazu anrufen, um sicherzugehen, dass das Formular
angekommen ist
- Rückantwort/Fax von der Verwaltungsbehörde zur Bestätigung des
Erhalts zur Krankenakte nehmen (zusammen mit einer Ausfertigung des
ärztlichen Zeugnisses/Antrages)

- Das Gericht ordnet zunächst eine vorläufige Unterbringung von begrenzter
Dauer an, die anschließend vom Gericht aufgrund eines psychiatrischen
Gutachtens verlängert werden kann
- Eine vorläufige öffentlich-rechtliche Unterbringung kann durch das Gericht
auch in eine weitere Unterbringung nach Betreuungsrecht umgewandelt
werden, wenn deren Voraussetzungen vorliegen
- **Aufnahme des Patienten nach UBG/PsychKG:**
  - Bei der Aufnahme eines nach UBG/PsychKG untergebrachten Patienten
  muss der Arzt den Patienten und seine Vertrauensperson mündlich und
  schriftlich über ihre Rechte und Pflichten informieren
  - Es muss ein Behandlungsplan erstellt werden
  - Generell sollen bei der Aufnahme auf einer geschützten Station (nicht
  nur von Untergebrachten) auch die Sachen (Taschen) eines Patienten auf
  gefährliche Gegenstände untersucht werden; dafür ist das Einverständnis
  des Patienten erforderlich; gibt er dieses nicht, dann sollten seine Sachen
  bis zur Entlassung unter Verschluss gehalten werden
- **Nach vollzogener Unterbringung:**
  - Nach vollzogener Unterbringung muss die Erforderlichkeit der weiteren
  öffentlich-rechtlichen Unterbringung fortlaufend (täglich) ärztlich überprüft und dokumentiert werden

Praxistipp

Beispiel: »Infolge einer floriden schizophrenen Psychose mit imperativen Stimmen, die zum Sprung aus einem Hochhaus aufforderten, kam es im Vorfeld zu
einer akuten Selbstgefährdung, was zur Unterbringung nach UBG/PsychKG
Veranlassung gab. Im weiteren Verlauf ist noch keine ausreichende Besserung
der schizophrenen Psychose eingetreten, mit einem Wiederauftreten der zur
Unterbringung nach PsychKG führenden Selbstgefährdung muss daher jederzeit gerechnet werden. Die Unterbringungsvoraussetzungen nach UBG/
PsychKG liegen somit weiterhin vor.«

- Liegen die Unterbringungsvoraussetzungen nicht mehr vor, ist das Amtsgericht unverzüglich zu informieren
- Entlassung aus der Unterbringung erfolgt dann durch gerichtliche Anordnung
- Bei einer Besserung des Gesundheitszustandes ist auch eine Beurlaubung des PsychKGs für eine begrenzte Zeit (Dauer variiert zwischen den Bundesländern) möglich; diese kann mit bestimmten Auflagen verbunden sein (z. B. Fortführung der Behandlung auf einer offenen Station) und jederzeit rückgängig gemacht werden

> **Praxistipp**
>
> Um eine nachvollziehbare und umfassende Dokumentation zu gewährleisten, haben sich Checklisten für die Unterbringung eines psychisch kranken Patienten bewährt (► Arbeitsmaterial Checkliste für die öffentlich-rechtliche Unterbringung eines psychisch Kranken, Beispiel PsychKG NRW).

- **Wenn das Gericht nach der Anhörung keine Unterbringung anordnet**
- Der Betroffene kann freiwillig weiterbehandelt werden (Freiwilligkeitserklärung ist zu unterschreiben)
- Besteht der Betroffene darauf, gegen ärztlichen Rat entlassen zu werden:
  - Entlassung gegen ärztlichen Rat unterschreiben lassen
  - Lehnt der Betroffene die Unterschrift ab (was sein gutes Recht ist), muss die Entlassung gegen ärztlichen Rat in der Patientenakte dokumentiert werden

29.4 Ärztliche Zwangsmaßnahmen

- Durch die Unterbringung eines Patienten ergibt sich keineswegs automatisch ein Behandlungsrecht gegen den Willen des Patienten
- Außerhalb von Notfallsituationen bieten nach Rechtsprechung des Bundesgerichtshofes weder die betreuungs- noch die unterbringungsrechtlichen Vorschriften nach Landesrecht eine ausreichende Ermächtigungsgrundlage für die Zwangsbehandlung von psychisch erkrankten Patienten
- Das Bundesverfassungsgericht hat die landesgesetzlichen Regelungen einiger Länder hinsichtlich der Möglichkeit von Zwangsbehandlungen für verfassungswidrig erklärt; entsprechende gesetzliche Neuregelungen sind zu erwarten und wurden teilweise bereits umgesetzt
- Das Gesetz zur Regelung der betreuungsrechtlichen Einwilligung in eine ärztliche Zwangsmaßnahme vom 18. Februar 2013 erlaubt Zwangsmaß-

nahmen **nur zur Abwendung eines drohenden erheblichen gesundheitlichen Schadens**

— Eine ärztliche Zwangsmaßnahme muss vom Betreuungsgericht genehmigt
werden; auch das Vorliegen einer Vorsorgevollmacht oder einer Patientenverfügung entbindet nicht von der Pflicht, eine gerichtliche Genehmigung
einzuholen (BVerfG Urteil vom 10.06.2015 AZ 2 BvR 1967/12)

— Nach aktuellem Beschluss des Bundesgerichtshofes (Beschluss vom 08.07.2015,
AZ XII ZB 600/14-G) ist für die gerichtliche Genehmigung einer ärztlichen
Zwangsmaßnahme bzw.»zwangsweisen Heilbehandlung« im Rahmen des
Betreuungsrechts ein vom Gericht in Auftrag gegebenes Sachverständigengutachten erforderlich, das die Notwendigkeit der Maßnahme bescheinigt
(ein ärztliches Attest bzw. Zeugnis genügt nicht); hierbei soll vom Gericht
gemäß § 321 Abs. 1 Satz 5 FamFG im Regelfall nicht der zwangsbehandelnde
Arzt, sondern ein externer, nicht der behandelnden Klinik angehörender
Arzt zum Sachverständigen bestellt werden (nur in eng begrenzten Ausnahmefällen, etwa bei besonderer Eilbedürftigkeit, kann das Gericht hiervon ab-
weichen und den behandelnden Arzt zum Gutachter bestellen)

---

§ 1906 BGB

[…]

(3) Widerspricht eine ärztliche Maßnahme nach Absatz 1 Nummer 2 dem
natürlichen Willen des Betreuten (ärztliche Zwangsmaßnahme), so kann der
Betreuer in sie nur einwilligen, wenn

1. der Betreute auf Grund einer psychischen Krankheit oder einer geistigen
   oder seelischen Behinderung die Notwendigkeit der ärztlichen Maßnahme
   nicht erkennen oder nicht nach dieser Einsicht handeln kann,
2. zuvor versucht wurde, den Betreuten von der Notwendigkeit der ärztlichen
   Maßnahme zu überzeugen,
3. die ärztliche Zwangsmaßnahme im Rahmen der Unterbringung nach
   Absatz 1 zum Wohl des Betreuten erforderlich ist, um einen drohenden
   erheblichen gesundheitlichen Schaden abzuwenden,
4. der erhebliche gesundheitliche Schaden durch keine andere dem
   Betreuten zumutbare Maßnahme abgewendet werden kann und
5. der zu erwartende Nutzen der ärztlichen Zwangsmaßnahme die zu
   erwartenden Beeinträchtigungen deutlich überwiegt. […]

(3a) Die Einwilligung in die ärztliche Zwangsmaßnahme bedarf der
Genehmigung des Betreuungsgerichts […]

29.5 Freiheitsentziehende Maßregeln der Besserung und Sicherung

— Strafrechtliche Unterbringung aufgrund strafgerichtlicher Entscheidung im Rahmen des Maßregelvollzugs
— Maßregeln der Besserung und Sicherung sollen sowohl der Behandlung und Wiedereingliederung des Täters als auch dem Schutz der Allgemeinheit dienen
— Bei der Anordnung gilt der Verhältnismäßigkeitsgrundsatz: Eine Maßnahme muss zur Abwehr der vom Täter ausgehenden Gefahr geeignet und erforderlich sein und darf nicht zu ihr außer Verhältnis stehen

■ **Unterbringung in einer psychiatrischen Klinik (§ 63 StGB)**
— Kommt nur unter den sicheren Voraussetzungen der §§ 20, 21 StGB (Schuldunfähigkeit, verminderte Schuldfähigkeit, ▶ Kap. 30) in Betracht und bei fortbestehender Gefährlichkeit aufgrund einer psychischen Erkrankung
— Keine festgelegte Höchstdauer bei der Anordnung der Unterbringung gemäß § 63 StGB (bzw. diese ist auf die bestehende Gefährlichkeit begrenzt)
   — § 63 StGB wird auf unbestimmte Zeit angeordnet; es ist in regelmäßigen Abständen (mindestens jährlich von der unterbringenden Maßregelvollzugsklinik) zu prüfen, ob die Voraussetzungen für die Unterbringung nach § 63 StGB weiter gegeben sind, daneben in regelmäßigen Abständen Begutachtung durch externe Sachverständige

■ **Unterbringung in einer Entziehungsanstalt (§ 64 StGB)**
— Ist nicht an die Feststellung der aufgehobenen oder verminderten Schuldfähigkeit gebunden
— Ist für solche Täter vorgesehen, die den Hang haben, alkoholische Getränke oder andere berauschende Mittel im Übermaß zu sich zu nehmen

■■ **Voraussetzungen**
— Ursächlicher Zusammenhang einer Suchterkrankung mit der Tat und
— Gefahr, dass aufgrund der Suchterkrankung weitere erhebliche rechtswidrige Taten zu erwarten sind
— Hinreichend konkrete Erfolgsaussicht, den Betroffenen durch die Entwöhnungsbehandlung zu heilen oder zumindest über eine gewisse Zeitspanne vor dem Rückfall in die akute Sucht zu bewahren
— Dauer der Unterbringung gemäß § 64 StGB: max. 2 Jahre; Überprüfung der Voraussetzungen der Unterbringung mindestens alle 6 Monate

- **Einstweilige Unterbringung in einem psychiatrischen Krankenhaus (§ 126a StPO)**
- Kann dann gerichtlich bei einem psychisch kranken Straftäter verfügt werden, wenn bereits vor der Verurteilung dringende Gründe für die Annahme vorhanden sind, dass
    - eine Maßregel nach den §§ 63 oder 64 StGB angeordnet werden wird und
    - die öffentliche Sicherheit es erfordert

Weiterführende Literatur

Dreßing H, Habermeyer E (Hrsg), begründet von Venzlaff U, Foerster K (2015) Psychiatrische Begutachtung. Ein praktisches Handbuch für Ärzte und Juristen, 6. Aufl. Urban & Fischer, München

Marschner R, Volckart B, Lesting W (2010) Freiheitsentziehung und Unterbringung, 5. Aufl. Beck, München

Schneider F, Frister H, Olzen D (2015) Begutachtung psychischer Störungen, 3. Aufl. Springer, Heidelberg

Weber-Papen S, Schneider F (2012) Unterbringung. In: Schneider F (Hrsg) Facharztwissen Psychiatrie und Psychotherapie. Springer, Heidelberg, S 581–594

Begutachtung

F. Schneider, S. Weber-Papen

F. Schneider (Hrsg.), *Klinikmanual Psychiatrie, Psychosomatik und Psychotherapie*,
DOI 10.1007/978-3-642-54571-9_30, © Springer-Verlag Berlin Heidelberg 2016

30.1 Psychiatrisches Gutachten

— **Allgemeine Inhaltspunkte psychiatrischer Gutachten**
  - Adressat, Aktenzeichen, Personalien des zu Begutachtenden
  - Auftraggeber, Fragestellung
  - Grundlagen der Begutachtung (Informationsquellen, Exploration und durchgeführte Untersuchungen inkl. Zeit und Ort der Untersuchungen vs. Gutachten nach Aktenlage, Zusatzgutachten)
  - Informationen über Aufklärung und Einverständnis des zu Begutachtenden
  - Aktenlage mit Sachverhaltsschilderung
  - Eigene Angaben des Probanden
  - Untersuchungsbefunde
  - Ggf. klinische Diagnose (ICD-10)
  - Zusammenfassende Beurteilung und forensisch-psychiatrische Einschätzung
— Keine Schweigepflicht gegenüber dem Gericht, gegenüber Anderen jedoch Verpflichtung zur Geheimhaltung

> Wichtig ist die Aufklärung des Untersuchten über die nicht bestehende ärztliche Schweigepflicht gegenüber einem Gericht.

Probandenaufklärung

Vor der Begutachtung ist der zu Begutachtende umfassend aufzuklären, was im später zu erstellenden Gutachten dokumentiert werden sollte.

Beispiel:
»Er/Sie wurde zu Beginn der gutachterlichen Exploration über den Auftraggeber und die Fragestellung des Gutachtens informiert. Auch die möglichen
Konsequenzen im Rahmen des Gutachtenauftrages wurden vorgestellt und
erläutert, wobei er/sie jederzeit die Möglichkeit zu Rückfragen hatte. Er/Sie
wurde darauf hingewiesen, dass es ihm/ihr freistehe, Angaben zu machen,
insbesondere, dass seine/ihre Mitarbeit vollkommen freiwillig sei, ferner, dass
er/sie alle oder auch nur einzelne Fragen beantworten könne, dass keine Ver-
traulichkeit bestehe und er/sie unmittelbar die Unterredung beenden könne.
Er/Sie wurde weiterhin darüber informiert, dass der Sachverständige einem
Gericht gegenüber zur Aussage verpflichtet ist und insoweit kein Schweige-
recht hat. Er/Sie erklärte sich nach diesen Informationen mit der gutachterlichen Untersuchung einverstanden und war zur freiwilligen Mitarbeit bereit.«

━ Außer im Strafrecht ist ein schriftliches Gutachten oft ausreichend; im Strafrecht hat ein solches nur vorbereitenden Charakter, ausschlaggebend ist
dann das in der Hauptverhandlung erstattete mündliche Gutachten
━ Gutachtenbeispiele bei Schneider et al. 2015

30.2   Diagnostik

━ Studium der Akten
━ Persönliche Exploration mit Erhebung der Anamnese und des psychopatho-
logischen Befundes (▶ Kap. 1 und ▶ Kap. 2)
❯ Kenntnisse des psychosozialen Umfelds und der Aktenlage sind obligat.
━ Körperliche und neurologische Untersuchung (▶ Kap. 2)

Entbindung von der Schweigepflicht

Sollen weitere, sich nicht in den Akten befindliche Krankenberichte oder -ge-
schichten eingesehen werden, muss der zu Begutachtende die ihn vormals
behandelnden Ärzte namentlich ausdrücklich und schriftlich von ihrer
Schweigepflicht gegenüber dem Gutachter entbinden.
Beispiel:
»Hiermit entbinde ich, Max Mustermann, geb. xx.xx.xxxx, die mich be-
handelnde Ärztin Frau Dr. Renate Hauser in Aachen, gegenüber Herrn Prof. Dr.
Dr. Frank Schneider zum Zweck der Begutachtung für das Amtsgericht Aachen
von der ärztlichen Schweigepflicht.
Aachen, Datum, Unterschrift«

- Wenn indiziert, Ergänzung durch psychologische Testverfahren zur Leistungs- und/oder Persönlichkeitsdiagnostik (**Cave:** Keine Diagnosen allein aufgrund von testpsychologischen Befunden stellen!) sowie weitere Zusatzdiagnostik wie Labor oder Bildgebung (▶ Kap. 2) (ergänzende Diagnostik nur mit Zustimmung des Gerichts!)

Praxistipp

Hilfreich können in Einzelfällen auch strukturierte oder standardisierte Interviews sein, um die wichtigsten psychischen Erkrankungen systematisch zu erfassen (z. B. Diagnostisches Interview bei psychischen Störungen [DIPS, Schneider u. Margraf 2011], ▶ Kap. 2). Auf jeden Fall empfiehlt sich die systematische Dokumentation aller erhobenen Befunde, z. B. anhand eines vorbereiteten Untersuchungs- und Dokumentationsschemas (z. B. in Schneider et al. 2015).

30.3 Betreuungsrecht

- Regelt den Umgang mit volljährigen Personen, die sich aufgrund einer psychischen Erkrankung oder Behinderung nicht oder teilweise nicht um die Angelegenheiten ihres Lebens kümmern können
- Diesen Personen kann für verschiedene Aufgabenkreise ein gesetzlicher Betreuer zur Seite gestellt werden
- Bei verschiedenen Maßnahmen des Betreuungsrechts sind psychiatrische Gutachten erforderlich, insbesondere:
  - Bei Betreuerbestellung
  - Bei Anordnung eines Einwilligungsvorbehaltes
  - Bei Anordnung einer Unterbringung nach Betreuungsrecht (▶ Kap. 29)

- **Betreuerbestellung**
- **Voraussetzungen** für die gerichtliche Anordnung einer Betreuung:
  a. Volljährigkeit des Betroffenen
  b. Vorliegen einer psychischen Krankheit oder körperlichen oder geistigen Behinderung
  c. Ein durch Krankheit oder Behinderung hervorgerufenes Unvermögen des Betroffenen, seine Rechte und Pflichten wahrzunehmen und sich um die Angelegenheiten seines Lebens zu kümmern
- Bestellung eines Betreuers kann erfolgen:
  - Auf Antrag des Betroffenen (auch wenn dieser geschäftsunfähig sein sollte)

- »Von Amts wegen« (d. h. vom Betreuungsgericht), wobei »gegen den Willen« des Betroffenen eine Betreuung nur eingerichtet werden darf, wenn der Betroffene krankheitsbedingt nicht mehr in der Lage ist, seinen Willen frei zu bestimmen
- Dritte haben kein Antragsrecht, können aber beim Betreuungsgericht eine Betreuung **anregen**
- Betreuerbestellung nur für Aufgabenkreise, in denen die Betreuung erforderlich ist (anderen, privaten oder öffentlichen Hilfen gegenüber nachrangig), z. B.
  - Aufenthaltsbestimmung
  - Gesundheitsfürsorge
  - Vermögenssorge
  - Wohnungsangelegenheiten
  - Vertretung gegenüber Behörden

❯❯ Höchstpersönliche Willenserklärungen (z. B. Testamentserrichtung, Eheschließung) sind grundsätzlich von der Betreuung ausgeschlossen.

❯❯ Für die von einer Vorsorgevollmacht (s. unten) umfassten Bereiche ist keine gesetzliche Betreuung notwendig.

- Zur Betreuerbestellung holt das Betreuungsgericht üblicherweise ein **Sachverständigengutachten** eines Facharztes für Psychiatrie und Psychotherapie oder eines Arztes mit Erfahrung auf diesem Gebiet ein (unter bestimmten Voraussetzungen reicht auch ein ärztliches Zeugnis, z. B. bei Betreuerbestellung durch einstweilige Anordnung)

■ **Notwendige Inhalte des Gutachtens zur Betreuerbestellung**
- Art und Schwere der Erkrankung
- Auswirkung der Erkrankung auf die Fähigkeit, die Angelegenheiten in den fraglichen Lebensbereichen zu besorgen
- Kausalität zwischen Krankheit und Unvermögen
- Erforderlichkeit der Betreuung und Auseinandersetzung mit Alternativen zur Errichtung einer Betreuung
- Umfang des zu betreuenden Aufgabenkreises (z. B. Vermögenssorge, Gesundheitsfürsorge, Aufenthaltsbestimmung)
- Ggf. Erforderlichkeit eines Einwilligungsvorbehalts (s. im Folgenden) für bestimmte Aufgabenbereiche einschließlich voraussichtlicher Dauer
- Prognose über die Dauer der Betreuungsbedürftigkeit
- Beurteilung, ob von einer persönlichen gerichtlichen Anhörung des Begutachteten und der Mitteilung des Betreuungsbeschlusses eine gesundheitliche Gefährdung für den Betroffenen ausgeht (die Anhörung wird im Regelfall

keine Gefährdung darstellen; im Gegenteil ist die Anhörung und Mitteilung für die betroffenen Menschen besonders wichtig)

❯ Durch die Anordnung einer Betreuung wird der Betroffene nicht automatisch geschäftsunfähig (▶ Abschn. 30.5). Ausnahme ist der **Einwilligungsvorbehalt**:
  ▬ Spezielle Anordnung des Betreuungsgerichts, die zusätzlich zu einer Betreuerbestellung erfolgen kann und die die Geschäftsfähigkeit des Betroffenen einschränkt:
    – Rechtshandlungen werden erst mit Einwilligung des Betreuers wirksam
    – Ist für Betreute vorgesehen, die aufgrund ihrer Erkrankung bestimmte rechtliche Angelegenheiten nicht oder nur mit erheblichem Risiko eines Schadens regeln können

▪ Eilbetreuung
▬ Bei drohender Gefahr ist über eine einstweilige Anordnung (gem. § 300 Abs. 1 S. 1 FamFG) des Gerichts die umgehende Einrichtung einer vorläufigen Betreuung möglich (sog. Eilbetreuung)
▬ Voraussetzung: Vorliegen eines ärztlichen (möglichst: fachpsychiatrischen) Zeugnisses über den Zustand des Betroffenen

30.4 Einwilligungsfähigkeit

▪ Einwilligungsfähigkeit in eine ärztliche Maßnahme
▬ Häufige Konsilanforderung: Einschätzung der Einwilligungsfähigkeit, wenn ein Patient eine dringliche oder lebensnotwendige ärztliche Maßnahme ablehnt

❯ Jeder ärztliche Eingriff ohne informiertes Einverständnis des Patienten stellt zunächst einmal eine Körperverletzung (nach §§ 223 ff. StGB) dar.

▬ Rechtswirksame Zustimmung in eine ärztliche Maßnahme nur bei Einwilligungsfähigkeit
▬ Für den Abschluss eines Behandlungsvertrages im Rahmen einer medizinischen Behandlung bedarf es zudem der Geschäftsfähigkeit (▶ Abschn. 30.5)
▬ Bei Verlust der Einwilligungsfähigkeit: Weder der Ehepartner oder Lebensgefährte noch nahe Angehörige haben ein gesetzliches Vertretungsrecht und sind daher nicht befugt, in ärztliche Maßnahmen einzuwilligen, es sei denn, der Betroffene hat ihnen im Zustand der Geschäftsfähigkeit eine **Vollmacht** erteilt

Vorsorgevollmacht

Der Betroffene erteilt im Zustand der Geschäftsfähigkeit einer Person seines Vertrauens für bestimmte Bereiche oder generell für alle Lebensbereiche die Vertretungsmacht, für ihn in Angelegenheiten dieser Bereiche zu entscheiden, wenn er selbst einwilligungsunfähig geworden ist (http://www.justiz.nrw.de/BS/formulare/betreuung/betreuung/vollmacht.pdf).

Patientenverfügung

Abzugrenzen von der Vorsorgevollmacht ist die Patientenverfügung, in der eine Person Vorentscheidungen über bestimmte ärztliche Maßnahmen für den Fall ihrer Einwilligungsunfähigkeit niedergelegt hat. Diese ist für den behandelnden Arzt, oder auch den Bevollmächtigten oder Betreuer, grundsätzlich verbindlich (http://www.bmjv.de/DE/Themen/Gesellschaft/Patientenverfuegung/patientenverfuegung_node.html).

— Existieren bei Verlust der Einwilligungsfähigkeit weder ein Bevollmächtigter noch eine Patientenverfügung, wird ein **gesetzlicher Betreuer** bestellt (dies kann auch ein Angehöriger sein), welchem die Aufgabenkreise »Gesundheitsfürsorge« oder »Einwilligung in ärztliche Heilmaßnahmen« obliegen (▶ Abschn. 30.3, »Betreuerbestellung«); der behandelnde Arzt benötigt dann bei einwilligungsunfähigen Patienten die Einwilligung des Betreuers (sofern es sich nicht um einen akuten Notfall handelt, der die sofortige Intervention des Arztes erfordert)

❯ Der behandelnde Arzt hat keine Schweigepflicht gegenüber dem gesetzlichen Betreuer oder dem Bevollmächtigten mit dem Aufgabenkreis der »Gesundheitsfürsorge« und hat ihm (ebenso wie dem Patienten, wenn dem nicht erhebliche therapeutische Gründe oder sonstige erhebliche Rechte Dritter entgegenstehen) die Einsicht in Krankenunterlagen zu gewähren. Es empfiehlt sich außerdem auch bei einwilligungsfähigen Patienten, den Betreuer zu Aufklärungsgesprächen mit einzuladen, damit dieser seine Aufgaben im Bereich der Gesundheitsfürsorge adäquat wahrnehmen könnte. Es zählt bei einwilligungsfähigen Patienten aber allein die Unterschrift des Patienten, der Betreuer sollte jedoch die Kenntnisnahme unterschreiben.

❯ Ärztliche Sicherungs- und Zwangsmaßnahmen bedürfen zudem der Genehmigung durch das Betreuungsgericht, auch wenn eine Vorsorgevollmacht vorliegt (▶ auch Kap. 29).

❯ Bei drohender Gefahr für Leben und Gesundheit des Patienten, d. h. wenn keine Zeit bleibt, die Entscheidung des Bevollmächtigten/Betreuers bzw. die gerichtliche Entscheidung abzuwarten, kann der Arzt auch ohne die Einwilligung lege artis die aus seiner Sicht notwendigen und dem mutmaßlichen Willen des Patienten entsprechenden Maßnahmen durchführen.

■ ■ Feststellung der Einwilligungsfähigkeit

> **Einwilligungsfähigkeit**
>
> Fähigkeit, rechtswirksam in eine ärztliche Maßnahme einzuwilligen, was voraussetzt, dass der Betroffene Art, Bedeutung und Tragweite der ärztlichen Maßnahme versteht, das Für und Wider abwägen und nach dieser Einsicht entscheiden kann.

▬ Keine pauschale Feststellung der Einwilligungsfähigkeit (◨ Tab. 30.1 und ◨ Tab. 30.2), sondern immer bezogen auf den Einzelfall: Je schwerwiegender und folgenreicher ein Eingriff, desto strengere Maßstäbe sind bei der Feststellung der Einwilligungsfähigkeit anzulegen

❯ Die Ablehnung einer Behandlung oder die Feststellung einer psychischen Erkrankung bedeuten keineswegs automatisch das Vorliegen von Einwilligungsunfähigkeit.

30.5 Geschäftsfähigkeit

▬ Dem volljährigen Menschen ist zunächst Geschäftsfähigkeit zu unterstellen
▬ Beurteilungsbedürftig ist nicht die Geschäftsfähigkeit, sondern die -**un**fähigkeit, Letztere muss **bewiesen** werden (bloße Zweifel reichen nicht aus)
▬ Psychische Erkrankungen können Geschäftsunfähigkeit bedingen, wenn durch die Erkrankung eine freie Willensbestimmung nicht mehr möglich ist (d. h. Betroffene können die Bedeutung einer von ihnen abgegebenen Willenserklärung nicht erkennen oder nicht nach dieser Einsicht handeln)

> **Geschäftsunfähigkeit**
>
> Geschäftsunfähig ist,»wer sich in einem die freie Willensbestimmung ausschließenden Zustand krankhafter Störung der Geistestätigkeit befindet, sofern nicht der Zustand seiner Natur nach ein vorübergehender ist« (§ 104 Abs. 2 BGB).

▬ Kriterien, von denen das Vorliegen einer Geschäftsunfähigkeit abhängt
  ▬ Schwere der psychischen Erkrankung

◼ **Tab. 30.1** Kriterien, die an der Einwilligungsfähigkeit zweifeln lassen, sowie entsprechende psychische Symptome oder Erkrankungen, die die Kriterien häufig erfüllen. (In Anlehnung an Helmchen et al. 1989)

Kriterien	Psychische Symptome oder Erkrankungen
Der Patient scheint gegebene Informationen nicht richtig zu verstehen und kann sie nicht richtig wiedergeben	– Schwere Intelligenzminderung – Demenzielle Erkrankungen – Bewusstseinsstörungen
Der Patient hat die Informationen zwar verstanden, kann sie jedoch nicht realitätsbezogen und angemessen für Entscheidungen nutzen	– Psychotisches Erleben mit Wahn und Halluzinationen – Schwere formale Denkstörungen – Mnestische Störungen – Schwere Affektstörungen – Exzessive Abhängigkeit
Der Patient verhält sich, als könne er eine Wahlmöglichkeit nicht nutzen	– Katatoner oder depressiver Stupor – Mutismus – Psychotische Ambivalenz – Manische Erregung, Agitiertheit – Schwere Zwangserkrankungen – Demenzieller Antriebsverlust
Krankheitseinsicht und Behandlungseinsicht des Patienten fehlen	– Manische Episoden – Schizophrene Psychosen – Wahnhafte Depressionen – Demenzielle Erkrankungen
Der Patient entscheidet sich nicht authentisch und in Übereinstimmung mit seinen Werten und Zielen; seine Entscheidung ist demnach im Rahmen seiner Persönlichkeit nicht nachvollziehbar	– Manische Episoden – Schizophrene Psychosen – Wahnhafte Depressionen – Demenzielle Erkrankungen

◨ **Tab. 30.2** Beispielfragen zur Überprüfung der Einwilligungsfähigkeit. (In Anlehnung an Grisso u. Appelbaum 1998)

Kriterien für das Vorliegen der Einwilligungsfähigkeit	Beispielfragen zur Feststellung der Einwilligungsfähigkeit
Fähigkeit, die relevanten Informationen zu verstehen	Bitte erzählen Sie mir in Ihren eigenen Worten, was Ihnen von mir erklärt wurde über – Ihre Situation – die empfohlene Behandlung – die möglichen Vorteile der Behandlung – die möglichen Risiken der Behandlung – die möglichen Nutzen und Risiken alternativer Behandlungen Ich habe Ihnen die Wahrscheinlichkeit für das Risiko […] genannt. In Ihren eigenen Worten, wie wahrscheinlich ist es, dass dieses Risiko auftritt?
Fähigkeit, die Situation und mögliche Konsequenzen zu verstehen	Was glauben Sie, ist an Ihrer Gesundheit zzt. nicht in Ordnung? Glauben Sie, dass Sie irgendeine Art der Behandlung brauchen? Was für Folgen wird die Behandlung Ihrer Meinung nach haben? Was denken Sie, wird passieren, wenn Sie sich nicht behandeln lassen? Wieso habe ich Ihnen Ihrer Meinung nach diese Therapie empfohlen?
Fähigkeit, eine Wahl zu treffen, zu äußern und beizubehalten	Haben Sie sich entschieden, ob Sie mit der Behandlung einverstanden sind? Können Sie mir Ihre Entscheidung mitteilen? (Kann am Ende des Gesprächs wiederholt werden, um die Stabilität der Entscheidung einzuschätzen)
Fähigkeit, die getroffene Entscheidung mit relevanten Informationen zu begründen	Erzählen Sie mir bitte, wie Sie zu Ihrer Entscheidung gekommen sind. Welche waren für Sie die ausschlaggebenden Faktoren, um zu dieser Entscheidung zu kommen? Wie haben Sie die unterschiedlichen Faktoren gewichtet?

- Dauer der psychischen Erkrankung
  - – Nur eine psychische Erkrankung, die von dauerhafter Natur ist, kann zur Geschäftsunfähigkeit führen
  - – Willenserklärungen, die im Zustand einer nur vorübergehenden Störung der psychischen Funktionen abgegeben werden (z. B. im Zustand erheblicher Intoxikation, im deliranten Zustand oder in der akuten Phase einer bipolaren Störung), sind den Willenserklärungen eines Geschäftsunfähigen jedoch gleichgestellt und demnach nichtig

 Der psychiatrische Sachverständige muss 2 Sachverhalte beurteilen:
a. Leidet der Patient an einer psychischen Erkrankung?
b. Ist die Erkrankung ausgeprägt genug, um die freie Willensbestimmung (nicht nur vorübergehend) auszuschließen?

- Symptome, die gegen die freie Willensbestimmung sprechen
  - Mittelschwere bis schwere dauerhafte kognitive Einschränkungen und Orientierungsstörungen
  - Bewusstseinsstörungen
  - Psychotisches Erleben mit wahnhaftem Denken, Halluzinationen
  - Intellektuelle Beeinträchtigungen (bei einem IQ <60 besteht häufiger Geschäftsunfähigkeit)

Sonderform: Partielle Geschäftsfähigkeit

Eine psychische Erkrankung wirkt sich nur auf einen bestimmten Lebensbereich aus (z. B. im Rahmen einer wahnhaften Störung, die sich nur auf bestimmte Themen bezieht) und schließt die freie Willensbestimmung nur in diesem bestimmten Bereich aus.

30.6   Rentenversicherungs- und Entschädigungsrecht

- Gesetzliche Rentenversicherung
- Die gesetzliche Rentenversicherung erbringt verschiedene Leistungen zur Teilhabe sowie Rentenleistungen wegen Alters, Todes und wegen verminderter Erwerbsfähigkeit
- Die Feststellung der Erwerbsfähigkeit bzw. -minderung stellt die Grundlage von Rentenleistungen dar
- Der hinzugezogene Gutachter darf sich im Rahmen seines Gutachtenauftrages zur Beurteilung der Erwerbsfähigkeit bzw. -minderung nicht auf die Feststellung einer Diagnose beschränken, sondern
  - er muss ausführen, welche Beeinträchtigungen durch die Erkrankung hervorgerufen werden (und welche nicht),

- welche Tätigkeiten in welchem Umfang evtl. zwar noch verrichtet werden können, dies aber nur unter Schmerzen, Überforderung oder mit sonstigen Einschränkungen oder nur für eine begrenzte Dauer,
  - er muss Stellung zur Prognose nehmen und zur Beeinflussbarkeit durch rehabilitative und therapeutische Maßnahmen
- Faktoren, die sich auf die konkrete Leistungsfähigkeit auswirken (Schneider et al. 2015):
  - Kognitive Fähigkeiten wie Aufmerksamkeit und Konzentration, kognitive Flexibilität, Informationsverarbeitungsgeschwindigkeit, Problemlösefähigkeit und Fähigkeit zu logischem Denken, Wahrnehmungskompetenz sowie Gedächtnisleistungen
  - Antrieb und Psychomotorik, Handlungs- und Veränderungsmotivation
  - Affektivität, emotionale Belastbarkeit, Frustrationstoleranz
  - Psychosoziale Kompetenzen wie psychosoziale Anpassungsfähigkeit, Konfliktverhalten, Kommunikationskompetenz
- Eine Erkrankung gilt im Rentenversicherungsrecht dann als relevant, wenn der Betroffene diese einschließlich ihrer Auswirkungen auf die Erwerbsfähigkeit nicht aus eigener Kraft – und sei es mit fremder Hilfe – überwinden kann
- Eine Überwindbarkeit psychischer Störungen durch eine »zumutbare Willensanspannung« ist umso eher zu verneinen, je mehr folgende Kriterien zutreffen (Winckler u. Foerster 1996):
  1. Auffällige prämorbide Persönlichkeitsstruktur bzw. -entwicklung
  2. Komorbidität mit anderen psychischen Erkrankungen wie Persönlichkeitsstörungen, Suchterkrankungen, hirnorganischen Beeinträchtigungen
  3. Chronische körperliche Begleiterkrankungen
  4. Verlust sozialer Integration (Scheidung, Arbeitsplatzverlust, sozialer Rückzug)
  5. Hoher primärer und/oder sekundärer Krankheitsgewinn
  6. Primär chronifizierter Krankheitsverlauf ohne längerdauernde Remissionen
  7. Mehrjährige Krankheitsdauer mit stabiler oder progredienter Symptomatik
  8. Unbefriedigende Behandlungsergebnisse trotz konsequent und lege artis durchgeführter Behandlungsmaßnahmen, v. a. gescheiterte stationäre Therapien

Zudem sind das intellektuelle Niveau, die Motivation und das Durchhaltevermögen zu berücksichtigen.

- **Leistungen der Rentenversicherung**
- Bestehen im Wesentlichen aus Leistungen zur medizinischen Rehabilitation und Leistungen zur Teilhabe am Arbeitsleben

- **Leistungen zur medizinischen Rehabilitation:** umfassen Maßnahmen, um Behinderungen/chronische Krankheiten und daraus resultierende Einschränkungen der Erwerbsfähigkeit abzuwenden, zu beseitigen, zu mindern oder eine Verschlimmerung zu verhindern
- **Leistungen zur Teilhabe am Arbeitsleben:** umfassen Maßnahmen zur Erhaltung, Verbesserung oder Wiederherstellung der Erwerbsfähigkeit, um eine Teilhabe am Arbeitsleben möglichst auf Dauer zu sichern

---
Erwerbsfähigkeit

Fähigkeit, die bisherige berufliche Tätigkeit in möglichst normalem Umfang weiterhin auszuüben (Schneider et al. 2015).

- Der psychiatrische Sachverständige wird mitunter im Rahmen der Prüfung des »Ob« und »Wie« der Leistungen der Rentenversicherung hinzugezogen
    - 1. Schritt: Prüfung der Rehabilitations**bedürftigkeit** (ist die Erwerbsfähigkeit infolge eines Leidens erheblich gefährdet oder bereits gemindert?)
    - 2. Schritt: Beurteilung der Rehabilitations**fähigkeit** (in Hinblick auf die Erwerbsfähigkeit bzw. den Erhalt des Arbeitsplatzes)
- Grundsätzlich gilt: »**Rehabilitation vor Rente**«
    - Rente wird erst dann gezahlt, wenn alle vernünftigen Möglichkeiten entsprechender Rehabilitationsmaßnahmen geprüft wurden

- **Rentenleistungen**
- Rente wegen Erwerbsminderung setzt voraus, dass der Versicherte teilweise oder voll erwerbsgemindert ist

---
Teilweise Erwerbsminderung

Eine Person ist aufgrund Krankheit oder Behinderung auf nicht absehbare Zeit außerstande, unter den üblichen Bedingungen des **allgemeinen** Arbeitsmarktes mindestens 6 h täglich erwerbstätig zu sein.

Volle Erwerbsminderung

Eine Person ist wegen Krankheit oder Behinderung auf nicht absehbare Zeit außerstande, unter den üblichen Bedingungen des **allgemeinen** Arbeitsmarktes mindestens 3 h täglich erwerbstätig zu sein.

- Maßgeblich bei der Beurteilung der Erwerbsminderung sind der Gesundheitszustand und die damit einhergehenden physischen und psychischen Funktionseinschränkungen
- Es ist nicht entscheidend, inwiefern der Betroffene seinem bisher ausgeübten, konkreten Beruf noch nachgehen kann, sondern es geht um jede nur

denkbare Tätigkeit, die der Arbeitsmarkt unter den üblichen Bedingungen bereithält (im Gegensatz zur Berufsunfähigkeit, ▶ Abschn. 30.7)

30.7   Berufsunfähigkeit

━ Häufige Fragestellungen in der Gutachtenpraxis betreffen die Berufsunfähigkeit

   ━ Besonders im Rahmen privater Berufsunfähigkeitsversicherungen, da es den Berufsunfähigkeitsschutz in der gesetzlichen Rentenversicherung für alle nach 1961 Geborene nicht mehr gibt (Abschaffung im Zuge der Einführung einer 2-stufigen Erwerbsminderungsrente in der gesetzlichen Rentenversicherung, s. vorhergehender Abschnitt)

> **Berufsunfähigkeit**
>
> Berufsunfähigkeit wird in den meisten Versicherungsverträgen wie folgt definiert (Vorsicht: Jede Police kann andere Kriterien definieren!):
> »Berufsunfähigkeit liegt vor, wenn die versicherte Person wegen Krankheit, Unfall oder Kräfteverfalls, die ärztlich nachzuweisen sind, **voraussichtlich 6 Monate ununterbrochen** außer Stande ist, ihren Beruf oder eine andere Tätigkeit auszuüben, die aufgrund ihrer Ausbildung und Erfahrung ausgeübt werden kann und ihrer bisherigen Lebensstellung entspricht.«

━ Entscheidung über das Vorliegen einer Berufsunfähigkeit wird i. Allg. mit Hilfe eines fachspezifischen Gutachtens getroffen
━ Aufgaben des Gutachters sind es i.d.R.,
   ━ eventuelle Gesundheitsstörungen, Funktionsstörungen oder Ausfallserscheinungen auf seinem Fachgebiet festzustellen,
   ━ darzulegen, ob diese die Ausübung des **konkreten, zuletzt ausgeübten bzw. versicherten Berufes** ununterbrochen behindern,
   ━ einen Grad der Berufsunfähigkeit, gemessen an dem zuletzt ausgeübten Beruf/der zuletzt ausgeübten Tätigkeit anzugeben

❯ Neben der Exploration der beruflichen Tätigkeiten ist auch eine genaue Exploration der derzeitigen Alltagsgestaltung und eventueller Einbußen sehr hilfreich. Auch eine testpsychologische Leistungsdiagnostik ist wichtig.

━ Bei Berufsunfähigkeit wird eine Berufsunfähigkeitsrente gezahlt, meistens bereits ab einem Berufsunfähigkeitsgrad von 50%

30.8 Soziales Entschädigungsrecht und gesetzliche Unfallversicherung

- **Soziales Entschädigungsrecht**
- Grad der Schädigungsfolge (GdS; Maß für die Beeinträchtigung der Teilhabe am Leben in der Gemeinschaft) bildet die Grundlage für Leistungen im sozialen Entschädigungsrecht (GdS hat den Begriff der Minderung der Erwerbsfähigkeit [MdE] im sozialen Entschädigungsrecht abgelöst)
- Zur Einschätzung des GdS stehen die vom Bundesministerium für Arbeit und Soziales (BMAS) herausgegebenen Versorgungsmedizinischen Grundsätze zur Verfügung, welche sich in der Anlage der Versorgungsmedizin-Verordnung (VersMedV) finden (http://www.bmas.de/DE/Service/Gesetze/versmedv.html)

- **Gesetzliche Unfallversicherung**
- Versicherungsfälle der gesetzlichen Unfallversicherung: Arbeitsunfälle und Berufskrankheiten (unter Berufskrankheiten fallen gemäß Berufskrankheiten-Verordnung keine psychischen Erkrankungen)
- Die Grundlage für Leistungen der gesetzlichen Unfallversicherung bildet die Minderung der Erwerbsfähigkeit (MdE)
- Die MdE richtet sich – unabhängig vom ausgeübten Beruf – nach dem Ausmaß der verminderten Arbeitsmöglichkeiten auf dem gesamten Gebiet des Erwerbslebens, das sich aus den körperlichen und psychischen Beeinträchtigungen des Leistungsvermögens ergibt
- Minderung der Erwerbsfähigkeit wird in Prozentsätzen ausgedrückt, die grundsätzlich durch 10 teilbar sein sollten
- Muss eine Gesamt-MdE aus unterschiedlichen medizinischen Fachgebieten gebildet werden, dürfen aus den einzelnen medizinischen Fachgebieten hierzu die jeweiligen MdE nicht einfach addiert werden: Die Gesamt-MdE ist individuell zu ermitteln
- Eine Anwendung der Versorgungsmedizinischen Grundsätze kommt auch bei der gesetzlichen Unfallversicherung in Betracht, der Gutachter muss aber bei der Festlegung der MdE beachten, dass sein Maßstab nur die Beeinträchtigung im allgemeinen Erwerbsleben ist (die Versorgungsmedizinischen Grundsätze beziehen sich nicht allein auf das allgemeine Erwerbsleben, sondern auf die Auswirkungen von Funktionsbeeinträchtigungen in allen Lebensbereichen)
- Darüber hinaus existieren für die gesetzliche Unfallversicherung zahlreiche (nicht verbindliche) MdE-Tabellen (Vorschläge zur MdE-Einschätzung bei psychoreaktiven Störungen in der gesetzlichen Unfallversicherung finden sich beispielsweise bei Foerster et al. 2007)

30.9 Fahrtüchtigkeit und Fahreignung

> **Fahreignung**
>
> Generelle, nicht auf eine bestimmte Situation bezogene Fähigkeit einer Person zum Führen eines Fahrzeugs; Voraussetzung der Fahreignung: Die Person erfüllt die notwendigen körperlichen und geistigen Anforderungen und hat nicht erheblich oder nicht wiederholt gegen verkehrsrechtliche Vorschriften oder gegen Strafgesetze verstoßen (§ 2 Abs. 4 StVG).

> **Fahrtüchtigkeit**
>
> Fähigkeit einer Person zum Führen eines Fahrzeugs zu einem konkreten Zeitpunkt; Begutachtungen der Fahrtüchtigkeit finden i.d.R. bei Straßenverkehrsdelikten statt. Fahruntüchtig bzw. -unsicher ist, wer nicht in der Lage ist, das Fahrzeug eine längere Strecke entsprechend den Anforderungen des Straßenverkehrs auch bei plötzlichem Auftreten schwieriger Verkehrslagen zu steuern.

- Mögliche zeitweilige (zu einem konkreten Zeitpunkt) Beeinträchtigung oder Aufhebung der Fahrtüchtigkeit oder dauerhafte Beeinträchtigung der Fahreignung durch psychische Erkrankungen und Psychopharmakotherapie

30.9.1 Psychische Erkrankungen

- Die Erfüllung emotional-kognitiver Anforderungen an den Kraftfahrer (z. B. Belastbarkeit, Reaktionsfähigkeit, Orientierungsleistungen, Konzentrationsfähigkeit, Aufmerksamkeit) kann durch psychische Erkrankungen erheblich beeinträchtigt sein
- Nicht geeignet zum Führen eines Fahrzeugs sind i.d.R. Personen mit folgenden Beeinträchtigungen:
  - Schwere demenzielle Erkrankungen
  - Akute organische Psychosen (Delir, Dämmerzustand, Amnesien)
  - Schwere depressive Störungen mit wahnhaften oder stuporösen Symptomen oder auch akute Suizidalität sowie schwere manische Phasen
  - Akute schizophrene Psychose mit Wahn, Halluzinationen und kognitiven Störungen, die das Realitätsurteil deutlich beeinträchtigen
  - Persönlichkeitsstörungen mit hohem Aggressionspotenzial (insbesondere schwere dissoziale oder schwere emotional instabile Persönlichkeitsstörung)

- Schwere Intelligenzminderungen (bei einem Intelligenzquotienten von unter 70 ist die Fahreignung zumindest anzuzweifeln)
- Missbrauch oder Abhängigkeit von Alkohol oder Betäubungsmitteln (s. unten)

> Die wichtigsten verkehrsmedizinisch relevanten Gesundheitsstörungen sind tabellarisch in der Anlage 4 der Fahrerlaubnis-Verordnung aufgelistet (http://www.verkehrsportal.de/fev/fev.php). Anforderungen, die an den Kraftfahrer gestellt werden, richten sich nach der jeweiligen Fahrerlaubnisklasse.

- Missbräuchlicher Konsum psychotroper Substanzen
  - Am häufigsten: beeinträchtigte Fahreignung aufgrund missbräuchlichen Konsums psychotroper Substanzen (v. a. von Alkohol)
  - Bei Anzeichen für einen schädlichen Gebrauch von Alkohol: Erforderlichkeit eines medizinisch-psychologischen Gutachtens einer amtlich anerkannten Begutachtungsstelle für Kraftfahreignung
  - Bei Anzeichen für eine Alkoholabhängigkeit: Notwendigkeit eines ärztlichen Gutachtens zur Kraftfahreignung, i.d.R. von einem Facharzt für Psychiatrie und Psychotherapie
- Der Gutachter muss neben der Feststellung der Diagnose (schädlicher Gebrauch oder Abhängigkeit von Alkohol) auch auf die Prognose eingehen (Schneider et al. 2015):
  - Bei Alkoholabhängigkeit: Forderung von Abstinenz
  - Bei schädlichem Gebrauch von Alkohol: Forderung einer zumindest stabilen und motivational gefestigten Änderung des Trinkverhaltens im Sinne einer Rückkehr zu kontrolliertem Trinken und einer zuverlässigen Trennung von Trinken und Fahren
  - Adäquates Problembewusstsein des Betroffenen als Grundvoraussetzung

30.9.2 Arzneimittel

- Zentral wirksame Medikamente können aufgrund ihrer unerwünschten Wirkungen wie Reaktionsverlangsamungen und Konzentrationsstörungen die Fahrsicherheit beeinträchtigen.

Praxistipp

Die computergestützte Testbatterie zur Aufmerksamkeitsprüfung (TAP, Zimmermann u. Fimm 2006) bietet eine gute Möglichkeit, um mögliche Beeinträchtigungen der Fahrtauglichkeit hinsichtlich Aufmerksamkeit, Belastbarkeit, Orientierungsleistung sowie Konzentration und Reaktionsfähigkeit testpsychologisch zu erfassen. Die Durchführung empfiehlt sich beispielsweise vor Entlassung eines medizierten und gleichzeitig motorisierten Patienten aus dem vollstationären Setting. Ein unauffälliges Testergebnis hat aber keine Rechtsverbindlichkeit und entbindet den Patienten nicht von seiner Pflicht, vor jedem Fahrtantritt seine Fahrsicherheit selbst zu überprüfen.

30.9.3 Rechtsfolgen für behandelnde Ärzte

– Jeder Verkehrsteilnehmer ist zur Selbstüberprüfung seiner Fahrsicherheit verpflichtet

❯ Ärzte haben aber eine Aufklärungspflicht hinsichtlich möglicher Einschränkungen der Fahrsicherheit durch eine Erkrankung oder eine medikamentöse Behandlung und können haftbar gemacht werden, wenn sie bei erkennbarer Einschränkung oder Aufhebung der Fahrsicherheit, die sich z. B. aus der Erkrankung oder der Therapie mit Psychopharmaka ergibt, den Patienten hierüber nicht aufklären oder ihn nach einer die Fahreignung einschränkenden ärztlichen Behandlung nicht ausreichend überwachen. Der bloße Hinweis auf den Beipackzettel eines Medikaments reicht nicht aus. Die Aufklärung sollte aus Gründen der Beweispflicht auch dokumentiert werden.

– Versteht der Patient die Aufklärung nicht, müssen dem Patienten nahestehende Personen bzw. der Betreuer aufgeklärt werden
– Droht aufgrund beeinträchtigter Fahrsicherheit sofortige Gefahr, muss der Arzt Verbote aussprechen und den Patienten daran hindern (aber ohne sich selbst zu gefährden!), am Straßenverkehr teilzunehmen

❯ Es besteht keine Verpflichtung des behandelnden Arztes, den Patienten den Behörden zu melden. Nimmt der Patient aber trotz mehrfacher Aufklärung und Ermahnungen immer noch am Straßenverkehr teil und sind dadurch konkrete Gefahren für den Patienten und die Allgemeinheit zu befürchten, ist der Arzt, entgegen seiner Schweigepflicht und ohne persönliche Konsequenzen befürchten zu müssen, berechtigt (nicht verpflichtet), die zuständige Straßenverkehrsbehörde zu informieren.

30.10 **Schuldfähigkeit**

> **§ 20 StGB. Schuldunfähigkeit wegen seelischer Störungen**
> Ohne Schuld handelt, wer bei Begehung der Tat wegen einer krankhaften
> seelischen Störung, wegen einer tiefgreifenden Bewusstseinsstörung oder
> wegen Schwachsinns oder einer schweren anderen seelischen Abartigkeit un-
> fähig ist, das Unrecht der Tat einzusehen oder nach dieser Einsicht zu handeln.

> **§ 21 StGB. Verminderte Schuldfähigkeit**
> Ist die Fähigkeit des Täters, das Unrecht der Tat einzusehen oder nach dieser
> Einsicht zu handeln, aus einem der in § 20 bezeichneten Gründe bei der Be-
> gehung der Tat erheblich vermindert, so kann die Strafe nach § 49 Abs. 1
> gemildert werden.

— 2-stufiges Vorgehen bei Feststellung der aufgehobenen oder verminderten
  Schuldfähigkeit nach den §§ 20, 21 StGB:
  1. Wies der Täter bei Begehung der Tat eine psychische Erkrankung auf, die
     sich den in § 20 StGB aufgeführten Eingangsmerkmalen zuordnen lässt?
  2. Wenn Punkt 1 zutrifft: War der Täter aufgrund des psychopathologischen
     Zustands außerstande, das Unrecht der von ihm begangenen Tat einzu-
     sehen (Einsichtsfähigkeit) oder nach dieser Einsicht zu handeln
     (Steuerungsfähigkeit) (§ 20 StGB), bzw. waren seine Einsichts- oder
     Steuerungsfähigkeit erheblich vermindert (§ 21 StGB)?
— Die in § 20 StGB genannten Eingangsmerkmale »krankhafte seelische
  Störung«, »tiefgreifende Bewusstseinsstörung«, »Schwachsinn« und
  »schwere andere seelische Abartigkeit« sind rein juristische Fachtermini
  (und aus medizinischer Sicht als veraltet und z. T. stigmatisierend anzusehen), denen psychische Erkrankungen zugeordnet werden können

■ **Krankhafte seelische Störung**
— Umfasst nach älterer Auffassung diejenigen psychischen Störungen, die auf
  einer körperlich-organischen Ursache beruhen wie hirnorganisch begründbare psychische Erkrankungen (z. B. im Rahmen von demenziellen Prozessen, Intoxikationen oder Entzugssyndromen) sowie psychotisches Erleben
  im Rahmen von schizophrenen oder affektiven Störungen
— Bei Intoxikationen legt eine Blutalkoholkonzentration ab 2‰ eine verminderte Schuldfähigkeit gemäß § 21 StGB und eine Blutalkoholkonzentration
  ab 3‰ Schuldunfähigkeit gemäß § 20 StGB zumindest nahe (dies sind aber
  lediglich orientierende Richtwerte, die nur unter einer Gesamtwürdigung

aller Aspekte des Tatgeschehens und der in der Person liegenden Umstände
[z. B. Trinkgewohnheiten, Alkoholverträglichkeit] ihre Berechtigung haben)
  ▬ Zu berücksichtigen ist jedoch, ob sich der Täter zu Exkulpationszwecken
    vorsätzlich in einen Rausch versetzt hat (»vorverlagerte Schuld«)
  ▬ Für Straßenverkehrsdelikte kommt das Delikt des Vollrausches in Betracht:
    – § 323a StGB bestraft denjenigen mit einer Freiheitsstrafe von bis zu
      5 Jahren oder einer Geldstrafe, der »sich vorsätzlich oder fahrlässig
      durch alkoholische Getränke oder andere berauschende Mittel in einen
      Rausch versetzt, […] wenn er in diesem Zustand eine rechtswidrige Tat
      begeht und ihretwegen nicht bestraft werden kann, weil er infolge des
      Rausches schuldunfähig war oder weil dies nicht auszuschließen ist«
▬ Hinweise auf eine Beeinträchtigung der Einsichts- und Steuerungsfähigkeit
  aufgrund von psychotropen Substanzen:
  ▬ Der Täter handelt persönlichkeitsfremd, sinnlos und entgegen bisheriger
    Verhaltensmuster
▬ Gegen eine Beeinträchtigung durch psychotrope Substanzen sprechen logi-
  sche, motorisch komplexe Handlungsabfolgen und umsichtiges Reagieren
  auf sich plötzlich ändernde Situationen

▪ **Tiefgreifende Bewusstseinsstörung**
▬ Umfasst Beeinträchtigungen der Bewusstseinsfähigkeit, die zu einer
  Trübung oder teilweisen Ausschaltung des Selbst- oder Außenweltbe-
  wusstseins führen und damit die Selbstbestimmung einschränken
  ▬ Affektive Ausnahmezustände (insbesondere sog. Affektdelikte)
▬ Nur eine solche Störung kann zu einer Exkulpation des Täters führen, die so
  hochgradig ist, dass sie in vergleichbarer Weise wie eine akute Psychose die
  Fähigkeit zu sinnvollem und normgerechten Handeln in Zweifel zieht

▪ **»Schwachsinn«**
▬ Intelligenzstörungen, die nach ICD-10 (F70–79) in verschiedene Schwere-
  grade eingeteilt werden und bei denen keine organische Ursache bekannt ist
  (würden sonst der krankhaften seelischen Störung zugeordnet werden)

▪ **Schwere andere seelische »Abartigkeit«**
▬ Abweichungen von einer für den »Durchschnittsmenschen« zugrunde gelegten Norm des psychischen und sozialen Gefüges, denen nach älterer Auffassung keine organische Ursache oder Beteiligung zugrundeliegt (was inzwischen für viele psychische Erkrankungen, z. B. die Alkoholabhängigkeit,
  so nicht mehr haltbar ist)
▬ Hierunter fallen **schwerste** Persönlichkeitsstörungen, Verhaltensstörungen
  (früher sog. Neurosen) sowie sexuelle Deviationen

— Hinsichtlich der Beurteilung der Schwere und Erheblichkeit einer hierunter
   fallenden Störung wird die Orientierung an einer akuten psychotischen
   Störung empfohlen

30.10.1   Schuldfähigkeitsgutachten

— Ein Schuldfähigkeitsgutachten muss im Speziellen aufweisen:
   — Korrekte Zuordnung der psychiatrischen Diagnose zu den in § 20 StGB
      genannten Eingangsmerkmalen
   — Beurteilung der Funktionsbeeinträchtigungen zur Tatzeit unter Differen-
      zierung von Einsichts- und Steuerungsfähigkeit

❯ Fehlende Einsichtsfähigkeit reicht für sich genommen für eine Exkulpation
   aus. Ein etwaiger Mangel der Steuerungsfähigkeit ist immer erst dann zu
   prüfen, wenn der Täter das Unrecht seiner Tat einsehen konnte.

❯ Fehlende Einsichtsfähigkeit ist gegeben, wenn die psychischen und kognitiven Funktionen derart gestört sind, dass der Betroffene unfähig ist,
   das Unrecht einer Tat zu erkennen. Dies kann beispielsweise bei einer
   erheblichen psychotischen Realitätsverkennung der Fall sein.

30.10.2   Rechtliche Folgen bei Schuldunfähigkeit
         oder erheblich verminderter Schuldfähigkeit

— Entscheidung über die strafrechtliche Verantwortlichkeit trifft allein das
   Gericht
— Bei Feststellung von Schuldunfähigkeit kann der Betroffene nicht bestraft
   werden; es ist aber zu prüfen, ob eine Maßregel der Besserung und
   Sicherung in Betracht kommt (▶ Abschn. 29.5)
— Bei Feststellung von erheblich verminderter Schuldfähigkeit kann neben der
   Strafe eine Maßregel der Besserung und Sicherung angeordnet werden

30.11   Simulation und Aggravation

— Bei einer Begutachtung ist immer die Gefahr der Simulation und Aggravation von Krankheitszeichen oder Leistungseinbußen zu berücksichtigen

> **Simulation**
> Bewusstes Vortäuschen nicht vorhandener somatischer oder psychischer Krankheitssymptome bzw. ihre absichtliche Herbeiführung.

> **Aggravation**
> Bewusst übertriebenes Betonen subjektiv vorhandener Krankheitssymptome.

— Hinweise auf Simulation oder Aggravation können geben (nach Winckler u. Foerster 1996):
  — Auffällige Diskrepanz zwischen Beschwerdeschilderungen des Patienten und seinem Verhalten in der Untersuchungssituation; die Alltagsbewältigung des Betroffenen scheint trotz Angabe massiver Beschwerden intakt
  — Ausmaß der vorgetragenen Beschwerden weicht von dem entsprechenden Grad der Inanspruchnahme therapeutischer Hilfe erheblich ab
  — Die als sehr intensiv wahrgenommenen Symptome können vom Patienten nur sehr vage geschildert werden
  — Keine präzisen Angaben zum Krankheitsverlauf, unklare bzw. mehrdeutige Antworten
  — Angaben des Patienten weichen erheblich von fremdanamnestisch erhobenen Angaben ab
  — Theatralisches Schildern und appellatives Vortragen der Beschwerden
— Bei entsprechendem Verdacht können sowohl testpsychologische Verfahren als auch die Verhaltensbeobachtung bei der Bearbeitung psychologischer Tests einen Verdacht erhärten (▶ Kap. 2)

Weiterführende Literatur

Foerster K, Bork S, Kaiser V, Grobe T, Tegenthoff M, Weise H, Badke A, Schreinicke G, Lübcke J (2007) Vorschläge zur MdE-Einschätzung bei psychoreaktiven Störungen in der gesetzlichen Unfallversicherung. MedSach 103: 52–56

Grisso T, Appelbaum PS (1998) Assessing competence to consent to treatment. A guide for physicians and other health professionals. Oxford University Press, New York

Helmchen H, Kanowski S, Koch HG (1989) Forschung mit dementen Kranken: Forschungsbedarf und Einwilligungsproblematik. Ethik Med 1: 83–98

Dreßing H, Habermeyer E (Hrsg), begründet von Venzlaff U, Foerster K (2015) Psychiatrische Begutachtung. Ein praktisches Handbuch für Ärzte und Juristen, 6. Aufl. Urban & Fischer, München

Schneider F, Weber-Papen S (2012) Begutachtung. In: Schneider F (Hrsg) Facharztwissen Psychiatrie und Psychotherapie. Springer, Heidelberg, S 595–609

Schneider F, Frister H, Olzen D (2015) Begutachtung psychischer Störungen, 3. Aufl. Springer, Heidelberg

Winckler P, Foerster K (1996) Zum Problem der »zumutbaren Willensanspannung« in der sozialmedizinischen Begutachtung. Med Sach 92: 120–124

Testliteratur
▶ Anhang

Serviceteil

F. Schneider (Hrsg.), *Klinikmanual Psychiatrie, Psychosomatik und Psychotherapie*,
DOI 10.1007/978-3-642-54571-9, © Springer-Verlag Berlin Heidelberg 2016

ICD-10 – Systematischer Index (Auszug)

- **F00 bis F09**
- ■ Organische, einschließlich symptomatischer psychischer Störungen

F00.0 Demenz bei Alzheimer-Krankheit mit frühem Beginn (Typ 2) (G30.0+)
F00.1 Demenz bei Alzheimer-Krankheit mit spätem Beginn (Typ 1) (G30.1+)
F01.0 Vaskuläre Demenz mit akutem Beginn
F01.1 Multiinfarkt-Demenz
F01.2 Subkortikale vaskuläre Demenz
F02.3 Demenz bei primärem Parkinson-Syndrom (G20+)
F05.0 Delir ohne Demenz
F05.1 Delir bei Demenz
F06.0 Organische Halluzinose
F06.1 Organische katatone Störung
F06.2 Organische wahnhafte (schizophreniforme) Störung
F06.3 Organische affektive Störungen
F06.7 Leichte kognitive Störung
F07.0 Organische Persönlichkeitsstörung
F07.2 Organisches Psychosyndrom nach Schädelhirntrauma

- **F10 bis F19**
- ■ Psychische und Verhaltensstörungen durch psychotrope Substanzen

F10 Störungen durch Alkohol
F11 Störungen durch Opioide
F12 Störungen durch Cannabinoide
F13 Störungen durch Sedativa oder Hypnotika
F14 Störungen durch Kokain
F15 Störungen durch andere Stimulanzien einschließlich Koffein
F16 Störungen durch Halluzinogene
F17 Störungen durch Tabak
F18 Störungen durch flüchtige Lösungsmittel
F19 Störungen durch multiplen Substanzgebrauch und Konsum anderer psychotroper Substanzen

F1x.0 Akute Intoxikation (akuter Rausch)
F1x.1 Schädlicher Gebrauch
F1x.2 Abhängigkeitssyndrom
F1x.3 Entzugssyndrom
F1x.4 Entzugssyndrom mit Delir

F1x.5 Psychotische Störung
F1x.6 Amnestisches Syndrom

- **F20 bis F29**
- ■ ■ **Schizophrenie, schizotype und wahnhafte Störungen**
F20.0 Paranoide Schizophrenie
F20.1 Hebephrene Schizophrenie
F20.2 Katatone Schizophrenie
F20.3 Undifferenzierte Schizophrenie
F20.4 Postschizophrene Depression
F20.5 Schizophrenes Residuum
F20.6 Schizophrenia simplex
F21 Schizotype Störung
F22.0 Wahnhafte Störung
F23.0 Akute polymorphe psychotische Störung ohne Symptome einer Schizophrenie
F23.1 Akute polymorphe psychotische Störung mit Symptomen einer Schizophrenie
F23.2 Akute schizophreniforme psychotische Störung
F25.0 Schizoaffektive Störung, gegenwärtig manisch
F25.1 Schizoaffektive Störung, gegenwärtig depressiv
F25.2 Gemischte schizoaffektive Störung

- **F30 bis F39**
- ■ ■ **Affektive Störungen**
F30.0 Hypomanie
F30.1 Manie ohne psychotische Symptome
F30.2 Manie mit psychotischen Symptomen
F31.0 Bipolare affektive Störung, gegenwärtig hypomanische Episode
F31.1 Bipolare affektive Störung, gegenwärtig manische Episode ohne psychotische Symptome
F31.2 Bipolare affektive Störung, gegenwärtig manische Episode mit psychotischen Symptomen
F31.3 Bipolare affektive Störung, gegenwärtig leichte oder mittelgradige depressive Episode
F31.4 Bipolare affektive Störung, gegenwärtig schwere depressive Episode ohne psychotische Symptome
F31.5 Bipolare affektive Psychose, gegenwärtig schwere depressive Episode mit psychotischen Symptomen
F31.6 Bipolare affektive Psychose, gegenwärtig gemischte Episode
F31.7 Bipolare affektive Psychose, gegenwärtig remittiert

F32.0 Leichte depressive Episode
F32.1 Mittelgradige depressive Episode
F32.2 Schwere depressive Episode ohne psychotische Symptome
F32.3 Schwere depressive Episode mit psychotischen Symptomen
F33.0 Rezidivierende depressive Störung, gegenwärtig leichte Episode
F33.1 Rezidivierende depressive Störung, gegenwärtig mittelgradige Episode
F33.2 Rezidivierende depressive Störung, gegenwärtig schwere Episode ohne psychotische Symptome
F33.3 Rezidivierende depressive Störung, gegenwärtig schwere Episode mit psychotischen Symptomen
F33.4 Rezidivierende depressive Störung, gegenwärtig remittiert
F34.0 Zyklothymia
F34.1 Dysthymia

- **F40 bis F49**
- - **Neurotische, Belastungs- und somatoforme Störungen**

F40.0 Agoraphobie
F40.1 Soziale Phobien
F40.2 Spezifische (isolierte) Phobien
F41.0 Panikstörung (episodisch paroxysmale Angst)
F41.1 Generalisierte Angststörung
F41.2 Angst und depressive Störung, gemischt
F42.0 Vorwiegend Zwangsgedanken oder Grübelzwang
F42.1 Vorwiegend Zwangshandlungen (Zwangsrituale)
F42.2 Zwangsgedanken und -handlungen, gemischt
F43.0 Akute Belastungsreaktion
F43.1 Posttraumatische Belastungsstörung
F43.2 Anpassungsstörungen
F44.0 Dissoziative Amnesie
F44.1 Dissoziative Fugue
F44.2 Dissoziativer Stupor
F44.3 Trance- und Besessenheitszustände
F44.4 Dissoziative Bewegungsstörungen
F44.5 Dissoziative Krampfanfälle
F44.6 Dissoziative Sensibilitäts- und Empfindungsstörungen
F44.80 Ganser-Syndrom
F44.81 Multiple Persönlichkeit(sstörung)
F45.0 Somatisierungsstörung
F45.1 Undifferenzierte Somatisierungsstörung
F45.2 Hypochondrische Störung
F45.3 Somatoforme autonome Funktionsstörung

F45.4 Anhaltende somatoforme Schmerzstörung
F48.0 Neurasthenie
F48.1 Depersonalisations- und Derealisationssyndrom

- F50 bis F59
- ■ Verhaltensauffälligkeiten mit körperlichen Störungen und Faktoren

F50.0 Anorexia nervosa
F50.2 Bulimia nervosa
F50.8 Sonstige Essstörungen
F51.0 Nichtorganische Insomnie
F51.1 Nichtorganische Hypersomnie
F51.2 Nichtorganische Störung des Schlaf-Wach-Rhythmus
F51.3 Schlafwandeln (Somnambulismus)
F51.4 Pavor nocturnus
F51.5 Albträume

- F60 bis F69
- ■ Persönlichkeits- und Verhaltensstörungen

F60.0 Paranoide Persönlichkeitsstörung
F60.1 Schizoide Persönlichkeitsstörung
F60.2 Dissoziale Persönlichkeitsstörung
F60.3 Emotional instabile Persönlichkeitsstörung
F60.4 Histrionische Persönlichkeitsstörung
F60.5 Anankastische (zwanghafte) Persönlichkeitsstörung
F60.6 Ängstliche (vermeidende) Persönlichkeitsstörung
F60.7 Abhängige (asthenische) Persönlichkeitsstörung
F60.80 Narzisstische Persönlichkeitsstörung
F61.0 Kombinierte Persönlichkeitsstörungen
F63.0 Pathologisches Spielen
F63.1 Pathologische Brandstiftung (Pyromanie)
F63.2 Pathologisches Stehlen (Kleptomanie)
F63.3 Trichotillomanie
F64.0 Transsexualismus
F64.1 Transvestitismus unter Beibehaltung beider Geschlechtsrollen
F65.0 Fetischismus
F65.2 Exhibitionismus
F65.3 Voyeurismus
F65.4 Pädophilie
F65.5 Sadomasochismus
F68.0 Entwicklung körperlicher Symptome aus psychischen Gründen
F68.1 Artifizielle Störung

- F70 bis F79
- ■ Intelligenzminderung

F70   Leichte Intelligenzminderung
F71   Mittelgradige Intelligenzminderung
F72   Schwere Intelligenzminderung
F73   Schwerste Intelligenzminderung

- F80 bis F89
- ■ Entwicklungsstörungen

F84.0   Frühkindlicher Autismus
F84.1   Atypischer Autismus
F84.5   Asperger-Syndrom

- F90 bis F99
- ■ Verhaltens- und emotionale Störungen mit Beginn in der Kindheit und Jugend

F90.0   Einfache Aktivitäts- und Aufmerksamkeitsstörung
F90.1   Hyperkinetische Störung des Sozialverhaltens

Gesamtverzeichnis Testliteratur

Addington D, Addington J, Schissel B (2005) Calgary Depression Rating Scale for Schizophrenia – deutsche Fassung (CDSS-G). In: Collegium Internationale Psychiatriae Scalarum (Hrsg) Internationale Skalen für die Psychiatrie. Beltz, Weinheim

Andreasen NC (2005) The scale for the assessment of negative symptoms (SANS). In: Collegium Internationale Psychiatriae Scalarum (Hrsg) Internationale Skalen für die Psychiatrie. Beltz, Weinheim

Andresen B (2006) Inventar Klinischer Persönlichkeitsakzentuierungen (IKP). Hogrefe Testzentrale, Göttingen

Aschenbrenner S, Tucha O, Lange KW (2001) Regensburger Wortflüssigkeits-Test (RWT). Hogrefe Testzentrale, Göttingen

Aster M von, Neubauer A, Horn R (2006) Wechsler Intelligenztest für Erwachsene (WIE). Hogrefe Testzentrale, Göttingen

Bäumler G (1985) Farbe-Wort-Interferenztest (FWIT). Hogrefe Testzentrale, Göttingen

Bandelow B (1997) Panik- und Agoraphobieskala (PAS). Hogrefe Testzentrale, Göttingen

Bech P (2005) Bech Rafaelson Manie-Skala (BRMAS). In: Collegium Internationale Psychiatriae Scalarum (Hrsg) Internationale Skalen für die Psychiatrie. Beltz, Weinheim

Benton AL (2009) Der Benton-Test. Hogrefe Testzentrale, Göttingen

Bernstein EM, Putnam FW (1986) Development, reliability, and validity of a dissociation scale. J Nerv Ment Dis 174: 727–735

Bondy C, Cohen R, Eggert D, Lüer G (1975) TBGB. Testbatterie für geistig behinderte Kinder. Hogrefe Testzentrale, Göttingen

Brickenkamp R, Schmidt-Atzert L, Liepmann D (2010) Test d2 Aufmerksamkeits-Belastungs-Test. Revision. Hogrefe Testzentrale, Göttingen

Brockhaus R, Merten T (2004) Neuropsychologische Diagnostik suboptimalen Leistungsverhaltens mit dem Word Memory Test. Nervenarzt 75: 882–887

Christiansen H, Hirsch O, Abdel-Hamid M, Kis B (2014) Deutschsprachige Adaptation der Conners' Adult ADHD Rating Scales (CAARS). Hogrefe Testzentrale, Göttingen

Derogatis LR, Cleary PA (1977) Factorial invariance across gender for the primary symptom dimensions of the SCL-90. Br J Soc Clin Psychol 16: 347–356

Doll EA (1953) Measurement of Social Competence. Circle Pines, MN. American Guidance Service Inc.

Erzigkeit H (2001) Kurztest zur Erfassung von Gedächtnis- und Aufmerksamkeitsstörungen. Hogrefe Testzentrale, Göttingen

Fahrenberg J, Hampel R, Selg H (2010) Das Freiburger Persönlichkeitsinventar FPI. Revidierte Fassung FPI-R, 8. Aufl. Hogrefe Testzentrale, Göttingen

Franke GH (2013) SCL-90®-S– Die Symptom-Checkliste mit 90 Items – Standardform – Deutsches Manual. Hogrefe Testzentrale, Göttingen

Franke GH (2015) Die Symptom-Checkliste mit 56 Items – Standardform – Deutsches Manual. Hogrefe Testzentrale, in Vorbereitung

Funke W, Funke J, Klein M, Scheller R (1987) Trierer Alkoholismusinventar (TAI). Hogrefe Testzentrale, Göttingen

Gast U, Oswald T, Zündorf F, Hofmann A (2000) SKID-D Strukturiertes Klinisches Interview für DSM-IV für Dissoziative Störungen. Hogrefe Testzentrale, Göttingen

Görtelmeyer R (2011) SF-A/R und SF-B/R. Schlaffragebogen A und B – Revidierte Fassung – Manual. Hogrefe Testzentrale, Göttingen

Grant DA, Berg EA (1993) Wisconsin Card Sorting Test (WCST). Hogrefe Testzentrale, Göttingen

Härting C, Markowitsch HJ, Neufeld H, Calabrese P, Deisinger K (2000) Wechsler Gedächtnis Test – Revidierte Fassung (WMS-R). Hogrefe Testzentrale, Göttingen

Hamilton M (2005) Hamilton-Depressions-Skala. In: Collegium Internationale Psychiatriae Scalarum (Hrsg) Internationale Skalen für die Psychiatrie. Beltz, Weinheim

Hand I, Büttner-Westphal H (1991) Yale-Brown Obsessive Compulsive Scale (Y-BOCS). Autorisierte deutsche Übersetzung und Bearbeitung. Verhaltenstherapie 1: 226–233

Hathaway SR, McKinley JC, dt. Bearbeitung von Engel R (2000) Minnesota Multiphasic Personality Inventory 2. Hogrefe Testzentrale, Göttingen

Hautzinger M, Bailer M (1993) Allgemeine Depressionsskala (ADS). Hogrefe Testzentrale, Göttingen

Hautzinger M, Keller F, Kühner C (2009) Beck-Depressions-Inventar Revision. Pearson Assessment, Frankfurt/Main

Heatherton TF, Kozlowski LT, Frecker RC, Fagerstrom KO (1991) The Fagerstrom Test for Nicotine Dependence: a revision of the Fagerstrom Tolerance Questionnaire. Br J Addiction 86: 1119–1127

Helmstaedter C, Lendt M, Lux S (2001) Verbaler Lern- und Merkfähigkeitstest (VLMT). Hogrefe Testzentrale, Göttingen

Herrmann-Lingen C, Buss U, Snaith RP (2011) Hospital Anxiety and Depression Scale – Deutsche Version. Hogrefe Testzentrale, Göttingen

Herschbach P, Brandl T, Knight L, Keller M (2004) Einheitliche Beschreibung des subjektiven Befindens von Krebspatienten. Entwicklung einer psychoonkologischen Basisdokumentation (PO-Bado). DÄ 4: 173–176 (http://www.aerzteblatt.de/pdf.asp?id=41405)

Heubrock D, Petermann F (2000) Testbatterie zur Forensischen Neuropsychologie (TBFN). Hogrefe Testzentrale, Göttingen

Hilbert A, Tuschen-Caffier B (2006) Eating Disorder Examination-Questionnaire. Deutschsprachige Übersetzung. Verlag für Psychotherapie, München

Hiller W, Rief W, Elefant S, Margraf J, Kroymann R, Leibbrand R, Fichter MM (1997) Dysfunktionale Kognitionen bei Patienten mit Somatisierungssyndrom. Z Klin Psychol 26: 226–234

Horowitz MJ, Wilner M, Alverez W (1979) Impact of Events Scale: A measure of subjective stress. Psychosomatic Medicine 41: 209–218

Ihl R, Grass-Kapanke B (2000) Test zur Früherkennung von Demenzen mit Depressionsabgrenzung (TFDD). Books on Demand

Johns MW (2005) Epworth Sleepiness Scale (ESS). In: Collegium Internationale Psychiatriae Scalarum (Hrsg) Internationale Skalen für die Psychiatrie. Beltz, Weinheim

Kay SR, Fiszbein A, Opler LA (2005) The positive and negative syndrome scale (PANSS) for schizophrenia. In: Collegium Internationale Psychiatriae Scalarum (Hrsg) Internationale Skalen für die Psychiatrie. Beltz, Weinheim

Kessler J, Denzler P, Markowitsch HJ (1990) Mini-Mental-Status-Test (MMST). Deutsche Fassung. Hogrefe Testzentrale, Göttingen

Kessler J, Calabrese P, Kalbe E, Berger F (2000) DemTect: A new screening method to support diagnosis of dementia. Psycho 26: 343–347

Kongs SK, Thompson LL, Iverson GL, Heaton RK (2000) The Wisconsin Card Sorting Test® -64 (WCST-64). Hogrefe Testzentrale, Göttingen

Krüger S, Bräuning P, Shugar G (1998) Manie-Selbstbeurteilungsskala (MSS). Manual. Beltz Test GmbH, Göttingen

Lange-Asschenfeldt C, Müller MJ, Szegedi A, Anghelescu I, Klawe C, Wetzel H (2003) Symptom-triggered versus standard chlormethiazol treatment of inpatient alcohol withdrawal: clinical implications from chart analysis. Eur Addict Res 9: 1–7

Leckman JF, Riddle MA, Hardin MT, Ort SI, Swartz KL, Stevenson J, Cohen DJ (1989) The Yale Global Tic Severity Scale: initial testing of a clinician rated Scale of tic severity, dt. Übersetzung von Steinhausen HC. J Am Acad Child Adolesc Psychiatry 28: 566–573 (http://www.tourette-syndrom.de/download/yaleglobaleticschweregradskala.pdf)

Lehrl S (2005) Mehrfachwahl-Wortschatz-Intelligenztest B (MWT-B). Hogrefe Testzentrale, Göttingen

Leichsenring F (1997) Borderline-Persönlichkeits-Inventar (BPI). Hogrefe Testzentrale, Göttingen

Löwe B, Spitzer RL, Zipfel S, Herzog W (2002) Gesundheitsfragebogen für Patienten (PHQ-D). Komplettversion und Kurzform. Testmappe mit Manual, Fragebögen, Schablonen, 2. Aufl. Pfizer, Karlsruhe

Lord C, Rutter M, Le Couteur A (1994) Autism Diagnostic Interview-revised: A revised version of a diagnostic interview for caregivers of individuals with possible pervasive developmental disorders. J Autism Dev Disord 24: 659–684

Lord C, Rutter M, Goode S, Heemsbergen J, Jordan H, Mawhood L, Schopler E (1994) Autism diagnostic observation schedule: a standardized observation of communication and social behaviour. J Autism Dev Disord 19: 185–212

Margraf J, Ehlers A (2007) Beck-Angst-Inventar (BAI). Deutschsprachige Adaptation des Beck Anxiety Inventory. Harcourt Test Services, Frankfurt am Main

Mehnert A, Müller D, Lehmann C, Koch U (2006) Die deutsche Version des NCCN Distress-Thermometers. ZPPP 54: 213–223

Mombour W, Zaudig M, Berger P, Gutierrez K, Berner W, Berger K, von Cranach M, Giglhuber O, von Bose M (1996) International Personality Disorder Examination (IPDE). Hogrefe Testzentrale, Göttingen

Montgomery SA, Asberg M (2005) Montgomery-Asberg Depression Scale. In: Collegium Internationale Psychiatriae Scalarum (Hrsg) Internationale Skalen für die Psychiatrie. Beltz, Weinheim

Ostendorf F, Angleitner A (2004) NEO-Persönlichkeitsinventar nach Costa und McCrae (NEO-PI-R), revidierte Fassung. Hogrefe Testzentrale, Göttingen

Ott H, Oswald I, Fichte K, Sastre-y-Hernandez M (1981) Visuelle Analogskalen zur Erfassung von Schlafqualität (VIS-A und VIS-M). In: Collegium Internationale Psychiatriae Scalarum (CIPS) (Hrsg) Internationale Skalen für Psychiatrie. Beltz, Weinheim

Paul T, Thiel A (2004) Eating Disorder Inventory-2 (EDI-2). Hogrefe Testzentrale, Göttingen

Petermann F (Hrsg) (2012) Wechlser Adult Intelligence Scale – Fourth Edition: WAIS-IV. Pearson Assessment, Frankfurt am Main

Raven JC, Court JH, Horn R (2009) Standard Progressive Matrices (SPM), 2. Aufl. Hogrefe Testzentrale, Göttingen

Reitan RM (1992) Trail Making for Adults. Reitan Lab., Tucson/AZ

Retz-Junginger P, Retz W, Blocher D, Weijers HG, Trott GE, Wender PH, Rössler M (2002) Wender Utah Rating Scale (WURS-k). Die deutsche Kurzform zur retrospektiven Erfassung des hyperkinetischen Syndroms bei Erwachsenen. Nervenarzt 73: 830–838

Rief W, Hiller W (2008) Screening für somatoforme Störungen: SOMS (2., vollst. überarb. und neu normierte Aufl.). Huber, Bern

Rösler M, Retz W, Retz-Junginger P, Thome J, Supprian T, Nissen T, Stieglitz RD, Blocher D, Hengesch G, Trott GE (2004) Instrumente zur Diagnostik der Aufmerksamkeitsdefizit-/ Hyperaktivitätsstörung (ADHS) im Erwachsenenalter. Selbstbeurteilungsskala (ADHS-SB) und Diagnosecheckliste (ADHS-DC). Nervenarzt 75: 888–895

Rösler M, Retz-Junginger P, Retz W, Stieglitz R-D (2008) HASE – Homburger ADHS-Skalen für Erwachsene. Hogrefe Testzentrale, Göttingen

Roid GH, Miller LJ, Pomplun M, Koch C (2013) Leiter-3 International Performance Scale, 3rd ed. Stoelting Co, Wood Dale, IL

Rosen WG, Mohs RC, Davis KL, Ihl R, Weyer G (1993) Alzheimer's Disease Assessment Scale (ADAS). Hogrefe Testzentrale, Göttingen

Russell D, Rosenbaum P, Cadman D, Gowland C, Hardy S, Jarvis S (1989) The gross motor function measure: A means to evaluate the effects of physical therapy. Dev Med Child Neurol 31: 341–352

Satzger W, Hampel H, Padberg F, Bürger K, Nolde T, Ingrassia G, Engel GG (2001) Zur praktischen Anwendung der CERAD-Testbatterie als neuropsychologisches Demenz-Screening. Nervenarzt 72: 196–203

Schmand B, Lindeboom J, Merten T, Millis SR (2005) Amsterdamer Kurzzeitgedächtnistest (AKGT). Hogrefe Testzentrale, Göttingen

Schmidt KH, Metzler P (1992) Wortschatztest (WST). Hogrefe Testzentrale, Göttingen

Schneider S, Margraf J (2011) DIPS – Diagnostisches Interview bei psychischen Störungen, 4. Aufl. Springer, Heidelberg

Schnyder U, Moergeli H (2002) German Version of Clinician-Administered PTSD Scale. J Trauma Stress 15: 487–492

Sheikh J, Yesavage J (1986) Geriatric Depression Scale (GDS): recent evidence and development of a shorter version. Clin Gerontol 6: 165–173

Siegrist P, Maercker A (2010) SSS-PSD - Kurze Screening-Skala für Posttraumatische Belastungs- störungen nach DSM-IV (7-Item-Skala; Breslau Kurzskala). PSYNDEX Tests Info. Trauma & Gewalt 4: 208–213

Sparrow S, Cicchetti D, Balla D (2005) Vineland Adaptive Behavior Scales. Pearson Assessment, Minneapolis, MN

Spitzer C, Stieglitz R-D, Freyberger H-J (2005) Fragebogen zu dissoziativen Symptomen (FDS). Hogrefe Testzentrale, Göttingen

Steil R, Ehlers A (2000) Posttraumatische Diagnoseskala (PDS). Psychologisches Institut, Universität Jena

Steinhausen HC (1993) Die Yale-Tourette-Syndrom-Symptomliste von Cohen et al. (1985). Download unter http://wwwuser.gwdg.de/~ukyk/YTSSL.pdf

Stieglitz RD, Smolka M, Bech P, Helmchen H (1998) Bech-Rafaelsen-Melancholie-Skala. Hogrefe Testzentrale, Göttingen

Stuppäck C, Barnas C, Falk M, Günther V, Hummer M, Oberbauer H, Pycha R, Whitworth A, Fleischhacker WW (1995) Eine modifizierte und ins Deutsche übersetzte Form der Clinical Institute Withdrawal Assessment for Alcohol Scale (CIWA-A). Wien Z Suchtforsch 18: 39–48

Sunderland T, Hill JL, Mellow AM, Lawlor BA, Gundersheimer J, Newhouse PA, Grafman J (1989) Clock drawing in Alzheimer's disease: a novel measure of dementia severity. J Am Geriatr Soc 37: 725–729

Tellegen PJ, Laros JA (2005) Snijders-Oomen Non-verbaler Intelligenztest. SON-R 5 ½–17. Hogrefe Testzentrale, Göttingen

Tucha O, Lange KW (2004) Turm von London – Deutsche Version (TL-D). Hogrefe Testzentrale, Göttingen

Wabnitz P, Gast U, Catani C (2010) Validierung des mini-SKID-D, Kurzfassung des Strukturierten Klinischen Interviews für Dissoziative Störungen. 12. Jahrestagung der Deutschsprachigen Gesellschaft für Psychotraumatologie e.V. (DeGPT), Göttingen

Weiß RH (2008) Grundintelligenztest Skala 2 – Revision – (CFT 20-R). Hogrefe Testzentrale, Göttingen

Weiss DS, Marmar CR (1997) The impact of event scale – revised. In: Wilson JP, Keane TM (Hrsg) Assessing psychological trauma and PTSD. Guilford Press, New York, S 399–411

Wittchen H-U, Zaudig M, Fydrich T (1997) SKID Strukturiertes Klinisches Interview für DSM-IV. Achse I und II. Hogrefe Testzentrale, Göttingen

Wolf-Klein GP, Silverstone FA, Levy AP, Brod MS (1989) Screening for Alzheimer's disease by clock drawing. J Am Geriatr Soc 37: 730–734

Young RC, Biggs JT, Ziegler VE, Meyer DA (1978) A rating scale for mania: reliability, validity and sensitivity. Br J Psychiatr 133: 429–435

Zaworka W, Hand I, Jauernig G, Lünenschloß K (1983) Hamburger Zwangsinventar. Fragebogen zur Erfassung von Zwangsgedanken und Zwangsverhalten (HZI). Manual. Beltz Test GmbH, Göttingen

Zimmermann P, Fimm B (2006) Testbatterie zur Aufmerksamkeitsprüfung (TAP). Version 2.0. Psytest, Herzogenrath

Verzeichnis der Arbeitsmaterialien

Ergänzendes Material finden Sie unter http://extras.springer.com 978-3-642-54570-2

A1   AMDP-Bogen: Psychischer Befund
      AMDP (2007) Das AMDP-System. Manual zur Dokumentation psychiatrischer
      Befunde. Hogrefe Testzentrale, Göttingen
A2   Demenzdetektionstest DemTect
      Kessler J, Calabrese P, Kalbe E, Berger F (2000) DemTect: A new screening method
      to support diagnosis of dementia. Psycho 26: 343–347
      © Pfizer Pharma GmbH
A3   Uhrentest
      © Sunderland T, Hill JL, Mellow AM et al. (1989) Clock drawing in Alzheimer's
      disease – A novel measure of dementia severity. J Am Geriatr Soc 37: 725–729
A4   Geriatrische Depressionsskala (GDS)
      Sheikh J, Yesavage J (1986) Geriatric Depression Scale (GDS): recent evidence and
      development of a shorter version. Clin Gerontol 6: 165–173
A5   Dokumentationsbogen für psychische Erkrankungen
A6   AUDIT-C-Screening-Test
      Wetterling T, Veltrup C (1997) Diagnostik und Therapie von Alkoholproblemen.
      Springer, Heidelberg
A7   Alkohol-Entzugs-Skala
      Stuppäck C, Barnas C, Falk M, Günther V, Hummer M, Oberbauer H, Pycha R,
      Whitworth A, Fleischhacker WW (1995) Eine modifizierte und ins Deutsche über-
      setzte Form der Clinical Institute Withdrawal Assessment for Alcohol Scale
      (CIWA-A). Wien Z Suchtforsch 18: 39–48
A8   Fagerstrøm Test for Nicotine Dependence (FTND)
      Heatherton TF, Kozlowski LT, Frecker RC, Fagerstrøm KO (1991) The Fagerstrøm Test
      for Nicotine Dependence: a revision of the Fagerstrøm Tolerance Questionnaire.
      Br J Addiction 86: 1119–1127
      © 1991 Blackwell Publishing Ltd.
      Fagerstrøm KO, Heatherton TF, Kozlowski LT (1991) Nicotine addiction and its
      assessment. Ear Nose Throat J 69: 763–768
A9   Suizidchecklist
A10   Musterschreiben an das zuständige Betreuungsgericht zur Anregung einer
      Betreuung im Wege einer »Einstweiligen Anordnung«
A11   Checkliste für die öffentlich-rechtliche Unterbringung eines psychisch kranken
      Patienten (Beispiel PsychKG NW)
      Schneider F, Frister H, Olzen D (2015) Begutachtung psychischer Störungen,
      3. Aufl. Springer, Heidelberg
      © Springer 2015

Psychopharmakaverzeichnis

Stichwortverzeichnis

679 · H–P

Stichwortverzeichnis

Mentalisierungsbasierte Therapie 522
Merkfähigkeitsstörungen 7
metabolisches Syndrom 130
Methamphetamin 332
mild cognitive impairment (MCI) 252
Minderung der Erwerbsfähigkeit (MdE) 650
mittleres korpuskuläres Erythrozytenvolumen (MCV) 34
Modelllernen 199
molekulargenetische Diagnostik 251
Morbus Addison 577
Morbus Cushing 577
Morbus Parkinson 585, 611
multiple chemical sensitivity 460
multiple Persönlichkeit(sstörung) 448
Multipler-Schlaflatenz-Test (MSLT) 499
Münchhausen-by-proxy-Syndrom 517
Münchhausen-Syndrom 517
mutistische Störung 15
Myelinolyse, zentrale pontine 580
Myokarditis 129

N

Nachtklinik 237
Narkolepsie 505
Nebennierenrindeninsuffizienz 577
Nebenwirkungsprofile 72
Negativsymptome 121, 341, 351

Neuroborreliose 583
Neuroleptika ▶ Antipsychotika
neuroleptische Potenz 119
neurologische Untersuchung 24
Neurolues 584
Neutropenie 122, 134
Nichtbenzodiazepinanxiolytika 154
Nichtbenzodiazepinhypnotika 155
nichtsteroidale Antiphlogistika 189
Niedrigdosisabhängigkeit 152, 298, 301
Nikotin 292
– Ersatzpräparate 295
– Intoxikation 293
Noradrenalin-Serotonin-Modulatoren 384
noradrenerges und spezifisch serotonerges Antidepressivum (NaSSA) 74, 84
Notfall 605
Notfalleinweisung 602

O

operante Methoden 199, 537
Opiate 307
– Agonisten 315
– Entgiftung 313
– Entzugssyndrom 313
– Intoxikation 310, 312
– Rückfallprophylaxe 323
Opioide 189, 307
Orientierungsstörungen 6
Orthostase 129, 132

P

Paartherapie 204
Panikattacke 404
Panikstörung 407, 411, 419
Paramnesien 7
paranoid-halluzinatorische Syndrome 189, 190, 192
Parasomnien 500
parasuizidale Handlungen 597
Parkinsonoid, medikamentös induziertes 126
pathologische Brandstiftung (Pyromanie) 525
pathologisches Spielen 525
pathologisches Stehlen (Kleptomanie) 525
Patientenverfügung 642
Pavor nocturnus 500
periodische Beinbewegungen im Schlaf (PLMS) 502
Persönlichkeitsstörungen 507
– abhängige (asthenische) 516, 523
– anankastische (zwanghafte) 515, 523
– ängstliche (vermeidende) 516, 523
– antisoziale 513
– Cluster 510
– dissoziale 512, 523
– emotional instabile 513
– histrionische 515, 523
– kombinierte 517
– narzisstische 517
– paranoide 511, 523
– schizoide 512, 523
Persönlichkeitstests 54
Phasenprophylaktika 99